94

Anaesthesiology and Resuscitation
Anaesthesiologie und Wiederbelebung
Anesthésiologie et Réanimation

Editors:

R. Frey, Mainz · F. Kern, St. Gallen
O. Mayrhofer, Wien

Managing Editor: H. Bergmann, Linz

Intensivtherapie

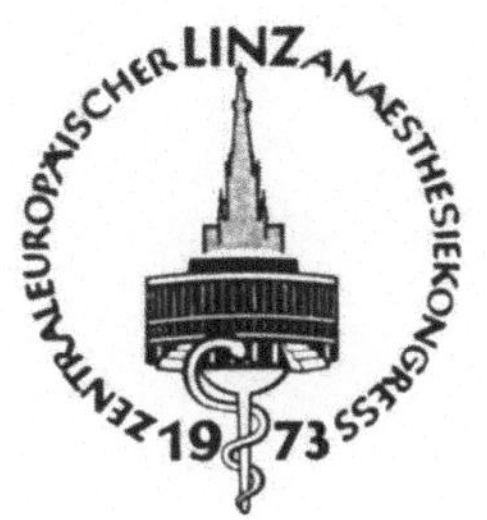

Beiträge zu „Freien Themen" (Intensivtherapie, Verbrennung, Schock, Infusion; Geräte, Dokumentation, Narkoserisiko, Stoffwechsel, Regionalanaesthesie, Relaxantien) der XIII. Gemeinsamen Tagung der Deutschen, Schweizerischen und Österreichischen Gesellschaften für Anaesthesiologie und Reanimation vom 5.–8. September 1973 in Linz (Anaesthesiekongreß Linz 1973, Teil 5)

Herausgegeben von

H. Bergmann und B. Blauhut

Mit 244 Abbildungen

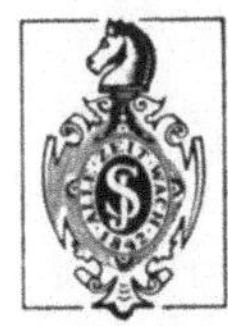

Springer-Verlag

Berlin Heidelberg New York 1975

ISBN-13: 978-3-540-07479-3   e-ISBN-13: 978-3-642-66246-1
DOI: 10.1007/978-3-642-66246-1

Druck und Bindearbeiten: Meister Druck Kassel.

INHALTSVERZEICHNIS

FREIE THEMEN (6) (Rest): (neue Substanzen, pain clinic)

Vorsitz: O. H. JUST, Heidelberg
         M. HALMAGYI, Mainz

VIII

AUTORENVERZEICHNIS

AHNEFELD, F. W., Prof. Dr., Department für Anaesthesiologie, Zentrum für operative Medizin der Universität, Ulm.

ARNDT, J. O., Prof. Dr., Abteilung für experimentelle Anaesthesie der Universität, Düsseldorf.

ARONSKI, A., Doz. Dr., Abteilung für Anaesthesiologie und Reanimation der Medizinischen Akademie, Wrocław.

BAIN, J. A., Ass. Dr. Prof., Department of Anaesthesia, University of Western Ontario, London/Canada.

BALAN, A., Dr., Spit. Clinic Fundeni, Bukarest.

BARCKOW, D., Dr., Reanimationszentrum, Klinikum Westend, Freie Universität, Berlin.

BARDUA, R., Dr., Department für Anaesthesiologie, Zentrum für Operative Medizin der Universität, Ulm.

BERLIN, J., Dr., Institut für Anaesthesiologie der Universitätskliniken, Mainz.

BŁAK, A., Dr., Abteilung für Anaesthesie und Reanimation der Medizinischen Akademie, Wrocław.

BONHOEFFER, K., Prof. Dr., Abteilung für Anaesthesiologie der Medizinischen Fakultät der Universität, Köln.

BORST, R. H., Dr., Department für Anaesthesiologie, Zentrum für Operative Medizin der Universität, Ulm.

BRACKEBUSCH, H. D., Dr., Abteilung für Anaesthesiologie der Universität, Würzburg.

BRANDS, W., Dr., Abteilung für Kinderchirurgie, Fakultät für Klinische Medizin, Mannheim.

BRAUN, U., Dr., Institut für Anaesthesiologie der Universität, Tübingen.

BREHMER, B., Dr., Urologische Klinik, Klinikum der Gesamthochschule, Essen.

BRETZGER, F., cand. med., Institut für Anaesthesiologie der Universität, Tübingen.

BROSCH, F. R., Ass. Prof. Dr., Department of Anesthesiology, University of Alabama, Birmingham, USA.

BRUCKE, P., cand. med., Institut für Anaesthesiologie der Universität, Düsseldorf.

BRÜCKNER, J. B., Prof. Dr., Institut für Anaesthesiologie, Klinikum Westend, Freie Universität, Berlin.

BÜTTNER, W., Dr., Anaesthesieabteilung der Chirurgischen Universitätsklinik, Bonn.

BURRI, C., Prof. Dr., Department für Chirurgie der Universität, Ulm.

BUTERA, G., Dr., Anaesthesie-Wiederbelebung-Antalgische-Therapie-Abteilung des Regionalkrankenhauses, Vicenza, Italien.

CISLO, M., Dr., Abteilung für Anaesthesie und Reanimation der Medizinischen Akademie, Wrocław.

CORSSEN, G., Prof. Dr., Department of Anesthesiology, University of Alabama, Birmingham, USA.

CHRISTEA, J., Doz. Dr., Spit. Clinic Fundeni, Bukarest.

CUNITZ, G., Dr., Abteilung für Anaesthesiologie der Universität, Würzburg.

DENGLER, H. J., Prof. Dr., Medizinische Klinik der Universität, Bonn.

DIETZEL, W., PD Dr., Abteilung für Anaesthesie und Intensivtherapie, Städtisches Krankenhaus, Leverkusen.

XIV

DÖLP, R., Dr., Department für Anaesthesiologie, Zentrum für Operative
Medizin der Universität, Ulm.
DRAXLER, V., Dr., Institut für Anaesthesiologie der Universität, Wien.
DUREK, G., Dr., Abteilung für Anaesthesiologie und Reanimation der
Medizinischen Akademie, Wrocƚac.
EBERLEIN, H. J., Prof. Dr., Institut für Anaesthesiologie, Klinikum
Westend, Freie Universität, Berlin.
ECKER, L., Dr., Abteilung für Anaesthesiologie, Chirurgische Univer-
sistätsklinik, Heidelberg.
EGELI, R., Dr., Department d'Anesthésiologie, Hospital Cantonal, Genf.
EGGERT, A., Dr., Chirurgische Abteilung, Krankenhaus Altona, Hamburg.
EICHELBAUM, M., Dr., Medizinische Klinik der Universität, Bonn.
EICHLER, J., Prof. Dr., Zentrale Anaesthesieabteilung der Hochschule,
Lübeck.
ERDMANN, W., Prof. Dr., Institut für Anaesthesiologie der Universitäts-
kliniken, Mainz.
ETZEL, F., Dr., Institut für experimentelle Haematologie und Bluttrans-
fusion der Universität, Bonn.
FAGARASANU, R., Dr., Spit. Clinic Fundeni, Bukarest.
FASSOLT, A., Dr., Anaesthesieabteilung, Städtisches Krankenhaus, Baden,
Schweiz.
FIRN, S., Dr., Department of Anesthesiology, The Royal Infirmary,
Sheffield, England.
FOURNELL, A., Dr., Abteilung für Experimentelle Anaesthesie des Insti-
tutes für Anaesthesiologie der Universität, Düsseldorf.
FREY, B., Dr., Institut für Anaesthesiologie und Reanimation, Fakul-
tät für Klinische Medizin Mannheim der Universität Heidelberg, Mann-
heim.
FREY, R., Prof. Dr., Institut für Anaesthesiologie der Universitäts-
kliniken, Mainz.
FREY, P., Dr., Institut für Anaesthesie und Reanimation des Stadtspi-
tals Triemli, Zürich.
FREYE, E., Dr., Institut für Medical Sciences, Pacific Medical Center,
San Francisco, USA.
GACA, W., Dr., ul. Przodowników Pracy 30/12, Wrocƚaw.
GEBERT, E., Dr., Institut für Anaesthesiologie der Universitätsklini-
ken, Freiburg.
GEMPERLE, M., Prof. Dr., Department of Anesthesiology, Hospital
Cantonal, Genf.
GETHMANN, J. W., Dr., Institut für Anaesthesiologie, Klinikum Westend,
Freie Universität, Berlin.
GÖBEL, P., Prof. Dr., Medizinische Poliklinik der Universität, Tübin-
gen.
GÜTT, U., Prof. Dr., Anaesthesieabteilung, Städtische Krankenanstal-
ten, Koblenz.
GÜNTHER, H., Dr., Physiologisches Institut der Universität, Mainz.
GÜNTHER, J., Dr., Abteilung für Anaesthesiologie der Medizinischen
Fakultät der Universität, Mainz.
GUGLER, R., Dr., Medizinische Klinik der Universtität, Bonn.
HACK, G., Dr., Anaesthesieabteilung der Chirurgischen Universitäts-
klinik, Bonn.
HALMAGYI, M., Prof. Dr., Institut für Anaesthesiologie der Universi-
tätskliniken, Mainz.
HANF, D., cand. med., Zentrale Anaesthesieabteilung der Medizinischen
Hochschule, Lübeck.
HARTMANN, H., Dr., Chirurgische Klinik, Universitätsklinikum der Ge-
samthochschule, Essen.
HASCHEMIAN, A., Dr., Institut für Anaesthesiologie der Universität,
Tübingen.
HAVERS, L., Prof. Dr., Anaesthesieabteilung der Chirurgischen Univer-
sitätsklinik, Bonn.

HECK, G., Dr., Institut für Anaesthesiologie und Reanimation, Fakul-
tät für Klinische Medizin Mannheim der Universität Heidelbergn,
Mannheim.
HEIDRICH, H., Ass. Prof. Dr., Reanimationszentrum der Medizinischen
Klinik und Poliklinik der Freien Universität, Berlin.
HELLER, W., Prof. Dr., Chirurgische Universitätsklinik, Tübingen.
HEMPEL, V., Dr., Institut für Anaesthesiologie der Universität,
Tübingen.
HENNES, H. H., Dr., Zentrale Anaesthesieabteilung, Stadtkrankenhaus,
Hanau/M.
HENSCHEL, W., Dr., Allgemeine Anaesthesieabteilung, Zentralkranken-
haus, Bremen.
HERRMANN, G., Dr., Institut für Anaesthesiologie und Reanimation,
Fakultät für Klinische Medizin Mannheim der Universität Heidelberg,
Mannheim.
HESS, W., Dr., Institut für Anaesthesiologie, Klinikum Westend, Freie
Universität, Berlin.
HIGI, M., cand. med., Institut für Anaesthesiologie der Universität
der Chirurgischen Klinik, Tübingen.
HILDEBRAND, F., Dr., Institut für Anaesthesiologie und Reanimation,
Fakultät für Klinische Medizin Mannheim der Universität Heidelberg,
Mannheim.
HILDEBRAND, P. I., Dr., Institut für Anaesthesiologie und Reanimation,
Fakultät für Klinische Medizin Mannheim der Universität Heidelberg,
Mannheim.
HOMANN, B., Dr., Abteilung für Anaesthesiologie der Universität,
Würzburg.
HUTSCHENREUTHER, K., Prof. Dr., Institut für Anaesthesie der Universi-
tät des Saarlandes, Homburg (Saar).
IBSEN, B., Prof. Dr., Anaesthesieabteilung Kommunehospitalet, Kopen-
hagen.
INOUE, K., Dr., Institut für Anaesthesiologie der Universitätsklini-
ken, Mainz.
ISCHII, S., Dr., Department of Anesthesiology, National Hospital,
Kyota, Japan.
JUNGER, H., Dr., Institut für Anaesthesiologie der Universität, Tü-
bingen.
JURCZYK, W., Prof. Dr., Department of Anesthesiology, Academy, Poznan.
JUST, O. H., Prof. Dr., Abteilung für Anaesthesiologie der Chirurgi-
schen Universitätsklinik, Heidelberg
KAPP, A., Dr., Abteilung für Anaesthesiologie der Medizinischen Fa-
kultät der Universität, Köln.
KARBASTSCHI, M., Dr., Institut für Anaesthesiologie und Reanimation,
Fakultät für Klinische Medizin Mannheim der Universität Heidelberg,
Mannheim.
KARPF, M., Dr., Orthopädische Universitätsklinik, Freiburg.
KELLER, P., Dr., Institut für Anaesthesiologie und Reanimation, Fakul-
tät für Klinische Medizin Mannheim der Universität Heidelberg, Mann-
heim.
KEMINGER, K., Prof. Dr., I. Chirurgische Universitätsklinik, Wien.
KERCKHOVE, VAN DE D., Dr., Department of Anaesthesiology of the Uni-
versity of Ghent.
KLOSE, R., Dr., Institut für Anaesthesiologie und Reanimation, Fakul-
tät für Klinische Medizin Mannheim der Universität Heidelberg, Mann-
heim.
KNAPOWSKI, J., Dr., Department of Anesthesiology, Medical Academy,
Poznan.
KOCH, H. M., Dr., Abteilung für Anaesthesie und Intensivtherapie der
Poliklinik der Universität, Heidelberg.
KÜPPEN, R., Dr., Abteilung für Anaesthesiologie der Medizinischen
Fakultät der Universität, Köln.

KOHNERT, M., Dr., Abteilung für experimentelle Anaesthesiologie der
Universität, Düsseldorf.
KRAHL, H., Dr., Abteilung für Anaesthesie und Intensivtherapie der
Poliklinik der Universität, Heidelberg.
KRAUSE, H., Dr., Department für Gynäkologie und Geburtshilfe der Uni-
versität, Ulm.
KRENN, J., Dr., Institut für Anaesthesiologie der Universität, Wien.
KRIAN, A., Dr., Chirurgische Universitätsklinik, Düsseldorf.
KRUSE-JARRES, J. D., PD, Dr., Klinisch-chemisches Labor der Chirur-
gischen Universitätsklinik, Freiburg.
KÜBLER, A., Dr., Abteilung für Anaesthesiologie und Reanimation der
Medizinischen Akademie, Wrocław.
KURKA, P., Dr., II. Chirurgische Abteilung, Wilhelminenspital, Wien.
LACKNER, F., Dr., Institut für Anaesthesiologie der Universität, Wien.
LANGREHR, D., Dr., Allgemeine Anaesthesieabteilung, Zentralkranken-
haus, Bremen-Nord, Bremen.
LAWIN, VAN DE LOO, G., Dr., Anaesthesieabteilung, Allgemeines Kranken-
haus Altona, Hamburg.
LENNARTZ, H., Prof. Dr., Institut für Anaesthesiologie der Universität,
Düsseldorf.
LITARCZEK, G. A., Prof. Dr., Spit. Clinic Fundeni, Bukarest.
LUTZ, H., Prof. Dr., Institut für Anaesthesiologie und Reanimation,
Fakultät für klinische Medizin Mannheim der Universtität Heidelberg,
Mannheim.
MACHETA, A., lek. med., Klinische Toksykologie, Akad. Med., Krakow.
MASLANKA, P., Dr., Anaesthesie- und Reanimationsabteilung der Medi-
zinischen Akademie, Wrocław.
MATTERN, H., Dr., Institut für Anaesthesiologie und Reanimation, Fakul-
tät für Klinische Medizin Mannheim der Universität Heidelberg, Mann-
heim.
MAYR, J., Dr., Institut für Anaesthesiologie und Reanimation, Fakul-
tät für Klinische Medizin Mannheim der Universität Heidelberg, Mann-
heim.
METZGER, G., Dr., Institut für Anaesthesiologie der Universität,
Tübingen.
MEYER-BURGDORFF, Ch., Dr., Institut für Klinische Anaesthesiologie
der Universität, Göttingen.
MOMOSE, T., Dr., Department of Anesthesiology, National Hospital,
Nagoya, Japan.
MORR-STRATHMANN, U., Dr., Anaesthesieabteilung, Allgemeines Kranken-
haus Altona, Hamburg.
MÜLLER, R., Dr., Abteilung für Anaesthesiologie, Städtisches Kranken-
haus, Leverkusen.
MUNRO, W. D., Dr., Thoracic Department, City Hospital, Nottingham,
England.
NEUGEBAUER, K., Dr., Anaesthesieabteilung, Universitätsklinikum der
Gesamthochschule, Essen.
NEUHAUS, R., Dr., Allgemeine Anaesthesieabteilung, Zentralkrankenhaus
Bremen-Nord, Bremen.
NIX, W., Dr., Institut für Anaesthesiologie der Universitätskliniken,
Mainz.
NOLTE, H., Prof. Dr., Institut für Anaesthesiologie, Zweckverband,
Stadt und Kreiskrankenhaus, Minden.
NOWAK, J., Dr., II. Chirurgisches Institut, Schlesische Medizinische
Akademie., Katowice, Polen.
OBERSCHUIR, K. J., Dr., Abteilung für Anaesthesiologie, Städtische
Krankenanstalten, Leverkusen.
OTTERMANN, U., Dr., Institut für Anaesthesiologie der Universität,
Düsseldorf.
PANAITESCU, E., Dr., Spit. Clinic Fundeni, Bukarest.
PATEISKY, K., Prof. Dr., Neurologische Universitätsklinik, Wien.

PATSCHKE, O., Ass. Prof. Dr., Institut für Anaesthesiologie, Klinikum
  Westend, Freie Universität, Berlin.
PETER, K., Dr., Institut für Anaesthesiologie und Reanimation, Fakul-
  tät für Klinische Medizin Mannheim der Universität Heidelberg, Mann-
  heim.
PLATO, V. H., Dr., Städtische Klinik, Wiesbaden.
PLÖTZ, J., Dr., Abteilung für Anaesthesiologie der Universität, Würz-
  burg.
PRIBILLA, O., Prof. Dr., Institut für Rechtsmedizin, Medizinische
  Hochschule, Lübeck.
PULVER, K. G., Prof. Dr., Abteilung X (Anaesthesie- und Intensivthera-
  pie) Bundeswehrkrankenhaus, Hamburg.
PURSCHKE, R., Dr., Institut für Anaesthesiologie der Universität,
  Düsseldorf.
REINECKE, A., Dr., Institut für Anaesthesiologie, Klinikum Westend,
  Freie Universität, Berlin.
REINEKE, H., Dr., Department für Anaesthesiologie, Zentrum für Opera-
  tive Medizin der Universität, Ulm.
RENDERS-VERSICHELEN, L., Dr., Department of Anesthesiology, University
  Gent, Belgien.
RIZZI, R., Prof. Dr., Anaesthesie - Wiederbelebung - Antalgische-The-
  rapie-Abteilung, Regionalkrankenhaus, Vicenza, Italien.
ROLLY, G., Prof. Dr., Department of Anesthesiology, University Gent,
  Belgien.
RÜPPELL, V., Dr., Abteilung für Anaesthesiologie der Universität,
  Würzburg.
RUPIEPER, N., Dr., Anaesthesieabteilung, Universitätsklinikum der
  Gesamthochschule, Essen.
SCHÄFER, H., Dr., Physiologisches Insitut der Universität, Mainz.
SCHARTL, M., Dr., Reanimationszentrum der Medizinischen Klinik und
  Poliklinik, Klinikum Westend, Freie Universität, Berlin.
SCHEDEL, R., Dr., Abteilung für Anaesthesiologie der Universität,
  Würzburg.
SCHMATERA, O., Dr., II. Chirurgische Klinik, Chirurgisches Institut
  der Schlesischen Medizinischen Akademie, Katowice.
SCHNEIDER, H., Dr., Anaesthesieabteilung, Städtisches Krankenhaus,
  Aschaffenburg.
SCHÖNING, B., Dr., Abteilung für Anaesthesiologie und Intensivtherapie,
  Orthopädische Klinik und Poliklinik der Unversität, Heidelberg.
SCHORER, R., Prof. Dr., Institut fär Anaesthesiologie der Universität,
  Tübingen.
SCHUHMANN, R., Dr., Department für Gynäkologie und Geburtshilfe der
  Universitätsklinik, Ulm.
SEHHATI, G., Dr., Institut für Anaesthesiologie der Universitäts-
  kliniken, Mainz.
SEIDEL, G., Dr., Institut für Klinische Anaesthesiologie der Universi-
  tät, Göttingen.
SEIDEL, H., Dr., Chirurgische Abteilung, Allgemeines Krankenhaus Alto-
  na, Hamburg.
SIEPMANN, H. P., Dr., Institut für Anaesthesiologie der Universität,
  Düsseldorf.
SIMMA, W., Dr., I. Chirurgische Universitätsklinik, Wien.
SIMMENDINGER, H. J., Dr., Abteilung für Anaesthesiologie, Chirurgi-
  sche Universitätsklinik, Heidelberg.
SKRZYPEK, J., Dr., II. Chirurgische Klinik, Chirurgisches Institut
  der Schlesischen Medizinischen Akademie, Bytom, Polen.
SPILKER, D., Dr., Department für Anaesthesiologie, Zentrum für Opera-
  tive Medizin der Universität, Ulm.
SPOEREL, W. E., Prof. Dr., Department of Anesthesiology, University
  of Western Ontario, London, Canada.
STEGBAUER, H. P., Dr., Institut für Anaesthesiologie der Universität,
  Mainz.

STEINBEREITHNER, K., Prof. Dr., Institut für Anaesthesiologie der
  Universität, Wien.
STOBER, B., Dr., Institut für Anaesthesiologie und Reanimation, Fakul-
  tät für Klinische Medizin Mannheim der Universität Heidelberg, Mann-
  heim.
STOCK, W., Dr., Institut für Experimentelle Chirurgie der Medizinischen
  Fakultät der Universität, Köln.
STOECKEL, H., Prof. Dr., Abteilung fär Anaesthesiologie, Chirurgische
  Universitätsklinik, Heidelberg.
STOLZ, Ch., PD Dr., Institut für Anaesthesiologie der Universität,
  Tübingen.
STOSSEK, K., Dr., Institut für Anaesthesiologie der Universitätsklini-
  ken, Mainz.
STRASSER, K., Dr., Institut für Anaesthesiologie der Universität,
  Düsseldorf.
SZULC, R., Dr., Department of Anesthesiology, Medizinische Akademie,
  Poznan.
TARNOW, J., Ass. Prof. Dr., Institut fär Anaesthesiologie, Klinikum
  Westend, Freie Universität, Berlin.
TASSONYI, E., Dr., Départment d'Anesthésiologie, Hospital Cantonal,
  Genf.
TAUBE, H. D., Dr., Abteilung für Anaesthesiologie, Universitätsklini-
  kum der Gesamthochschule, Essen.
UNGERN-STERNBERG, v. A., Dr., Abteilung für Experimentelle Anaesthe-
  siologie der Universität, Düsseldorf.
UNSELD, M., PD Dr., Institut für Anaesthesiologie der Universität,
  Tübingen.
VIGL, H., Dr., Institut fär Anaesthesiologie, Krankenhaus der Barm-
  herzigen Schwestern, Linz.
VOLLMAR, A., Dr., Anaesthesieabteilung, Chirurgische Universitäts-
  klinik, Bonn.
WEIS, E., Dr., Abteilung für Anaesthesiologie der Universität, Würz-
  burg.
WEIS, K. H., Prof. Dr., Abteilung für Anaesthesiologie der Universität,
  Würzburg.
WEYMAR, A., Dr., Institut für Anaesthesiologie, Klinikum Westend,
  Freie Universität, Berlin.
WIEBER, J., Dr., Abteilung für Anaesthesiologie der Universitätskli-
  niken, Gießen.
WIEMERS, K., Prof. Dr., Institut für Anaesthesiologie der Universi-
  tätskliniken, Freiburg.
WÖHRLE, J., Dr., Institut für Anaesthesiologie und Reanimation der
  Fakultät für Klinische Medizin der Universität, Heidelberg.
WOJDYLA, Z., lek. med., Klin. Tcksykolog., Akad. Med., Krakow.
WOLF, H., Dr., Zentrale Anaesthesieabteilung, Stadtkrankenhaus, Hanau.
WÜST, H. J., Prof. Dr., Institut für Anaesthesiologie der Universität,
  Düsseldorf.
ZAGROBELNY, Z., Dr., Abteilung für Anaesthesiologie und Reanimation,
  Medizinische Akademie, Wrocław.
ZOLCINSKI, A., Dr., Abteilung fär Anaesthesiologie und Reanimation
  der Medizinischen Akademie, Wrocław.

Freie Themen

Geräte, Dokumentation und Regionalanaesthesie

Vorsitz: H. Nolte, Minden
F. Lackner, Wien

Vortrag Nr. 1

ERFAHRUNGEN MIT DEM NEUEN HEYER-NARKOSE-RESPIRATOR

Von U. Gött

Narkosegeräte sind seit jeher schwere und unförmige Maschinen, deren
Gewicht und Größe bestimmt wurde durch die am Gerät befestigten Gasflaschen für Sauerstoff, Lachgas und andere Narkosemittel. Aus Stabi-
litätsgründen mußten hier Zentnergewichte in Kauf genommen werden, wogegen Raumlücken in der Karosserie mit nutzlosen Schubläden ausgefüllt
wurden. Verwunderlich ist nur, daß auch nach Entwicklung der zentralen
Gasversorgung die unförmigen Formate und Gewichte beibehalten wurden,
obgleich nun kein Gegengewicht mehr die in die Zentrale abgewanderten
Gasflaschen in der Waage halten mußte. Gasanschluß an Wandsteckdosen
oder an Gasampeln hat zudem den Aktionsradius der früher frei fahrbaren Geräte begrenzt, die nun an ihren Leitungen hängen. Außerdem ist
der moderne Operationstisch auf einer Säule installiert, also auch
ortsgebunden, allerdings mit Ausnahme seiner fahrbaren Tischplatte.

Alles in allem ergeben sich einige Gesichtspunkte, die beim Neubau
eines Krankenhauses sorgfältig zu überlegen sind. Jedenfalls schien
mir die kritiklose Anschaffung unförmiger, schwerer und sehr teurer
Geräte als ein Anachronismus und deshalb einiger Überlegungen wert.

Im Operationssaal bietet sich eigentlich die Gasampel der zentralen
Gasversorgung zur Kombination mit dem Narkosegerät geradezu an. Unser
Gerät (Abb. 1) hängt an einem Schwenkarm, ist in großem Radius schwenk-
bar, um sich selbst drehbar und pneumatisch stufenlos höhenverstellbar.
Betriebshöhe ist etwa 1,30 m, der Augenhöhe des sitzenden Anaesthesisten
entsprechend; Ruhestellung hingegen bei 1,90 m, also außer Reichweite,
wenn der Operationsraum geputzt wird.

Die Ampel selbst besteht aus Respirator und baukastenmäßig zusammen-
setzbarem Rotametersatz, Fluothaneverdampfer und Kreissystem. Der gleiche Respirator (Abb. 2) mit demselben Baukastenprinzip ist im Vorbereitungsraum als Wandgerät am Schienensystem befestigt. Er kann selbstverständlich auch an jedes vorhandene fahrbare Narkosegerät angebracht
werden. Als leistungsfähiger und vielseitiger Respirator, dabei aber
leicht, kompakt und im Betrieb sehr leise, bot sich der HEYER-SEKUNDANT
an, der seinerzeit bei den Compliance- und Resistance-Untersuchungen
RÜGHEIMERS (4) schon auffallend gute Werte geliefert hat. Bei unserer
Weiterentwicklung handelt es sich jetzt um einen Narkoserespirator,
der kontrolliert beatmet, volumen-zeitgesteuert mit Druckbegrenzung
arbeitet, über eine Druckplateaubildung verfügt, über einen endexspiratorischen Widerstand und eine Exspirationsunterstützung.

Am Schema (Abb. 3) läßt sich die Funktion verfolgen: Die Frequenz kann
zwischen 7 - 60 Atemzügen/min stufenlos variiert werden, dabei werden
In- und Exspiration separat eingestellt und elektronisch geschaltet.
Der Atemzeitquotient ist damit in weiten Grenzen variabel. Bei der Inspiration öffnet das Magnetventil den Weg für Druckluft, die den Innen-
raum des Domes füllt und damit den Balg in das Patientensystem entleert.
Der Atemhub wird durch das Ventil "Volumen" eingestellt; es ist an der
Markierung am Dom grob abzulesen, für die exakte Kontrolle hingegen
findet man am Ausatemventil des Kreissystems das altbewährte WRIGHT-
Spirometer. Den Beatmungsdruck kann man stufenlos bis zu 60 cm H_2O re-
gulieren und am Manometer ablesen.

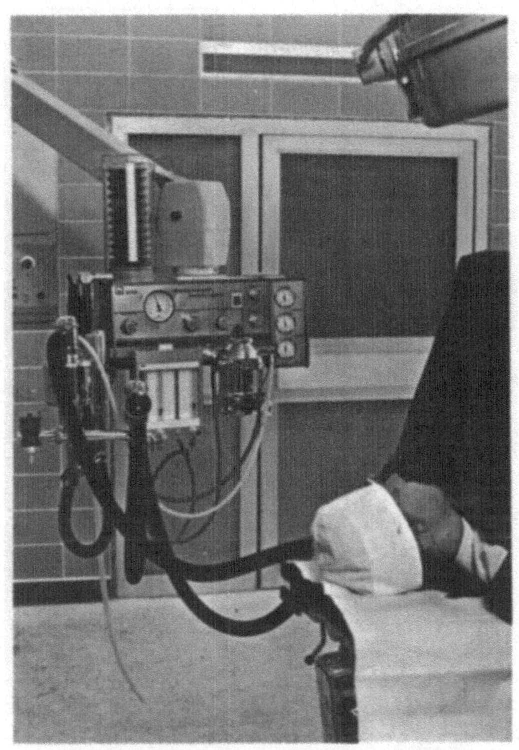

Abb. 1. Gasampel einer zentralen Gasversorgung in Kombination mit dem Narkosegerät

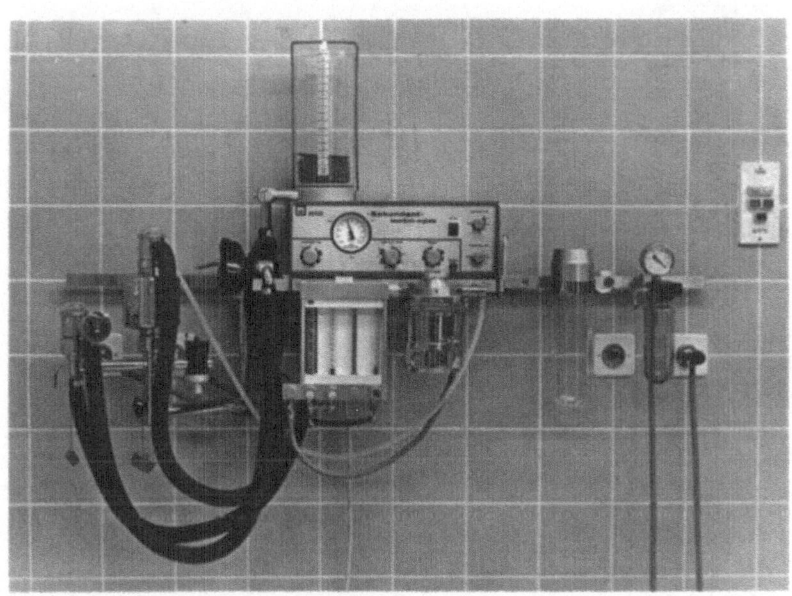

Abb. 2. Wandnarkoserespirator im Vorbereitungsraum

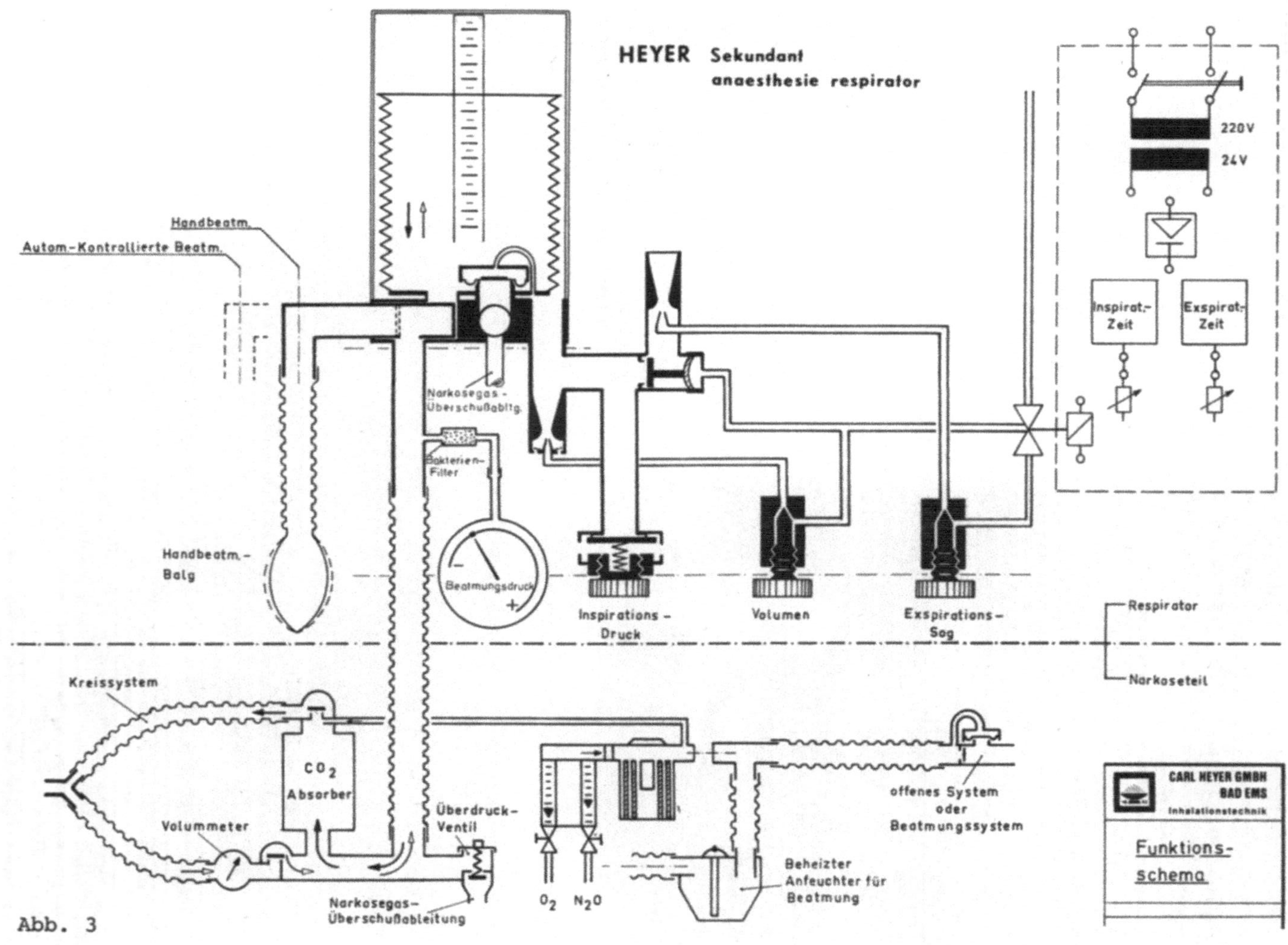

HEYER Sekundant anaesthesie respirator
220V
24V
Handbeatm.
Autom-Kontrollierte Beatm.
Inspirat.-Zeit
Exspirat.-Zeit
Narkosegas-Überschußabltg.
Bakterien-Filter
Handbeatm.-Balg
Beatmungsdruck
+
Inspirations-Druck
Volumen
Exspirations-Sog
Respirator
Narkoseteil
Kreissystem
CO2 Absorber
Volummeter
Überdruck-Ventil
Narkosegas-Überschußableitung
O2
N2O
offenes System oder Beatmungssystem
Beheizter Anfeuchter für Beatmung
CARL HEYER GMBH
BAD EMS
Inhalationstechnik
Funktions-schema
Abb. 3

Unterbricht am Ende der Inspirationszeit das Magnetventil den Preßluft-
flow, so beginnt die Exspiration mit der zunehmenden Füllung des Balges
und zwar entweder rein passiv durch die Exspirationskräfte des Patienten oder unterstützt durch den "Exspirations-Sog", der den Dom über ein
Venturiventil rasch evakuiert und damit die Aufwärtsbewegung des Balges
erleichtert und beschleunigt. Der Effekt ist für den Patienten eine
Entlastung und Verkürzung der Ausatemarbeit, vergleichbar mit der "negativen Phase", allerdings wird bei unserer Exspirationshilfe nur im
Dom ein negativer Druck erzeugt, auf das Patientensystem kann er sich
kaum fortpflanzen. Haemodynamisch resultiert also ein leichterer venöser Rückfluß, nicht aber eine Verschiebung der Atemmittellage ins Negative.

Manuelle Beatmung oder Spontanatmung erreicht man über einen Schieber,
der hineingedrückt den Respirator abschaltet und den Weg zum Atembeutel freigibt.

Zur Nachbeatmung nach der Operation läßt sich der Respirator auch als
halboffenes System verwenden mit einem einfachen Ausatemventil. Hierbei findet Raumluft Verwendung, die man je nach Wunsch mit Sauerstoff
anreichern und mit einem Befeuchter anfeuchten kann. Der Respirator
arbeitet nun sozusagen gegenläufig, indem er Raumluft in den Balg ein-
saugt, und zwar über ein Ventil im Inneren des Balges. Bei geschlosse-
nem System strömt am Ende der Exspirationsphase der Überschuß an Nar-
kosegas durch dieses Ventil nach außen ab, dann nämlich wenn im Innern
des Balges atmosphärischer Druck erreicht ist. Die Überschußgase werden über einen Schlauch bodennah oder zum Abluftschacht abgeleitet,
ein Attribut also an die Umweltverschmutzung! Selbstverständlich können alle mit dem Patienten und seiner Ausatemluft in Berührung kommenden Respiratorteile autoklaviert werden.

Zum Abschluß sollen noch einige Kurven demonstriert werden. Die Druckplateaubildung (Abb. 4), an der unteren Kurve (B) deutlich erkennbar,
wird in diesem Fall durch eine Druckbegrenzung bei 30 cm Wassersäule
hervorgerufen, das vorgewählte Volumen bläht nur solange die Lunge,
bis die eingestellte Inspirationszeit abbricht.

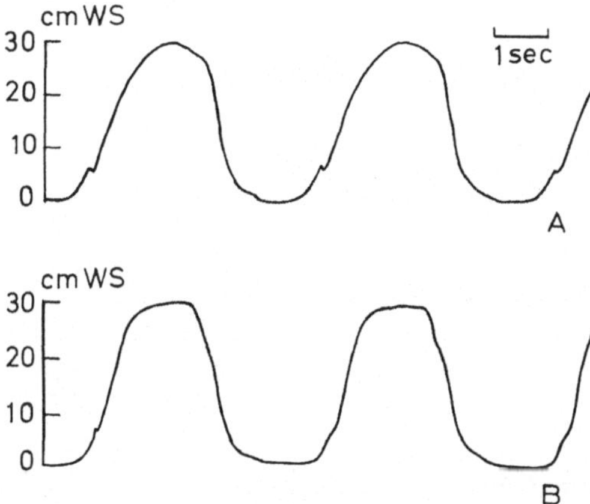

Abb. 4. Darstellung der Druckplateaubildung (Kurve B) infolge ein-
gestellter Druckbegrenzung bei 30 cm Wassersäule

Bei veränderter Frequenz (Abb. 5) kommt dies noch deutlicher zum Ausdruck. Auf die Bedeutung des Druckplateaus für die Behandlung von Verteilungsstörungen ist von verschiedenen Autoren, zuerst wohl von NORLANDER hingewiesen worden (1, 2, 3). Ein solches Plateau läßt sich mit unserem HEYER-Respirator ganz ausgezeichnet darstellen und beliebig variieren.

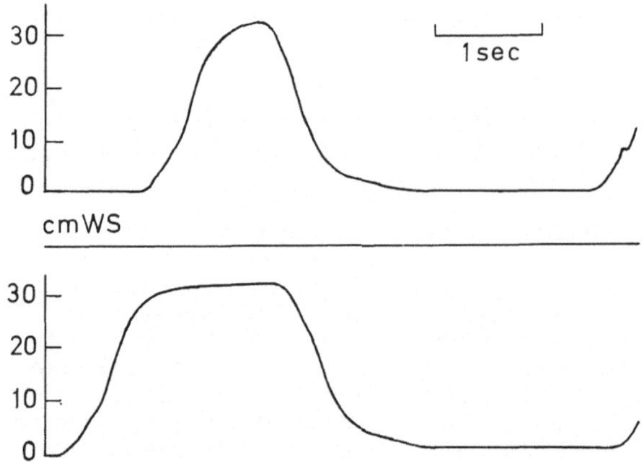

Abb. 5. Darstellung der Plateaubildung bei veränderter Atemfrequenz

Daß mit unserem "Exspirations-Sog" (Abb. 6) der Atemmitteldruck nicht ins Negative verschoben wird, wurde bereits angedeutet. Durch diesen Sog läßt sich die Entleerungszeit hinreichend verkürzen, und wir erreichen eine lange endexspiratorische Pause. Weiterhin erkennt man auf der Kurve, daß der endexspiratorische Druck bei ca. 3 cm H_2O bleibt und erst nach Einschalten des Exspirations-Sogs (Pfeil ↓) auf Null absinkt.

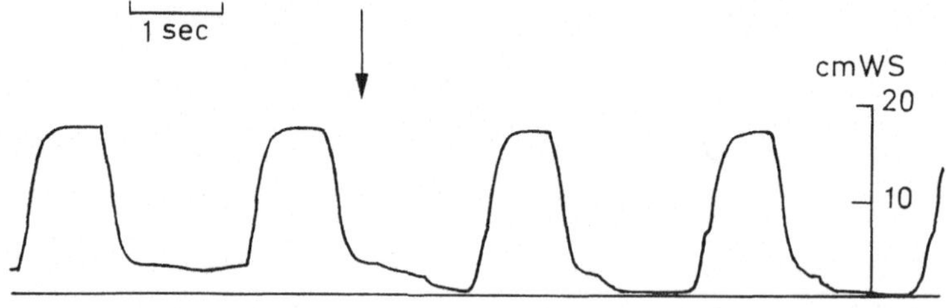

Abb. 6. Darstellung des "Exspirations-Sogs" (Pfeil ↓) mit Verkürzung der Entleerungszeit und Absinken des endexspiratorischen Druckes auf Null

Heben wir dagegen den Exspirations-Sog (Abb. 7) auf (Pfeil ↑), so resultiert ein endexspiratorischer Druck.

STOFFREGEN (5) hat seinerzeit schon mit dem "Takaoka" bewiesen, daß ohne aufwendige Geräte auszukommen ist. Wir wollten diese Askese jedoch nicht ganz so weit treiben und glauben mit unserem Heyer-Anaesthesie-

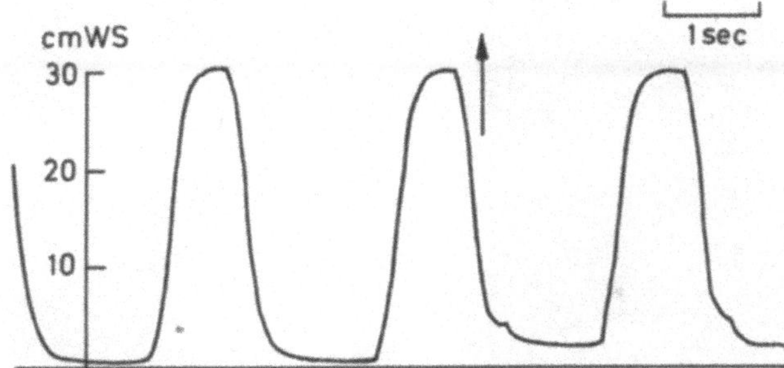

Abb. 7. Auftreten eines endexspiratorischen Druckes infolge Anheben des "Exspirations-Sogs" (Pfeil ↑)

Respirator eine brauchbare, d. h. vielseitige und leistungsfähige, dabei aber doch preiswerte Lösung der anfangs aufgezeigten Probleme gefunden zu haben.

Aus den Kurven und aus dem Funktionsschema sind die mit relativ einfachen Mitteln erreichbaren Charakteristika der Beatmung erkennbar, die wir brauchen: Zeit-, Flow-, Volumen- und Druckverhältnisse sind in weiten Grenzen variabel und damit den ventilatorischen und haemodynamischen Bedürfnissen des Patienten anzupassen. Wir haben diesen Anaesthesie-Respirator seit über einem Jahr in klinischer Erprobung (Abb. 8), die er glänzend bestanden hat. Wir haben deshalb in unse-

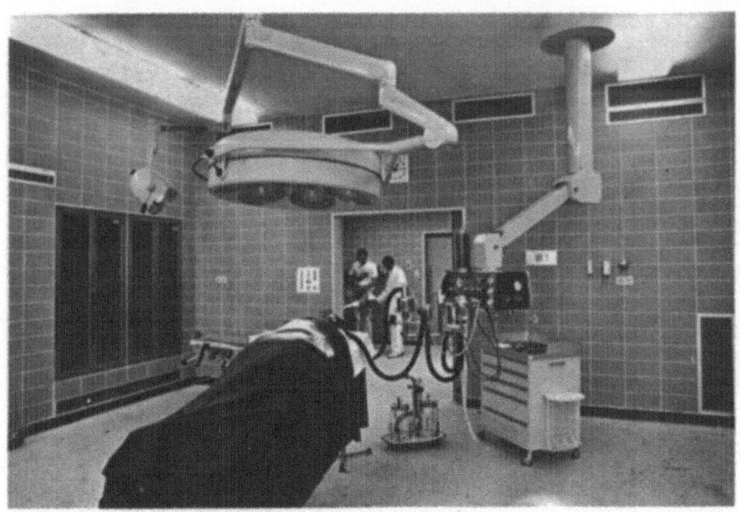

Abb. 8. Operationssaal mit Gasampel und Narkosegerät

rem Neubau des Städtischen Krankenhauses in Koblenz die Operationssäle mit solchen Narkoseampeln bestückt und den jeweiligen Vorbereitungsraum (Abb. 9) mit zwei Wandgeräten. Auf dieser Basis läßt sich ein fast pausenloses Operieren organisieren, da nämlich ein Wandnarkoserespirator mit Kreissystem der Vorbereitung, der andere mit offenem

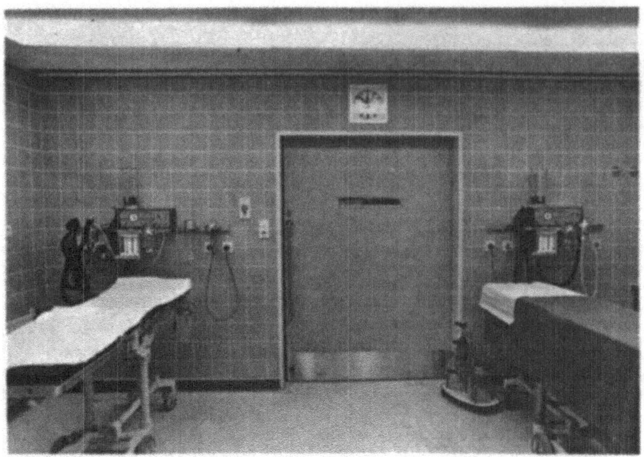

Abb. 9. Vorbereitungsraum mit einem Wandnarkoserespirator mit Kreissystem und einem Wandnarkoserespirator mit offenem System

System der kurzen Nachbeatmung dient. Längere Beatmungen verbleiben ohnehin auf der Intensivstation. Diese drei Geräte - Ampel und zwei Wandgeräte - bilden bei uns also eine funktionelle Einheit und sind insgesamt im Preis doch noch um ein Drittel billiger als nur ein einziges herkömmliches und schweres Gerät!

Literatur

1. BENZER, H., KUCHER, R., MAYRHOFER, O., BAUM, M.: "Kontrollverfahren bei Respiratoratmung". Der Anaesthesist 18, 6, 169 - 180 (1969).

2. BERGMANN, H.: "Vergleichende Betrachtungen von Beatmungsgeräten". Anaesth. Wiederbelebg. 27, Hrsg. CH. LEHMANN, Springer-Verlag Berlin - Heidelberg - New York, 19, 42 - 68 (1968).

3. NORLANDER, O., HERZOG, P., NORDEN, I., HOSSLI, G., SCHAER, H., GATTIKER, R.: "Compliance and Airway Resistance during Anaesthesia with Controlled Ventilation". Acta anaesth. Scandinav. 12, 135 - 152 (1968).

4. RÜGHEIMER, E.: "Indikationen und Brauchbarkeit der verschiedenen Respiratoren". Langenbecks Arch. Chir., Bd. 332, 509 - 520 (Kongreßbericht 1972).

5. STOFFREGEN, J., OPITZ, A., SONNTAG, H.: "Der Takaoka-Respirator". Der Anaesthesist 20, 2, 70 - 73 (1971).

Vortrag Nr. 2

Erfahrung mit einem neuen Kleinkinderbeatmungsgerät

Von H. H. Hennes und H. Wolf

Bedeutende Abweichungen in der Physiologie und Anatomie im Kindesalter
zwingen den Anaesthesisten, die Durchführung einer Narkose und die dazu erforderlichen Geräte diesen, dem Alter des Kindes entsprechenden
Gegebenheiten anzupassen. Ein Narkose-System für Neugeborene, Säuglinge
und Kleinkinder sollte die Forderungen nach minimalem Totraum, minimalem Widerstand, Einfachheit und geringem Gewicht in sich vereinigen (6).

Allgemein hat sich das halboffene, ventillose Spülgassystem - zum Beispiel in seiner Modifikation nach KUHN (2) - bewährt, das bei einem
entsprechend hohen Spülgasstrom eine sichere CO_2-Eliminierung gewährleistet, einen minimalen Widerstand und einen kleinen Totraum aufweist
und jederzeit zur künstlichen Beatmung einsatzbereit ist.

Während sich für sicher kurze und unkomplizierte operative Interventi-
onen ohne mechanische Behinderung der Atmung und ohne sonstige Risikofaktoren eine Narkose in Spontanatmung als ausreichend anbietet, setzen
längerdauernde Eingriffe unter Verwendung von Muskelrelaxantien und
endotrachealer Intubation eine suffiziente künstliche Beatmung mit möglichst exakter Steuerbarkeit voraus. Hierbei geben wir der maschinellen
Beatmung den Vorzug auf Grund der Gleichmäßigkeit der Beatmung, der geringer aufzuwendenden Beatmungsdrucke, der niedrigeren Beatmungsfre-
quenz und der sicheren Vermeidung einer Rückatmung.

Bei dem von uns über mehrere Monate im klinischen Betrieb getesteten
"Infant Ventilator"[+] (Abb. 1) handelt es sich um ein kompakt gebautes,
tragbares Beatmungsgerät für Neugeborene, Säuglinge und Kleinkinder,
wobei wir unsere Untersuchungen auf die Narkosebeatmung bei operativen Eingriffen in Intubationsnarkose beschränkten. Eine Langzeitbeatmung mit Druckluft ist ebenfalls möglich; entsprechende Vergleichs-
ergebnisse an einer artifiziellen Lunge unter standardisierten Bedingungen liegen von KEUSKAMP (1972) vor.

Funktionsweise

Das Funktionsprinzip besteht in einer gesteuerten Umleitung des Frisch-
gasstromes in einem ventillosen Leitungskreislauf nach dem Prinzip des
AYRE'schen T-Stückes. Das Atemvolumen wird hierbei durch den Frischgas-
strom und die Einatemzeit, die Atemfrequenz durch das Atemzeitverhält-
nis bestimmt. Der an einem eingebauten Manometer ablesbare Druck im
System wird durch ein variabel einstellbares Überdruckventil begrenzt.
Zum Betrieb des Gerätes benötigt man lediglich einen Anschluß für den
Frischgasstrom (Sauerstoff - Lachgas - Halothane - Gemisch) sowie einen
Netzanschluß. Abb. 2. zeigt das Gerät mit seinem kompletten Leitungs-
kreislauf.

[+]"Sheffielt Infant Ventilator MK II". Das Gerät wurde uns freundlicher-
weise von der Firma Original Hanau Quarzlampengesellschaft, Hanau/Main,
zur Verfügung gestellt.

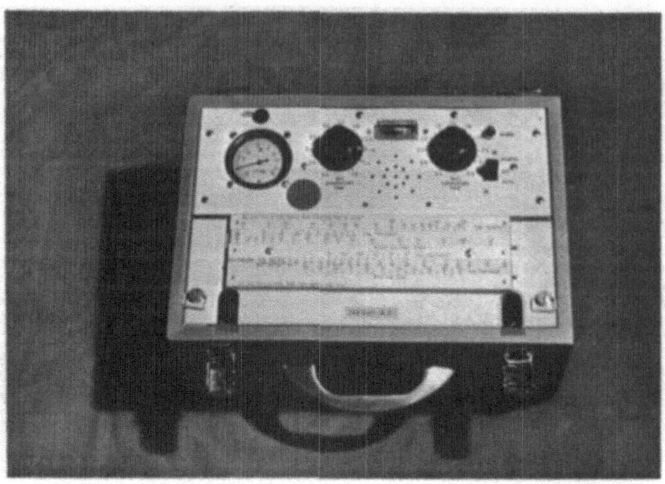

Abb. 1. Infant Ventilator

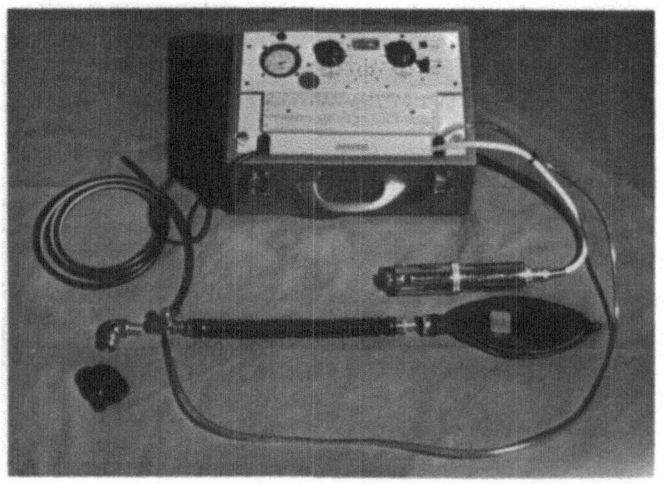

Abb. 2. Infant Ventilator mit komplettem Leistungskreislauf

Das Frischgas strömt vom Narkosegerät durch einen Schlauch in das T-Stück, auf dem sich unmittelbar das Überdruckventil befindet. Am T-Stück ist patientenwärts über einen Maskenkrümmer die Gesichtsmaske, bzw. über einen Katheteransatzstutzen der Endotrachealtubus angeschlossen. Auf der patientenfernen Seite befindet sich ein kurzer Faltenschlauch und ein Atembeutel (nach KUHN) als Reservoir.

Bei Spontanatmung (Abb. 3) gelangt das Frischgas direkt über die Maske oder den Endotrachealtubus zum Kind (Einatemphase). Bei der Ausatmung entweicht die Ausatemluft zusammen mit dem nachströmenden Frischgas über den Faltenschlauch und den Atembeutel nach außen.

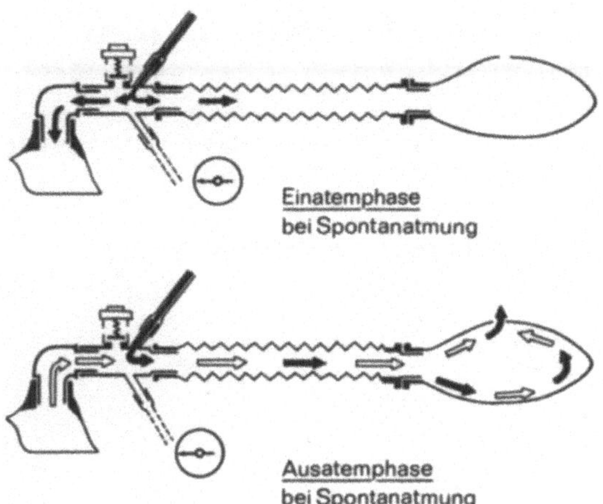

Abb. 3. Spontanatmung

Bei der künstlichen Beatmung (Abb. 4) wird die Inspiration durch den
Druck des Frischgasstromes erzeugt, indem das offene Ende des Falten-
schlauches durch ein Magnetventil verschlossen wird. Durch ein variabel einstellbares Überdruckventil läßt sich ein Druckplateau erzielen.
Die Exspiration erfolgt spontan. Verschluß des Magnetventils und damit
die Dauer der Inspirationszeit sowie Öffnen des Magnetventils und damit die Dauer der Exspirationszeit können unabhängig voneinander am
"Infant Ventilator" geregelt werden. Daraus ergeben sich auch das variable Atemzeitverhältnis und die Atemfrequenz. Eine Rückatmung der
noch im Faltenschlauch befindlichen Ausatemluft ist ausgeschlossen.

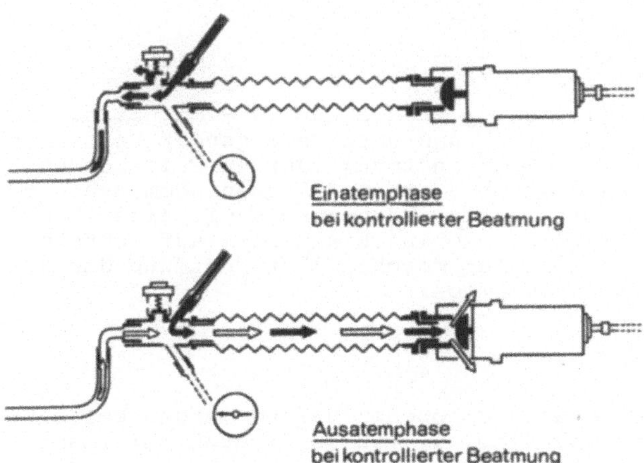

Abb. 4. Künstliche Beatmung

Methodik

Das Gerät wurde bisher bei mehr als 150 Intubationsnarkosen bei Neugeborenen, Säuglingen und Kleinkindern eingesetzt, wobei das Alter
unserer kleinen Patienten zwischen zwei Tagen und maximal sieben Jahren

lag. Die Altersverteilung ist aus Tabelle 1 zu ersehen. Wir haben den
"Infant Ventilator" auch dann über dem vom Hersteller angegebenen
Höchstalter von 4 Jahren verwendet, wenn es sich um körperlich retar-
dierte Kinder handelte; hierzu brauchte nur der Frischgasstrom entsprechend erhöht zu werden. Eine Übersicht über die Art der durchgeführten Eingriffe, die sich praktisch auf das Gesamtgebiet der operativen Disziplinen erstreckte, geht aus Tabelle 2 hervor.

Tabelle 1. Alter der mit dem Infant Ventilator beatmeten Kinder

Alter	Anzahl
- 4 Wochen	3
- 1	26
- 2	13
- 3	17
- 4	22
- 5	28
- 6	22
> 6 Jahre	21
insgesamt	153

Tabelle 2. Art der durchgeführten Operationen

Kopf (einschl. Trepanation)	6
Halsbereich	1
Thorakotomie	2
Abdominalchirurgie	66
Extremitäten	7
Urologie	16
HNO-Heilkunde	47
Augenheilkunde	5
Polytramatisation + Wieder-belebung	3
insgesamt	153

Die Narkose wurde - nach entsprechender Prämedikation - mit einem
Sauerstoff-Lachgas-Gemisch eingeleitet und unter steigender Halothane-
Gabe vertieft. Nach Intubation in Spontanatmung oder in Relaxierung
wurde die Narkose mit einem Sauerstoff-Lachgas-Halothane-Gemisch fortgeführt und, falls notwendig, die weitere Entspannung mit einem kurz-
wirkenden Muskelrelaxans vom Typ des Succinylbischolins aufrechterhalten. Der Übergang von der manuellen zur maschinellen Beatmung durch
Anschluß des Magnetventils war problemlos.

Klinische Ergebnisse

Die Auswertung unserer intraoperativ erhobenen Befunde ergab bei einer
durchschnittlichen Beatmungsdauer (Abb. 5) von 30 Minuten (Minimum:
15 min, Maximum: 120 min) folgendes Bild:

In fast allen Fällen wurde eine niedrige, durchschnittlich bei 20 pro
Minute liegende Atemfrequenz (Abb. 6) gewählt (Minimum: 18/min, Maximum: 32/min), was durch Ausnutzung der maximal einstellbaren Inspirationszeit (Abb. 7) von 1,2 sec. möglich war. Das Atemzeitverhältnis
(Abb. 8), durch Veränderung der Exspirationszeit variabel, bewegte
sich zwischen 1 : 1,5 und 1 : 1,6 (Minimum: 1 : 1, Maximum: 1 : 2,67).

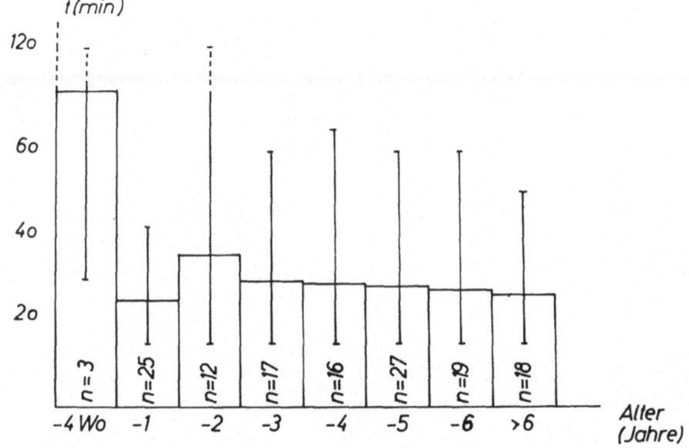

Abb. 5. Beatmungsdauer (bei verschiedenem Lebensalter) - Medianwerte

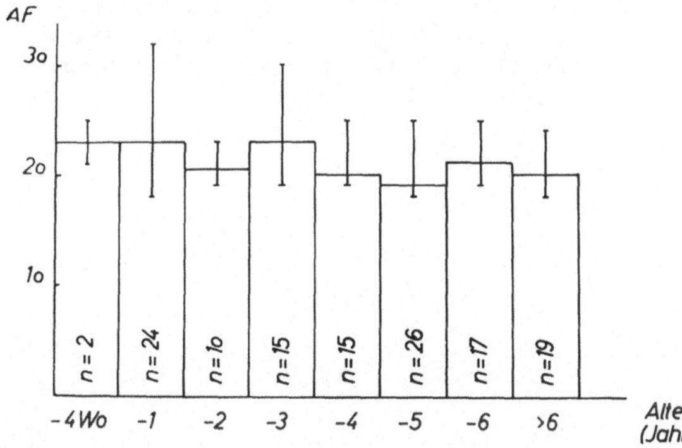

Abb. 6. Gewählte Atemfrequenz (bei verschiedenem Lebensalter) - Medianwerte

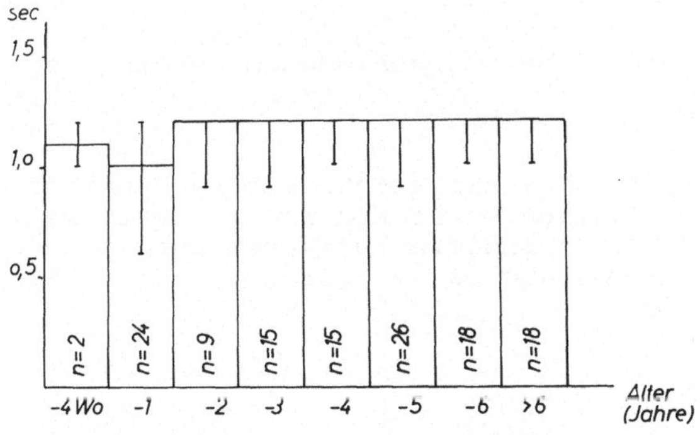

Abb. 7. Gewählte Inspirationszeit (bei verschiedenem Lebensalter) -
Medianwerte

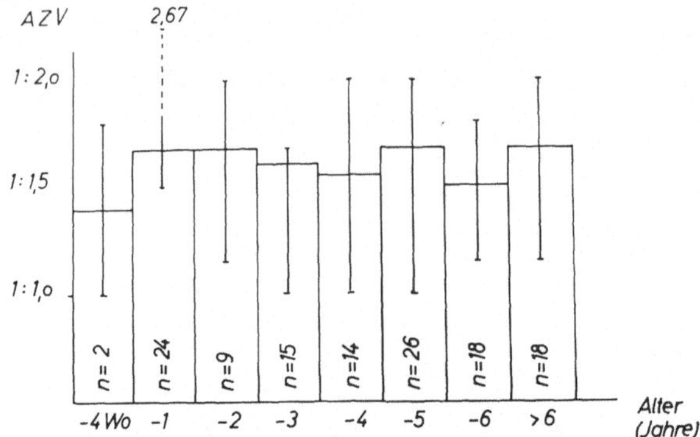

Abb. 8. Gewähltes Atemzeitverhältnis durch Veränderung der Exspirationszeit (bei verschiedenem Lebensalter) - Medianwerte

Bei dieser Art der Narkosebeatmung war, im Vergleich zur manuellen, ein relativ niedriger Druck (Abb. 9) zur Erzielung einer suffizienten Ventilation erforderlich. Bei einem Maximum von 32 cm H_2O und einem Minimum von 8 cm H_2O lag er im Mittel bei nur 12 cm H_2O.

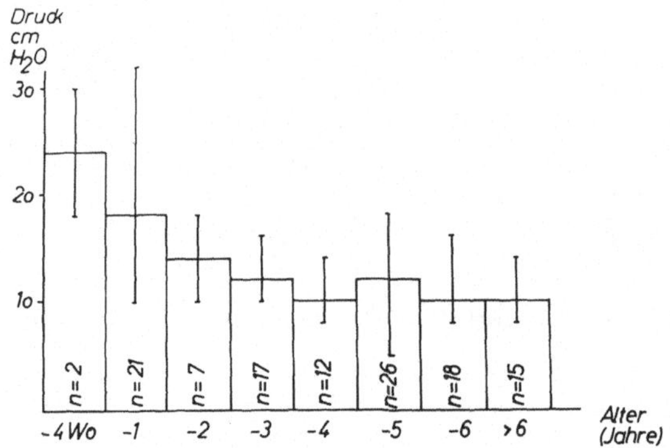

Abb. 9. Verhalten des Beatmungsdruckes (bei verschiedenem Lebensalter) - Medianwerte

Abb. 10 zeigt das aus Frischgasstrom und Inspirationszeit rechnerisch ermittelte Atemzugvolumen, das tatsächlich etwas niedriger liegt, weil bei den nicht immer dicht abschließenden Endotrachealtuben ohne Manschette und der Elastizität des Atemschlauches (4) vor allem bei höheren Drucken Volumenverluste eintreten.

Diskussion

Ziel jeder künstlichen Beatmung, gerade auch in der Kinderanaesthesie, sollte die kontrollierte Normoventilation sein unter Vermeidung einer Hypo- oder Hyperventilation, wie sie bei der manuellen Beatmung sehr leicht möglich ist (3). Um die Leistungsfähigkeit des Gerätes während der Narkosebeatmung zu objektivieren, haben wir bei einem Teil unse-

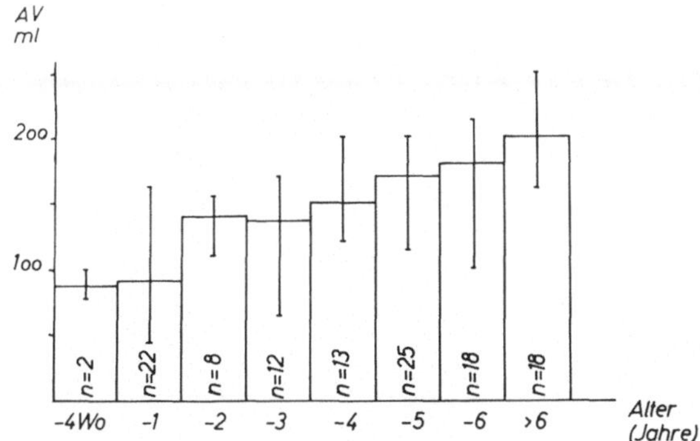

Abb. 10. Aus Frischgasstrom und Inspirationszeit errechnetes Atemvolumen (bei verschiedenem Lebensalter) - Medianwerte

rer Patienten den Beatmungsdruck, die Atemstromgeschwindigkeit (Pneumotachogramm), das Atemvolumen (integriertes Pneumotachogramm) und
die respiratorische CO_2 nach einer von HENNEBERG angegebenen Versuchsanordnung gemessen, bzw. registriert und durch blutgasanalytische Untersuchungen ergänzt. Die Ventilationskontrollen zeigen, daß sich der
"Infant Ventilator" zur Narkosebeatmung ausgezeichnet eignet und - bei
Beachtung der für Neugeborene, Säuglinge und Kleinkinder spezifischen
Ventilationsgrößen - jederzeit eine Normoventilation erzielt werden
kann.

Als Vorteile ergeben sich:
1. eine niedrige Atemfrequenz, wobei das erforderliche Atemminutenvolumen durch ein erhöhtes Atemzugvolumen erreicht wird;
2. bei der "maschinellen" Beatmung kann durch die gleichmäßige und
   niedrigere Strömungsgeschwindigkeit gegenüber der manuellen bei
   gleich hohem oder vergrößertem Atemzugvolumen der Inspirations-
   druck und damit der mittlere Beatmungsdruck gesenkt werden;
3. das Atemvolumen wird bei hoher Frischgaszufuhr rasch, bei geringe-
   rer Zufuhr in einem längeren Zeitraum erreicht, was eine Anpassung
   an die individuellen Atemwegswiderstände (Veränderung der Compliance)
   ermöglicht;
4. das eingebaute Überdruckventil erlaubt den "Aufbau" eines Druckplateaus;
5. eine CO_2-Rückatmung ist ausgeschlossen.

Ein abschließendes Beispiel zeigt Ausschnitte aus einer Registrierung
ohne (Abb. 11) und mit (Abb. 12) Ausbildung eines "Druckplateaus", wobei wir grundsätzlich bestrebt waren, durch eine nur mäßige Hyperventilation den alveolären CO_2-Druck nicht unter 4 Vol% absinken zu lassen. Abb. 13 zeigt die Rückkehr zur postoperativen Spontanatmung.

Zusammenfassung

Mit dem kompakt gebauten, handlichen "Infant Ventilator", der von uns
bei bisher mehr als 150 Intubationsnarkosen im Kindesalter eingesetzt
wurde, steht uns ein einfaches und leistungsfähiges Gerät für die Narkosebeatmung zur Verfügung, dessen Vorteile insbesondere in der guten
Steuerbarkeit von Atemfrequenz, Atemzeitverhältnis, Atemstromgeschwindigkeit, Beatmungsdruck und in seiner Druckreserve mit Beeinflussung
des Druckplateaus liegen. Differenzen zwischen dem mit einem beigefüg-
ten "Rechenschieber" ermittelten und dem tatsächlichen Atemvolumen -

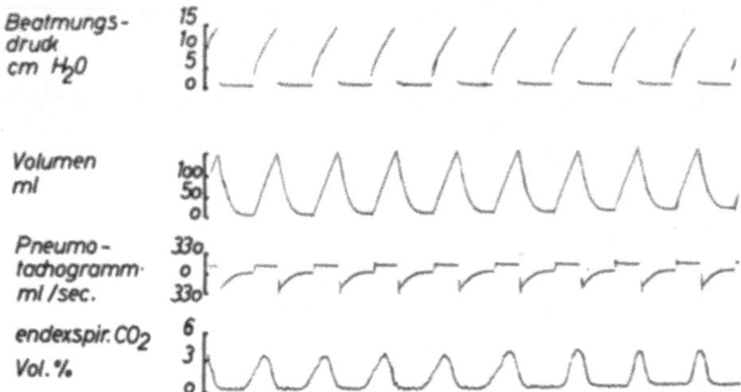

Abb. 11. Ausschnitt aus einer Registrierung: Kind S., Uwe, 23 Monate, Gew.: 12,5 kg. Gesteuerte Beatmung ohne Druckplateau

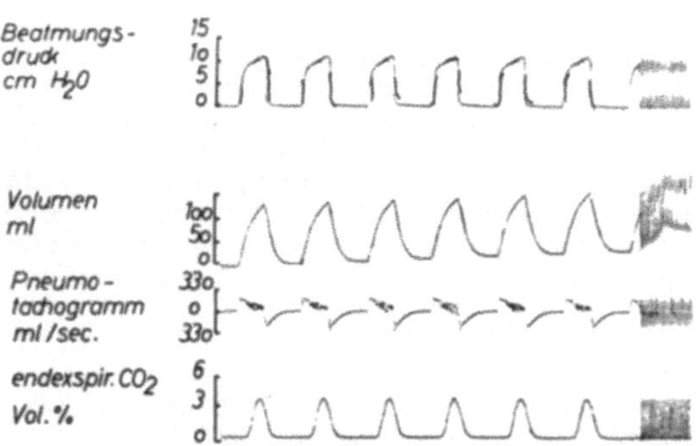

Abb. 12. Ausschnitt aus einer Registrierung: Kind S., Uwe, 23 Monate, Gew.: 12,5 kg. Gesteuerte Beatmung mit Druckplateau

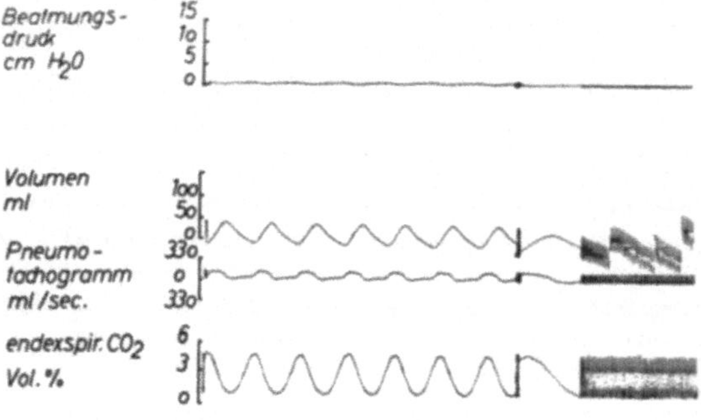

Abb. 13. Ausschnitt aus einer Registrierung: Kind S., Uwe, 23 Monate, Gew.: 12,5 kg. Spontanatmung

bedingt durch Volumenverluste bei nicht dicht abschließendem Endotrachealtubus, Veränderung der Compliance als Folge dehnbarer Atemschläuche und Erhöhung des Atemwiderstandes - können durch Erhöhung des Frischgasstromes kompensiert werden. Eingehende Kontrollen der Ventilationsgrößen bestätigten die Leistungsfähigkeit des Gerätes.

<u>Literatur</u>

1. ARBENZ, G.: Die Vorbereitung zur Anaesthesie. In: Anaesthesie im
   Kindesalter. Herausgegeben von F. W. AHNEFELD, C. BURRI, W. DICK
   und M. HALMAGYI. München: J. F. Lehmanns Verlag 1973.

2. DROH, R.: Das Kuhnsche Kinderbesteck, ein verbessertes Narkose-
   und Beatmungsgerät für Säuglinge und Kleinkinder. Anaesthesist <u>16</u>,
   248 (1967).

3. HENNEBERG, U.: Kontrolle der Ventilation in der Neugeborenen- und
   Säuglingsanaesthesie. Anaesthesiologie und Wiederbelebung, Band 29.
   Berlin - Heidelberg - New York: Springer Verlag 1968.

4. KEUSKAMP, D. H. G.: Charakteristik verschiedener Beatmungsgeräte.
   In: Anaesthesie im Kindesalter. Herausgegeben von F. W. AHNEFELD,
   C. BURRI, W. DICK und M.HALMAGYI. München: J. F. Lehmanns Verlag
   1973.

5. LEHMANN, Ch.: Langzeitbeatmung. Anaesthesiologie und Wiederbelebung, Band 27. Berlin - Heidelberg - New York: Springer Verlag 1968.

6. NIEDERER, W.: Die Anaesthesie im Kindesalter. In: Lehrbuch der
   Anaesthesiologie. II. Auflage. Berlin - Heidelberg - New York:
   Springer Verlag 1971.

7. REINEKE, H., POHLANDT, F., DÖLP, R., TOSBERG, P.: Beatmung in der
   Neugeborenenzeit. Praktische Anaesthesie <u>7</u>, 80 (1972).

8. RÜGHEIMER, E.: Vergleichende physikalische Untersuchungen von Beatmungsgeräten. Anaesthesiologische Informationen <u>13</u>, 75 (1972).

Vortrag Nr. 3

SIMULTANE BEATMUNG MEHRERER KLEINTIERE DURCH EINEN RESPIRATOR

Von K. H. Weis, G. Cunitz und H. D. Brackebusch

Für den Anaesthesisten ist es heute eine Selbstverständlichkeit, Patienten während der Narkose zu beatmen, um sie vor einer Hypoxie und Hyperkapnie zu bewahren. Der gleiche Grundsatz gilt auch für das Tierexperiment, am ehesten befolgt bei großen Tieren, Hunden, Schafen, Schweinen, da hierbei die Intubation und die Respiratoren wie in der Klinik eingesetzt werden können. Bei kleineren Tieren, Katzen, Kaninchen, Meerschweinchen und Ratten, wird sehr oft nach Tracheotomie die Starling-Pumpe benützt. Untersuchungen an der Ratte erfolgen jedoch häufig in Narkose unter Spontanatmung ohne Kontrolle der Blutgase und des Säure-Basenstatus. Der Aufwand der künstlichen Ventilation etwa der Ratte, wird dann sehr groß, wenn ein umfangreiches Kollektiv in den Versuch genommen werden muß. Gerade dieser Gesichtspunkt war mit ausschlaggebend für die Entwicklung eines Respirators zur simultanen Beatmung von Kleintieren.

Die Arbeitsweise des Beatmungsgerätes (Abb. 1) beruht unter Verwendung eines T-Stückes auf folgendem Prinzip: Ein Schenkel des T-Stückes führt zum beatmenden Tier, über den zweiten strömen die Gase zu und aus dem dritten entweichen die ausgeatmeten und überschüssigen Gase. Damit eine Beatmung zustande kommt, muß die Auslaßseite periodisch verschlossen und freigegeben werden. Dies geschieht mit Hilfe eines Unterbrechers, der wechselnd die Ausatemseite des Systems öffnet oder verschließt. Dieser besteht aus einer metallenen Welle, welche vier senkrecht zur Achse liegende Bohrungen aufweist und sich in einem feststehenden Metallzylinder dreht, der in gleicher Weise wie die exakt eingepaßte Welle, durchbohrt ist. An die Bohrungen des Zylinders werden die von den Trachealkanülen kommenden Verbindungsschläuche aufgesteckt. Liegen die Bohrungen von Welle und Zylinder in einer Ebene, so ist das System offen, es besteht die Exspirationsphase, nach Drehung der Welle um 90° ist das System geschlossen, die Gase strömen in die Lungen. Das anfallende CO_2 der Versuchstiere wird durch den konstant fließenden Frischgasstrom ausgespült. Der Unterbrecher wird von einem in der Drehzahl variablen Motor angetrieben.

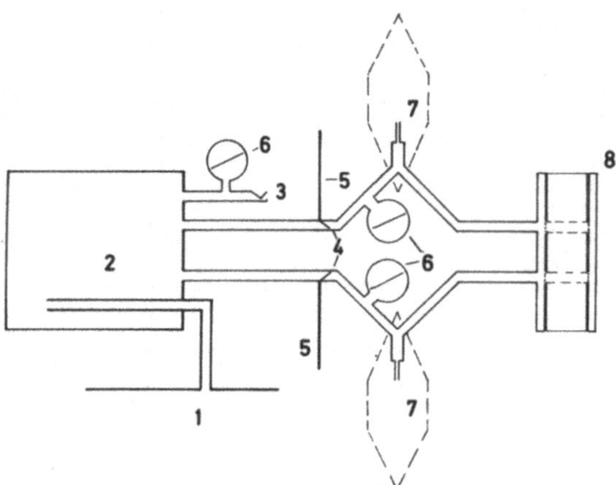

Abb. 1. Schematische Darstellung: 1 Gasquelle, 2 Druckbehälter mit Druckregulierung (3) und Manometer (6), 4 Zuleitung zu den Tieren (7) mit Drosselventilen (5) und Manometer (6). 8 Unterbrecher

Ein Narkoseapparat dient als Gasquelle. Die Gase strömen, gegebenen-
falls angereichert mit Halothane, in einen Stahlzylinder als Druckbehälter. Dieser besitzt sechs Anschlußstutzen, einer für die Gaszu-
fuhr, einer für die Regulierung des Zylinderdruckes und vier für die
Verbindungsschläuche zu den Trachealkanülen. Zwischen diesem und dem
Druckzylinder liegt jeweils ein Drosselventil, mit dessen Hilfe der
Beatmungsdruck und damit das Atemvolumen eines jeden Tieres reguliert
werden kann.

Um Aufschluß über das dynamische Verhalten der Maschine zu bekommen,
wurden die Atemdruckkurven von vier gleichzeitig beatmeten Tieren aufgenommen (Abb. 2). Die Druckmessung erfolgte dabei im Inspirationsteil
des Y-Stückes an der Trachealkanüle, mit einer Meßanordnung, bestehend
aus Druckmeßknopf, Statham-Element, Signalverstärkung und Registrier-
gerät. Das Zeitverhältnis Inspiration - Exspiration beträgt etwa 1 : 1.
Eine Erhöhung des Atemminutenvolumens von 200 ml auf 450 ml bei einem
einzelnen Tier und gleichbleibender Atemfrequenz von 75/min, hat keinen
Einfluß auf die Atemdruckkurven der drei anderen Tiere. Dies ist ein
Zeichen für die ausreichende Kapazität des Druckbehälters.

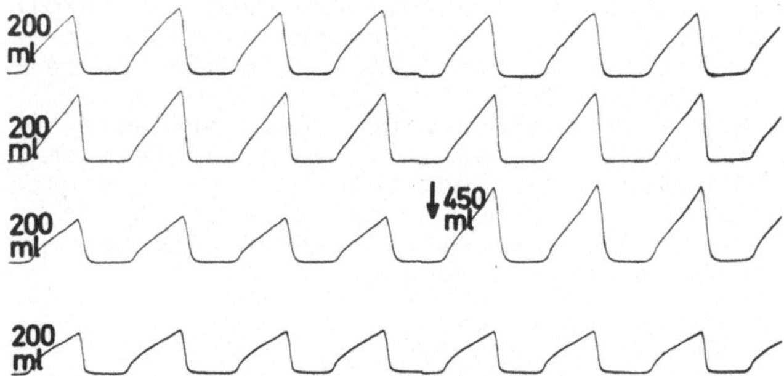

Abb. 2. Simultane Registrierung von vier Druckkurven unter der Beatmung. Fluß 200 ml/min und Änderung bei einem Tier auf 450 ml ohne
Einfluß auf die drei anderen Druckkurven

Das AMV-Atemdruck-Diagramm für einen Arbeitsdruck von 400 cm H_2O im
Druckzylinder und einem Fluß von 200 ml/min bei einer Frequenz von
75/min zeigt, daß bei ansteigendem Beatmungsdruck von 5 auf 20 cm H_2O,
gemessen an der Trachealkanüle, das Atemzeitvolumen in nicht linearer
Form abnimmt (Abb. 3).

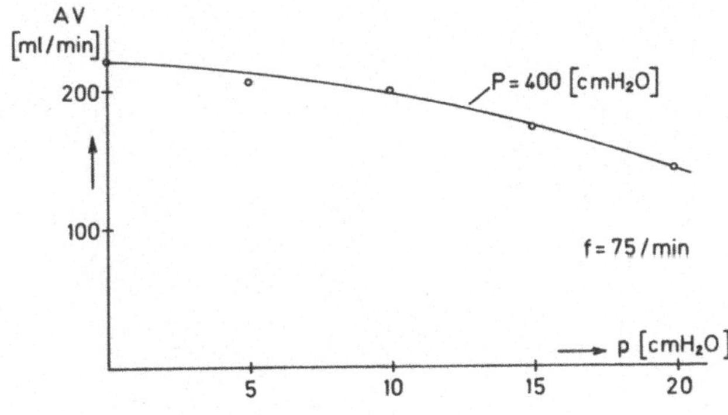

Abb. 3. Atemminutenvolumen-
Druckdiagramm. Eichkurve bei
einem Druck von 400 cm H_2O
im Druckbehälter

Im Prinzip handelt es sich bei dem hier vorgestellten Beatmungsgerät um einen zeitgesteuerten, konstanten Druckgenerator. Hierbei kann eine Strömung der Atemgase nur so lange stattfinden, wie ein Druckgefälle zwischen dem Respirator und dem Alveolarraum besteht. Aus physikalischen Gründen ist es sinnvoll bei der parallelen Beatmung mehrerer Tiere höhere Drucke einzusetzen: Der Atemwegwiderstand eines jeden Tieres ist in Reihe geschaltet mit dem Strömungswiderstand des Beatmungsgerätes, der einerseits durch die Zuleitung und vor allem durch das zwischengeschaltete Reduzierventil gebildet wird. Die Summe dieser Widerstände und der Druck im Respirator bestimmen die mögliche Stromstärke der Atemgase. Bei einem Strömungswiderstand des Beatmungsgerätes, der um den Faktor 10 höher liegt als der Atemwegwiderstand, haben Schwankungen des Atemwegwiderstandes kaum Einfluß auf den Summenwiderstand und damit auch kaum auf die Stromstärke der Atemgase. Dadurch wird eine annähernd konstante Stromstärke erreicht und eine gegenseitige Beeinflussung der Atemvolumina mehrerer parallel geschalteter Tiere weitgehend verhindert.

Die Maschine bewährt sich bei uns in der Praxis ganz ausgezeichnet. Säure-Basen- und Blutgasbestimmungen wurden z. B. an einem Kollektiv zwölf weiblicher Ratten mit einem Gewicht zwischen 240 und 260 g gewonnen. Dabei wurde das Atemvolumen auf 200 ml/min und die Frequenz auf 75/min eingestellt. Die Tiere wurden jeweils in Vierer-Gruppen an das Beatmungsgerät angeschlossen und unter Zusatz von 1 Vol% Halothane in reinem Sauerstoff kontrolliert beatmet (Tabelle 1). Als Ausdruck einer Hyperventilation war der pH-Wert erhöht und der pCO_2-Wert erniedrigt. Bis zu sieben Stunden blieben beide Parameter auf annähernd gleichem Niveau. Die unter Sauerstoff-Halothane-Beatmung hohen O_2-Drucke sanken bei fortschreitender Beatmungsdauer ab, wobei ab der dritten Stunde die Werte konstant blieben. In der Zwischenzeit konnten Erfahrungen mit noch längeren Beatmungszeiten gesammelt werden.

Tabelle 1. Das Verhalten von pH, pCO_2 (mm Hg), Base Excess (mequ./l), PO_2 (mm Hg), des Beatmungsdruckes (cm H_2O) zu verschiedenen Zeiten einer Nembutal-Halothane-O_2-Narkose unter maschineller Beatmung. Wiedergegeben sind die Mittelwerte ($\bar{x}$) und ihre mittleren Fehler ($S\bar{x}$)

	pH	pCO_2	BE	pO_2	Druck	n
Ausgangswert	7,39 ± 0,01	48,8 ± 1,1	+2,9 ± 1,1	55,3 ± 1,6	9,3 ± 0,3	12
1 Std.	7,55 ± 0,02	23,6 ± 1,2		217,9 ± 14,2	12,3 ± 0,7	12
3 Std.	7,49 ± 0,01	34,9 ± 1,4	+3,5 ± 1,0	133,9 ± 13,5	15,4 ± 0,5	12
5 Std.	7,43 ± 0,01	34,8 ± 1,0	-1,1 ± 1,0	132,3 ± 13,2	15,2 ± 0,7	12
7 Std.	7,41 ± 0,06	34,2 ± 2,8		114,0 ± 15,5	15,2 ± 0,9	5

Vortrag Nr. 4

A New Anaesthetic Circuit

By J. A. Bain and W. E. Spoerel

Surgical procedures about the head and neck require an anaesthetic
system which is light in weight, does not create facial distortion
and does not cause excessive drag on the endotracheal tube.

The most popular single limb system employed for adults is the Magill
attachment or Mapleson A (1), and for children a variation of the
Mapleson D system, particularly the arrangement described by REES (2).
The disadvantage of the Mapleson A system is that it has a relatively
heavy weight pop-off valve located close to the patient's face, which
usually becomes buried under sterile drapes, leaving the Anaesthesist
in an awkward position to adjust the tension of this valve. The cur-
rently manufactured modification of the system "D" is useful only for
paediatric anaesthesia. With these disadvantages in mind, a single
limb system combining the Mapleson D and E systems was constructed.

Modified Mapleson D System

Placing the fresh gas inflow inside the single breathing tube (Fig.1),
a light weight single tube system was created without valves near the
patient's face bringing the exhaust valve and breathing bag in a con-
venient place at the anaesthetic machine (3, 4). The circuit is 1.8 m
in length and 22 mm in diameter with an internal volume of 500 ccs.

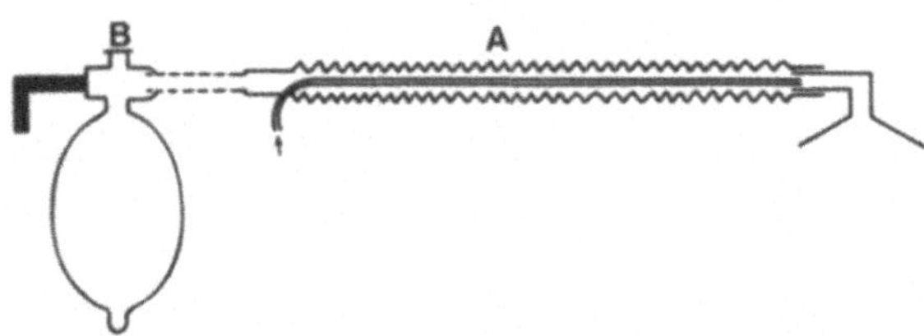

Fig. 1. Modified Mapleson D System

In place of a blow-off valve a reservoir bag with an open tail partially occluded can be used. For paediatric cases the open tailed bag provides less resistance to exhalation.

The patient end of the circuit is readily adaptable to a mask or endotracheal tube. A special bag mount with pop-off valve was designed and
attached to the anaesthetic machine (Fig. 2). Controlled ventilation
can easily be initiated by manual compression of the reservoir bag or
a ventilator can be connected in place of the breathing bag.

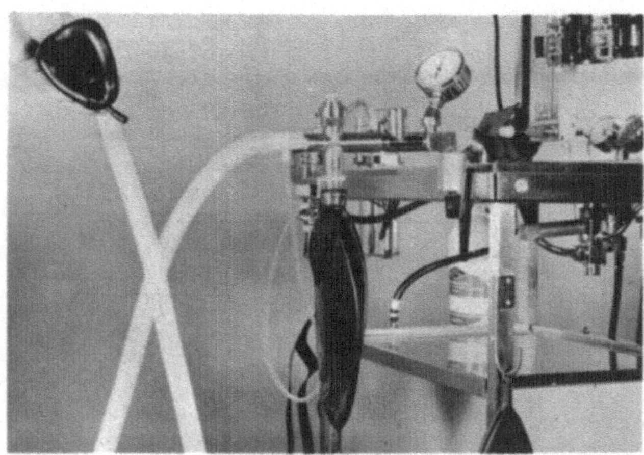

Fig. 2. Anaesthetic circuit attached to bracket on gas machine

Clinical Evaluation

An initial study of the circuit was carried out with fresh gas inflows of 5.5 l/min and 7 l/min. The $PaCO_2$ was within an acceptable range with either spontaneous or controlled ventilation in adult patients, indicating adequate carbon dioxide elimination at these inflow rates.

In order to determine the minimum gas inflow required for adequate CO_2 elimination and to obtain a practical guide for such flow requirements, it was decided to use the Radford nomogram (5) as a guide to the fresh gas inflow requirements of this modified system during controlled ventilation. The Radford nomogram was designed to estimate the tidal volume at any given breathing frequency required to maintain the arterial $PaCO_2$ at 40 mm Hg. It was based on the fact that basal carbon dioxide production and respiratory dead space are related to body weight. Radford included several factors which require correction such as fever and changes in dead space by endotracheal intubation.

A clinical study was carried out on 19 adult patients anaesthetized with the breathing circuit described; there was no patient selection and no standardization of pre-medication or anaesthetic agents used. Surgical procedures included all types except thoracic procedures. All patients were intubated and maintained on controlled ventilation with a bellows type ventilator (Air Shields Ventimeter Ventilator) where there is no possibility of air admixture to dilute the inflow gas from the anaesthetic machine. All patients were initially ventilated with a 7 litre fresh gas inflow (5 L N_2O and 2 L O_2). The $PaCO_2$ was determined after thirty minutes. A respiratory rate of 12 to 15 per minute was selected and the tidal volume at the selected rate was derived from the Radford nomogram. The only correction made was for intubation and accordingly half the body weight in pounds was subtracted. The corrected tidal volume was multiplied by the set rate of the ventilator to determine the fresh gas inflow from the anaesthetic machine (Radford corrected). $PaCO_2$ was determined after thirty minutes ventilation at this inflow. The inflow was then decreased by 25 % (Radford corrected 25 %) and the $PaCO_2$ determined again after thirty minutes. The volume of ventilation in all patients was set at least 50 % higher than the inflow volume calculated from the Radford nomogram.

The results indicate there is adequate CO_2 removal at an inflow setting at Radford corrected and even at 25 % lower inflow the $PaCO_2$ was in most cases within an acceptable range (Table 1).

Table 1. Calculated Inflow Study (Radford Nomogram, 19 patients). All Patients paralyzed, ventilation controlled with bellows ventilator, respirator minute volume 50 % greater than total calculated inflow

	$PaCO_2$ Mean $\pm$ S. D.
Induction Inflow 5 L N_2O, 2 L O_2	
Blood gases + 30 min.	32.6
Change to Radford Inflow Corrected	
Blood gases + 30 min.	35.8 $\pm$ 4.4
Change to Radford Inflow Corrected - 25	41.8 $\pm$ 6.2

Since the average inflow of 65.8 ml/kg/min (as determined by the Radford study) had produced a mean $PaCO_2$ of 35.8 mm Hg, it was felt that the inflow calculation could probably be simplified by using a uniform inflow of 70 ml/kg/min. This rate of inflow was used in 20 unselected patients. All patients were fully paralysed and ventilated with a bellows-type ventilator (Air Shields Ventilator Ventimeter). The tidal volume delivered by the ventilator was set at 10 ml/kg at a rate of 12 to 14. The volume of ventilation always exceeded the fresh gas inflow of 70 ml/kg/min (using N_2O 50 ml/kg/min and oxygen 20 ml/kg/min). Arterial blood gas determinations were made after at least 30 minutes of ventilation under these conditions.

The results showed that an inflow setting at 70 ml/kg/min was adequate to prevent CO_2 accumulation (Table 2).

Table 2. Calculated Inflow Study (70 ml/kg; 20 patients). All patients paralyzed. Fresh gas inflow 70 ml/kg. (50 ml N_2O, 20 ml O_2). Ventilator tidal volume 10 ml/kg. Rate 12 - 14 min.

Results	Wt. kg	PaO_2 (mm Hg)	pH	$PaCO_2$ (mm Hg)
Mean	70.6	123	7.36	36.6
$\pm$ S. D.	11.4	19	0.03	4.3

Discussion

In a system which allows complete mixing of the fresh gas inflow with the alveolar gas, the concentration of carbon diodixe in the alveolae (FA CO_2) at any one time is determined by the carbon dioxide production (V CO_2) at that time and by the fresh gas inflow (VF), according to the simple relationship shown:

$$FA\ CO_2 = \frac{V\ CO_2}{VF}$$

On the basis of this assumption it would appear that an inflow volume
near the patient's volume of alveolar ventilation would be adequate
to maintain a normal CO_2.

Our modified system and the Magill system provide for good mixing of
gases. The patient's expired gas and the fresh gas inflow mix in the
reservoir tubing and bellows of the ventilator; the excess mixed gas
is lost through the expiratory valve of the respirator. In the 70 kg
adult CO_2 can be considered to be entering this system at a rate of
about 200 ml/min, and to be removed from the system as a 5 % mixture
would require a loss from the system of 4 l/min.

The arterial pCO_2 can be varied independent of the ventilation by
changing the fresh gas inflow as long as the ventilating volume exceeds the fresh gas inflow volume. An increase in flow will lower the
arterial pCO_2 and a reduction induce a controlled level of hypercarbia.

We are now using the following fresh gas inflow guide for controlled
ventilation with this system - 70 ml/kg/min with a minimum fresh gas
inflow of 3.5 l/min. This maintains a 5 : 2 ratio for N_2O : O_2 without decreasing the O_2 inflow below 1 l/min. A tidal volume of 10 ml/kg
and respiratory rate of 12 - 14/min is used. This guide can easily be
adjusted under pathophysiological conditions.

This circuit provides improved conditions for the surgeon when compared
to conventionally used circuits, particularly in procedures on the
head, face and neck. It is useful in all age groups, and allows the
Anaesthetist to monitor and control the patients ventilatory requirements while well removed from the surgical field.

The circuit was found to be excellent for anaesthesia for both paediatric and adult tonsillectomy. Nonrebreathing valves or pop-off valves
in this situation are bulky and add weight to the system. It is the
preferred circuit for cerebral angiography in our hospital, where other
circuits have been found awkward to adequately secure in place without
drag which pulls the head out of position, be removed from the X-ray
field and permit mechanical ventilation.

The circuit is readily adaptable to the very small infant by substi-
tuting for the exhalation port an open tailed bag, thereby removing
all valves and resistance from the system.

We are now widely utilizing this circuit and find it to provide excellent anaesthetic conditions for all types of surgical procedures.

This circuit has gained increasing popularity amongst the Anaesthe-
sists in our teaching hospitals and has by now been used in over
10.000 cases of a wide variety of surgical procedures in children
and adults. In one hospital this system has been used exclusively for
the past ten months and was found to be uniformly satisfactory.

<u>Summary</u>

A modified anaesthetic circuit combining the Mapleson D and E system
has been described. The main advantages of this circuit are that it
is light in weight, adaptable to all types of general anaesthetic
procedures in both children and adults, allows complete airway control
and permits the institution of positive pressure ventilation. A study
was carried out utilizing the Radford Nomogram to determine the inflow
requirements of this circuit during controlled ventilation. It was

concluded that a fresh gas inflow of 70 ml/kg/min was acquired to maintain mild hyperventilation. This system is dependent upon inflow only if the respirator minute ventilation exceeds the inflow. In this study the respirator was set to deliver a tidal volume of 10 ml/kg with a rate of 12 - 14/min.

References

1. MAPLESON, W. W.: The elimination of rebreathing in various semi-closed anaesthetic system. Brit. Med. Bull. $\underline{14}$, 64 (1958).

2. REES, G. J.: Anaesthesia in the newborn. Brit. Med. J. $\underline{2}$, 1419 (1950).

3. BAIN, J. A., SPOEREL, W. E.: A streamlined anaesthetic system. Canad. Anaesth. Soc. J. $\underline{19}$, 426 (1972).

4. BAIN, J. A., SPOEREL, W. E.: Flow requirements for a modified Mapleson D system during controlled ventilation. Canad. Anaesth. Soc. J. $\underline{20}$, 629 (1973).

5. RADFORD, E. P. Jr.: Ventilation standards for use in artificial respiration. J. Appl. Physiol. $\underline{7}$, 451 (1955).

Vortrag Nr. 5

Mehrzweckmodell eines Markierungsbelegs für anaesthesiologische Befunddokumentation

Von P.-O. Hildebrand, H. Lutz, F. Hildebrand, R. Klose und K. Peter

Ist man um die Entwicklung eines allgemein funktionsfähigen Dokumentationssystems für die Anaesthesiologie bemüht, sind besonders zwei Punkten Rechnung zu tragen: der Mangel an Dokumentationspersonal und die Eigenart der Datenentstehung unseres Faches. In einem relativ kurzen Zeitraum fallen zahlreiche Daten über eine Vielzahl von Patienten an. Die kontinuierliche und zeitgerechte Bewältigung dieses Datenflusses ist mit den herkömmlichen Datenträgern der off-line Technik nur unter erhöhtem Zeitaufwand und unter Zwischenschaltung gesonderten Dokumentationspersonals realisierbar. Da im allgemeinen selbst größeren Abteilungen eigenes Dokumentationspersonal nicht zur Verfügung steht, und wir andererseits nicht auf den Vorteil einer laufenden Aufbereitung und Speicherung unseres statistischen Materials verzichten wollten, haben wir 1969 erstmals in Deutschland das Markierungsleseverfahren (Abb. 1) als anaesthesiologisches Dokumentationsprinzip eingeführt. Dieses Verfahren gestattet es, die erfaßten Daten ohne zusätzliche Kodierungsarbeiten maschinell auf Lochkarten umzusetzen. Die Auswertung der gesammelten Information erfolgt zum Zeitpunkt der Wahl durch einen Computer, der bereits auf die entsprechenden Fragestellungen programmiert wurde.

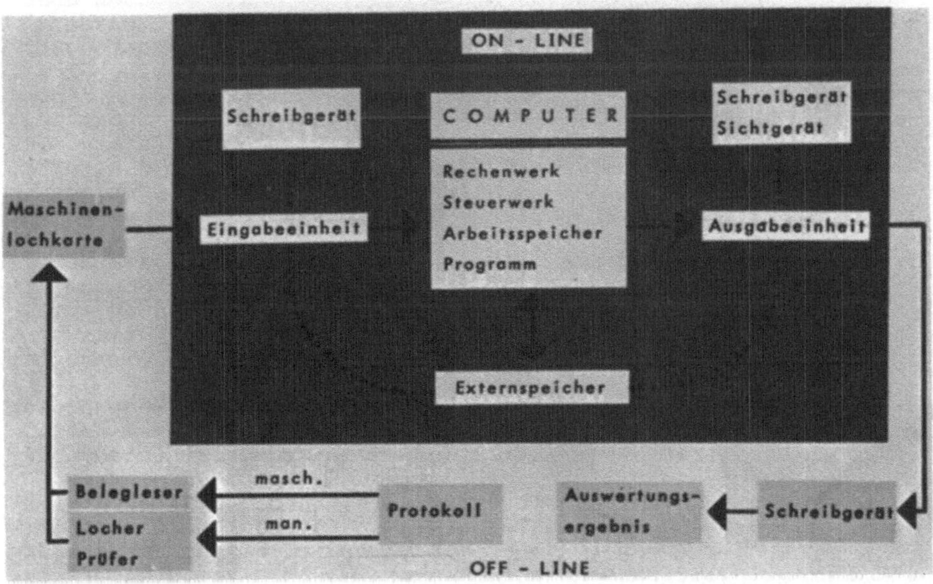

Abb. 1. Schematischer Dokumentationsablauf mit Markierungsbelegen in off-line-Technik

Die Datenerfassung erfolgt grundsätzlich durch den Anaesthesisten während der Narkose an Hand des Erhebungsbogens, um möglichen Übertragungs- und Gedächtnisfehlern von vornherein entgegenzuwirken. Größte Sorgfalt ist hier wie wohl auch bei anderen Dokumentationssystemen unabdingbare Voraussetzung, um zuverlässige Ergebnisse zu erzielen. Nach den bisherigen Erfahrungen sollte gerade während dieser Phase der Datenerfassung auf eine übergeordnete qualitative und quantitative Inputkontrolle durch einen erfahrenen Mitarbeiter nicht verzichtet werden. Diese Aufgabe wird dadurch erleichtert, daß der Aufbau des Beleges nach praktischen Bedürfnissen erfolgte. Nach unseren Erfahrungen hat es sich bewährt, in jede Zeilenreihe zumindest eine Strichmarkierung vorzusehen.

In vierjähriger Arbeit mit dem Markierungsleseverfahren haben wir mit zunehmender Erfahrung den Markierungsbeleg stufenweise weiterentwickelt und den gewonnenen Erkenntnissen angepaßt. Hierbei wurde angestrebt, den Markierungsbeleg in Aufbau und Planung klar und übersichtlich zu erhalten. Die zu dokumentierenden Daten und Sachverhalte müssen eindeutig, objektiv nachprüfbar und für die vorgesehenen Fragestellungen relevant sein. Der derzeitige und seit 15 Monaten verwendete Markierungsbeleg (Abb. 2) wurde aufgrund der positiven Erfahrungen entwickelt, um den unterschiedlichen Dokumentationswünschen mehrerer Abteilungen entgegenzukommen und somit eine Dokumentation auf größerer Basis zu ermöglichen. Der Beleg wurde zu diesem Zweck in drei Abschnitten aufgegliedert.

Die erste Stufe enthält jene Informationen, die für alle Abteilungen gleichermaßen von Interesse sind. Wir finden hier Angaben über Behandlungstag und -ort, Personalien des Patienten wie Alter, Geschlecht, Länge und Gewicht. In einem weiteren Block werden Angaben über die verwendeten Anaesthesieverfahren, benutzten Narkosemittel und Relaxantien gemacht. Des weiteren werden in der ersten Stufe Angaben über die Narkosedauer und über den postoperativen Zustand des Patienten gemacht. Der Versuch, den postoperativen Verlauf mitzuerfassen, mußte wieder aufgegeben werden. Bei der Streuung des Patientengutes größerer Kliniken entstand für diesen Informationsgewinn ein erheblicher Mehraufwand an Zeit. Darüber hinaus erwies sich die laufende Verarbeitung der Belege durch den verzögerten Abschluß als nicht mehr effektiv. Insgesamt sind in der ersten Stufe 44 Zeilen zu markieren. Der hierfür benötigte Zeitaufwand beträgt ein bis zwei Minuten. Die Daten können z. B. für die Erstellung der jährlichen Statistiken Verwendung finden.

Die zweite Stufe enthält Angaben über prä- und intraoperative Komplikationen sowie deren Therapie, das Operationsgebiet und das Operationsverfahren. Weiter sind hier die Nebenerkrankungen des Patienten, wichtigere präoperative Befunde, eventuell benötigte Zusatzmedikation sowie schließlich besondere Verfahren und Art des venösen Zuganges aufgeführt.

Die zweite Stufe gestattet bereits in kleinerem Umfang die Bearbeitung von Zusammenhangsfragen, vor allem unter dem Gesichtspunkt prä- und intraoperativer Komplikationen. Mit 32 zusätzlich zu markierenden Zeilen beträgt der durchschnittliche Zeitaufwand für die beiden ersten Stufen zwei bis drei Minuten. Durch die Markierung der dritten Stufe lassen sich schließlich spezielle Techniken und Therapiemaßnahmen erfassen. Wir haben hier Angaben über die Lagerung, die Atemwegsicherung, Tubusart und Größe, weiterhin Angaben über das Atemsystem und verwendeten Respiratortyp, sowie Art und Mengen intravenöser Zufuhr.

Für das Markieren des ganzen Beleges ist nach unseren Erfahrungen ein Zeitaufwand von etwa drei Minuten erforderlich. Dieser Umstand kommt den Vorstellungen nach einem praktikablen Dokumentationssystem bei re-

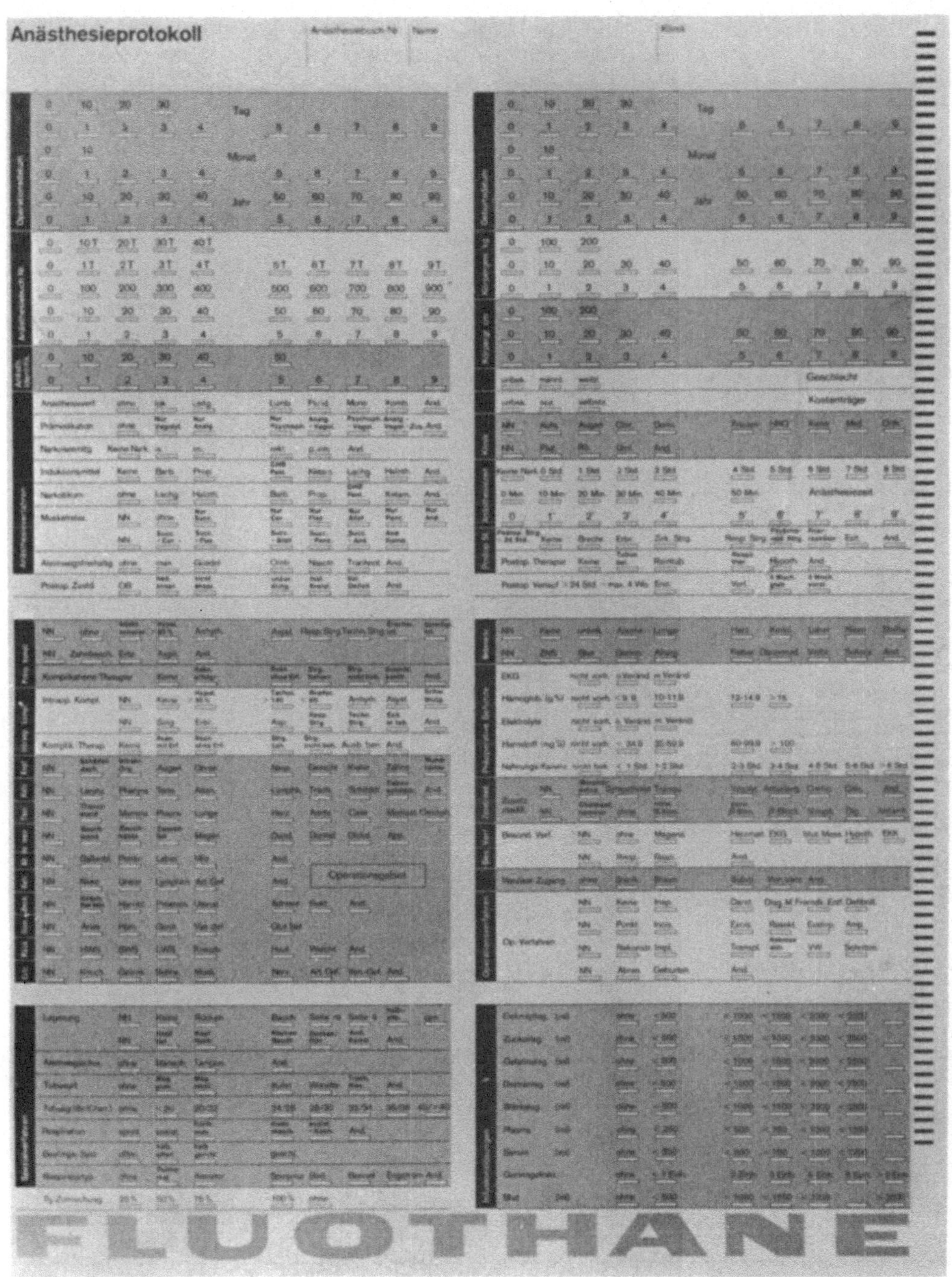

Abb. 2. Mehrzweckbeleg zur anaesthesiologischen Befunddokumentation

lativ geringem Personal- und Zeitaufwand in hohem Maße entgegen. Bei
der zunächst geringen Motivation der Mitarbeiter für Dokumentation
tragen jedoch diese genannten Faktoren nach unseren Erfahrungen zuverlässig dazu bei, die kontinuierliche Datenerfassung mit der gebotenen
Sorgfalt und Präzision zu gewährleisten. Dennoch empfiehlt sich als
zusätzliches Kontrollverfahren, die erbrachten Leistungen in einem gesonderten Narkosebuch in fortlaufender Nummernfolge zu erfassen. Dies
vermittelt einen schnellen Überblick über fehlende Markierungsbelege.
Vorgesehen ist jedoch, diese Vollzähligkeitskontrolle dem Computer zu
übertragen.

Die anfallenden Markierungsbelege werden in kurzen Zeitabständen auf
Maschinenlochkarten vollautomatisch eingelesen. Die Zeit dieser Über-
setzungsvorgänge ist außerordentlich gering und beträgt wenige Sekun-
den/Beleg. Mit anderen Worten lassen sich 850 - 2000 Belege/Stunde ein-
lesen. Weniger sorgfältig oder unvollständig markierte Belege werden
bei diesem Vorgang sofort ausgesteuert und müssen vom zuständigen
Anaesthesisten auf Fehler überprüft werden. Die Zahl der ausgesteuer-
ten Belege konnte mit zunehmender Routine gering gehalten werden.

Insbesondere wirkten sich dabei drucktechnische Verbesserungen des Beleges, sowie genaue Einführung jüngerer Mitarbeiter in die Markierungs-
technik positiv aus.

Wie anfänglich bereits erwähnt, erfolgt die Auswertung der gesammelten Daten auf Abruf, durch einen auf unseren speziellen Fragestellungen hin vorprogrammierten Computer. Mit Hilfe eines Schnelldruckers
liegen dann die Ergebnisse nach wenigen Stunden fertig ausgedruckt
vor.

Das Markierungsleseverfahren, wie es eben skizziert wurde, halten wir
nach unseren Erfahrungen für das heute generell brauchbarste System
zur Dokumentation. Es vereinbart niedrige Investitionskosten mit geringen Betriebskosten und gestaltet sich dadurch wirtschaftlich. Der
geringe Zeitaufwand bei der Datenerhebung und die kurzfristige Verfüg-
barkeit der gewonnenen Ergebnisse erscheint von großem Vorteil.

Das Mehrzweckmodell, wie wir es vorgestellt haben, ist nach unseren
Erfahrungen, entgegen unseren Erwartungen nicht als Universalprotokoll
zu verwenden. Wir sind deshalb von diesem Modell wieder abgegangen und
haben ein erweitertes Protokoll entwickelt, das ausschließlich für
Großkliniken geeignet ist. Ein solches Modell zeigt die Abb. 3. Dieses
Modell wurde in enger Zusammenarbeit mit dem Kantonspital Basel gemeinsam mit Herrn Prof. HÜGIN entwickelt. Da dieses Modell allerdings eine
so große Vielfalt von Einzelinformationen enthält, muß nochmals betont
werden, daß es sich nur für Großkliniken eignet. Das von uns verlasse-
ne Mehrzweckmodell hingegen sollte in seinen ersten Stufen ausreichende Grundlagen für kleinere und mittlere Kliniken bieten.

Zusammenfassung

Bei der Fülle der Daten und dem Mangel an Dokumentationspersonal kommt
dem Markierungsleseverfahren als Dokumentationsprinzip in der Anaesthesiologie besondere Bedeutung zu. Das System ist wirtschaftlich und
sehr leistungsfähig und beansprucht dennoch einen relativ geringen Per-
sonal- und Zeitaufwand. Der Markierungsbeleg, als Datenträger des Systems, wurde in mehrjähriger klinischer Arbeit den aktuellen Bedürfnissen angepaßt und gestattet eine umfangreiche Dokumentation anfal-
lender Daten.

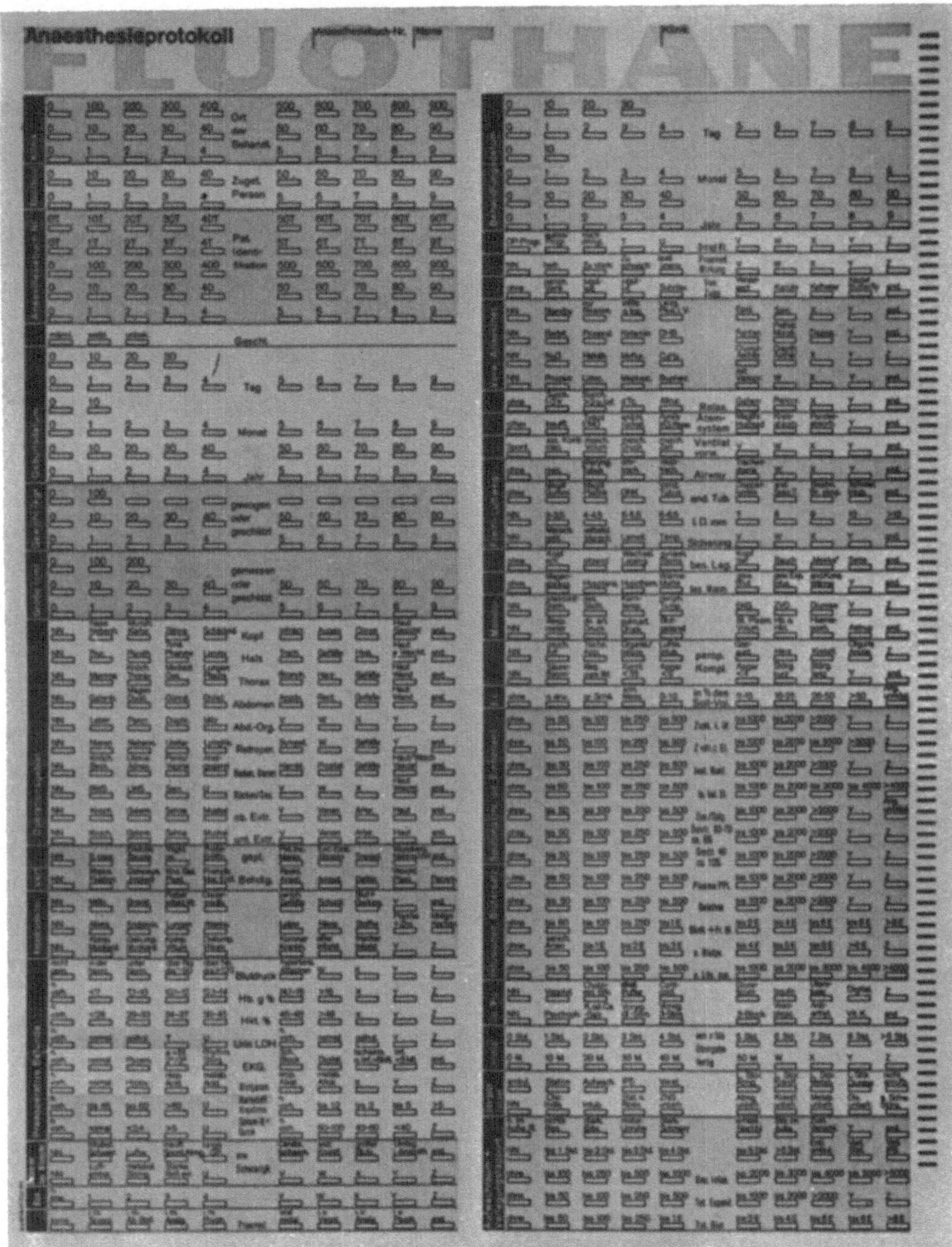

Abb. 3. Erweiterter Markierungsbeleg zur anaesthesiologischen Befunddokumentation

Über das bisher verwendete Mehrzweckmodell hinaus, das für mittlere
und kleinere Kliniken geeignet erscheint, wurde ein erweiterter Markierungsbeleg entwickelt, der in seiner Vielfalt von Einzelinforma-
tion, für die Befunddokumentation in Großkliniken vorgesehen ist. Die
gesammelten Erfahrungen sind so positiv, daß eine breitere Anwendung
des Markierungsleseverfahrens als anaesthesiologisches Dokumentationsprinzip empfohlen werden kann.

Literatur

1. EHLERS, C. Th.: Direkte maschinelle Erfassung von Krankenblatt-
   daten. Methods Inform. Med. $\underline{6}$, 108 (1967).

2. GIERKE, H. P., HUTSCHENREUTHER, K.: Ein variables dokumentationsgerechtes Anaesthesieprotokoll. Anaesthesist $\underline{14}$, 339 (1965).

3. IMMICH, H.: Problematik der Dokumentation in der Anaesthesiologie.
   Z. prakt. Anaesth. Wiederbeleb. $\underline{5}$, 1 (1970).

4. LUTZ, H.: Erster Erfahrungsbericht über den praktischen Einsatz
   des neuentwickelten Anaesthesieprotokolls "Mannheim zur maschinellen Datenverarbeitung". Anaesth. Inform. $\underline{11}$, 2 (1970).

5. LUTZ, H.: Direkte maschinelle Datenerfassung und Datenverarbeitung
   mit Markierungsbelegen und Markierungslesern. Z. prakt. Anaesth.
   Wiederbeleb. $\underline{5}$, 35 (1970).

6. LUTZ, H., HILDEBRAND, P. O.: Anaesthesiologische Befunddokumentation mit Markierungsbelegen. Anaesthesist $\underline{21}$, 292 (1972).

7. MUSHIN, W. W., RENDALL-BAKER, L., LEWIS-FANING, E., MORGAN, J. H.:
   The Cardiff anaesthetic record System. Brit. J. Anaesth. $\underline{23}$, 298
   (1958).

Vortrag Nr. 6

ERFAHRUNGEN MIT UNSEREM DOKUMENTATIONSGERECHTEN ANAESTHESIEPROTOKOLL

Von R. Köppen, I. Günther, A. Kapp und K. Bonhoeffer

Unser dokumentationsgerechtes Anaesthesieprotokoll wurde erstmalig auf
dem Kongreß "anaesthesia 72" in Dresden vorgestellt. Sowohl hinsichtlich der Praktikabilität des Systems als auch im Hinblick auf seinen
Wert überhaupt machte sich eine gewisse Skepsis bemerkbar. Nach 15 Monaten nun haben wir Erfahrungen über die Praktikabilität sammeln können, worüber berichtet werden soll. Mit Erkenntnissen von ausgewerte-
ten Daten kann noch nicht aufgewartet werden, weil die entsprechende
EDVA für unsere Zwecke noch nicht betriebsbereit war.

Der Aufbau unseres Dokumentationssystems, das an den Anaesthesisten
vergleichsweise hohe Anforderungen stellt, soll zunächst kurz erläu-
tert werden. Das Anaesthesieprotokoll wurde seit Ende Januar 1972 in
unserer Abteilung bei ca. 14.000 Anaesthesien verwendet. Es besteht
aus vier Lochstreifenarten ("LSA") zu je 80 Speicherplätzen. Da die
letzte LSA stets dreimal wiederholt wird, bzw. im Bedarfsfall bis zu
siebenmal wiederholt werden kann, hat jede Anaesthesie einen Speicher-
bedarf von minimal 560, maximal 880 Stellen, in denen mehr als 300 bzw.
knapp 500 Variable enthalten sind. Auf der Vorderseite des Anaesthesieprotokolls (Abb. 1) befinden sich die LSA 1 und 2. Sie enthalten alle

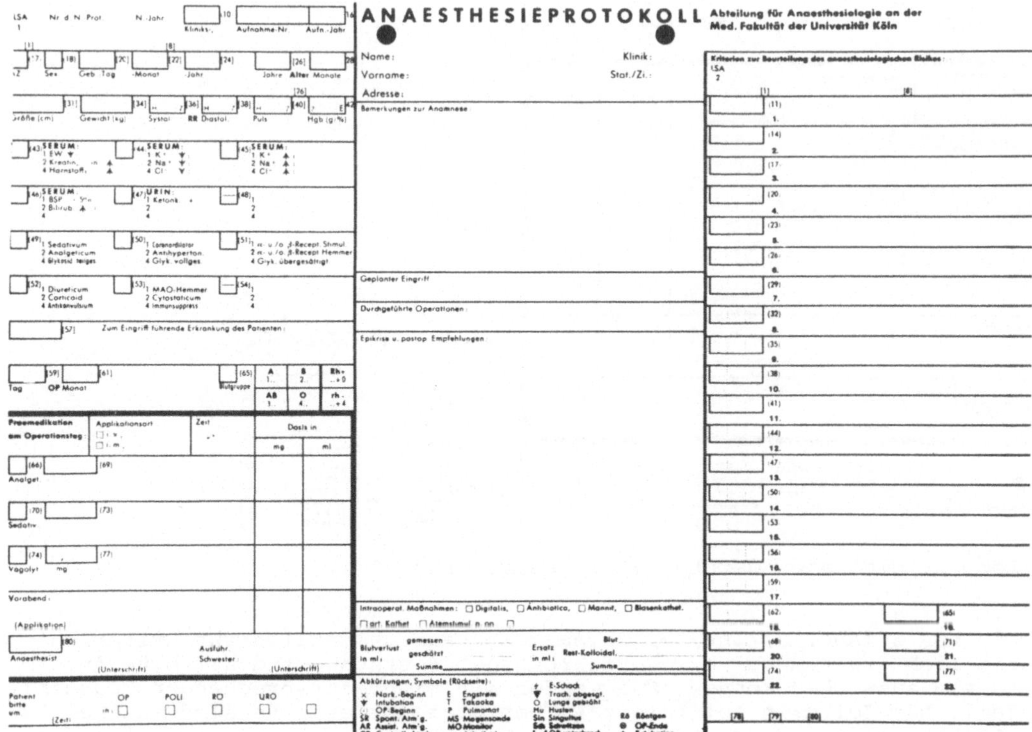

Abb. 1. Die Vorderansicht des Anaesthesieprotokolls

uns wichtig erscheinenden praeanaesthesiologisch bestehenden Daten. In der LSA 1 (Abb. 2) werden neben basalen Informationen über den Patienten Beurteilungen von Laborbefunden, Aussagen über Dauermedikationen etc., weiterhin Praemediaktion und schließlich der Anaesthesist, der den Status erhebt, aufgeführt.

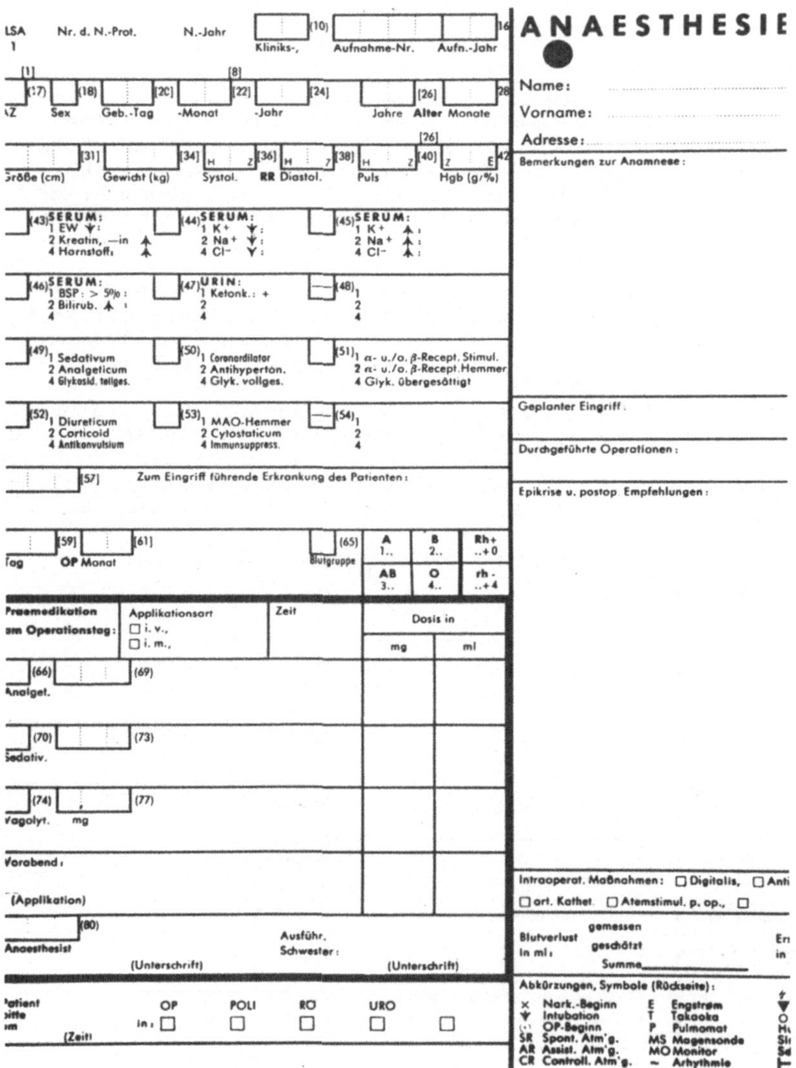

Abb. 2. Die Daten der Lochstreifenart (LSA) 1

Die LSA 2 (Abb. 3) ist der Aufnahmeort ausschließlich für Kriterien, die sich erwartungs- bzw. erfahrungsgemäß erschwerend auf eine Anaesthesie auswirken können. Sie werden mit einer entsprechenden Codezahl Zeile für Zeile in beliebiger Reihenfolge notiert. Es sind maximal 23 Risikokriterien datenerfaßbar. Die Protokollrückseite beinhaltet die LSA 3 (Abb. 4 und 5), in der Standardbilanzierungen des Anaesthesieverlaufs ihren Niederschlag finden.

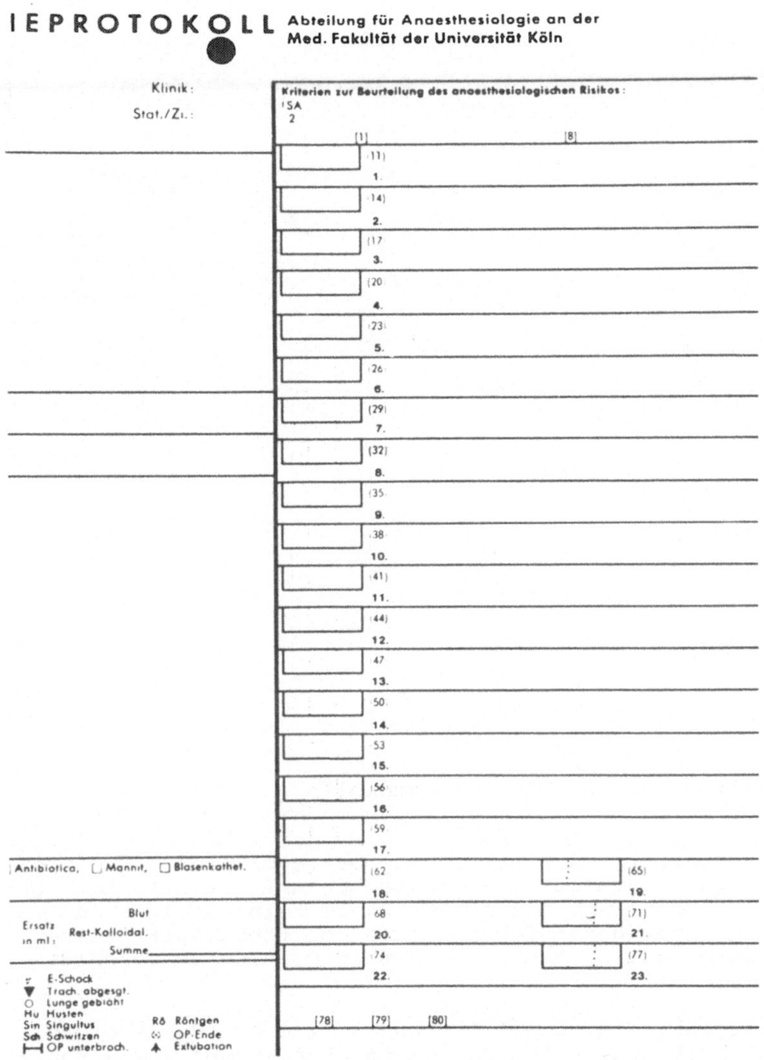

LSEPROTOKOLL   Abteilung für Anaesthesiologie an der
Med. Fakultät der Universität Köln

Klinik:

Stat./Zi.:

Kriterien zur Beurteilung des anaesthesiologischen Risikos:

LSA
2

Antibiotica, Mannit, Blasenkathet.

Ersatz   Blut
in ml: Rest-Kolloidal.
         Summe

E-Schock
Trach. abgesgt.
Lunge gebläht
Hu Husten
Sin Singultus   Rö Röntgen
Sch Schwitzen   OP-Ende
OP unterbroch.   Extubation

Abb. 3. Das Schema der Lochstreifenart (LSA) 2 zur Datenerfassung des
anaesthesiologischen Risikos

Bis hierhin stellen Inhalt und Umfang dieser Datenerfassung grundsätzlich keine Neuheit dar. In der LSA 4 (Abb. 6) hingegen können wir epi-
kritisch die während des anaesthesiologischen Beobachtungszeitraumes
aufgetretenen interessanten Ereignisse detailliert festhalten. Das Er-
hebungsschema hierfür enthält acht Blöcke zu je vier Zeilen; in der
Abbildung sind nur die ersten vier Blöcke abgebildet. In jeder Zeile
kann nur jeweils ein Vorkommnis verschlüsselt werden (Abb. 7), sein
Spektrum, Zeit und Häufigkeit des Auftretens, Zusammenhang mit anderen
beobachteten Ereignissen, Symptom und Ursache, Kreislaufverhältnisse,
Therapie und deren Erfolg. Ein einfaches Verschlüsselungsbeispiel kann
folgendermaßen aussehen (Abb. 8): Die ersten zwei Zeilen des ersten
Diagramms sind mit Codezahlen ausgefüllt. Diese Zahlen bedeuten in der
ersten Reihe, daß vor dem Eingriff infolge relativer Überdosierung

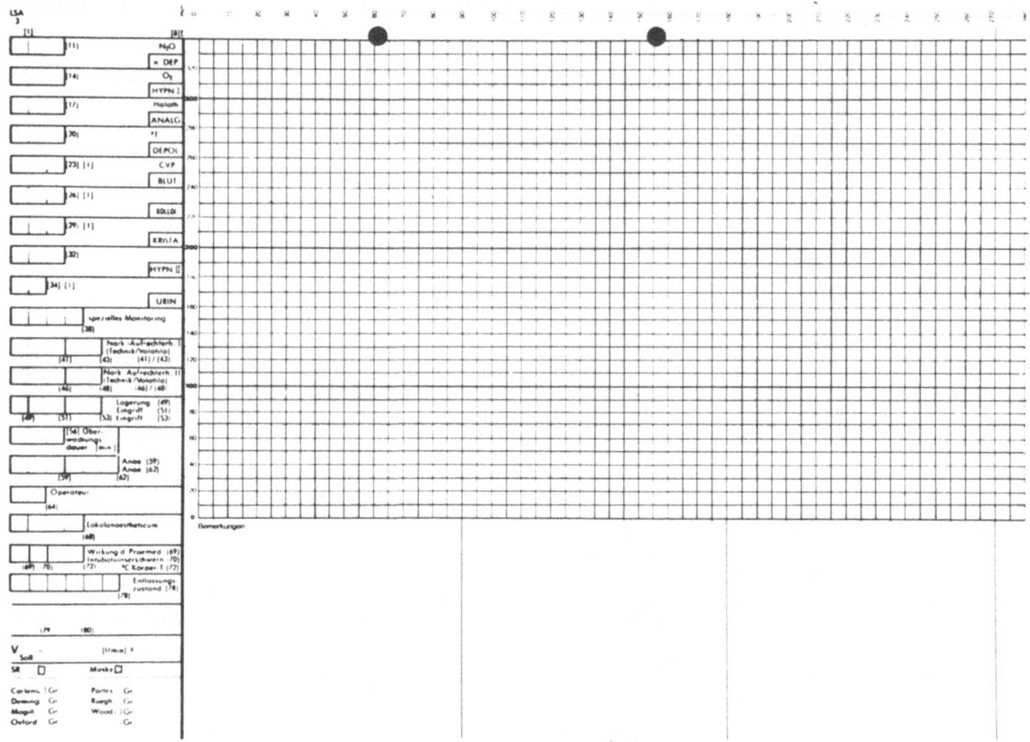

Abb. 4. Die Rückansicht des Anaesthesieprotokolls

eines Hypnotikums kurzfristig der arterielle Systemdruck auf 80/50 mm Hg bei einer Pulsfrequenz von 100/min abgefallen und mit Effortil[R] erfolgreich angehoben worden ist. Die zweite Zahlenreihe besagt, daß gleichzeitig mit dem zuvor genannten Ereignis polytope ventriculäre Extrasystolen aufgetreten und ohne weitere therapeutische Maßnahmen verschwunden sind.

Die Verschlüsselungszahlen für die LSA 1 und 3 sind auf dem Protokoll (Abb. 9) selbst untergebracht, während die Codezahlen der LSA 2 und 4 in einem gesonderten Beiheft (Abb. 10) verzeichnet sind.

Was das dokumentationsgerechte Ausfüllen der Daten der LSA 1 bis 3 betrifft, so liegen teilweise noch vorhandene Probleme auf menschlichem, nicht aber auf fachlichem Gebiet. Es muß die verständlicherweise vorhandene Aversion gegen Mehrarbeit, die alle Dokumentationssysteme abverlangen - unseres vielleicht etwas mehr als andere -, überwunden werden. Es zeigte sich jedoch, daß Unterrichtung über Zielvorstellungen und gründliche Unterweisung im Gebrauch der Codezahlen in relativ kurzer Zeit jeden interessierten Anaesthesisten überzeugten. Die damit verbundene Notwendigkeit, sich intensiv mit fachlichen Problemen auseinanderzusetzen, war bei der Planung des Protokolls e i n wichtiger Gesichtspunkt. Die Verschlüsselung von Daten in der LSA 4 während der Narkose ist nur, wie im vorhin gezeigten Beispiel, in unproblematischen Fällen möglich. Je bedeutsamer jedoch die Ereignisse sind, umso schwieriger und zeitraubender, aber auch umso lohnender im Hinblick auf künftige Auswertungen wird der Verschlüsselungsaufwand. Es ist festzuhalten, daß das Aufsuchen im Beiheft und das Eintragen der Code-

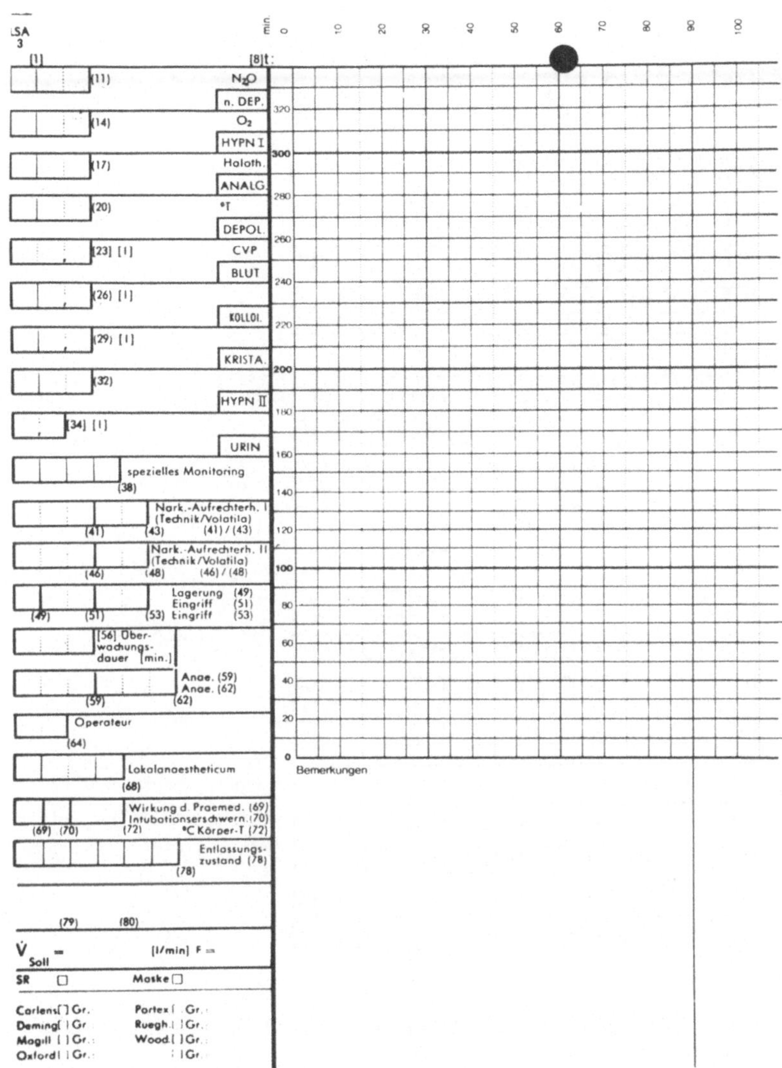

Abb. 5. Das Schema der Lochstreifenart (LSA) 3 zur Datenerfassung des Anaesthesieverlaufs

zahlen auch hier zeitlich fast keine Rolle spielt. Wofür man Zeit braucht, ist epikritisches Überdenken und Diskutieren eines komplexen Ereignisses, bevor dieses seinen Niederschlag in der Verschlüsselung findet. Aus dem Anspruch, den die Daten der LSA 4 an den Anaesthesisten stellen, geht hervor, daß nicht jeder gewillt oder fachlich in der Lage ist, sinnvolle Arbeit zu leisten. Da wir nicht so sehr an der Quantität der Ereignisse als an der Qualität der Beobachtungen interessiert sind, und da Zwang an dieser Stelle zu Verfälschungen in der Darstellung des Geschehens führen kann, war das Ausfüllen der LSA 4 von Anfang an nicht verpflichtend. Die Daten der LSA 4 können auch zu einem späteren Zeitpunkt nachträglich erfaßt werden. Durch Hinweise von Abteilungsmitgliedern, die die Verschlüsselung von besonderen Ereignissen beherrschen, sind codierungswürdige Phänomene noch offengelassenen Schlüsselzahlen

38

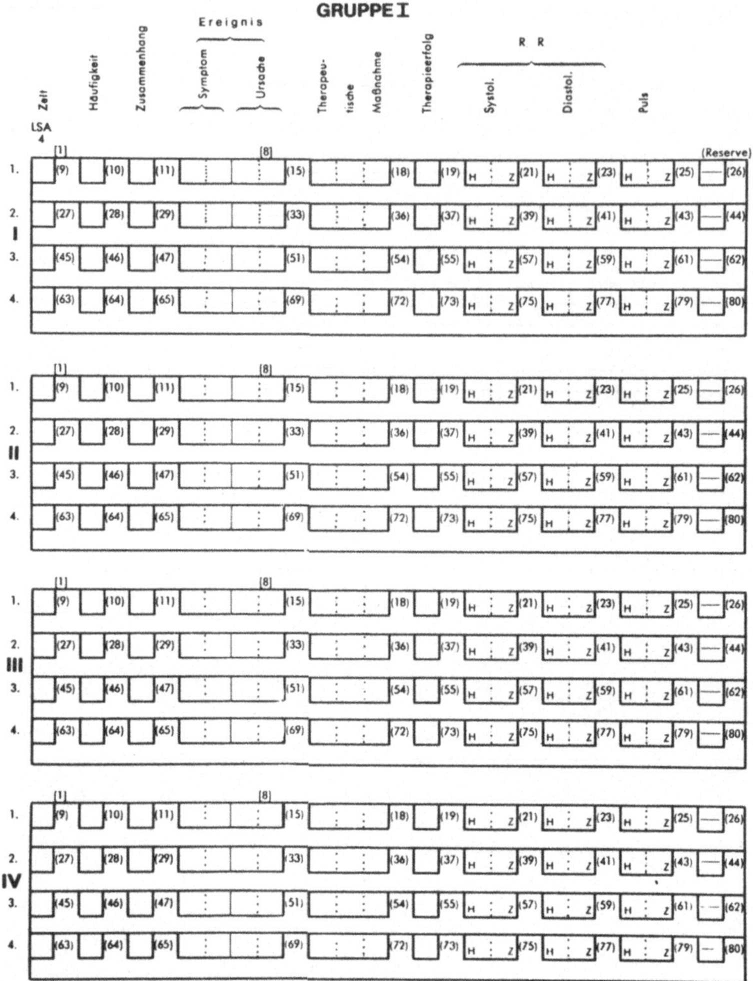

Abb. 6. Das Schema der Lochstreifenart (LSA) 4 zur Datenerfassung bemerkenswerter Ereignisse, Teilansicht

zugeordnet worden, was zur Präzisierung der Aussagekraft geführt hat und führt. Infolge des möglichst klein gehaltenen Dokumentationsdrucks ist eine Nachschau der Protokolle vor der maschinenlesbaren Datenerfassung unumgänglich. Die Aufbereitung auf Vollständigkeit und Richtigkeit erfordert je Protokoll ca. drei Minuten.

Bei der Datenerfassung auf Lochstreifen wird unterhalb einer jeden Datenbox auf dem Protokoll selbst mit Hilfe eines formatgesteuerten Schreibautomaten der Boxeninhalt nochmals notiert und simultan der entsprechende Lochungscode auf Lochstreifen gestanzt. Auf diese Weise sind Tippfehler sofort erkennbar und werden auf dem Streifen korrigiert. Wir haben ein umfangreiches Suchprogramm auf formale und logische Fehler erstellt und einen Teil der erfaßten Daten überprüft. Dabei hat der Computer formale Unstimmigkeiten, wie sie bei Datenverschiebungen auftreten können, nicht aufgespürt, wohl aber logische Ungereimtheiten, die zum Teil auf Interpretationsfehler bei der Erfassung schlecht le-

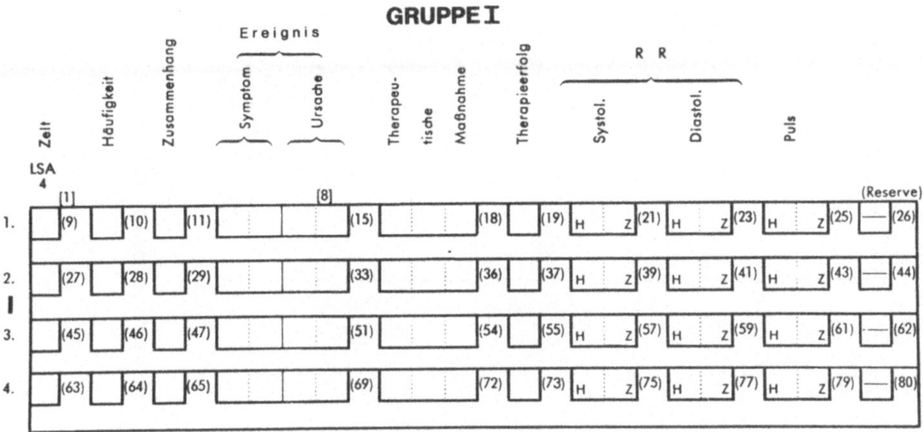

Abb. 7. Schwach vergrößerte Wiedergabe des Blocks I der Lochstreifenart (LSA) 4

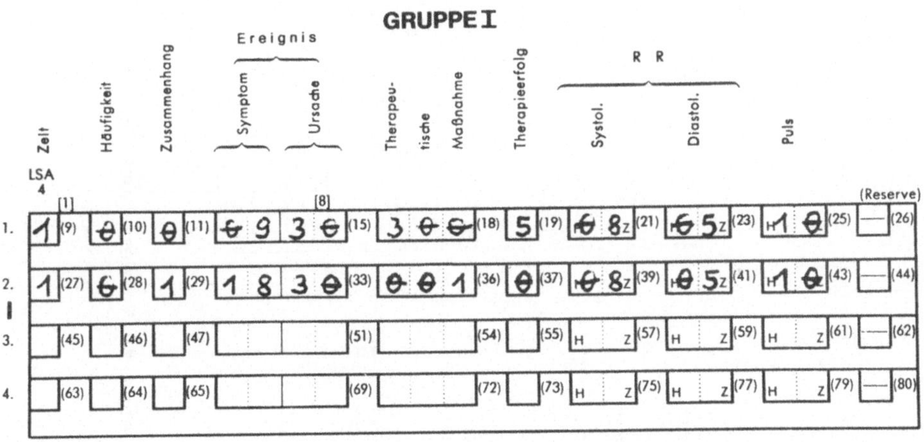

Abb. 8. Verschlüsselungsbeispiel eines besonderen Ereignisses

serlicher Ziffern, zum Teil auf übersehene Fehler bei der Nachschau
zurückzuführen sind. Von unserer Seite wären wir nun in der Lage, alle
Daten frei von erkennbaren Unkorrektheiten auf einen schnelleren Datenträger, wie z. B. auf Magnetplatte, zu überspielen, um sie dann zu besonderen Fragestellungen zur Verfügung zu haben.

Nach unserer Überzeugung ist es mit diesem Dokumentationssystem möglich, über basales anaesthesiologisches Dokumentieren hinausgehend,
intraanaesthesiologische Ereignisse und deren Interdependenzen epi-
kritisch mit Daten zu erfassen. Wir glauben sagen zu können, daß die
notwendige Bereitwilligkeit zur Realisierung dieses Vorhabens bei den
meisten Abteilungsmitgliedern erreichbar ist. Die Praktikabilität des
Systems hat sich in allen Belangen - trotz mancher Skepsis - innerhalb
eines Jahres erwiesen. Es sei uns der Optimismus gestattet, daß die
noch ausstehenden Ergebnisse der EDVA den Wert des Systems weiter er-
hellen werden.

Legende zur Vorderseite des Anaesthesieprotokolls

LOCHSTREIFENART (LSA) 1/ ( )

1/(10) Kliniks-Aufnahmenummer
- 00 keine Aufnahme
- 01 Augen
- 02 Chirurgie
- 03 H Chir Lehrstuhl
- 04 Frauen
- 05 HNO
- 06 Haut
- 07 Kinder
- 08 Innere
- 09 Innere Haus 4
- 10 Nerven
- 11 Neurochirurgie
- 12 Orthopaedie
- 13 Zahn
- 14 Nuklearmedizin
- 15 Rehabilitation
- 17 plast Chirurgie
- 18 Kardiologie
- 19 Kardiologie/Inn
- 32 Urologie
- 98 ausw Krhs

1/(17) Allgemeinzustand (AZ)
- 1 unbeeinträchtigt
- 2 mäßig reduziert
- 3 erheblich reduziert
- 4 lebensbedrohl reduz
- 5 moribund
- 6 klinisch tot

1/(18) Sex
- 0 intersex   1 (weibl)   2 (männl)

1/(43)(48) Labordaten

treffen mehrere Kriterien für jeweils eine Schlüsselzahl zu, ist die Summe der Kennziffer (1, 2, 4) zu bilden und einzutragen; eine Null wenn kein pathologischer Befund erhoben wurde; eine 9 wenn keine Untersuchung durchgeführt wurde.

Serum (43)
- 1 Eiweiß 5.0 g/100 ml
- 2 Kreatinin 2 mg/100 ml
- 4 Harnstoff 50 mg/100 ml

Serum (44)
- 1 K 3.8
- 2 Na 135   mval/
- 4 Cl 98

Serum (45)
- 1 5.4
- 2 Na 155   mval/
- 4 Cl 115

Serum (46)
- 1 Bromsulph probe 5%
- 2 Bilirub 5.0 mg/100 ml

Urin (47) (48)
- 1 Ketonkörper
- 2
- 4

1/(49)(54) Dauermedikation: Summenbildung w-e 1/(43) ... (48)

1/(57) Zum Eingriff führende ...: Kriterien zur Beurteilung des anaesth Risikos siehe Ringbuch Seite 3 ff

1/(62) z Z noch offen

1/(65) Blutgruppe Kennziffer der Gruppen A bis O plus Kennziffer der Rh Faktoren z. B. AB ih 3 + 4 7 ergeben die einzutragende Summe

1/(66)(77) Praemedikation: in $10^?$ bis $10^?$ mg

Anargeticum (66) / Sedat/Hypno (70) / Vagolytic (74)
- 0 keins / 0 keins / 0 keins
- 1 Morphin ZE h / 1 Nembutal HZE / 1 Scopolamin
- 2 Dolantin HZE / 2 Atosil HZE / 2 Atropin
- 3 Fentanyl hze / 3 DHB E h z
- 4 Fortral ZE h / 4 Psyquil ZE h
- 5 Dipidolor ZE h / 5 Valium ZE h
- 6 / 6 Luminal HZE
- 7
- 8
- 9

Kindertabelle für Praemedikation

kg	Alter Mon	Alter Jahre	Morph mg	Nemb mg	Scop mg
3 – 5	0 – 2				0.1
5 – 7	2 – 6		0.25		0.1
7 – 9	6 – 10			15	0.1
9 – 12	10 – 22		1.5	25	0.15
12 – 15	22 –	2		30	0.2
15 – 20		3		40	0.3
20 – 30		5 – 9		60	0.4
30 – 40		9 – 12		75	0.5
40 – 50		12 – 14	10	100	0.5

1/(80) Anaesthesist: auch in aushilfen wenn keine Praemedikation durchgeführt wurde.
LOCHSTREIFENART (LSA) 2/   s Ringbuch Seite 3 ff

Legende zur Rückseite des Anaesthesieprotokolls

LOCHSTREIFENART (LSA) 3/ ( )

Mengenangaben (mg) in jeweils zwei Zehnerpotenzen
- 1 10^1 mg H 10^1 mg Z 10 mg
- E 10^0 mg 10 μg B 10 μg e 10 μg

3/(11) Nicht depolaris. Relaxans
- 0 keins
- 1 Alloferin ZE   5
- 2 Pancuron ZE   6
- 3 Curare ZE   7
- 4 Gallamin ZE   8
- 9

3/(14) Hypnoticum I
- 0 keins   5 Valium ZE
- 1 Nembutal HZ   6
- 2 Trapanal HZ   7
- 3 DHB ZE   8
- 4 Brevimyt HZ   9 Komb 1-8

3/(17) Analgeticum
- 0 keins   5
- 1 Morphin HZ   6
- 2 Fentanyl HZ   7
- 3 Dolantin HZ   8
- 4 Fortral HZ   9

3/(20) Depolaris. Relaxans
- 0 keins   5
- 1 Lysthenon HZ   6
- 2   7
- 3   8
- 4   9

3/(26) Kolloidaler Flüssigkeitsersatz mit Mengenangabe in $10^?$ bis $10^?$ (gesamt)
- 0 keine   5 1 und 4
- 1 Dextrane   6 2 und 4
- 2 Human Eiweiß   7 1 und 2 und 4
- 3   8
- 4 Gelantine   9

3/(29) Kristalliner Flüssigkeitsersatz incl. Zuckerlösungen mit Mengenangabe wie 3/(26)
- 0 kein   5 1 und 4
- 1 Zucker Salz Lösung   6 2 und 4
- 2 Mannit   7 1 und 2 und 4
- 3   8
- 4 basische Puffer   9

3/(32) Hypnoticum II
- 0 kein   5
- 1 Epontol IH   6
- 2 Ketanest HZ   7
- 3   8
- 4   9

3/(38) Spezielles Monitoring: 4 Summen
- 0 kein | 0 kein | 0 kein | 0 kein
- 1 EKG | 1 P art | 1 VO2/CO2 | 1 HZV
- 2 Toes rect | 2 p/SO2 | 2 p/SO2 V
- 3 1 und 2 | 3 1 und ?
- 4 CVP | 4 ASTRUP | 4 ASTRUP V
- 5 1 und 4 | 5 1 und 4 | 5 1 und 4 | 5 1 und 4
- 6 2 und 4 | 6 2 und 4 | 6 2 und 4 | 6 2 und 4
- 7 1 u 2 u 4 | 7 1 u 2 u 4 | 7 1 u 2 u 4 | 7 1 u 2 u 4
- 8 | 8 | 8 | 8
- 9 | 9 | 9 | 9

3/(41e)(44) Narkoseaufrechterhaltung Technik
- 0 keine Konnektion | 0 kein Apparat | 0 kein fluss Agens
- 1 Maske | 1 Nark App | 1 lokal
- 2 Orotracheale | 2 ENGSTROM | 2 Leitung
- 3 Nasotracheale | 3 TAKAOKA | 3 thekal
- 4 Tracheotom Tubus | 4 Pulmomat | 4 z n m
- 5 2 liegt | 5 BIRD | 5 z i v
- 6 3 liegt | 6 AMBU | 6 4 und 5
- 7 4 liegt | 7 | 7 Tropfinfusion
- 8 2 ... 3 | 8 | 8
- 9 2 3 ... 4 | 9 | 9 Kombin 1-8

3/(43)(46) Narkoseaufrechterhaltung Volatila
- 0 kein Tragergas | 0 kein Agens
- 1 Luft + O2 | 1 Halothan
- 2 O2 | 2 Penthrane
- 3 N2O O2 | 3 Äther
- 4
- 5
- 6
- 7
- 8
- 9 Wechsel 1-8 | 9 Wechsel 1-8

3/(49) Lagerung, auf dem OP-Tisch
- 0 keine   2 Steinschn   4 halbseitl   6 Bauch   8 intraop 1-8
- 1 Rücken   3 sitzend   5 seitlich   7   9

3/(51)(53) Eingriff

00 Manipulation äuß Oberfl	50 Herz
01 Manip innere Oberfl	51 Herz mit EKZ
02 Manip Atemwege	52 Coronarien
03 Cardioversion	53 intrathorak Gefäße
04 Reanimation	54 intrathorak Gefäße mit EKZ
05 Organtransplant	55 51 und 54
06 Organ Teilersatz	56
07	57
08	58
09 OP nicht durchgefuhrt	59 Elektrostimulation (Herz)
10 Herzkatheter	60 distaler Rumpf oberfl
11 Angiokardiografie	61 oberes Abdomen
12 Coronarografie	62 unteres Abdomen
13 Carotis-Angiografie	63 oberes u unteres Abdomen
14 n z b Angiografie	64 (retro) peritoneale Gefäße
15	65 Retroperitoneum
16	66 intraperitoneal (z. B. Becken)
17	67 urethral
18	68 vaginal
19	69 perineal
20 Gehirn supratentoriell	70 äußeres Genitale
21 Gehirn infratentoriell	71 inneres Genitale vaginal
22 Medulla oblongata	72 inneres Genitale abdominal
23 Ruckenmark	73
24 n z b Hirnnerv	74 spontane Entbindung
25	75 assistierte Entb (vaginal)
26	76 kontrollierte Entb (abdom)
27	77 Mehrlingsgeburt
28	78
29	79
30 Kopfweichteile äußere	80 Wirbelsäule
31 Augen	81 Weicht u.o Knochen ob Extr u o S G
32 innen- und Mittelohr	82 Weicht u.o Knochen unt Extr u o B G
33 Neurocranium	83 Gefäße Hals
34 Viscerocranium	84 Gefäße ob Extr u o S G
35 Mundweichteile Pharynx Larynx	85 Gefäße unt Extr u o B G
	86 Gefäße Kopf
36 Trachea	87
37 Halsweichteile	88 Kopf/Hals u Thorax
38	89 Kopf/Hals u Abdomen
39	90 Kopf/Hals u Extremitäten
40 proxim Rumpf oberfl	91 Thorax und Abdomen
41 Rippen Sternum	92 Thorax und Extremitäten
42 Pleura	93 Abdomen und Extremitäten
43 Lunge	94 Kopf/Hals u Thor u Abd
44 Mediastinum vord	95 Kopf/Hals u Thor u Extrem
45 Mediastinum hint	96 Kopf/Hals u Abd u Extrem
46	97 Thorax u Abdom u Extrem
47	98 Kopf/Hals u Thor u Abd u Extr
48	99 n z b Kombination

3/(59) Schlüsselzahl des die Narkose durchführenden Anaesthesisten siehe Ringbuch Seite 1

3/(62) Schlüsselzahl des Assistierenden dto

3/(64) Operateur: Verantwortlich Operierender wird an erster Stelle notiert Schlusselzahlen s Ringbuch S 2

3/(68) Lokalanaesthesie, durch Anaesthesisten appliziert

L-Anaestheticum (65) / Menge (67) / %-ge Lösung Vasokonstr (68)
- 0 keins | 0 0.25 % mit Vasok
- 1 Carbostesin HZ | Boxen | 1 0.25 % ohne
- 2 Pantocain ZE | (66) und (67) | 2 0.5 % ohne
- 3 Scandicain HZ | 3 0.5 % mit
- 4 Xylocain HZ | 4 1.0 % mit
- 5 | 5 1.0 % ohne
- 6 | 6 2.0 % mit
- 7 | 7 2.0 % ohne
- 8 | 8 2.0 % mit o ohne Vas
- 9 | 9 Kombination 0-8

3/(69) Wirkung der Praemedikation, auf das Befinden des Patienten
- 0 keine Praemed erhalten   5 nicht mehr optimal (Zeit)
- 1 noch nicht optimal (Zeit)   6 durch n z b Einfluß beeinträchtigt
- 2 offensichtl rel unterdosiert   7
- 3 optimal   8
- 4 offensichtl rel überdosiert   9 keine Aussage möglich

3/(70) Intubationserschwernisse
- 0 keine   5 n z b situationsbedingte
- 1 Kiefer, Zähne, HWS   6
- 2 Mund, Zunge, Rachen   7
- 3 Larynx, Trachea   8
- 4 nasotracheale   9

3/(72) Körpertemperatur, in °C, der erreichte Extremwert wird auf- bzw abgerundet

3/(73)(78) Entlassungszustand des Patienten

Bewußtsein (73)
- 0 erloschen   5 erregt
- 1 wach   6
- 2 erweckbar Anruf   7
- 3 erweckbar Reiz   8
- 4 tief schlafend   9

Schmerzlage (74)
- 0 keine Reaktion   5
- 1 schmerzfrei   6
- 2 Schm spontan geäußert   7
- 3   8
- 4   9 nicht gepruft

Kreislauf: Druck (75)
- 0 kein Druck   5
- 1 normoton   6
- 2 hypoton   7
- 3 hyperton   8
- 4   9 nicht gepruft

Kreislauf: Schlagfolge (76)
- 0 kein Puls   5
- 1 unauffällig   6 2 und 4
- 2 tachykard   7 3 und 4
- 3 bradykard   8
- 4 arhythmisch   9

Atmung (77)
- 0 Atemstillstand   5
- 1 SR   6
- 2 SR mit Tubus   7
- 3 AR   8
- 4 CR   9

Sonstiges (78)
- 0 klinisch tot   5
- 1 unauffällig   6 2 und 4
- 2 Erbrechen   7 3 und 4
- 3 shivering   8
- 4 kalte Haut   9 2 und 3 und 4

3/(79)(80) z. Z. Reserveboxen
LOCHSTREIFENART (LSA) 4/ ( )
siehe Ringbuch Seite 14 ff

Abb. 9. Legende zu Vorder- und Rückseite des Anaesthesieprotokolls (LSA 1 u. 3)

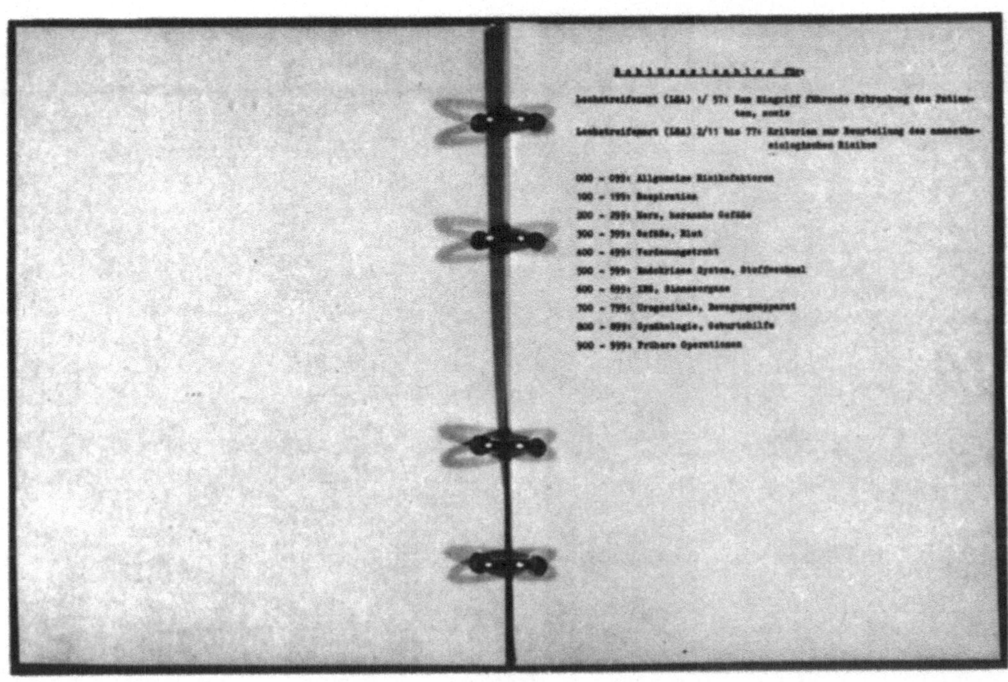

Abb. 10. Beiheft (im DIN-A-6 - Format) für die Lochstreifenarten (LSA) 2 und 4, hier das Verzeichnis der Risikokriterien

Vortrag Nr. 7

SPECIALTY TRAINING IN ANESTHESIOLOGY IN THE UNITED STATES AND AT THE UNIVERSITY OF ALABAMA MEDICAL CENTER

By F. R. Brosch

My special field of interest is the training of anesthesia residents. Much has happened in this area in the United States over the last few years that might be of interest to you.

First, let me quickly review the present requirements for certification by the American Board of Anesthesiology (ABA) (1).

A. SPECIALTY TRAINING IN THE UNITED STATES

Table 1. The American Board of Anesthesiology. Revised Training Requirements (July 1973)

"Continuum":	1 year	– Clinical Base (formerly internship)
	2 years	– Clinical Anesthesia
	Written Exam	
Plus		
Plan 1: or Plan 2:	1 year	– Specialized Training or Research
	2 years	– Acceptable Practice or Equivalent
	Oral Exam	

These revisions reflect the changes in the structure of medical post-graduate training in the United States, most notably the replacement of the internship in its classical form by the new "Integrated Curriculum" (2).

But what happens after a physician has obtained certification? Does the role of the ABA end here?

It has been estimated that over a five year period there is a 50 % turnover of medical knowledge.

The American Society of Anesthesiology (ASA) has taken an increasingly active part in the Continuing Medical Education of its members and the Board, supported by an overwhelming majority of voting ASA members, has approved in principle the periodic re-certification of its diplomates.

This re-certification will presumably occur in 5 year intervals. A full repeat of the written and oral board exam would be impractical and is not contemplated. The most likely arrangement would involve a point system for participation in approved postgraduate and refresher courses, similar to the one already in effect as a requirement for membership in the American Academy of Family Practice, together with a written examination of the multiple-choice type, patterned after the highly successful ASA Self Evaluation Exam. This Self Evaluation Exam, now in its third year, allows the practicing anesthesiologist to check whether his knowledge is indeed up-to-date. Answer sheets are submitted and scored anonymously. A complete booklet with reprints of appropriate references is sent to every participant together with the correct answers.

In going over the correct results a substantial portion of the pertinent literature can be reviewed.

By simply revealing his identity a candidate could take credit for a passing score.

The use of books and other reference material is permissible and even encouraged. Continuing Medical Education is meant to enhance intimate contact with the current literature.

The purpose of re-certification is not to disqualify, but to help qualify.

B. SPECIALTY TRAINING AT THE UNIVERSITY OF ALABAMA MEDICAL CENTER

Training programs are initially approved and periodically surveyed by the Residency Review Committee of the American Medical Association (not by the government) (3). All departments are inspected about every two years. There is no automatic accreditation. Even long established university based programs have been and still are on probation for various shortcomings.

The resident must not be viewed as "cheap labor" and his training period must be more than just an apprenticeship.

Objectives of a Well Balanced Training Program

1. Technical Facility:
   a) Familiarity with all accepted agents and techniques, not just those preferred in a given institution.
   b) Adequate experience in all subspecialties (see Table 2).

2. Medical Judgement:

The resident evaluates his patient, develops a plan for management of the case which he discusses with his supervisor together with pertinent alternatives and his reasons for selecting one over the other.

3. Scholarship:
   a) The aquisition of knowledge above and beyond 1) and 2).
   b) The development of sound reading habits to ensure continued professional development beyond the duration of residency training
   c) At least minimal exposure to the principles of clinical or laboratory investigation

The Didactic Program of a Good Residency Should be Multidimensional

1. Extend knowledge beyond the immediate field of anesthesiology e. g. through lectures and seminars by faculty of other departments, clinical and basic science.

Table 2. University of Alabama Medical Center. Department of Anesthesiology. Monthly Assignments for 2 Year Residency

---

 1. Orientation
 2. Gynecology
 3. Orthopedics
 4. Urology
 5. General Surgery
 6. E. N. T. - Oral Surgery
 7. Veterans Administration Hospital
 8. Veterans Administration Hospital
 9. Veterans Administration Hospital
10. Obstetrics and High Risk Nursery
11. Obstetrics and High Risk Nursery
12. Eye and X-Ray
13. Neurosurgery
14. Thoracic
15. Vascular
16. Pulmonary Medicine
17. Recovery Room & Respiratory Care
18. Cardiac Catheterization Laboratory
19. Cardiovascular
20. Cardiovascular
21. Pediatrics
22. Pediatrics
23. Pediatrics
24. Pediatrics

In addition the resident will be assigned to the Pain Clinics Service
for an average of 2 two-month periods.

The goal for the First 2 years of residency is to develop a clinically
competent anesthesiologist reasonably well versed in the use of all
accepted agents and techniques over a full range of sub-specialties
he is likely to encounter in clinical practice.

The third year is structured in accordance with the special needs and
interests of the trainee.

---

2. Within the field extend knowledge beyond the limits of the department e. g. lectures, panels and operating room demonstrations by
visiting faculty;

3. Extend knowledge beyond the limits of the present time e. g. the
American College of Anesthesiologists' Residents' Reading List, a color-
coded index card system of close to 250 fundamental references going
back as far as 1942 and GRIFFITH's and JOHNSON's original paper on
"Curare in General Anesthesia".

The residents at UAB have looked up and xeroxed all available articles
for ready reference in the departmental library. Supplements to the
Reading List are published periodically.

4. Access to adequate library facilities with all current journals as
well as modern teaching methods e. g. Audio-Digest Tape Recordings of
recent scientific meetings (available within 2 - 3 weeks), Video tapes
of lectures and demonstrations by outstanding authorities such as Vi-

deo Digest, and - presently only in limited use - video-tape recordings of actual procedures done by trainess for instant play-back and critique.

However, the best conceived organizational outlines alone mean nothing. The all important pre-requisite for a good training program is the firm committment of each and every faculty member to their role as academic teachers. Just to see that the operating room schedule gets done is not enough.

References

1. The American Board of Anesthesiology, Inc., Booklet of Information. January, 1973.

2. MICHAEL, MAX, Jr.: Phasing Out the Freestanding Internship. J.A.M.A. <u>218</u>, 1690 - 1691, 1971.

3. AMA - Director of Approved Internships and Residencies. 1971 - 1972.

Vortrag Nr. 8

MIKROPHYSIOLOGISCHE UNTERSUCHUNGSMETHODEN IN DER EXPERIMENTELLEN ANAESTHESIE

Von K. Stosseck, S. Kunke, W. Erdmann und R. Frey

Die Kenntnis der Organdurchblutung und des venösen Sauerstoffdruckes reichen nicht aus, um die Sauerstoffversorgungslage des gesamten Organgewebes zu beurteilen. Unter pathologischen Bedingungen können Inhomogenitäten der Durchblutung und der Gewebeatmung vorliegen, so daß trotz scheinbar normaler Organdurchblutung anoxische Bezirke vorhanden sind. Mit Hilfe polarographischer Mikromethoden ist es möglich, die Durchblutung und den Sauerstoffpartialdruck im kapillären Bereich zu bestimmen. Man kann so unterscheiden, ob Anaesthetica und andere Pharmaka zur Gewebehypoxie führen und welche lokalen Größen hierbei ursächlich verändert sind.

In den letzten 10 Jahren wurden Methoden entwickelt, die eine quantitative Bestimmung der interkapillären Sauerstoffdruckfelder und der kapillären Durchblutung ermöglichen. Dadurch können sowohl lokale Gewebeanoxien als auch Inhomogenitäten und kurzzeitige Änderungen der kapillären Durchblutung erfaßt werden. Neben der Untersuchung rein physiologischer Fragestellungen eignen sich diese Methoden auch für pharmakologische und pathophysiologische Studien. Wir verwenden diese Methoden zur Prüfung des gewebephysiologischen Verhaltens nach Gabe von Anaesthetica und Analgetica.

Die Messung des Gewebesauerstoffdruckes mit Hilfe der Sauerstoffpolarographie wurde bereits 1942 von DAVIES und BRINK (1) durchgeführt. Sie benutzten jedoch relativ große Elektroden, so daß damit nur mittlere Gewebesauerstoffpartialdrucke gemessen werden konnten. 1961 beschrieben CATER und SILVER (2) erstmals eine Methode zur Messung interkapillärer Sauerstoffdrucke. Diese Methode wurde u. a. von LÜBBERS und BAUMGÄRTL (3) sowie von KUNKE, ERDMANN und METZGER (4) weiter verbessert. Der Stromkreis III der Abb. 1 gibt schematisch den Meßaufbau dieser Methode wieder. Der Meßkreis besteht aus einer glasisolierten

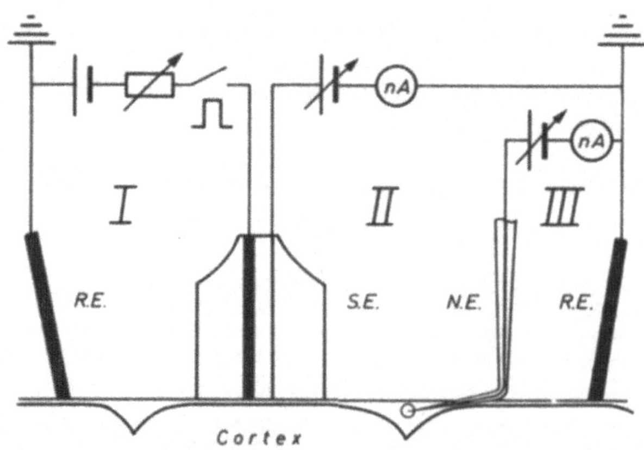

Abb. 1. Meßaufbau für die polarographische Bestimmung lokaler Sauerstoffdrucke und lokaler Durchblutungswerte. Näheres siehe Text

Mikroelektrode, einem empfindlichen Ampèremeter, einer Polarisations-
spannungsquelle und einer potentialstabilen Bezugselektrode. Der Stromkreis wird über die Gewebeflüssigkeit als Ionenleiter geschlossen. An
der glasfreien Gold- bzw. Platinspitze der Mikroelektrode, die gegenüber der Bezugselektrode auf einem Potential von ca. -800 mV liegt, findet eine Reduktion der physikalisch gelösten Sauerstoffmoleküle statt.
Der hierbei fließende Meßstrom ist dem an der Elektrodenspitze herr-
schenden Sauerstoffpartialdruck proportional. Je nach Elektrodendurch-
messer liegen die Meßströme bei 10^{-9} bis 10^{-10} Ampère.

Mit Hilfe von Mikromanipulatoren können solche Elektroden auch kontinuierlich oder diskontinuierlich in das Gewebe vorgetrieben werden.
Histologische Untersuchungen haben gezeigt, daß die hierbei vorhandenen, mechanischen Gewebsalterationen nahe der Meßspitze vernachlässigt
werden können. Man kann so die im Gewebe vorhandenen Sauerstoffdruckfelder aufzeichnen. Die Häufigkeit niedriger oder hoher Sauerstoffdrucke im Gewebe gibt Aufschluß über die Sauerstoffversorgungslage
des betreffenden Gewebeareals. Der Sauerstoffdruck an einer Gewebestel-
le hängt sowohl von der Größe der lokalen Gewebeatmung als auch von der
lokalen Gewebeperfusion ab. Da sich jedoch die lokale Gewebeatmung bislang in vivo nicht direkt bestimmen läßt, kann man nur indirekt aus dem
lokalen Sauerstoffdruck und der lokalen Durchblutung auf die Größe der
Gewebeatmung schließen. Eine Methode zur Bestimmung der lokalen Gewebedurchblutung in einem Gewebevolumen von ca. 1 mm^3 wurde von STOSSECK,
LÜBBERS und COTTIN (5) entwickelt.

Der Meßaufbau dieser Methode ist in Abb. 2 (Stromkreise I und II) schematisch wiedergegeben. Ein definierter Stromstoß in Kreis I setzt eine
physikalisch gelöste Menge Wasserstoff an der Stirnfläche des dickeren
Platindrahtes im Oberflächenelement S. E. frei. Von dort aus diffundiert der Wasserstoff dem zeitlich veränderlichen Gradienten folgend
in das angrenzende Gewebe und wird je nach Größe der lokalen Gewebs-

$$1. \qquad \frac{\partial p(r,t)}{\partial t} = D \cdot \Delta p(r,t) - \frac{F}{\lambda} \cdot p(r,t)$$

$$2. \qquad p(r,t) = \frac{e^{-\frac{F}{\lambda} \cdot t}}{2r\sqrt{\pi D t}} \cdot \int_0^\infty p(r') \cdot r' \cdot \left[e^{-\frac{(r-r')^2}{4Dt}} - e^{-\frac{(r+r')^2}{4Dt}} \right] \cdot dr'$$

$$3. \qquad p_0(r,t) = \frac{1}{2r\sqrt{\pi D t}} \cdot \int_0^\infty p_0(r') \cdot r' \cdot \left[e^{-\frac{(r-r')^2}{4Dt}} - e^{-\frac{(r+r')^2}{4Dt}} \right] \cdot dr'$$

$$4. \qquad p(r,t) = p_0(r,t) \cdot e^{-\frac{F}{\lambda} \cdot t}$$

Abb. 2. Mathematische Modellbeschreibung für die Bestimmung der lokalen Gewebedurchblutung mit Hilfe der lokalen Wasserstofffreisetzung.
p = Wasserstoffpartialdruck, r = Abstand Quelle - Meßstelle, t = Meßzeit nach der Freisetzung eines Wasserstoffimpulses, D = Diffusions-
koeffizient von Wasserstoff im Gewebe, Δ = Laplace-Operator, F = Durchblutungsgröße, λ = Verteilungskoeffizient der Löslichkeit von Wasserstoff zwischen Gewebe und Blut, p_0 = Wasserstoffpartialdruckverlauf
im nicht durchbluteten Gewebe. Näheres siehe Text

48

durchblutung ausgewaschen. Die Messung des gekoppelten Diffusions- und
Clearancevorganges geschieht mit Hilfe des polarographischen Meßkrei-
ses II. Er unterscheidet sich vom Meßkreis zur polarographischen Sau-
erstoffdruckmessung nur dadurch, daß an der Meßelektrode eine Spannung
von ca. +100 mV anliegt. Als Referenzelektrode (R. E.) kann Silber /
Silberchlorid verwendet werden.

Das Prinzip der lokalen Wasserstoffclearance ist in Abb. 2 oben noch
einmal anschaulich dargestellt. An einer nahezu punktförmigen Quelle
wird ein Wasserstoffimpuls freigesetzt, der sich nach dem Diffusions-
gesetz in das angrenzende Gewebe ausbreitet. Gleichzeitig wird der Wasserstoff infolge der Kapillardurchblutung ausgewaschen. Der lokale Was-
serstoffabtransport ist umso größer, je höher die lokale Durchblutung
ist. Die mathematische Beschreibung dieses Prozesses kann mit Hilfe der
Gleichung 1, Abb. 2, erfolgen. Sie besagt, daß die Änderung des Wasser-
stoffpartialdruckes nach der Abgabe eines Wasserstoffimpulses an jeder
Stelle des Gewebes sowohl der lokalen Durchblutung F als auch dem gerade vorhandenen Wasserstoffpartialdruck p proportional ist. Die Lösung
dieser Gleichung für die in praxi gewählten Rand- und Anfangsbedingungen
ergibt Gleichung 2 (pH_2-Verlauf im Gewebe mit Durchblutung) bzw. Gleichung 3 (pH_2-Verlauf im Gewebe ohne Durchblutung = reine Diffusion).
Daraus folgt (Gleichung 4), daß sich eine Meßkurve mit Durchblutung im
Gewebe von einer Meßkurve, die im Gewebe ohne Durchblutung gewonnen wurde, nur durch die Multiplikation mit einer e-Funktion unterscheidet.
Der Exponent dieser e-Funktion enthält die Durchblutungsgröße F.
Dividiert man also beide Arten von Meßkurven durcheinander und trägt
diesen Quotienten logarithmisch in Abhängigkeit von der Meßzeit auf,
so ist die Steigung der resultierenden Geraden proportional zur gesuch-
ten, lokalen Durchblutungsgröße. Für die Berechnung eines Durchblutungs-
wertes benötigt man die Meßinformation von 15 Sekunden. In Abständen
von ca. 3 Minuten können Wasserstoffimpulse freigesetzt werden.

Literatur

1. DAVIES, D. W., BRINK, F.: Rev. sci. Instrum. __13__, 524 (1942).

2. CATER, D. B., SILVER, J. A.: In: Reference Electrodes, J. G. IVES,
   JANZ, G. J., Eds., N. Y.: Academic Press, p. 512 (1961).

3. LÜBBERS, D. W., BAUMGÄRTL, H.: Pflügers Arch. ges. Physiol. __294__, 39
   (1967).

4. KUNKE, S., ERDMANN, W., METZGER, H.: J. of Applied Physiology, __32__,
   436 (1972).

5. STOSSECK, K., LÜBBERS, D. W., COTTIN, N.: Pflügers Arch. ges. Physiol.
   (angenommen 1973).

Vortrag Nr. 9

ÜBER DAS BLUTZUCKERVERHALTEN BEI ANWENDUNG VON ADRENALINHALTIGEN
UND ADRENALINFREIEN LOKALANAESTHETIKA ZU UROLOGISCHEN EINGRIFFEN
IN SPINALANAESTHESIE

Von N. Rupieper, B. Brehmer und K. Neugebauer

Einleitung

Den Erfolgen von Geriatrie, Diabetologie und Anaesthesie ist es zu ver-
danken, daß die Alterschirurgie in den letzten Jahren kontinuierlich
an Zahl zu- und an postoperativer Mortalität abgenommen hat. Bei der
Auswahl des geeigneten Anaesthesieverfahrens hat sich - unter Berücksichtigung von Art und Dauer des operativen Eingriffes - für den geriatrischen und stoffwechselgestörten Patienten die Regionalanaesthesie
als eine Art "Narkose der Wahl" herauskristallisiert. Auf den die Analgesie prolongierenden sowie kreislaufstabilisierenden Adrenalinzusatz
wird aber beim diabetischen Patienten - nicht nur im Falle bekannter
diabetischer Neuropathie - in der Regel verzichtet. Nach PFLÜGER (18)
provoziert bereits eine kleine Dosis Adrenalin beim Stoffwechselgesunden einen prompten Blutzuckeranstieg. FOX und AUBERGER (3) stellten
zusätzlich eine Glukosetoleranzverminderung nach Gabe von Katecholaminen fest. So betrachten heute eine Reihe von Autoren wie GRIMMEISEN,
NOLTE, PFLÜGER und ROGGENKÄMPER (5, 16, 18, 21) den Diabetes mellitus
als Kontraindikation für etwaige Adrenalinzusätze. An unserer Urologischen Klinik werden in zunehmendem Maße transurethrale Elektroresektio-
nen in Spinal-Anaesthesie durchgeführt. Das verwendete Lokalanaesthetikum Bupivacain (= Carbostesin^R) wird mit und ohne Adrenalinzusatz
verwandt. In Anbetracht der verhältnismäßig kleinen Volumina, die zur
Spinalanaesthesie injiziert werden, fragten wir uns, ob - insbesondere
bei geriatrischen Patienten - das Lokalanaesthetikum mit und ohne Adrenalin einen Einfluß auf die Blutzuckerkonzentrationen habe.

Methodik

Wir führten an 20 Patienten mit urologischen Eingriffen in Spinalanaesthesie Blutzuckerkontrollen durch. Es handelte sich um 18 männliche und
2 weibliche Probanden. Das Durchschnittsalter betrug 65,4 Jahre. Weitere
4 Patienten, die anamnestisch gesicherte Diabetiker waren, wurden aus
der Untersuchungsreihe herausgenommen; sie werden später gesondert besprochen.

Die Lumbalanaesthesie wurde nach der Methode von SISE-ANTONI (7, 12,
15, 16) und mit einer Pitkinkanüle von 22 Gauge vorgenommen. Die 20
Probanden wurden in 2 Gruppen aufgeteilt: eine Gruppe erhielt Bupivacain ohne und eine Bupivacain mit Adrenalinzusatz injiziert. Der Kate-
cholaminzusatz lag in einer Verdünnung von 1 : 200 000 vor (= 0,005 mg/
ml). Das mittlere Injektionsvolumen betrug 4 ml. Die Laborkontrollen
wurden - bei Nüchterngebot bis zur letzten Blutentnahme - 2 Stunden
vor, 1/2 Stunde vor, 1/2 Stunde nach und 2 Stunden nach Setzen der
Lumbalpunktion abgenommen. Der Blutzucker wurde nach vorheriger Ent-
eiweißung mit Trichloressigsäure mit O-Toluidin angefärbt und im Autoanalyzer photometrisch bestimmt. Als Prämedikation gaben wir Atropin
und Atosil in der üblichen Dosierung etwa eine dreiviertel Stunde vor
dem Eingriff und zusätzlich ein Vomex-A Supp. als Sedativum und Antihistaminikum etwa zwei Stunden vor dem Abruf. Es wurden keine Infusionslösungen verwandt, die den Blutzucker direkt hätten beeinflussen können.
Wir verwandten bei stärkerer Sanguinatio Oxygelatine-Lösungen als Plas-

maexpander oder Blut. Eine Kontrolle von Hämatokrit und Hämoglobin
ergaben zwischen Operationsbeginn und -ende einen mittleren Abfall
von 1,3 % bzw. 0,8 g %.

Ergebnisse

Die Abb. 1 zeigt die Wirkung von Bupivacain mit und ohne Adrenalinzusatz auf die Blutzuckerkonzentration. Die hellen Symbole kennzeich-
nen die Probanden, die ein Lokalanaesthetikum ohne, die dunklen Symbole, die ein Lokalanaesthetikum mit Adrenalinzusatz erhalten hatten.
Die Lumbalanaesthesie wurde zum Zeitpunkt "O" angelegt. Blut zur Bestimmung der Glukosekonzentration wurde 120 und 30 Minuten vor sowie
30 und 120 Minuten nach der Lumbalpunktion entnommen.

Die Blutzuckerkonzentrationen vor Anlegen der Spinalanaesthesie lagen
in beiden Gruppen im Normbereich. Die Werte der Patienten, die nur mit
Bupivacain behandelt wurden, lagen im Mittel zwar über den Werten der
Patienten, die Bupivacain mit Adrenalinzusatz erhalten hatten, unter-
schieden sich aber nicht signifikant von ihnen. Die Werte 1/2 Stunde
vor Setzen der Lumbalanaesthesie, d. h. 15 Minuten nach erfolgter Prämedikation, wiesen keine nennenswerten Verschiebungen gegenüber den
Kontrollwerten auf.

Die Blutzuckerkonzentration nach intrathekaler Injektion des Lokal-
anaesthetikums brachten in beiden Gruppen keine signifikanten Verschiebungen gegenüber den Werten vor der Punktion; auch sie lagen im physiologischen Normbereich. Entsprechend den Kontrollwerten lagen die
Blutzuckerkonzentrationen in der Gruppe ohne Adrenalinzusatz im Mittel
höher als in der Gruppe mit, ohne sich jedoch signifikant zu unterscheiden. Die Befunde zeigen also, daß weder die Injektion des Bupivacain allein, noch die von Bupivacain mit Adrenalinzusatz eine Veränderung der Blutzuckerkonzentrationen bewirkt.

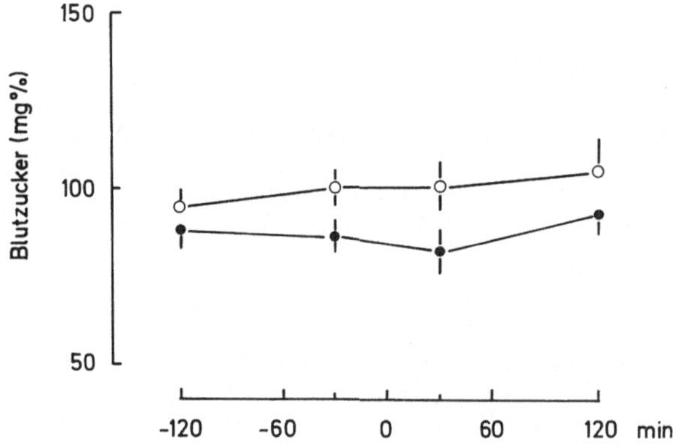

Abb. 1. Wirkung von Bupivacain mit (dunkle Symbole) und ohne (helle
Symbole) Adrenalin auf die Blutzuckerkonzentration. Blutentnahmen zur
Blutzuckerbestimmung (Angabe als Mittelwerte in mg %) 120 und 30 Minuten vor sowie 30 und 120 Minuten nach der Lumbalpunktion, die zum Zeitpunkt "O" angelegt wird.

Die Abb. 2 zeigt die Wirkung von Bupivacain auf die Blutzuckerkonzentration von Diabetikern. Die Diabetiker in Kurve 1 und 4 standen unter

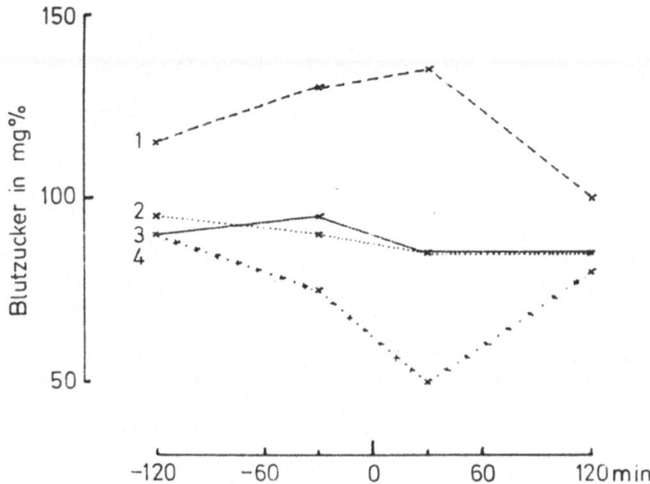

Abb. 2. Wirkung von Bupivacain auf die Blutzuckerkonzentration von
vier Diabetikern (Einzelbeispiele). Die drei oberen Kurven geben die
Glukosekonzentration bei Injektion des Lokalanaesthetikums ohne und
die untere mit Adrenalinzusatz an. Kurve 1 und 4 stellen die Blutzuk-
kerkonzentrationen von Diabetikern mit oraler Antidiabetikatherapie,
die Kurven 2 und 3 solche mit diätetischen Maßnahmen dar. Blutentnahmen zur Blutzuckerbestimmung (Angabe als Mittelwerte in mg %) 120 und
30 Minuten vor sowie 30 und 120 Minuten nach der Lumbalpunktion, die
zum Zeitpunkt "O" angelegt wird

oralen Antidiabetika, die in Kurve 2 und 3 unter diätetischen Maßnahmen. Die drei oberen Kurven geben die Glukosekonzentration bei Injektion des Lokalanaesthetikums ohne und die untere mit Adrenalinzusatz
an. Die Blutentnahmen zur Bestimmung des Blutzuckers erfolgten 120 und
30 Minuten vor sowie 30 und 120 Minuten nach der Lumbalpunktion.

Bei keinem der diabetischen Patienten erfolgte nach der Spinalanaesthesie ein nennenswerter Blutzuckeranstieg. In der oberen Kurve wurde zwar
der physiologische Grenzwert bei allerdings schon erhöhtem Ausgangswert
bereits nach der Prämedikation nach oben überschritten. Paradoxerweise
kam es bei Patient vier - Diabetiker unter Sulfonylharnstofftherapie -,
der ein Lokalanaesthetikum mit Adrenalinzusatz injiziert bekommen hatte, zu einem vorübergehenden Blutzuckerabfall.

Unsere Befunde zeigen also, daß:
1. Bupivacain als Lokalanaesthetikum keine Veränderung des Blutzuckers
bewirkt,
2. Bupivacain mit Adrenalinzusatz keine Veränderung des Blutzuckers
hervorruft,
3. bei keinem von vier bekannten Diabetikern ein nennenswerter Blutzuckeranstieg unter Bupivacain mit und ohne Adrenalin festgestellt
werden konnte.

Diskussion

Blutzuckerveränderungen wie sie unter Allgemeinnarkose in der Literatur beschrieben werden, sind auf eine Reihe unterschiedlicher Faktoren
zurückzuführen.

So ist bekannt, daß Hypoxie und Hyperkapnie nach ADREANI und PFLÜGER
(18), jede Form von Stress, Situation mit splanchnicusinduzierter Ne-
bennierenstimulierung nach MÜNCHEN, LOEW und KAPFHAMMER (11, 14, 21),
intraoperative Kälte und Auskühlung nach MÜNCHEN (14) sowie Hypotension mit nachfolgender zirkulatorischer Hypoxie nach ROGGENKÄMPER (21)
eine teilweise erhebliche Hyperglycämie verursachen können. In all
diesen Fällen, die unterschiedlich stark gerade den regional "betäub-
ten" Patienten treffen, handelt es sich um eine via Katecholaminfrei-
setzung induzierte Hyperglycämie. Das Ausmaß ihrer Freisetzung intra
operationem haben GÖTT und KLENSCH (4) bestimmt, die bei sogenannter
"tiefer" Halothanenarkose und Neuroleptanalgesie eine Katecholaminfrei-
setzung um das 4-fache der Norm feststellen konnten. Die angeführten
Gründe ließen einen hyperglycämischen Effekt der Lokalanaesthesie im
allgemeinen und der adrenalinhaltigen Lokalanaesthetika im besonderen
erwarten. Unsere Untersuchungen jedoch führten zu keiner Bestätigung
dieser Annahme: Das Blutzuckerverhalten unter der Spinalanaesthesie
mit und ohne Adrenalinzusatz blieb bei unseren Dosierungen unbeeinflußt. Selbst bei unseren vier Diabetikern konnte ein glycämiestei-
gernder Effekt nicht nachgewiesen werden.

Abschließend sei erwähnt, daß wir Erkrankungen des ZNS wie auch die
diabetische Neuropathie grundsätzlich als Kontraindikation für Eingriffe in Regionalanaesthesie betrachten.

Zusammenfassung

Die Regionalanaesthesie ist für den geriatrischen Patienten mit seiner verminderten kardiopulmonalen Reserve und Glukosetoleranz ein besonders geeignetes Anaesthesieverfahren. Wir untersuchten die Auswirkungen adrenalinhaltigen und adrenalinfreien Bupivacains auf den Koh-
lenhydratstoffwechsel bei 20 Patienten mit urologischen Eingriffen in
Spinalanaesthesie. Es konnte gezeigt werden, daß der Einfluß der Lumbalanaesthesie mit und ohne Adrenalinzusatz bei der Verwendung kleiner
Volumina für das Blutzuckerverhalten klinisch belanglos ist.

Summary

Regional anaesthesia has proven to be an appropriate technique in
geriatric patients with reduced cardiopulmony function and utilization
of glucose. Sugar blood levels of 20 geriatric patients who underwent
urologic surgery in spinal anaesthesia were studied: spinal anaesthesia - using 4 ml 0,5 % Bupivacain with or without adrenalin - did not
change the blood levels of glucose significantly.

Literatur

1. ADRIANI, J.: The Chemistry of Anaesthesia. Springfield: C. C.
   Thomas Publ. 1956.

2. BRIEM, A.: Anaesthesiologie und Wiederbelebung 37, 30 (1969).

3. FOX, I., AUBERGER, H.: Acta anaesth. Scand., Suppl. XXIII, 3 (1966).

4. GÖTT, U., KLENSCH, H.: Bei W. F. HENSCHEL in Neue Klinische Aspekte
   der Neuroleptanalgesie 51 (1969).

5. GRIMMEISEN, H.: Anaesthesiologische Informationen 6, 238 (1972).

6. HAVERS, L., KREPPEL, E.: Acta anaesth. Scand., Suppl. XXIII 12,
   (1966).

7. HUTSCHENREUTER, K., LÜBKE, P.: Urologe $\underline{11}$, B, 189 (1971).

8. INGENHORST, W., KANTSCHEW, Th., HUBITSCH, G.: Diabetes mellitus and Operation, Stuttgart: Gustav Fischer Verlag (1969).

9. KNICK, B.: Anaesthesist $\underline{15}$, 303 (1966).

10. KOCH, H.: Zentralblatt für Chirurgie $\underline{25}$, 958 (1967).

11. LOEW, M., KAPFHAMMER, V.: Anaesthesiologie und Wiederbelebung $\underline{37}$, 41 (1969).

12. LÜBKE, P., BIHLER, K., HUTSCHENREUTER, K.: Anaesthesiologische Informationen $\underline{4}$, 141 (1970).

13. MEHNERT, H.: Anaesthesiologie und Wiederbelebung $\underline{37}$, 24 (1969).

14. MÜNCHEN, I.: Anaesthesiologie und Wiederbelebung $\underline{9}$, 138 (1966).

15. NOLTE, H., MEYER, J.: Anaesthesist $\underline{21}$, 81 (1972).

16. NOLTE, H.: Technik der Lokalanaesthesie, Anaesthesiologie und Wiederbelebung $\underline{14}$ (1968).

17. PFEIFFER, E. F.: Anaesthesiologie und Wiederbelebung $\underline{37}$, 1 (1969).

18. PFLÜGER, H.: Anaesthesiologie und Wiederbelebung $\underline{37}$, 48 (1969).

19. PFLÜGER, H.: Anaesthesist $\underline{13}$, 129 (1964).

20. RICHTER, M.: Anaesthesiologie und Wiederbelebung $\underline{9}$, 106 (1966).

21. ROGGENKÄMPER, R.: Anaesthesiologische Informationen $\underline{7}$, 279 (1972).

22. THOMAS, H.: Anaesthesiologie und Wiederbelebung $\underline{37}$, 73 (1969).

Vortrag Nr. 10

Der Einfluss der Spinal-Anaesthesie auf die Dehnungseigenschaften der kapazitiven Unterschenkelgefässe des Menschen

Von A. Fournell, A. von Ungern-Sternberg, M. Kohnert, J. O. Arndt

Das Niederdrucksystem, zu dem sämtliche postarteriolären Gefäßabschnitte und die gesamte Lungenstrombahn mit den Herzhöhlen einschließlich dem linken Ventrikel in Diastole gerechnet werden, enthält etwa 80 - 85 % des Blutvolumens und es darf funktionell als Füllungsreservoir für das Herz aufgefaßt werden; denn vom Verhältnis der Kapazität dieses Systems zu dem in ihm enthaltenen Blutvolumen wird der Füllungsdruck für die Herzventrikel und damit das Schlagvolumen bestimmt. An dem Problem der Wechselwirkung zwischen Blutvolumen und Kapazität des Niederdrucksystems hat sich eine anhaltende Debatte entzündet, bei der es letzten Endes um die Frage geht, ob über Änderungen des sog. Venentonus die Kapazität des Systems an das Blutvolumen angepaßt wird oder aber, ob die Kapazität des Systems mehr oder weniger unverändert ist und sich die Drucke im System passiv in Abhängigkeit vom Füllungszustand einstellen.

Allgemein müssen im kapazitiven Schenkel des Kreislaufs wegen seiner großen Dehnbarkeit geringe Änderungen des Kontraktionszustandes der glatten Gefäßmuskulatur zu entsprechend großen Volumen-Umverteilungen führen. Gemeinsam definieren der endogene Katecholaminspiegel, die Materialbeschaffenheit der glatten Muskulatur und deren autonome Innervation den Gefäßtonus und damit die Dehnbarkeit.

Als quantitatives Maß der Gefäßdehnbarkeit gilt allgemein in der Kreislaufphysiologie der Volumenelastizitätskoeffizient $E' = \Delta P/\Delta V$, darunter versteht man den Quotienten aus einer konstanten definierten Druckänderung und der dadurch erreichten Volumenänderung.

Am Modell der Spinal-Anaesthesie, die während oder unmittelbar nach der Injektion eines Lokal-Anaesthetikums in den Subarachnoidalraum zu einer Blockierung der prägangliolären sympathischen Fasern und damit zur pharmakologischen Sympathektomie führt, läßt sich die quantitative Bedeutung der autonomen Innervation für die Blutvolumenverteilung im Niederdrucksystem anhand der Änderungen der Volumenelastizitätskoeffizienten abschätzen. Unsere Aussagen stützen sich auf die Untersuchungen an 15 Patienten (Durchschnittsalter 57 Jahre), die vor, während und nach Spinal-Anaesthesie mit 100 mg Lidocain, hyperbar, bei konstanter Raumtemperatur untersucht wurden. Die Patienten waren nicht prämediziert und erhielten keinerlei Infusionen oder Pharmaka während der Untersuchung. Die Druckvolumenbeziehung wurde aus dem elektromanometrisch bestimmten Druckanstieg in der Vena saphena magna und der venenverschlußplethysmographisch bestimmten Volumenänderung der unteren Extremität auf einem Koordinatenschreiber aufgezeichnet. Vor jeder Messung am in Rückenlage liegenden Patienten wurde die untersuchte Extremität so weit angehoben, daß immer vom Ausgangsdruck 0 ausgegangen werden konnte. Die Druckanstiegsgeschwindigkeit in der Staumanschette wurde so gewählt, daß durchblutungsabhängige Veränderungen der Druckvolumencharakteristik vermieden werden konnten. Die Abb. 1 zeigt für das Gesamtkollektiv die Druckvolumenbeziehung für das unbeeinflußte Gefäß und für das Gefäß unter der Spinal-Anaesthesie. Auf der Abszisse ist der peripher-venöse Druck und auf der Ordinate die Volumenänderung aufgetragen. Zunächst fällt auf, daß mit zunehmend peripher-venösem Druck die Druckvolumenkurve abflacht, d. h., daß für einen bestimmten

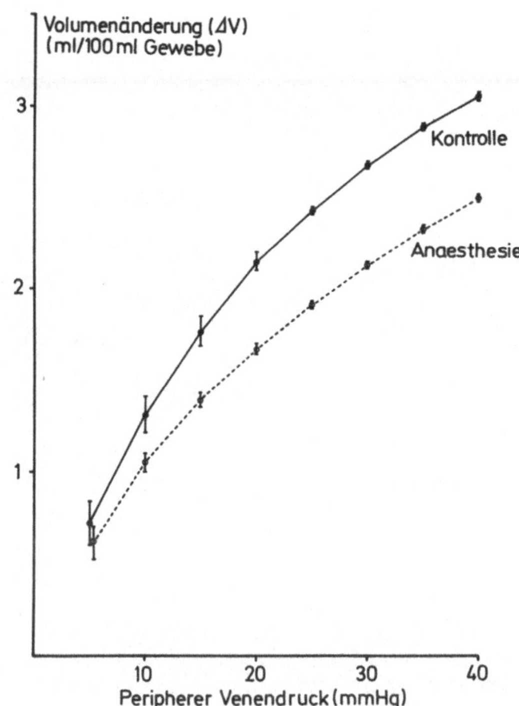

Abb. 1. Druckvolumenbeziehung des Gesamtkollektivs (15 Patienten) für das unbeeinflußte Gefäß und das Gefäß unter Spinalanaesthesie

Drucksprung weniger Volumen in das Gefäß geht, d. h., daß das Gefäß härter bzw. weniger dehnbar ist. Unter Spinal-Anaesthesie flacht die Druckvolumenkurve weiterhin ab, d. h., sie ist nach kleineren Volumina verschoben, d. h., es findet sich bei gleichem Venendruck weniger Volumen in der Vene. Entsprechend finden wir, wenn die Volumenelastizitätskoeffizienten gegen den peripher-venösen Druck aufgetragen werden (Abb. 2), daß die Werte für die Spinal-Anaesthesie im gesamten Druckbereich über der Kontrolle liegen, statistisch läßt sich dieses Ergebnis jedoch nur in einem Druckbereich von 10 - 30 mm Hg mit einem p < 0,025 sichern. Im oberen Druckbereich, etwa bei 40 mm Hg, liegen die E'-Strichwerte des innervierten und des nicht innervierten Gefäßes wieder dicht beieinander.

Die Abbildung 3 zeigt das Verhalten von arteriellem Mitteldruck und arterieller Durchblutung sowie peripher und zentral-venösem Druck. Es kam während der Spinal-Anaesthesie zu einem leichten Abfall des arteriellen Mitteldruckes und zu einer Zunahme der arteriellen Durchblutung, beide Änderungen waren statistisch jedoch nicht signifikant. Der peripher-venöse Druck stieg gegenüber der Kontrolle von 11,3 mm Hg auf 16,5 mm Hg an, der zentral-venöse Druck fiel von 6,6 cm H_2O auf 4 cm H_2O. Diese beiden Veränderungen ließen sich statistisch sichern.

Welche Konsequenz der Dehnbarkeitsverlust unter der Spinal-Anaesthesie für das intra-vasale Volumen hat, geht aus Abb. 4 hervor. Bei gleicher Dehnbarkeit der Gefäße würde das intra-vasale Volumen von 1,31 ml/100 ml Gewebe auf 1,77 ml/100 ml Gewebe entsprechend 35 % zunehmen. Durch die Abnahme der Dehnbarkeit kommt es jedoch nur zu einer Zunahme

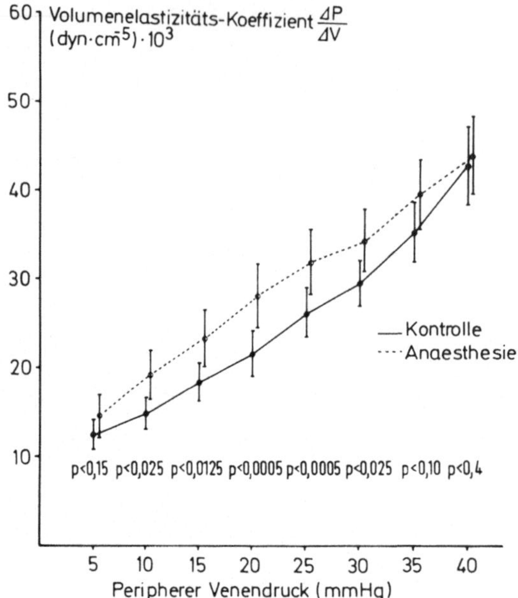

Abb. 2. Auftragung der Volumenelastizitätskoeffizienten gegen den peripher-venösen Druck für das nicht innervierte und innervierte Gefäß

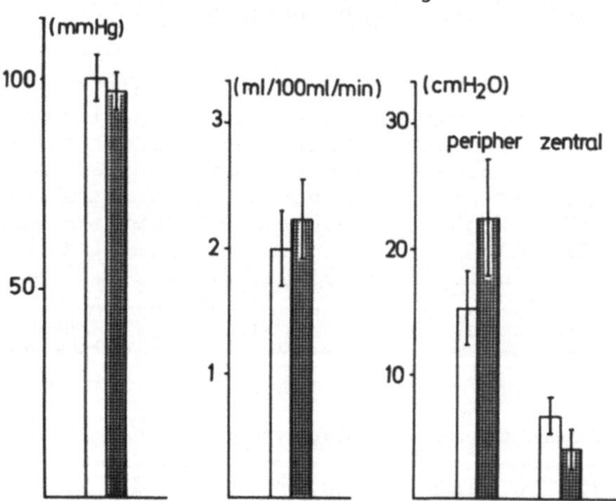

Abb. 3. Verhalten von arteriellem Mitteldruck, arterieller Durchblutung sowie peripherem und zentral-venösem Druck bei Spinalanaesthesie und dem Kontrollkollektiv

von 1,31 ml/100 ml auf 1,39/100 ml Gewebe entsprechend 10,6 %. Schätzt man das Gewebevolumen eines Beines mit 13 l und unterstellt man, daß die am Unterschenkel gemessene Volumendifferenz für die gesamte Extremität repräsentiv ist, dann würden aufgrund des größeren Dehnungswiderstandes unter der Spinal-Anaesthesie dem zentralen Blutvolumen nur etwa 10 ml anstatt 60 ml pro Extremität entzogen.

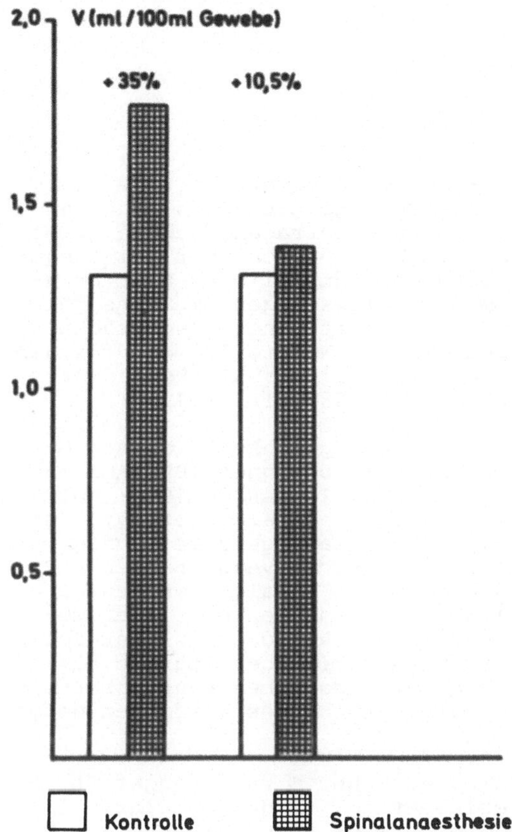

Abb. 4. Verhalten des Dehnbarkeitsverlustes unter Spinal-Anaesthesie

Ein innerer Aderlaß in dieser Größenordnung dürfte jedoch kaum in der Lage sein, den arteriellen Mitteldruck zu senken. Dies dürfte zwanglos auf eine Abnahme des peripheren Widerstandes mit konsekutiver Druckerhöhung im nachgeschalteten Niederdrucksystem und dementsprechender Füllungszunahme der postarteriolären Gefäßgebiete zu deuten sein. Für diese Annahme spricht auch die Tatsache, daß sich Abnahme des arteriellen Mitteldruckes und Zunahme des peripher-venösen Druckes quantitativ in der gleichen Größenordnung bewegen.

Die Diskrepanz zwischen dem Verhalten des peripher-venösen Druckes und des zentral-venösen läßt sich dadurch erklären, daß das Niederdrucksystem in sich nicht einheitlich ist, sondern eine gewisse Kompartimentbildung erkennen läßt, denn zwischen den intra- und extrathorakalen Venensegmenten besteht aufgrund des differierenden Gewebedruckes eine Tendenz zur Ausbildung einer Innendruckstufe mit ganz oder teilweise aufgehobener Drucktransmission von extra- und intrathorakal.

Vortrag Nr. 11

DIE KOMBINIERTE PERIDURALANAESTHESIE UND IHRE INDIKATION

Von L. Havers, G. Hack, A. Vollmar und F. Etzel

Unter den schockauslösenden Faktoren nimmt der Blutverlust eine Schlüsselposition ein. Dieser Tatsache wird heute allgemein durch einen adäquaten intraoperativen Volumenersatz Rechnung getragen. Schwierigkeiten mit der üblichen Substitutionstherapie können sich aber bei ausgedehnten Eingriffen ergeben, die mit überdurchschnittlichen Blutverlusten einhergehen. Hier muß nicht nur mit Fehlleistungen im Sinne der Über- und Untertransfusion, sondern vor allem mit einer Beeinträchtigung des Gerinnungspotentials gerechnet werden, Nachteile, die für den intra- und postoperativen Verlauf oft ein erhebliches Risiko bedeuten (DRECHSEL und LAWIN 1963; GUYNN und REYNOLDS 1958; MILLER 1973).

Die kontrollierte Blutdrucksenkung bietet die Möglichkeit, diesen Gefahren durch Einschränkung des Blutverlustes zu begegnen (BROMAGE 1951; ECKENHOFF und RICH 1966; ENDERBY und PELMORE 1951; LARSON 1964; MOIR et al. 1968; WARNER et al. 1970). Die Erfahrung hat aber gezeigt, daß jugendliche Patienten blutdrucksenkenden Pharmaka gegenüber häufig resistent sind, und ein ausreichend tiefes Blutdruckniveau in dieser Patientengruppe über längere Zeit verläßlich nicht gehalten werden kann (ENDERBY 1951; JACKSON 1957; ZAIMIS 1955). Es erschien uns daher gerechtfertigt, eine Methode für kreislaufgesunde Patienten zu entwickeln, die den regulativen Sympathicotonus mit Sicherheit über Stunden ausschalten kann. Durch Kombination von Periduralanaesthesie und oberflächlicher Intubationsnarkose glauben wir, ein brauchbares Verfahren gefunden zu haben.

Einzelheiten unserer Narkosetechnik sind auf Abb. 1 zusammengefaßt. Die obere Registrierung zeigt die Narkoseeinleitung, in der mittleren ist die hypotensive - und in der unteren die Aufwachphase dargestellt. Unmittelbar vor Narkosebeginn mit PROPANIDID wurde THALAMONAL langsam i. v. injiziert und mit einsetzender Hyperventilation blind nasal intubiert. Bei kontrollierter Beatmung wurde die Anaesthesie mit N_2O/O_2 im Verhältnis 2/2 l/min und bei Bedarf mit 0,5 Vol% HALOTHANE oder fraktionierten THALAMONAL-Dosen aufrechterhalten. Nach periduraler Injektion von 50 ml einer 2%igen MEPIVACAIN-Lösung fiel der systolische Druck innerhalb von 30 min gewöhnlich bis auf 60 mm Hg ab, wo er bei dem auf Abb. 1 dargestellten Fall über 3 Stunden gehalten werden konnte. Nach langsamem Wiederanstieg des Blutdruckes bis zum Ausgangswert, ausreichender Spontanatmung und vollständiger Ansprechbarkeit des Patienten wurde extubiert.

Das Verfahren kam bei drei Hauptindikationen zur Anwendung:
1. Bei Radikaloperationen von Beckentumoren, die z. T. bis in das Peritoneum eingebrochen waren und eine ausgedehnte Beckenschaufelresektion erforderten,
2. bei operativer Ausräumung chronisch infizierter Knochenhöhlen im Bereich des Oberschenkels, wo ohne Blutleere operiert werden muß und
3. bei der transabdominellen Lymphknotenausräumung nach operativer Entfernung eines Hodenmalignoms. Diese Operation erfordert eine gründliche retroperitoneale Revision und Lymphadenektomie von der Aortenbifurkation bis zum Zwerchfell.

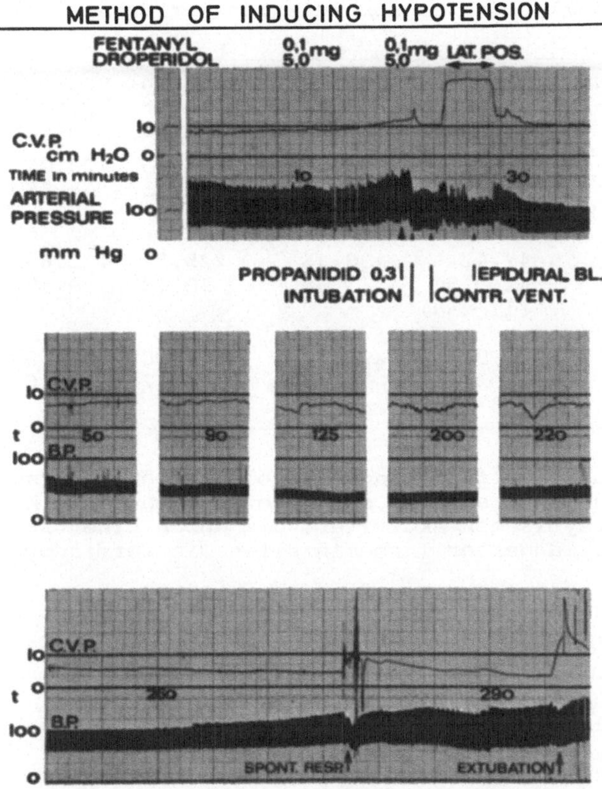

Abb. 1. Technik der kombinierten Periduralanaesthesie:
Obere Registrierung: Narkoseeinleitung
Mittlere Registrierung: Hypotensive Phase
Untere Registrierung: Aufwach-Phase

In allen Gruppen wurde durch die Blutdrucksenkung eine optimale Übersichtlichkeit des Operationsfeldes und damit ein exaktes chirurgisches
Vorgehen bei verkürzter Operationszeit erzielt. Einzelheiten über das
Patientengut, Dauer von Operation, Anaesthesie und Hypotension sind
aus Tabelle 1 ersichtlich. Es handelte sich allgemein um Patienten
jungen und mittleren Alters, die den Eingriff in hypotensiver Anaesthesie ohne nachteilige Folgen überstanden.

Nicht zu übersehen ist jedoch die Tatsache, daß die induzierte Hypotension als solche eine eingreifende hämodynamische Umstellung darstellt. Die Methode ist deshalb Gegenstand zahlreicher Untersuchungen
gewesen, die zu der heute vertretenen Ansicht geführt haben, daß Hypotensionen bis zu systolischen Werten von 60 mm Hg bei Kreislaufgesunden ohne weiteres vertretbar sind (BROMAGE 1953, 1967).

Im Rahmen dieser Arbeit haben wir drei Fragen untersucht, die uns bei
der kombinierten Periduralanaesthesie von Bedeutung erschienen: Das
Verhalten der Blutgerinnung und Fibrinolyse, des Säure-Basen-Haushaltes
sowie des Renin-Angiotensin-Aldosteron-Systems. Die Untersuchungen
wurden bei Lymphadenektomien vorgenommen, da diese Patientengruppe am
längsten der Hypotension ausgesetzt war und Veränderungen hier am ehesten erwartet werden konnten.

Tabelle 1. Überblick über Indikation zur kombinierten Periduralanaesthesie

Art der Operation	Zahl der Fälle	Alter	Dauer (in Minuten) von		
			Operation	Anaesthesie	Hypo-, tension
Radikaloperation von Knochentumoren	10	31,18 s$\bar{x}$ 4,27 (22 - 58)	153,50 20,52	237,15 40,13	129,00 18,58
Knochenausmuldungen bei Osteomyelitis	19	42,42 s$\bar{x}$ 2,50 (17 - 58)	138,16 11,88	225,29 50,18	112,63 9,99
Lymphadenektomien bei Hodentumoren	33	30,97 s$\bar{x}$ 2,11 (23 - 44)	227,50 11,64	312,68 13,72	187,50 9,46

Die wichtigsten Ergebnisse unserer gerinnungsphysiologischen Untersuchungen sind auf Abb. 2 zusammengefaßt. In der hypotensiven Phase kam es zu einer erhöhten fibrinolytischen Aktivität, die durch einen Anstieg von Spaltprodukten, verlängerter Thrombinzeit sowie Verminderung

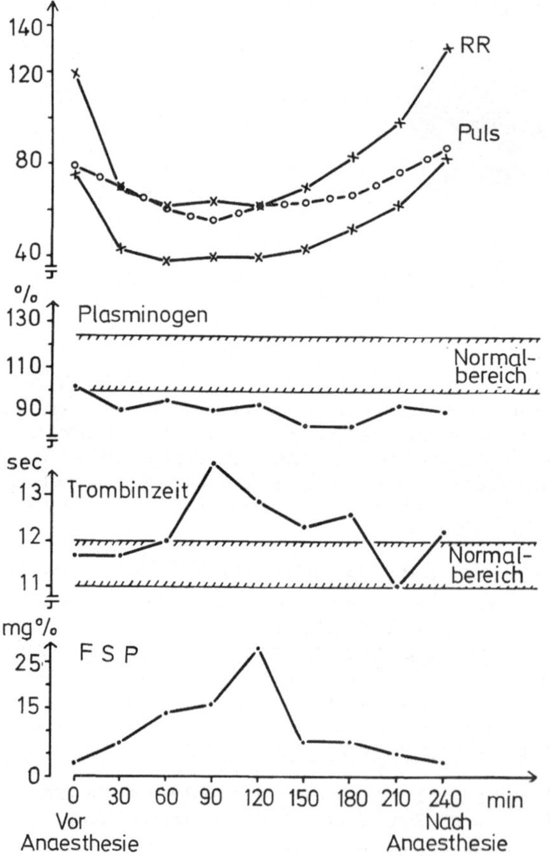

Abb. 2. Fibrinolytic Activity during Hypotensive Anaesthesia

des Plasminogengehalts charakterisiert war. Ein vermehrter Umsatz von
Gerinnungsfaktoren während der Blutdrucksenkung konnte, wie aus Abb.3
hervorgeht, nicht festgestellt werden. Bei Normalisierung des Blutdrucks war jedoch eine Steigerung der Gerinnbarkeit zu bemerken, die
sich im Anstieg des Faktors VIII manifestierte. Eine ähnlich gesteigerte Gerinnbarkeit wird normalerweise nach jeder größeren Operation
beobachtet; sie ist nicht hypotensionsspezifisch. Charakteristisch
für die Blutdrucksenkung ist aber die Stimulation der Fibrinolyse, die
hier nicht mit einer Aktivierung des Gerinnungsystems, nachfolgender
Mikrothrombosierung und reaktiver Fibrinolyse einhergeht (HAVERS 1972;
HAVERS und ETZEL in Vorbereitung). Induziert wird die beobachtete Fi-
brinolysesteigerung möglicherweise durch die Weitstellung des Gefäß-
systems in der hypotensiven Phase, wo sie eine antithrombotische Schutz-
funktion auszuüben scheint. Andererseits muß eine Verminderung der
Clearance-Funktion im Reticulo-Endothelialen System für die Aktivato-
ren der Fibrinolyse während der Hypotension diskutiert werden.

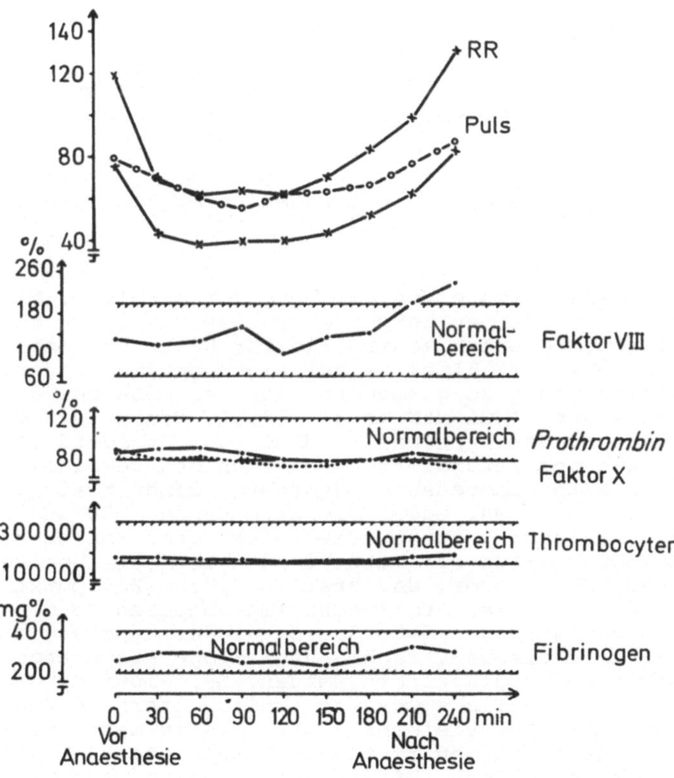

Abb. 3. Effect of Hypotensive Anaesthesia on Coagulation

Veränderungen des Säure-Basen-Haushaltes bei langdauernden Eingriffen
unter kontrollierter Hypotension sind besonders im Hinblick auf eine
mögliche Gewebshypoxie von Bedeutung. Eine längerdauernde Hypotension
könnte eine ausreichende Gewebsperfusion gefährden und zu acidotischen
Störungen führen (ECKENHOFF et al. 1963; JUST 1969; WISHART 1971).
Abb. 4 zeigt die arteriellen Blutgasanalysen bei 33 Patienten unter
kombinierter Periduralanaesthesie und Hypotension. Während der Blut-

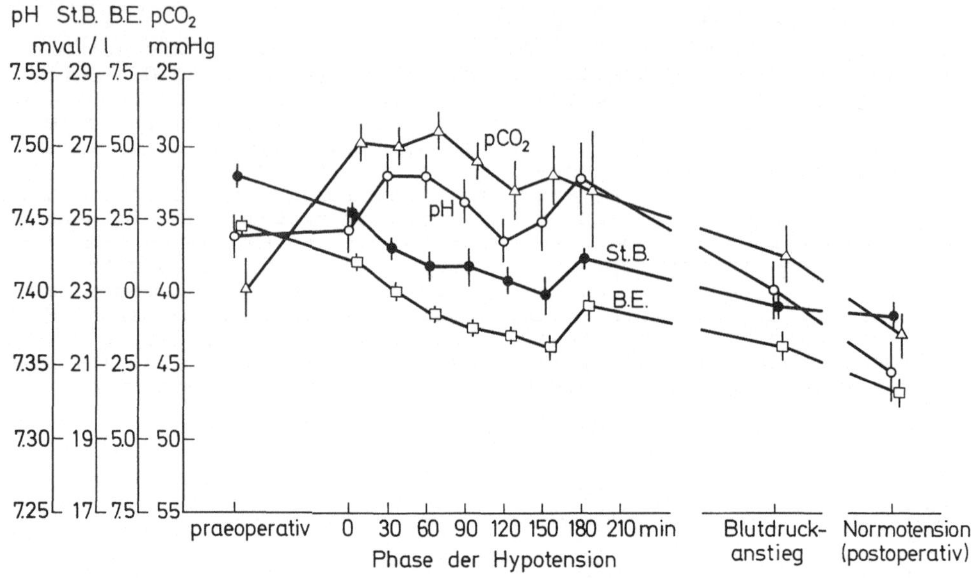

Abb. 4. Arterielle Blutgasanalysen bei 33 Patienten unter kombinierter Periduralanaesthesie

drucksenkung zeigt das pH eine leichte Verschiebung zur Alkalose, die, wie aus den entsprechenden pCO_2-Werten hervorgeht, respiratorisch bedingt ist. In allen Fällen wurde unter kontrollierter Beatmung eine mäßige Hyperventilation erzielt. Im Hinblick auf einen optimalen zerebralen Blutflow wurde die Beatmung so gesteuert, daß der pCO_2 nur unwesentlich unter 30 mm Hg absank (WOLLMAN et al. 1965). Genau entgegengesetzt verhalten sich während der Hypotension B.E. und Standardbikarbonat. Dies deuten wir wegen der retardierten Reaktion des Regulationsorgans Niere nicht als gezielten Kompensationsvorgang, sondern als verzögerte Ausscheidung saurer Valenzen. Gegen Operationsende, während des Blutdruckanstiegs und stärker noch postoperativ unter Normotension zeigt sich eine leichte Verschiebung aller Parameter in den acidotischen Bereich. Aus den Ergebnissen geht hervor, daß erst zu diesem Zeitpunkt die Diffusion etwa vorhandener saurer Stoffwechselmetaboliten in die Blutbahn erfolgt. Berücksichtigt man jedoch die Dauer der Hypotension, so kann die geringgradige acidotische Verschiebung am Operationsende kaum auf eine Gewebshypoxidose zurückgeführt werden. Bei einer hypoxiebedingten anaeroben Stoffwechsellage wären erheblich stärkere Zunahmen saurer Valenzen zu erwarten. Vielmehr dürfte das in der unmittelbaren postoperativen Phase häufig auftretende Muskelzittern als Hauptursache für die mäßige acidotische Stoffwechsellage in Frage kommen.

Was die durch Operationsstress und Hypotension bedingten humoralen Reaktionen anbetrifft, so haben wir in früheren Publikationen für die kombinierte Periduralanaesthesie nachweisen können, daß die sympathoadrenale Aktivität vermindert ist (HAVERS et al. 1970). Aufgrund der peripheren Unterbrechung vasokonstriktorischer Impulse im Bereich der präganglionären sympathischen Fasern steht hierbei eine erniedrigte Freisetzung von Noradrenalin im Vordergrund.

Unsere Untersuchungen über die Cortisol-, Aldosteron- und Renin-Aktivität mittels des Radioimmunoassay sind zum gegenwärtigen Zeitpunkt noch nicht abgeschlossen. Erste Ergebnisse deuten auf einige grundlegende Unterschiede im Vergleich zu anderen Anaesthesieverfahren hin. Bei unter Inhalationsnarkose und Normotension operierten Patienten waren die Exkretionsraten für Cortisol und Aldosteron vom Beginn der Operation an stark erhöht. Hierbei ist die vermehrte Cortisol-Freisetzung ACTH-getriggert, und auch der Hyperaldosteronismus kann durch die streßbedingte ACTH-Überproduktion erklärt werden.

Im Gegensatz hierzu fanden wir in Übereinstimmung mit den Ergebnissen von LUSH et al. (1972) bei den unter kombinierter Periduralanaesthesie und Hypotension operierten Patienten eine Hypersekretion von Cortisol erst am Ende der Operation in der Aufwachphase. Die Renin- und Aldosteron-Aktivität war dagegen von Beginn der Operation an erhöht (HACK et al., in Vorber.). Eine Überbeanspruchung der Nebennierenrindenfunktion, wie sie im Operationsstreß zu erwarten wäre, liegt also unter kombinierter Periduralanaesthesie nicht vor, sie tritt vielmehr erst nach Abklingen der Anaesthesie in der unmittelbaren postoperativen Phase auf. Somit ist die vom Operationsbeginn an vermehrte Aldosteron-Aktivität nicht ACTH-bedingt, sondern durch einen allein durch die Hypotension induzierten Hyperreninismus zu erklären.

Diese Dissoziation der Cortisol- und Aldosteron-Regulation muß aber nicht unbedingt auf eine Renin-verursachte Überproduktion zurückgeführt werden, sie könnte auch durch einen verminderten metabolischen Abbau des Aldosterons in der Leber während der Hypotension erklärt werden. Man weiß, daß unter Periduralanaesthesie die Leberdurchblutung um rund 25 % vermindert ist (GERBERSHAGEN et al. 1972). Dabei ist unbekannt, wie die Kombination von Periduralanaesthesie und Halothane sich in dieser Richtung auswirkt. Zur endgültigen Klärung der Zusammenhänge sind also noch weitere Untersuchungen erforderlich.

Durch unsere Erfahrungen und Untersuchungen werden wir bestärkt, die kombinierte Periduralanaesthesie bei kreislaufgesunden Patienten für die hier aufgeführten Indikationen einzusetzen. Klinisch relevante nachteilige Auswirkungen dieses Anaesthesieverfahrens auf Gerinnungssystem, Säure-Basen-Haushalt oder humorale Reaktionen des Organismus konnten wir nicht feststellen.

Literatur

1. BROMAGE, P. R.: Vascular hypotension in 107 cases of epidural analgesia; Anaesthesia 6, 26 (1951).

2. BROMAGE, P. R.: Some electroencephalographic changes associated with induced vascular hypotension. Proc. roy. Soc. Med. 46, 919 (1953).

3. BROMAGE, P. R.: Physiology and pharmacology of epidural analgesia Anesthesiology 28, 592 (1967).

4. DRECHSEL, U., LAWIN, P.: Komplikationen nach großen Konservenbluttransfusionen und ihre Behandlung. Münch. Med. Wschr. 105, 2275 (1963).

5. EKCENHOFF, J. E., ENDERBY, C. E. H., LARSON, A., ELDRIGE, A., JUDEVINE, D. E.: Pulmonary gas exchange during deliberate hypotension. Brit. J. Anaesth. 35, 750 (1963).

6. ECKENHOFF, J. E., RICH, J. C.: Clinical experience with deliberate hypotension Anesth. Analg. Curr. Res. 45, 21 (1966).

7. ENDERBY, G. E. H., DAVISON, M. H. A.: Discussion on the use of
   hypotensive drugs in surgery. Proc. roy. Soc. Med. 44, 829 (1951).

8. ENDERBY, G. E. H., PELMORE, J. F.: Controlled hypotension and
   postural ischaemia to reduce bleeding in surgery. Lancet/I, 663
   (1951).

9. GERBERSHAGEN, H. U., KENNEDY Jr., W. F., BONICA, J. J., EVERETT,
   G. B., COBB, L. A., ALLEN, G. D., SAWYER, T. K., CUTLER, R. E.:
   Hämodynamische Einflüsse der Peridural- und Spinalanaesthesie auf
   andere Organe aus: Die rückenmarksnahen Anaesthesien. Intern.
   Symposium in Minden, Stuttgart: Georg-Thieme-Verlag 1972.

10. GUYNN, V. L., REYNOLDS, J. T.: The use and abuse of blood trans-
    fusion. Surg. Clin. N. Amer. 38, 19 (1951).

11. HACK, G., VETTER, H., HAVERS, L.: In Vorbereitung.

12. HAVERS, L., KREPPEL, E., HACK, G.: Das Verhalten der Katecholami-
    ne bei langdauernden Eingriffen in Peridural-, Halothan-Methoxy-
    fluran- und Neuroleptanalgesie. Proc. 3rd Europ. Congr. Anaesth.
    II, 1129 (1970).

13. HAVERS, L.: Effect of hypotensive anaesthesia on coagulation and
    fibrinolysis. 5. Weltkongreß für Anaesthesiologie, Kyoto 1972.

14. JACKSON, B.: Problems arising during induced hypotension in
    anaesthesia South African. J. Lab. Clin. Med. 3, 268 (1957).

15. JUST, O. H.: Veränderungen des Säure-Basen-Haushalts bei gefäß-
    chirurgischen Eingriffen. In: V. FEUERSTEIN: Die Störungen des
    Säure-Basen-Haushalts. Anaesthesiologie und Wiederbelebung 35,
    42 (1969).

16. LARSON, A. G.: Deliberate hypotension. Anesthesiology 25, 682
    (1964).

17. LUSH, D., THORPE, J. N., RICHARDSON, D. J., BOWEN, D. J.: The
    effect of epidural analgesia on the adrenocortical response to
    surgery. Brit. J. Anaesth. 44, 1169 (1972).

18. MILLER, R. D.: Complications of massive blood transfusions Anes-
    thesiology 39, 82 (1973).

19. MOIR, D. D.: Blood loss during major vaginal surgery: a statistical
    study of the influence of general anaesthesia and epidural anaes-
    thesia. Brit. J. Anaesth. 40, 233 (1968).

20. WARNER, W. A., SHUMRICK, D. A., CAFFERY, J. A.: Clinical investi-
    gation of prolonged induced hypotension in head and neck surgery.
    Brit. J. Anaesth. 42, 39 (1972).

21. WISHART, H. Y.: Blood gas changes in patients undergoing high
    spinal nerve block. Anaesthesia 26, 87 (1971).

22. WOLLMAN, H., ALEXANDER, S. C., COHEN, P. J., SMITH, T. C., CHASE,
    P. E., van der MOLEN: Cerebral circulation during general anes-
    thesia and hyperventilation in man. Anesthesiology 26, 329 (1965).

23. ZAIMIS, E.: The interruption of ganglionic transmission and some
    of its problems. J. Pharm. Pharmacol. 7, 497 (1955).

Vortrag Nr. 12

EIGENE ERFAHRUNGEN MIT DER PERIDURALANALGESIE IN DER GEBURTSHILFE

Von A. Aronski, A. Błak, M. Cisło, D. Durek und A. Żółciński

In den letzten Jahren ist ein erhebliches Ansteigen der Zahl der An-
hänger für eine schmerzlose Geburt zu verzeichnen. Die Schmerzlosigkeit, beziehungsweise die Schmerzminderung während einer normalen Geburt kann durch drei Verfahren erreicht werden:
1. Parenterale Verabreichung von Analgetica.
2. Inhalationsanalgesie.
3. Regionale Schmerzausschaltung.

In der Medizinischen Akademie in Wroclaw wird zur Erreichung einer
schmerzlosen Geburt die kontinuierliche Periduralanalgesie angewandt.
Wir benutzen die von VOESS und SAETENS beschriebene Technik. Nach Einsetzen einer regelmäßigen Wehentätigkeit wird eine Dauertropfinfusion
mit Ringerlösung angelegt, Blutdruck und Pulsfrequenz bestimmt und in
linker Seitenlage der Periduralraum punktiert.

Die Haut im Bereich der geplanten Einstichstelle sowie das Gewebe im
Interspinalraum wird gewöhnlich in Höhe des Zwischenwirbelraumes L_2 –
L_3 oder L_4 mit 1- oder 2%igem Xylocain anaesthesiert. Zur Identi-
fizierung des Periduralraumes verwenden wir den Widerstandsverlust-
Test. Wir benutzen den kalibrierten Portex-Katheter, der etwa 5 cm in
kranialer Richtung durch die Nadelspitze vorgeschoben wird (Abb. 1 und
2). Nach Entfernung der Tuohy-Kanüle und vor Injektion des Lokalanaesthetikums wird aspiriert, um eine intravenöse oder intradurale Lage
des Katheters auszuschließen. Als Anaesthetikum verwenden wir Marcain
0,125 % mit Adrenalin 1 : 800 000. Es ist bekannt, daß Adrenalin in
höheren Konzentrationen eine Wehen abschwächende Wirkung hat. Die von
uns verwendete Konzentration hat keinen Einfluß auf die Uteruskontrak-
tion, dagegen ruft sie im Falle einer Injektion in die Periduralgefäße
eine Tachykardie aus, welche als Warnsignal betrachtet werden muß.

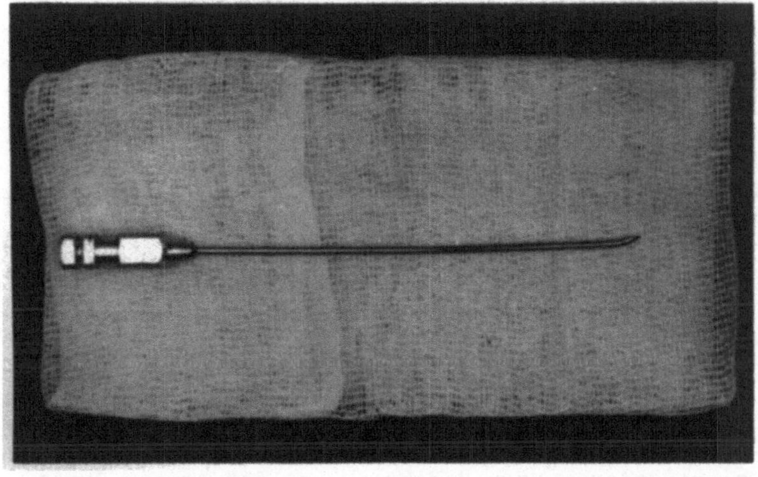

Abb. 1

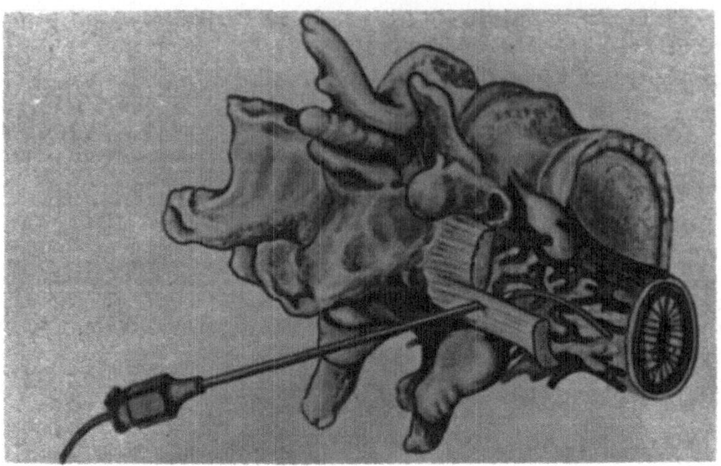

Abb. 2

Durch den eingeführten Katheter wird zuerst eine Testdosis von 3 bis
4 ml obenerwähnter Marcain-Konzentration verabreicht, wenn nach 5 Minuten Zeichen einer intralumbalen Injektion, sowie Veränderungen von
Blutdruck und Puls fehlen, injizieren wir in Trendelenburg-Lage (ca.
20°) 9 bis 10 ml Marcainlösung. Die Trendelenburg'sche Position wird
10 Minuten lang eingehalten. Die Repetitionsdosen werden nach 60 bis
90 Minuten verabreicht, sofort nach wiederholtem Eintritt geringster
Schmerzen. Bei vollständiger Eröffnung des Muttermundes im Anfang der
Austreibungsperiode wird eine Dosis von 12 bis 14 ml Marcainlösung in
halbsitzender Position gegeben.

Unserer Meinung nach ist die kontinuierliche Periduralanalgesie in folgenden Fällen kontraindiziert:
1. Infektionen in der Nähe der Punktionsstelle.
2. Blutgerinnungsstörungen.
3. Deformationen der Wirbelsäule.
4. Mehrlingsschwangerschaft.
5. Bestehendes Geburtshindernis von seiten der Mutter oder des Kindes.
6. Placenta praevia.
7. Überempfindlichkeit gegen Lokalanaesthetika.

Patientengut

122 Entbindungen in Periduralanaesthesie wurden einer klinischen Analyse unterzogen. 96 Periduralanalgesien wurden bei Erst- und 26 bei
Mehrgebärenden durchgeführt. Eine vollständige Schmerzlosigkeit im Verlauf der ganzen Geburt haben wir in 95 % der Fälle erreicht. Die obere
Grenze der Analgesie hat Th -10 nicht überschritten. Nur in einem Fall
hat die Analgesie die Höhe des Segmentes Th-6 erreicht. In allen Fällen
haben wir eine 0,125 % Lösung von Marcain mit Adrenalin 1 : 800 000 verwendet. In 50 Fällen betrug die erste Dosis 10 ml, in 72 Fällen 9 ml.
Die Unterhaltungsdosis schwankte zwischen 7 bis 9 ml.

Während der Austreibungsphase haben wir bei 50 Entbindungen automatisch
16 ml Marcain verabreicht. Im übrigen Krankengut dagegen wurde die Dosis auf 12 bis 14 ml reduziert. Nach Verabreichung der ersten Dosis
konnten wir schon nach sieben Minuten die Schmerzminderung beobachten.

Die vollständige Schmerzlosigkeit erreichten wir nach 15 Minuten, in 10 Fällen nach 20 Minuten. Die Dosis von Marcain für die ganze Geburt schwankte zwischen 16 und 108 ml. In den meisten Fällen wurde eine vorübergehende geringe Blutdrucksenkung von 10 bis 15 mm Hg beobachtet, nach 10 bis 20 Minuten wurde der Ausgangswert wieder erreicht. In 17 Fällen (Tabelle 1) haben wir das Vena cava-Syndrom mit einer Blutdrucksenkung von 30 bis 50 mm Hg, in vier Fällen mit Schüttelfrost und Nausea beobachtet. Nach Einnahme der Linksseitenlage erreichte der Blutdruck sofort wieder den Ausgangswert. In keinem Fall haben wir vasopressorische Mittel gebraucht. In drei Fällen konnten wir eine Bradykardie bis 54/min beobachten, die mit Atropin korrigiert wurde.

Tabelle 1. Kreislaufveränderungen bei Gebärenden, bei denen die Periduralanalgesie durchgeführt war

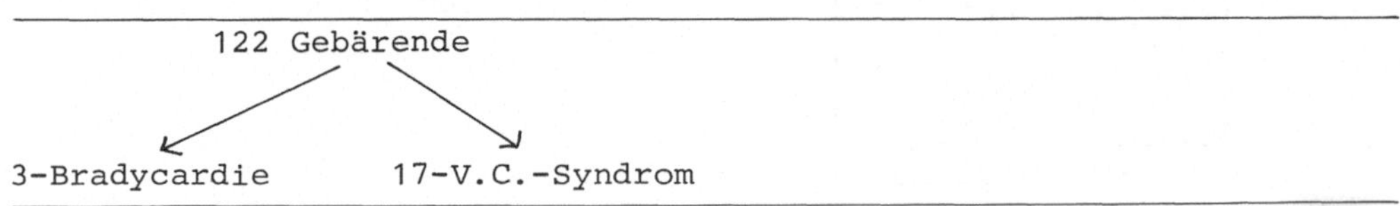

In 122 analysierten Fällen (Tabelle 2) war die Geburt in 99 Fällen (81 %) spontan, in 19 Fällen (16,3 %) mittels Saugglocke, in drei Fällen mit Sectio caesarea (2,4 %) und in einem Fall mittels Forzeps beendet worden. Nur in vier Fällen wurde die Saugglocke wegen sekundärer Wehenschwäche angewendet. Diese Tatsache konnte durchaus mit der Anaesthesie in Zusammenhang gebracht werden.

Tabelle 2. Art der Geburtsbeendigung (Geburt in Periduralanalgesie)

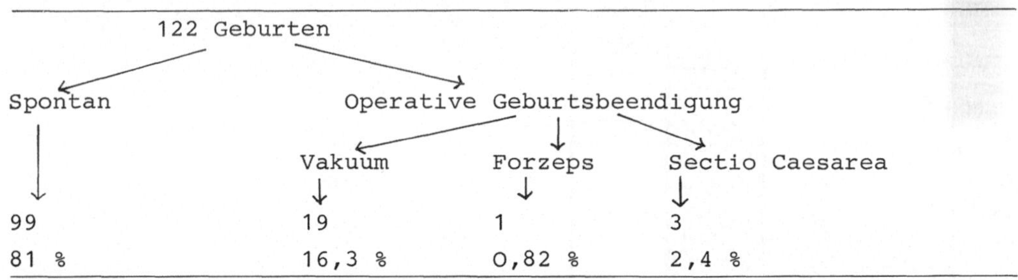

Bei allen Neugeborenen wurde der Apgar-Status eine Minute nach der Geburt bestimmt. Bei Neugeborenen mit einer niedrigen Zahl wurde die Apgar-Note nochmals nach 5 und 10 Minuten bestimmt. Bei 106 Neugeborenen (Tabelle 3), also in 86 % des analysierten Krankengutes, lagen die Apgar-Noten zwischen 7 und 10, bei 17 Neugeborenen - davon entfielen 9 Neugeborene auf operative Entbindungen - zwischen 4 und 6.

Tabelle 3. Apgar-Werte 1 Minute post partum (Geburt in Periduralanalgesie)

Apgar-Werte	7 - 10	4 - 6	0 - 3
Zahl der	105	16	1
Neugeborenen	(86 %)	(13,1 %)	(0,9 %)

Bei 50 Neugeborenen wurden der pH-Wert und die Blutgase in der Vena
und Arteria umbilikalis sofort nach der Geburt, und nach 24 Stunden
und 5 Tagen im Kapillarblut bestimmt. Der Mittelwert des pH-Wertes
aus der Arteria umbilikalis (Abb. 3) betrug 7,20 (7,10 - 7,32), aus

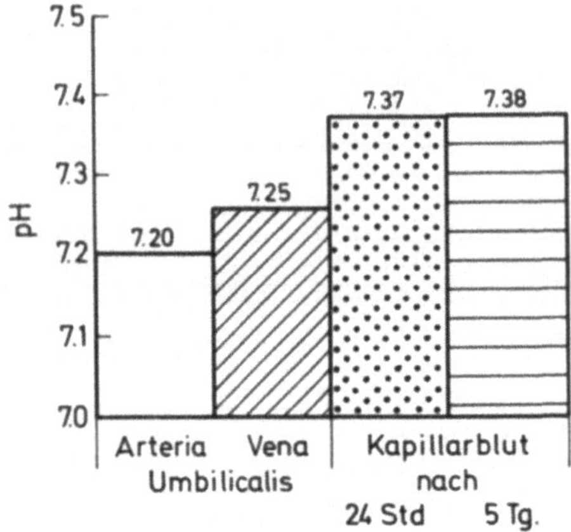

Abb. 3. pH-Mittelwerte bei Neugeborenen (Geburt in Periduralanalgesie)

der Vena umbilikalis 7,25 (7,12 - 7,40). Der Mittelwert des pO_2 (Abb. 4)
betrug in der Arteria umbilikalis 17 mm Hg und in der Vena umbilikalis

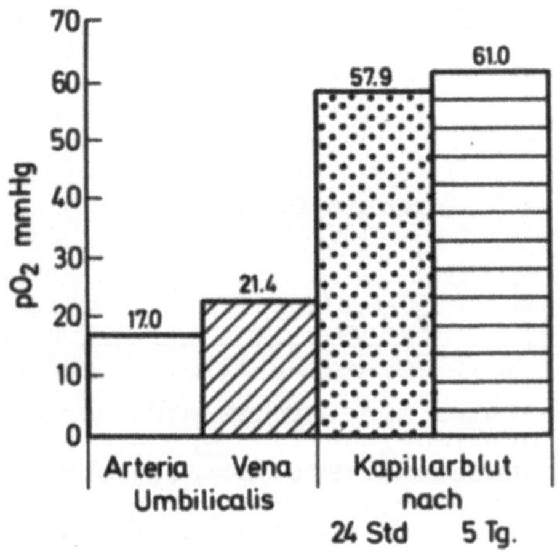

Abb. 4. pO2-Mittelwerte bei Neugeborenen (Geburt in Periduralanalgesie)

21,4 mm Hg. Der Mittelwert des pCO_2 (Abb. 5) aus der Nabelschnurarterie
lag bei 44,1 mm Hg und aus der Vena bei 41,8 mm Hg.

In der Abb. 6 sind die Mittelwerte vom Standartbicarbonat in der Arteria
umbilkalis mit 15,5 mEq/l und in der Vene mit 16,8 mEq/l dargestellt.

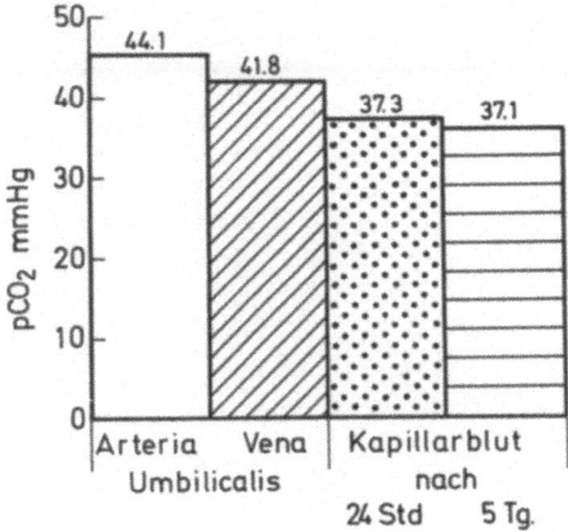

Abb. 5. pCO_2-Mittelwerte bei Neugeborenen (Geburt in Periduralanalgesie)

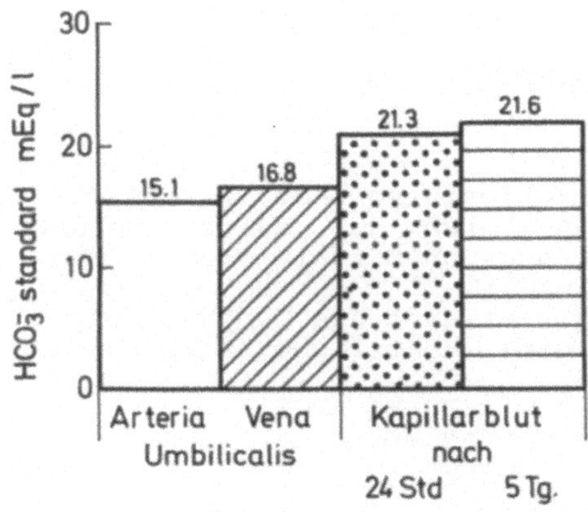

Abb. 6. HCO_3^- -Mittelwerte bei Neugeborenen (Geburt in Periduralanalgesie)

Die angegebenen Zahlen sind ein Beweis dafür, daß bei Neugeborenen unmittelbar nach der Geburt eine gemischte Form von Acidose besteht.

Die Abb. 7 stellt die Beziehung zwischen dem pH-Wert in der Nabelvene und dem Apgar-Status eine Minute post partum dar.

Die Kapillarblutuntersuchungen nach 24 Stunden und 5 Tagen zeigen eine Normalisierung aller oben erwähnten Parameter.

Zusammenfassung

Auf Grund eigener Erfahrungen können folgende Feststellungen getroffen werden:
1. Eine Lege artis durchgeführte kontinuierliche Periduralanalgesie stellt keine Gefahr für Mutter und Kind dar.

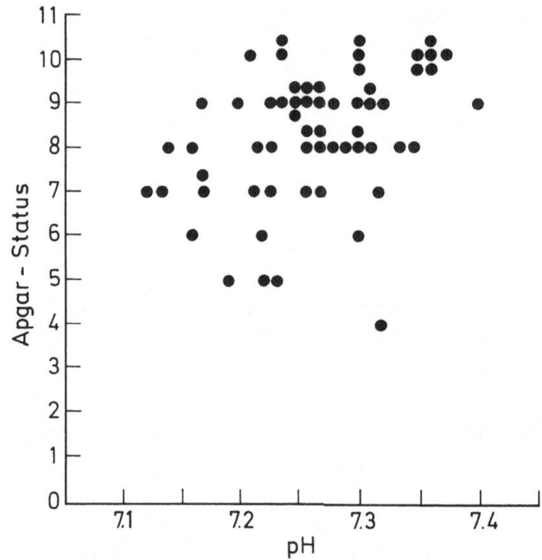

Abb. 7. Die Beziehung zwischen dem pH-Wert in der Nabelvene und dem
Apgar-Status 1 min post partum

2. Die Anwendung auch niedriger Konzentrationen von Marcain ermöglicht
   eine vollständige Schmerzausschaltung während der gesamten Geburt.
3. Die niedrige Konzentration und Dosierung von Marcain mindern die
   Gefahr einer toxischen Reaktion.
4. Die kontinuierliche Periduralanalgesie erlaubt die Durchführung
   aller geburtshilflicher Operationen ohne zusätzliche Anaesthesie.

Stoffwechsel, Relaxantien und neue Substanzen

Vorsitz: R. Frey, Mainz
F.W. Ahnefeld, Ulm

Vortrag Nr. 58

DAS VERHALTEN DER KREATIN-KINASE (CPK) BEI VERSCHIEDENEN ANAESTHESIEVERFAHREN

Von D. Spilker, R. Bardua und B. Gorgaß

Über den Anstieg des Serum-Kaliums nach der Gabe depolarisierender
Muskelrelaxantien ist in der Literatur mehrfach berichtet worden (5,
6, 7, 13). Die Veränderungen sind gewöhnlich gering und betragen selten mehr als 0,5 bis 0,7 mval/l Kalium.

Starke, mit bedrohlichen Herzrhythmusstörungen einhergehende Anstiege
des Serum-Kaliums nach Succinylcholingabe sind bei Patienten mit Verbrennungen (12), neuromuskulären Erkrankungen (2, 10), Tetanus (9) und
chronischem Nierenversagen (8, 9) beschrieben worden. Es gilt als sicher, daß der Kaliumanstieg Folge eines vermehrten Kaliumrefluxes aus
der Muskulatur ist. Es ist diskutiert worden, ob ein vermehrter Ionen-
austausch im Bereich der Endplatte stattfindet, oder ob das Kalium aus
zerstörten Muskelfasern austritt. ROTH und WÜTHRICH (9) vertraten folgende These: Während einer normalen Muskelkontraktion kommt es zu einer
synchronen Depolarisation und Kontraktion aller Fasern einer motorischen Einheit. Nach der Gabe von Succinylcholin wird die Schwellenkon-
zentration für die Depolarisation an den einzelnen Muskelfasern zu verschiedenen Zeiten erreicht. Das bewirkt völlig verschiedene Kontrak-
tionszustände benachbarter Muskelfasern und das Auftreten von Spannun-
gen, die zu mechanischer Beschädigung einzelner Muskelzellen und so zum
Freisetzen von Kalium führt.

Diese Theorie der mechanischen Schädigung von Muskelzellen infolge
asynchroner Kontraktion wird gestützt durch die Untersuchungen von
TAMMISTO und AIRAKSINEN (11), die nach intermittierender Succinylcholingabe während Halothane-Narkose das Auftreten von Myoglobinu-
rien und einen ganz erheblichen Anstieg der Kreatin-Kinase bis um das
50-fache sahen. Diese Ergebnisse konnten von JENSEN und Mitarb. (4)
nicht bestätigt werden. Sie fanden bei 63 untersuchten Patienten keinen Anstieg der CPK im Serum. Der Grund dieser widersprüchlichen Ergebnisse ist unklar, eine Nachprüfung ist uns aus der Literatur nicht
bekannt.

Zufällig entdeckte deutliche CPK-Erhöhungen nach Operationen ohne Mus-
keltrauma sowie die widersprüchlichen Angaben in der Literatur veranlaßten uns, eine systematische Studie über narkosebedingte Veränderungen der CPK-Aktivität im Serum durchzuführen.

Folgende Fragestellungen sollten dabei beantwortet werden:
1. Führt eine Einzelgabe von Succinylcholin zu einem CPK-Anstieg?
2. Kann ein solcher Anstieg durch die Vorausgabe eines nichtdepolarisierenden Muskelrelaxans verhindert werden?
3. Besteht eine Korrelation zwischen dem Anstieg der CPK und den Veränderungen des Serum-Kalium-Spiegels?

Material und Methoden

Die Untersuchungen wurden an 45 stationären urologischen Patienten
durchgeführt, bei denen ein kurzdauernder diagnostischer Eingriff vorgenommen wurde. Alle Patienten waren nicht bettlägerig, wesentliche
Beeinträchtigungen der Herz-Kreislauf-, der Lungen-, Leber- oder Nie-

renfunktion lagen nicht vor. Alle Patienten hatten einen normalen Elektrolyt- und Säure-Basen-Status. Bei keinem der Patienten war eine Muskelerkrankung bekannt. Alle Patienten hatten präoperativ normale CPK-Werte.

Die Patienten wurden in drei Gruppen (Tabelle 1) randomisiert. Statistische Unterschiede hinsichtlich Geschlechtsverteilung, Alter und Gewicht der Patienten zwischen den einzelnen Gruppen bestanden nicht.

Tabelle 1. Aufteilung des Patientenkollektives in drei Gruppen

Gruppe I	3 - 4 mg/kg KG Thiopental, Halothane-Lachgas-Sauerstoff
Gruppe II	3 - 4 mg/kg KG Thiopental, 0,7 mg/kg KG Succinylcholin, Halothane-Lachgas-Sauerstoff
Gruppe III	2 mg (KG < 60 kg) bzw. 3 mg (KG > 60 kg) Diallyl-nor-toxiferin 3 - 4 mg/kg KG Thiopental, 0,7 mg/kg KG Succinylcholin, Halothane-Lachgas-Sauerstoff

Die erste Gruppe erhielt nach ausreichender Präoxygenierung eine Schlafdosis Thiopental, die Narkose wurde mit Halothane-Lachgas-Sauerstoff und assistierter Maskenbeatmung fortgeführt. Die Halothanekonzentration betrug 0,3 bis 1,0 Vol%, das Lachgas-Sauerstoffverhältnis immer 2 : 1.

Die Patienten der zweiten Gruppe wurden zusätzlich mit 0,7 mg/kg KG Succinylcholin relaxiert.

In der dritten Gruppe wurde eine kleine Dosis eines blockierenden Muskelrelaxans - Diallyl-nor-Toxiferin - etwa zwei Minuten vor der Succinylcholingabe vorausgegeben.

Die Kreatin-Kinase wurde mit der von der Deutschen Gesellschaft für Klinische Chemie empfohlenen sogenannten "aktivierten Rückwärtsmethode" gemessen (3). Die obere Normgrenze liegt bei 60 mU/ml. CPK-Bestimmungen wurden unmittelbar vor Narkoseeinleitung und 20 bis 24 Stunden postoperativ durchgeführt. Orientierende Untersuchungen hatten ergeben, daß zu diesem Zeitpunkt das Maximum des CPK-Anstiegs zu erwarten ist.

Das Serum-Kalium wurde flammenphotometrisch gemessen. Die Bestimmungen wurden unmittelbar vor Narkoseeinleitung sowie in Minutenabständen bis zur 5. Minute nach Beendigung der Thiopentalgabe in Gruppe 1 bzw. der Succinylcholingabe in den Gruppen 2 und 3 durchgeführt.

Die statistische Auswertung der Ergebnisse wurde von der Abteilung für medizinische Statistik der Universität Ulm nach der Wilcoxon-Methode durchgeführt.

Ergebnisse:

Die Tabelle 2 zeigt in einer Tabelle das Verhalten der CPK in den drei Gruppen. Im Mittel der Ausgangswerte besteht zwischen den einzelnen Gruppen kein statistisch signifikanter Unterschied.

Tabelle 2. Verhalten der CPK in den drei Gruppen

Gruppe	Vor Narkose	Nach 20 - 24 Std.	
I	28 $\pm$ 10 (16 - 44)	41 $\pm$ 29 (24 - 88)	n. s.
II	29 $\pm$ 11 (17 - 47)	206 $\pm$ 113 (54 - 510)	p < 0.0005
III	33 $\pm$ 9 (18 - 46)	84 $\pm$ 59 (28 - 178)	P < 0.001
I/II	n. s.	p < 0.0005	
I/III	n. s.	p < 0.05	
II/III	n. s.	p < 0.005	

In Gruppe I kommt es zu einem nicht-signifikanten Anstieg von 29 auf
41 mU/ml.

Ein statistisch hochsignifikanter Anstieg der CPK von 29 auf 206 mU/ml
war nach Gabe von Succinylcholin in Gruppe II zu beobachten.

Der Anstieg der CPK konnte durch Vorgabe eines blockierenden Muskelrelaxans zu einem großen Teil verhindert werden, der Unterschied zwischen den Gruppen II und III ist hochsignifikant.

Dennoch ist der Anstieg der CPK auf 84 mU/ml in Gruppe III sowohl gegenüber dem Ausgangswert wie auch gegenüber dem Anstieg in der Kontrollgruppe hochsignifikant bzw. signifikant.

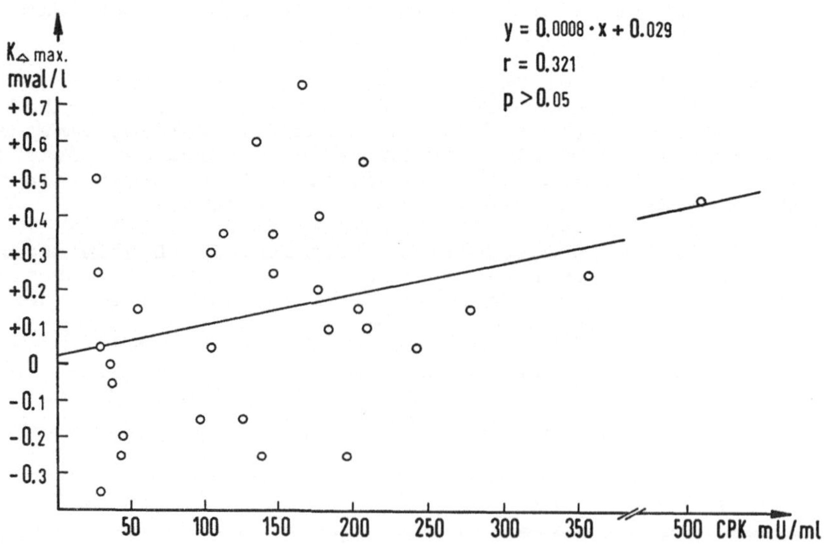

Abb. 1. Verhalten des Serum-Kaliums in den drei Gruppen

Abb. 1 zeigt das Verhalten des Serum-Kaliums, signifikante Veränderungen konnten in keiner der Gruppen nachgewiesen werden. Zwar liegen die Werte der zweiten und dritten Gruppe über denen der Kontrollgruppe, eine Signifikanz ergibt sich jedoch zu keinem Zeitpunkt.

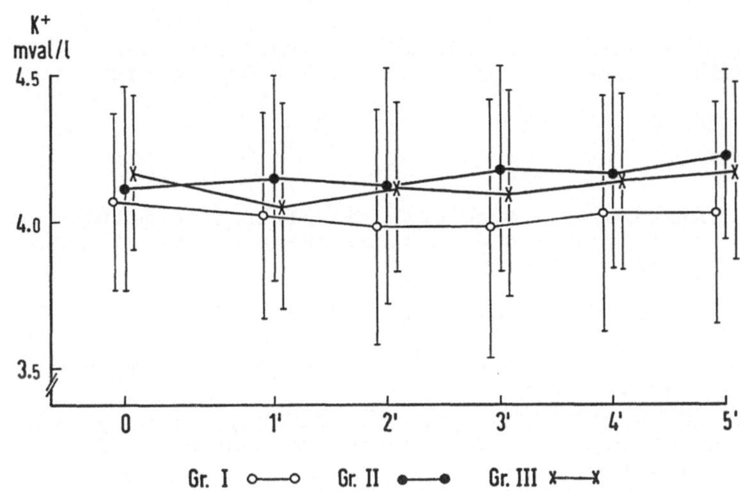

Abb. 2. Beziehung zwischen dem Verhalten des Serum-Kaliums und dem CPK-Anstieg

In Abb. 2 haben wir untersucht, ob eine Beziehung zwischen dem Verhalten des Kaliums und dem CPK-Anstieg besteht, die bei der Mittelung der Werte in der vorherigen Abbildung nicht zum Ausdruck kam. Wir haben bei den Patienten der Gruppen zwei und drei die absolute Differenz des jeweils höchsten Kalium-Wertes zum Ausgangswert mit dem dazugehörenden CPK-Anstieg korreliert. Bei einem Korrelationskoeffizienten von 0,321 läßt sich eine Beziehung der beiden Parameter nicht nachweisen.

Diskussion

Unsere Ergebnisse bestätigen die Befunde von TAMMISTO und AIRAKSINEN (11). Das Ausmaß der CPK-Erhöhung - in Gruppe zwei steigt die CPK im Mittel auf das 7-fache - ist nicht so groß, wie es die finnischen Autoren gefunden haben. Die Ursache liegt möglicherweise in der relativ niedrigen Dosierung des Succinylcholins. Wir gaben eine Einzeldosis von 0,7 mg/kg KG, während TAMMISTO und Mitarb. 1 mg/kg KG als Initialdosis und weitere Repetitionsdosen von 0,5 mg/kg KG verabreichten.

Warum JENSEN und Mitarb. (4) bei ihren Untersuchungen keinen Anstieg der CPK fanden, ist nicht klar. Vielleicht ist es auf die Methode der CPK-Bestimmung zurückzuführen. Bei den früher benutzten Methoden bestanden große Schwierigkeiten, die auf der mangelnden Stabilität des Enzyms beruhten. Der Aktivitätsverlust kann bei Zimmertemperatur innerhalb von einer halben Stunde 50 bis 70 % betragen (3). Die von uns benutzte "reaktivierte Rückwärtsmethode" ist 50- bis 100-fach (3) empfindlicher als die von JENSEN und Mitarb. benutzte Methode.

Zusammenfassend beantworten wir die eingangs gestellten Fragen folgendermaßen:

1. Eine Einzelgabe von 0,7 mg/kg KG Succinylcholin zur Einleitung einer Trapanal-Halothane-Lachgas-Sauerstoff-Narkose führt zu einem signifikanten Anstieg der Kreatin-Kinase im Blut.

2. Der Anstieg der CPK wird durch die Gabe eines nicht depolarisierenden Muskelrelaxans reduziert, aber in der von uns gewählten Dosierung nicht völlig verhindert.

3. Eine Korrelation zwischen dem CPK-Anstieg und Veränderungen des Serum-Kalium-Spiegels konnten wir in unserer Untersuchung nicht nachweisen.

Literatur

1. AIRAKSINEN, M., TAMMISTO, T.: Myoglobinuria after intermittent administration of succinylcholine during halothane anesthesia. Clin. Pharmacol. Ther. 7, 383 (1966).

2. COOPERMAN, L. H.: Succinylcholine-induced hyperkalemia in neuromuscular disease. JAMA 213, 1867 (1970).

3. Deutsche Gesellschaft für Klinische Chemie. Z. klin. Chem. und klin. Biochem. 8, 650 (1970).

4. JENSEN, K., BENNIKE, K. Aa., HANEL, H. K., OLESEN, H.: Myoglobinuria following anaesthesia including suxamethonium. Brit. J. Anaesth. 40, 329 (1968).

5. KLUPP, H., KRAUPP, O., HONETZ, H.: Über die Freisetzung von Kalium aus der Muskulatur unter der Einwirkung von Muskelrelaxantien. Arch. Int. Pharmacodyn. Ther. 98, 340 (1954).

6. LEIST, W. F.: Kardiale Arrhythmien in der Narkose. Ihre Ursache und pharmakologische Beeinflußbarkeit. Anaesthesist 15, 368 (1966).

7. LEIST, W. F.: Serum potassium changes during induction of anaesthesia. Brit. J. Anaesth. 39, 480 (1967).

8. POWEL, J. N.: Suxamethonium-induced hyperkalemia in a uremic patient. Brit. J. Anaesth. 42, 806 (1970).

9. ROTH, F., WÜTHRICH, H.: The clinical importance of hyperkalemia following suxamethonium administration. Brit. J. Anaesth. 41, 311 (1969).

10. STONE, W. A., BEACH, T. P., HAMELBERG, W.: Succinylcholine danger in the spinal-cord-injured patient. Anaesthesiology 32, 168 (1970).

11. TAMMISTO, T., LEIKKONEN, P., AIRAKSINEN, M.: The inhibitory effect of d-tubocurarine on the increase of serum-creatin-kinase activity produced by intermittent suxamethonium administration during halothane anaesthesia. Acta anaesth. Scand. 11, 333 (1967).

12. TOLMIE, J. D., JOYCE, T. H., MITCHELL, G. D.: Succinylcholine danger in the burned patient. Anaesthesiology 28, 267 (1967).

13. WEINTRAUB, H. D., HEISTERKAMP, D. V., COOPERMAN, L. H.: Changes in plasma potassium concentration after depolarizing blockers in man. Brit. J. Anaesth. 41, 1048 (1969).

Vortrag Nr. 59

DIE BEEINFLUSSUNG DES MAGNESIUM-KALIUMSTOFFWECHSELS
DURCH NARKOSEMITTEL

Von J. Mayr, B. Stober, H. Mattern, J. Wöhrle, M. Karbastschi und
P. Keller

Untersuchungen über den Einfluß von Narkosemitteln auf das Stoffwechsel-
geschehen sind im Gegensatz zu den zahlreichen Arbeiten über die Auswirkungen von Anaesthetica auf das Herzkreislauf- und Zentralnervensystem in vergleichsweise geringer Zahl durchgeführt worden (2, 3, 9, 10,
11, 19). Dabei stand der Energiestoffwechsel - allem voran der Kohlen-
hydratstoffwechsel - im Vordergrund des Interesses (5), während sich
über das Verhalten des Elektrolytstoffwechsels während der Allgemeinnarkose nur spärliche Angaben finden (6, 8, 10, 15, 16, 18).

Von den Kationen hat Kalium zwar infolge seines Anstiegs nach Anwendung depolarisierender Muskelrelaxantien, der bei bestimmten Krankheitsbildern wie dem Tetanus, der schweren Verbrennung, der Niereninsuffizienz und der Tetraplegie zu bedrohlichen Rhythmusstörungen bis
hin zur Asystolie führen kann, großes Interesse gefunden (16, 20, 21,
24, 28). Über Magnesium, das immerhin nach Kalium das zweithäufigste
intrazelluläre Kation (23) ist und das als einzigstes Elektrolyt anaes-
thesierend wirken kann - in Konzentrationen über 20 mval - liegen auf
anaesthesiologischem Gebiet nur vereinzelte Berichte vor. Ursache dafür dürfte die bis zur Einführung des Flammenphotometers und Atomab-
sorptionsspektrometers komplizierte Bestimmungsmethode sein (7, 10,
12, 25).

Da sich in jüngster Zeit Berichte über Abweichungen des Serummagnesium-
spiegels von der Norm bei den verschiedensten Krankheitsbildern wie dem
chronischen Alkoholismus, gastrointestinalen Erkrankungen, renalen Erkrankungen, Verbrennungen und therapieresistenten Herzrhythmusstörungen häufen (4, 7, 14, 22, 23, 26), schien es uns von Interesse zu sein,
das Verhalten des Serummagnesiums unter dem Einfluß von Narkosemitteln
zu untersuchen. Da Kalium ein in vieler Hinsicht parallel verlaufendes
Verhalten zeigt, wurden die Veränderungen dieses Kations zum Vergleich
herangezogen.

Methodik

Wir führten sowohl Tierversuche als auch klinische Untersuchungen durch.
Im tierexperimentellen Teil wurde neun männlichen Meerschweinchen in
einer Voroperation je ein Katheter in die Arteria carotis und in die
Vena jugularis eingelegt. Nach einer Woche wurde den wachen Tieren 16
mg Nembutal pro kg KG intravenös verabreicht. Blutproben wurden vor Injektion, 10', 20', 30' und 60' nach Injektion entnommen. Die Bestimmung
des Kaliums erfolgte flammenphotometrisch und die des Magnesiums durch
Atomabsorptionspektrometrie. Die Versuchsanordnung des wachen Tieres
wurde gewählt, um Einflüsse durch Operationstrauma und durch zur Durchführung des operativen Eingriffs notwendige Narkosemittel auszuschalten. Einer Kontrollgruppe von 8 Tieren wurde physiologische Kochsalzlösung verabreicht.

Im klinischen Teil wurde bei 30 organgesunden Patienten beiderlei Geschlechts im Alter von 18 bis 46 Jahren, die sich einem extremitäten-
chirurgischen Eingriff unterziehen mußten, der Serummagnesium - und
-kaliumspiegel vor der Anaesthesie, nach Einleitung, 15', 30', 45',

60' und dann alle 30' bis zum Narkoseende bestimmt. Es wurden nur solche Patienten für die Untersuchung ausgewählt, die weder unter einer Di-
gitalis-noch unter einer Diuretikatherapie standen. Die Patienten wurden
mit Pethidin, Trifluopromazin und Atropin prämediziert. Während der Untersuchung wurden nur elektrolytfreie Infusionslösungen verwendet. Die
Patienten wurden zu je 10 Patienten in drei Gruppen unterteilt. Bei der
1. Gruppe wurde eine Thiopental-Halothanekombinationsnarkose durchgeführt, wobei nach Vorausgabe von 2 mg Alloferin, 4 bis 5 mg pro kg KG
Thiopental (Trapanal), 1 mg Succinylcholin pro kg KG und nach Intubation 0,5 - 0,7 Vol% Halothane bei einem Sauerstofflachgasverhältnis
von 3 : 1 und einem Frischgasflow von 4 l/min verabreicht wurden. Die
Muskelentspannung wurde mit Alloferin weitergeführt.

Bei der 2. Gruppe wurde eine Neuroleptanalgesie nach der Standardme-
thode von HENSCHEL durchgeführt, wobei auch hier zur Intubation Succinylcholin und zur Dauerrelaxierung Alloferin verwendet wurde.

Die 3. Gruppe erhielt eine Ketaminemononarkose, wobei zur Einleitung
2 mg pro kg KG und zur Aufrechterhaltung der Anaesthesie 1 mg pro kg
KG nach Bedarf verabreicht wurde.

Die statistische Sicherung der Ergebnisse erfolgte nach dem paired
Student t-test.

Ergebnisse

Betrachtet man die tierexperimentell erhobenen Befunde (Abb. 1), so
fällt die parallel verlaufende Senkung des Serumkaliums wie -magnesiums
auf. Dabei sind die Veränderungen des Kaliums ausgeprägter, was auch darin seinen Ausdruck findet, daß die Werte für Kalium nach 20', 30' und
60' signifikant sind, während für Magnesium keine Signifikanz bestand.

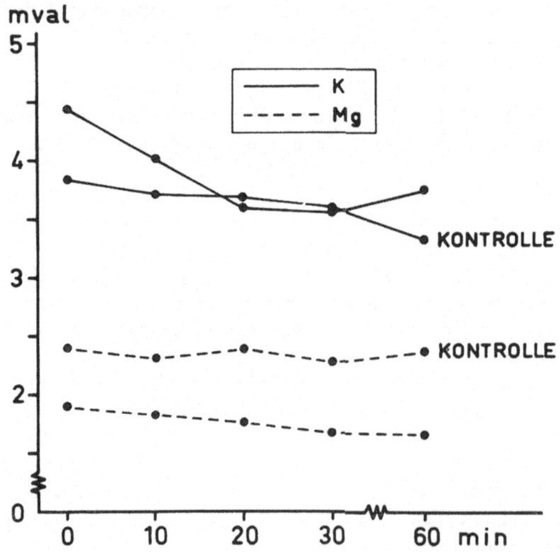

Abb. 1. Verhalten des Kaliums und Magnesiums im Serum nach Thiopentalanwendung im Tierversuch (graphische Darstellung)

Wie aus Tabelle 1 ersichtlich wird, verminderte sich der Kaliumspiegel, abhängig von der Entnahmezeit um Werte zwischen 10 und 19 %, der

Tabelle 1. Verhalten des Kaliums und Magnesiums im Serum nach Thiopentalanwendung im Tierversuch (zahlenmäßige Darstellung)

min	O	10	20	30	60
Mg	1.89	1.81	1.77	1.68	1.66
Kontr.		- 4%	- 6%	- 11%	- 12%
	2.39	2.31	2.38	2.31	2.37
		- 3%	± O%	- 3%	- 1%
K	4.44	4.01	3.58	3.58	3.77
Kontr.		-10%	-19%	-19%	-15%
	3.86	3.70	3.68	3.61	3.33
		- 4%	- 5%	- 6%	-14%

n = 9   ☐ = signifikant

Magnesiumspiegel zwischen 10 und 12 % vom Ausgangswert. Die Veränderungen bei den Kontrollgruppen waren demgegenüber weit geringer ausgeprägt.

Die klinische Untersuchung erbrachte als hervorstechendes Ergebnis,
daß sich eindeutige Veränderungen der beiden Kationen nur beim Kollektiv der Halothane-Barbituratkombinationsnarkose nachweisen ließen
(Abb. 2). Dabei kann man für beide eine deutliche Verminderung im Serum
feststellen, wobei die Maximalveränderungen für Magnesium 28 mval
(nach 45') und für Kalium 51 mval (nach 20') betragen. Während für die
Ketaminemononarkose keine wesentlichen Veränderungen nachweisbar waren,
konnten wir unter Neuroleptanalgesie nach 45' eine signifikante Abnahme des Kalium feststellen. Wie aus Tabelle 2 hervorgeht, ist die Senkung des Magnesiums unter der Thiopental-Halothanenarkose während des
gesamten Meßzeitraumes signifikant, während für Kalium eine signifikante Verminderung nur nach 20' nachzuweisen war.

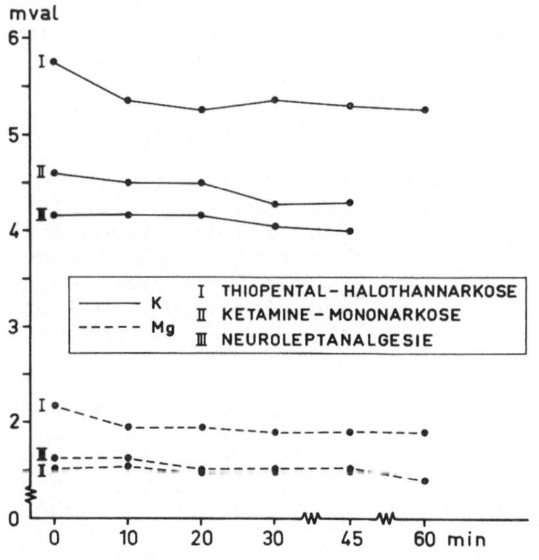

Abb. 2. Verhalten des Kaliums und Magnesiums im Serum bei verschiedenen Narkoseformen (graphische Darstellung)

Tabelle 2. Verhalten des Kaliums und Magnesiums im Serum bei verschiedener Darstellung (zahlenmäßige Darstellung mit Signifikanzen)

min		0	10	20	30	45	60
Mg	I	2.17	1.94	1.93	1.93	1.89	1.90
	II	1.53	1.55	1.49	1.99	1.47	
	III	1.62	1.61	1.56	1.52	1.50	1.41
K	I	5.75	5.36	5.24	5.36	5.30	5.25
	II	4.58	4.49	4.51	4.27	4.28	
	III	4.15	4.16	4.12	4.05	3.99	4.29

n = 30   ☐ = signifikant

  I   Thiopental-Halothanenarkose
 II   Ketamine-Mononarkose
III   Neuroleptanalgesie

Diskussion

Unsere wie auch andere Untersuchungen machen deutlich, daß nicht nur depolarisierende Muskelrelaxantien, sondern auch Anaesthetica, wenn auch abhängig von ihren pharmakologischen Eigenschaften in unterschiedlichem Ausmaß, den Elektrolytstoffwechsel beeinflussen. Während ROBBINS (18) schon 1936 eine Kaliumverminderung nach Ätherapplikation nachweisen konnte, beobachteten sowohl LIST (16) wie auch STOVNER (24), daß nach Einleitung mit Thiopental der Serumkaliumspiegel signifikant abfällt, zum anderen der Kaliumanstieg nach Suxamethoniumgabe nach vorheriger Thiopentalanwendung deutlich geringer ausgeprägt ist als nach vorheriger Halothaneanwendung. Untersuchungen von ESCHNER et al. (10) wiesen einen Magnesiumanstieg nach Suxamethonium nach, der nach Vorausgabe eines nichtdepolarisierenden Muskelrelaxans deutlich geringer war. Dabei war interessanterweise der Magnesiumspiegel am Ende der Untersuchung geringer als der Ausgangswert. Diese wie auch unsere Untersuchung lassen den Schluß zu, daß sowohl Barbiturate als auch Halothane den Magnesium- und Kaliumspiegel senken. Während Untersuchungen des Kaliumspiegels während Neuroleptanalgesie (8) keine Veränderungen aufzeigten, liegen über das Verhalten des Serumkaliums wie auch des Serummagnesiums während der Ketaminenarkose unterschiedliche Angaben vor. So konnten STRIEGAN und Mitarbeiter (25) eine Senkung des Magnesiums und Kaliums im Gegensatz zu HENSELS (15) und unseren Untersuchungen feststellen.

Als Ursache für dieses unterschiedliche Verhalten dürften die differierenden Angriffspunkte der einzelnen Anaesthetica an der Zellmembran anzusehen sein (2, 3, 13, 27), wobei nicht zuletzt sicherlich Stoffwechselvorgänge in den Mitochondrien durch Narkosemittel in unterschiedlichem Ausmaß beeinflußt werden (3, 11, 19). Inwieweit endocrine Beeinflussungen durch Anaesthetica (17) und Einflüsse von Seiten des chirurgischen Traumas eine Rolle spielen, kann zur Zeit nicht schlüssig beantwortet werden (14).

Wenn auch die Einflüsse von Narkosemitteln auf den Elektrolytstoffwechsel sicherlich von überwiegend theoretischem Interesse sind, so mag sich doch für die Praxis der Hinweis ergeben, bei bestimmten Erkrankungen, bei denen Störungen des Magnesium- und Kaliumstoffwechsels vorliegen können, die zu verwendenden Anaesthetica gezielt auszuwählen.

Zusammenfassung

Der Einfluß von Narkosemitteln auf den Magnesiumstoffwechsel, der eng verbunden mit dem Kaliumstoffwechsel ist, wird zuerst im Tierversuch untersucht. Dabei wird beim wachen Tier nach Gabe eines Thiobarbiturats eine Verminderung von Kalium und Magnesium im Serum festgestellt.

In einer klinischen Versuchsreihe wurde bei je 10 gesunden Patienten während einer Barbiturat-Halothane-Kombinationsnarkose, einer Neuroleptanalgesie und einer Ketaminemononarkose vor der Anaesthesie und während des operativen Eingriffs der Serummagnesium- und -kaliumspiegel bestimmt. Im Kollektiv der Barbiturat-Halothanenarkose kam es zu einem deutlichen Abfall des Magnesiums und Kaliums, während unter der Neuroleptanalgesie und der Ketaminemononarkose keine eindeutigen Veränderungen nachzuweisen waren.

Literatur

1. ADRIANI, J.: The Pharmacology of Anesthetic Drugs. Charles C. Thomas 1970.

2. BIEBUYCK, F. F.: Effects of Anaesthetic Agents on Metabolic Pathways: Fuel Utilization and Supply During Anesthesia. Brit. J. Anes. 45, 263 (1973).

3. BUNKER, J. P., VANDAM, L. D.: Effects of Anesthesia on Metabolism and Cellular Function. Pharmacol. Rev. 17, 183 (1965).

4. CHADDA, K. D., LICHTSTEIN, E., GUPTA, P.: Hypomagnesmia and Refractory Cardiac Arrhythmia in a Nondigitalized Patient. Am. J. Cardiol. 31, 98 (1973).

5. CLARKE, R. S. J.: Anesthesia and Carbohydrate Metabolism. Brit. J. Anesth. 45, 237 (1973).

6. CLOETTA, M., FISCHER, H., Van der COEF, M. R.: Die Biochemie von Schlaf und Erregung mit besonderer Berücksichtigung der Bedeutung der Kationen Arch. exp. Path. Pharm. 174, 589 (1934).

7. DITZLER, J. W.: Epsom Salts Poisoning and Review of Magnesium Ion Physiology. Anesthesiol. 32, 378 (1970).

8. DOBKIN, A. B., ISRAEL, J. S., BYLES, P. H.: Innovan - N_2O Anesthesia in Normal Men: Effect on Respiration, Circulatory Dynamics, Liver Function, Metabolic Functions, Acid Base Balance and Psychic Responses. Can. Anaest. Soc. J. 11, 41 (1964).

9. DOBKIN, A. B., BYLES, P. H., NEVILLE, J. F.: Neuroendocrine and Metabolic Effects of General Anesthesia During Spontaneous Breathing, Controlled Breathing and Mild Hypercarbia. Canad. Anaesth. Soc. J. 13, 130 (1966).

10. ESCHNER, J., FODOR, C., AHNEFELD, F. W.: Succinylbedingte Änderungen des Serumkaliums und -magnesiums. Vortrag Nr. 42, 12. Gemeinsame Tagung der Deutschen, Schweizerischen und Österreichischen Gesellschaften für Anaesthesiologie und Reanimation, Bern September 1971.

11. FINK, B. R., KENNY, G. E.: Metabolic Effects of Volatile Anesthetics in Cell Culture. Anesthesiology 30, 150 (1969).

12. GHONEIM, M. M., LONG, J. P.: Interaction Between Magnesium and Other Neuromuscular Blocking Agents. Anesthesiology 32, 23 (1970).

13. GREENE, N. M.: Anesthetics and Metabolism. Anesthesiology 29, 407 (1968).

14. HEATON, F. W.: Magnesium Metabolism in Surgical Patients. Clin. Chim. Acta 9, 317 (1964).

15. HENSEL, J., BRAUN, U., KETTLER, D., KNOLL, D., MARTEL, J., PASCHEN,
    K., BRETSCHNEIDER, H. J.: Tierexperimentelle Untersuchungen zur
    Frage der Katecholaminaktivität unter Ketaminenarkose. Anaesthe-
    siologie und Wiederbelebung Bd. 69, S. 63 (1973).

16. LIST, W. F.: Serum Potassium Changes During Induction of Anesthe-
    sia. Brit. J. Anesth. 39, 480 (1967).

17. OYAMA, T.: Endocrine Responses To Anesthetic Agents. Brit. J.
    Anesth. 45, 276 (1973).

18. ROBBINS, B. H., PRATT, H. A.: Ether Anesthesia - Changes In The
    Serum Potassium Content During and Following Anesthesia. J. Phar-
    macol. Exp. Ther. 56, 205 (1936).

19. ROSENBERG, H., HAUGAARD, N.: The Effects of Halothane On Metabo-
    lism and Calcium Uptake In Mitochondria of The Rat Liver and Brain.
    Anesthesiology 39, 44 (1973).

20. ROTH, F., SAIDI, M.: Gefährlicher Anstieg des Serumkaliums nach
    Succinylcholin. Anaesthesist 20, 35 (1971).

21. ROTH, F., WÜTHRICH, H.: Clinical Importance Of Hyperkalemia
    Following Suxamethonium Administration. Brit. J. Anesth. 41, 311
    (1969).

22. SELLER, R. H.: The Role of Magnesium In Digitalis Toxicity. Amer.
    Heart J. 82, 551 (1971).

23. STOBER, B.: Die Bedeutung des Magnesiumstoffwechsels für die Pä-
    diatrie Fortschr. Med. 91, 51 und 91, 146 (1973).

24. STONNER, J.: Suxamethonium Hyperkalemia With Different Induction
    Agents. Acta Anaesth. Scand. 16, 46 (1972).

25. STRIEGAN, R., ESCHNER, J., MILEWSKI, P.: Beeinflussung der Auf-
    wachphase nach Ketaminanaesthesie durch das Magnesium Ion. Vor-
    trag 21/07 auf dem III. Eur. Kongr. f. Anaesth., Prag Sept. 1970.

26. WACKER, W. E. C., PARISI, A. F.: Magnesium Metabolism. N. Engl. J.
    Medicine 278, 658 (1968), 278, 712 (1968), 278, 772 (1968).

27. WALL, P. D.: The Mechanisms Of General Anesthesia. Anesthesiology
    28, 46 (1967).

28. WEINTRAUB, H. D., HEISTERKAMP, D. V., COOPERMAN, L. H.: Changes
    in Plasma Potassium Concentration After Depolarizing Blockers In
    Anesthetized Man. Brit. J. Anesth. 41, 1048 (1969).

Vortrag Nr. 60

Altersabhängige Wechselwirkung von Kalium-Magnesium-Aspartat während Allgemeinanaesthesie - ein Beitrag zum Lactat-, Pyruvat- und ATP-Stoffwechsel

Von W. Heller, M. Higi, H. Junger und Ch. Stolz

Einführung

Seit mehreren Jahren beschäftigen wir uns mit der Untersuchung von Stoffwechselveränderungen operativer Krankheitsbilder und deren therapeutischer Beeinflussung. Das Schwergewicht dieser Untersuchungen lag dabei auf der Erfassung der einzelnen Parameter des Lipidstoffwechsels und verschiedener uns spezifisch erscheinender Enzyme. Zusätzlich zu den Routineelektrolyten erfolgte die Bestimmung von Magnesium und Lithium.

Neben diesen vom Standpunkt der Intensivpflege wichtigen Veränderungen interessieren den Anaesthesisten natürlich besonders auch jene Stoffwechselbeeinträchtigungen, die sich im Laufe einer Narkose und eines operativen Eingriffes ergeben.

Methodik und Krankengut

Das untersuchte Krankengut bestand aus 22 Patientinnen mit Cholelithiasis, die sich einer Cholecystektomie unterziehen mußten. Hier konnte man am ehesten davon ausgehen, daß das Krankheitsbild zu keinen Stoffwechselalterationen geführt hatte.

Das Patientengut wurde von uns in 2 Gruppen aufgeteilt. Die eine Gruppe bekam Kalium-Magnesium-Aspartat nur intraoperativ, die andere dagegen nur postoperativ zugeführt.

Bestimmt wurden Adenosintriphosphat, Lactat und Pyruvat im Vollblut und die Malatdehydrogenase im Serum. Diese Größen wurden mit enzymatisch-spektrophotometrischen Methoden praeoperativ, direkt am Operationsende, 6 Stunden und 30 Stunden nach der Operation bestimmt. Ferner wurde eine Unterteilung der Gruppen in Patienten unter 45 Jahre und über 45 Jahre vorgenommen, da sich entsprechende metabolische Unterschiede hinsichtlich der von uns untersuchten Parameter zeigten.

Die Adenosintriphosphat-Bestimmung geschah zur Erfassung des Wirkungsgrades der biochemischen Zellaktivität unter Kalium-Magnesium-Aspartat. Um Anstiege von ATP als Folge des operativen Traumas auszuschließen, wurde die Malatdehydrogenase als Maß für die Gewebeläsion bestimmt. Lactat und Pyruvat stellen Parameter für Narkoseeinflüsse und Bezugsgrößen bei ATP-Änderungen dar.

Da die einzige Variante der untersuchten Gruppen im verschiedenen Zeitpunkt der Kalium-Magnesium-Aspartat-Zufuhr lag, konnten wir entsprechende Veränderungen der gemessenen Parameter auf die Zufuhr von Kalium-Magnesium-Aspartat zurückführen.

Ergebnisse

1. Adenosintriphosphat (ATP)

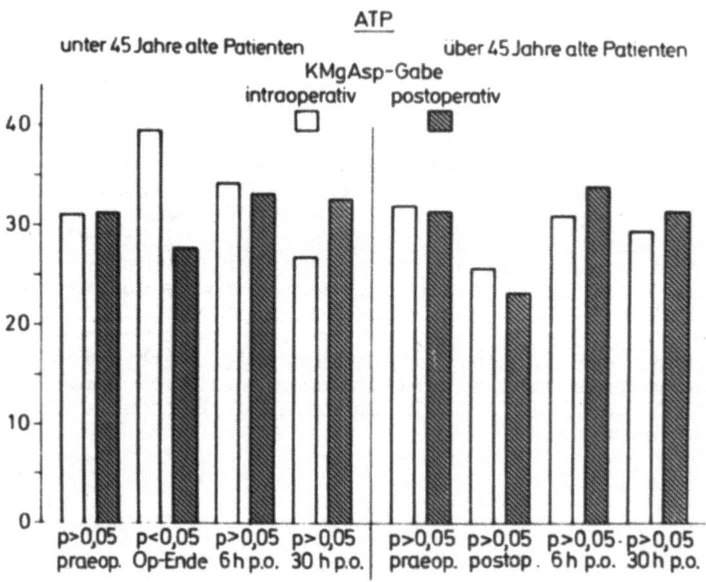

Abb. 1. Verhalten von ATP nach intra- und postoperativer Gabe von Kalium-Magnesium-Aspartat (KMgAsp) bei Patienten unter und über 45 Jahren

Bei intraoperativer Gabe von Kalium-Magnesium-Aspartat lassen sich folgende Befunde erheben: Der Ausgangswert des ATP liegt bei jüngeren Patienten geringfügig, jedoch nicht signifikant niedriger als bei älteren. Bei Operationsende steigt das ATP bei den Patienten unter 45 Jahren allerdings signifikant an, während bei über 45-jährigen ein entsprechender Abfall zu beobachten ist. 6 Stunden postoperativ nähern sich jedoch die Werte beider Altersgruppen wieder einander, wobei sich allerdings keine signifikanten Unterschiede mehr zeigen. 30 Stunden nach der Operation kehren sich die Verhältnisse sogar um, es finden sich also nunmehr niedrigere Werte bei der jüngeren Altersgruppe.

In der Gruppe mit postoperativer Kalium-Magnesium-Aspartat-Gabe zeigt sich sowohl bei den jüngeren als auch bei den älteren Patienten am Operationsende ein gegenüber dem praeoperativen Wert niedrigerer ATP-Wert, der bei älteren Patienten deutlicher abgefallen ist. In der postoperativen Phase steigt in beiden Gruppen das ATP wieder in die Höhe etwa der Ausgangswerte an.

Während der Operation findet also nur bei jungen Patienten unter Kalium-Magnesium-Aspartat-Zufuhr ein ATP-Anstieg statt, bei allen anderen untersuchten Gruppen (ältere Patienten mit intraoperativer Kalium-Magnesium-Aspartat-Gabe und Patienten beider Altersgruppen mit postoperativer Kalium-Magnesium-Aspartat-Zufuhr) kommt es in dieser Phase zum ATP Abfall. Ein ATP-Anstieg infolge Zellunterganges kann damit für die operative Phase ausgeschlossen werden. Die Erhöhung des Vollblut-ATP-Gehaltes bei jüngeren Patienten mit intraoperativer Kalium-Magne-

sium-Aspartat-Zufuhr muß daher auf andere Mechanismen zurückgeführt
werden, die auf jeden Fall mit dieser Kalium-Magnesium-Aspartat-Gabe
im Zusammenhang stehen. Da die Altersgrenze zwischen den beiden Gruppen weiblicher Patienten zwischen 40 und 50 Jahren liegt, kann der
Verdacht auf eine Beziehung zum Klimakterium ausgesprochen werden.
In der Tat findet man bei jungen Frauen nicht selten Magnesiummangel-
erscheinungen besonders unter der Einnahme von Ovulationshemmern.
VAJNA konnte zeigen, daß viele durch Antikonzeption verursachte ge-
schlechtsspezifische Dysregulationen gut auf eine entsprechende Mg-
Zufuhr ansprechen.

2. Pyruvat

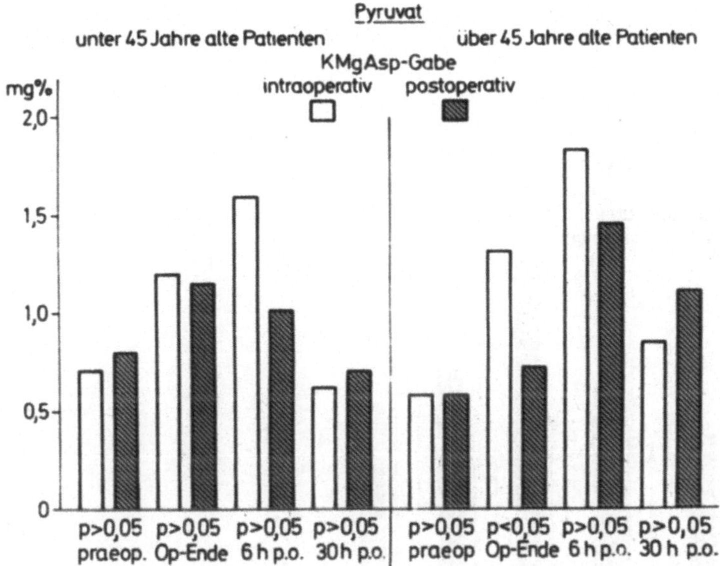

Abb. 2. Verhalten von Pyruvat nach KMgAsp-Gabe in beiden Altersgruppen

In beiden Altersgruppen unserer Patientinnen steigt das Pyruvat während der Operation und in den ersten postoperativen Stunden bei intraoperativer Kalium-Magnesium-Aspartat-Gabe gegenüber den jeweiligen
Ausgangswerten (Ausgangswert bei den über 45 Jahre alten Patientinnen
niedriger als in der jüngeren Gruppe) deutlich an, die Anstiegstendenz
ist in der älteren Gruppe deutlicher ausgeprägt. 30 Stunden nach Operationsende ist in beiden Altersgruppen ein deutlicher Abfall des Pyru-
vats in den Bereich etwa der Ausgangswerte zu verzeichnen, der Wert
der älteren Gruppe bleibt dabei noch etwas höher als der der jüngeren
Gruppe.

Bei postoperativer Applikation von Kalium-Magnesium-Aspartat sind die
intraoperativen Pyruvatanstiege vor allem in der älteren Gruppe weniger
deutlich ausgeprägt. Einem uncharakteristischen Verhalten des Pyruvat-
wertes in den ersten postoperativen Stunden (jüngere Gruppe: Abfall,
ältere Gruppe: Anstieg) folgt im weiteren postoperativen Verlauf bis
zu 30 Stunden in beiden Altersgruppen ein im Vergleich zur intraoperativen Gabe von Kalium-Magnesium-Aspartat zwar weniger deutlich nachweisbarer aber doch vorhandener Pyruvatabfall.

3. Lactat

Was für das Pyruvat gesagt werden konnte, gilt in gewisser Weise auch
für das Lactat. Man findet in beiden Altersgruppen nach Operationsende einen deutlichen Anstieg, dessen Maximum 6 Stunden nach Operationsende erreicht ist. Sowohl bei intraoperativer als auch bei postoperativer Applikation von Kalium-Magnesium-Aspartat liegen dabei die
Lactatwerte bei den älteren Patientinnen postoperativ und während des
folgenden Untersuchungszeitraumes höher als bei den jüngeren, obwohl
letztere praeoperativ höhere Ausgangswerte aufweisen. Vergleicht man
schließlich in der Gruppe der über 45 Jahre alten Patientinnen die
Lactatwerte nach intraoperativer mit denjenigen nach postoperativer
Kalium-Magnesium-Aspartat-Zufuhr, so klingt der bis dorthin erfolgte
Lactatanstieg 30 Stunden nach Operationsende bei postoperativer Anwendung von Kalium-Magnesium-Aspartat rascher als bei der intraoperativen Gabe ab.

4. Lactat-Pyruvat-Quotient

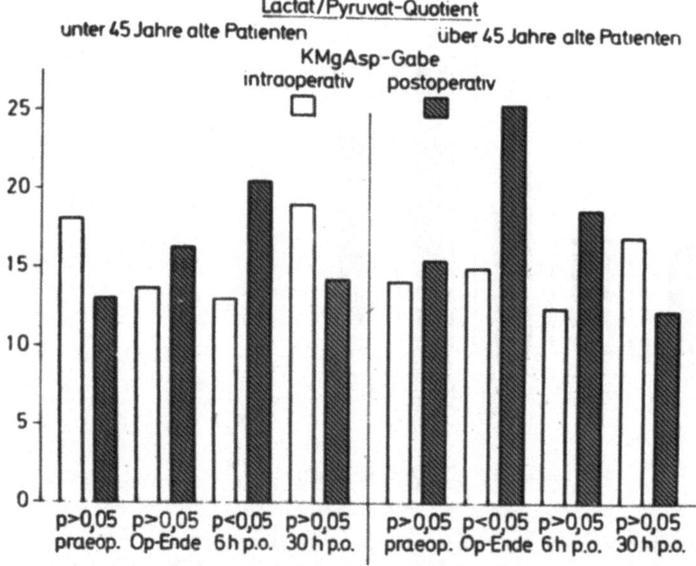

Abb. 3. Darstellung des Lactat-Pyruvat-Quotienten nach KMgAsp-Gabe in
beiden Altersgruppen

Das Verhalten des Lactat-Pyruvat-Quotienten nach intraoperativer Gabe
von Kalium-Magnesium-Aspartat ist relativ uncharakteristisch. Der Ausgangswert ist in der Gruppe der jüngeren Patientinnen höher als bei
den älteren. Nach eher abfallender Tendenz bei Operationsende und 6
Stunden nachher liegen die Werte 30 Stunden nach Operationsende angestiegen wieder im Bereich der Ausgangswerte bzw. sogar darüber. Bei
postoperativer Applikation von Kalium-Magnesium-Aspartat kommt es in
beiden Altersgruppen zu einer deutlichen Anstiegstendenz des Quotienten nach Verabreichung des Kalium-Magnesium-Aspartats. 30 Stunden
nach Operationsende sind die Werte wieder abfallend etwa im Bereich
der Ausgangswerte angekommen. Vergleicht man in beiden Altersgruppen

die 6-Stunden-Werte nach postoperativer Gabe von Kalium-Magnesium-Aspartat mit denjenigen nach intraoperativer Applikation, so liegen die ersteren signifikant höher. Der bei postoperativer Gabe von Kalium-Magnesium-Aspartat in der älteren Gruppe am Operationsende bestimmte Quotient liegt dabei besonders hoch.

5. Malatdehydrogenase (MDH)

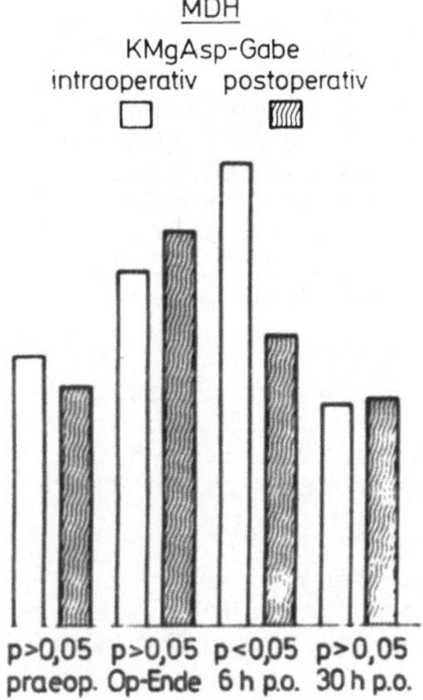

Abb. 4. Verhalten der Malatdehydrogenase (MDH) bei intra- und postoperativer Applikation

Vergleicht man die MDH-Werte bei intra- und postoperativer Anwendung von Kalium-Magnesium-Aspartat miteinander, so zeigt sich in beiden Gruppen am Operationsende ein Anstieg, der bei der intraoperativen Applikationsform 6 Stunden postoperativ noch deutlicher zum Ausdruck kommt, bei der postoperativen Gabe zu diesem Zeitpunkt jedoch schon wieder in einen Abfall übergegangen ist. Die 6-Stunden-Werte bei intra- und postoperativer Gabe von Kalium-Magnesium-Aspartat sind voneinander signifikant verschieden. 30 Stunden nach Operationsende sind Werte erreicht, die etwas niedriger als die praeoperativen Ausgangswerte liegen.

Zusammenfassend läßt sich sagen, daß der Sinn unserer Untersuchungen darin bestanden hat, Einflüsse von Kalium-Magnesium-Aspartat auf den Energiestoffwechsel an Hand von Stoffwechselmetaboliten möglichst zu objektivieren und so dem Wirkungsmechanismus näher zu kommen. Lassen doch bisherige Untersuchungen über eine Kalium-Substitution bei der Deckung intrazellulärer Kaliumverluste eine Überlegenheit von Kalium-Magnesium-Aspartat gegenüber einer orthodoxen Kalium-Zufuhr als sehr wahrscheinlich erscheinen. Es besteht ferner auch Grund zur Annahme, daß insbesondere unter Streßbedingungen Kalium-Magnesium-Aspartat einen positiven Einfluß auf den Energiestoffwechsel nehmen kann, wobei der Wirkungsmechanismus noch nicht eindeutig geklärt werden konnte.

Vortrag Nr. 61

Plasmainsulinspiegel bei Halothanenarkosen, bei Neuroleptanalgesie und bei Anaesthesie mit Ketamine

Von V. Hempel, P. Göbel, A. Haschemian und U. Braun

Das Insulin ist wegen seiner zentralen Stellung im Kohlenhydrat- und
Fettstoffwechsel sowie wegen seiner Wirkung auf den Aminosäure-Trans-
port in die Zelle ein für die Stoffwechsellage des Menschen bestimmen-
des Hormon. Seine Halbwertszeit von ca. 40 min läßt ein verhältnismäßig rasches Absinken des Plasmainsulinspiegels zu, ebenso kann der
Insulinspiegel durch zahlreiche Faktoren, die die Insulinsekretion
steigern, kurzfristig erhöht werden. Den wichtigsten Einfluß auf die
Insulinsekretion hat der Blutglucosespiegel. Das adrenerge System hat
außer über den Blutglucosespiegel auch direkten Einfluß auf die Insulinsekretion über die α-Rezeptoren, deren Reizung sie hemmt, deren
Blockade sie dagegen stimuliert (3).

Für das Anaesthetikum Ketamine wurde eine Stimulierung der α-Rezeptoren durch erhöhte Katecholaminaktivität tierexperimentell nachgewiesen (2) und eine erhöhte Katecholaminausscheidung am Menschen gezeigt (1). Das Dehydrobenzperidol dagegen gilt als α-Rezeptoren-Blok-
ker.

Es schien uns daher interessant, Insulin- und Glucosespiegel im Verlauf einer Anaesthesie mit den genannten Stoffen zu untersuchen. Halothane als das derzeit gebräuchlichste Narkotikum wurde in die Untersuchung mit einbezogen.

Methodik

Es wurden bei drei Gruppen von je acht stoffwechselgesunden Patienten
Blutzucker und Plasmainsulin vor Beginn der Narkose, nach Einleitung
vor Operationsbeginn, nach Operationsbeginn (20, 30 und 60 min nach
Einleitung) und nach Erwachen aus der Narkose bestimmt. Zur Insulinbestimmung wurde das Blut heparinisiert, das Plasma abzentrifugiert
und gefroren. Die Insulinbestimmung wurde mit Radioimmunoassay durchgeführt. Die Halothane-Gruppe wurde nach Prämedikation mit Atropin
und Thalamonal mit einer Einschlafdosis Thiopental (3 - 4 mg/kg) eingeleitet, mit Succinylcholin relaxiert und nach Intubation mit Halothane-Lachgas-Sauerstoff kontrolliert beatmet.

Die NLA-Gruppe wurde ebenfalls mit Thalamonal und Atropin prämediziert.
Zur Einleitung wurden 15 - 25 mg DHB und 0,5 - 0,7 mg Fentanyl injiziert, unter Succinylcholin intubiert und unter Relaxation mit Pancuroniumbromid kontrolliert beatmet. Die Ketamine-Gruppe erhielt zur
Prämedikation nur Atropin. Die Narkose wurde mit 2 mg/kg Ketamine eingeleitet, das nach Intubation unter Succinylcholin und unter Beatmung
mit Lachgas-Sauerstoff fraktioniert nachgespritzt wurde, sobald der
Patient Spontanbewegungen zeigte. Wie in der Halothanegruppe wurde
hier auf eine Dauerrelaxation verzichtet. Die Ventilation wurde mit
URAS überwacht.

Die Patienten wurden alle extraabdominalen, wenig eingreifenden Operationen unterzogen (10 Augenoperationen, 8 orthopäd. Operationen an
Fuß und Unterschenkel, 6 orthopäd. Operationen an der oberen Extremität). Diese Auswahl wurde getoffen, um mechanische und hämodynamische

Alterationen im Oberbauch, die den Insulinspiegel direkt beeinflussen könnten, aus der Untersuchung auszuschalten. Während der Narkosen wurde in allen drei Gruppen einheitlich eine kohlenhydratfreie Vollelektrolytlösung infundiert.

Ergebnisse

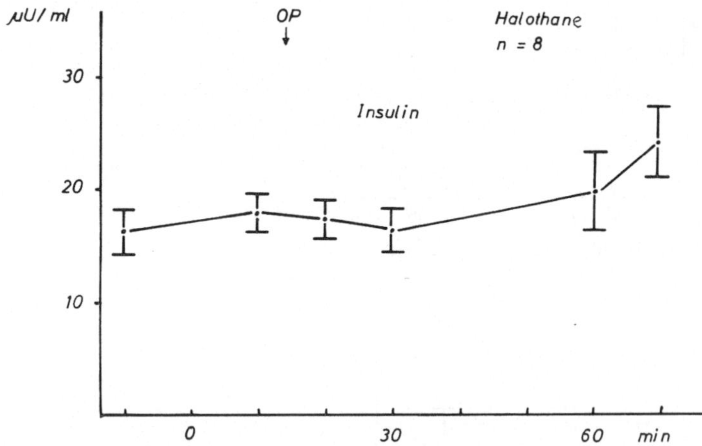

Abb. 1. Insulinspiegel vor, während und nach Halothane-Narkose

Präoperativ zeigen die beiden (Abb. 2 und 3) mit Thalamonal und Atropin prämedizierten Patientengruppen einen signifikant niedrigeren Insulinspiegel als die nur mit Atropin (Abb. 5) prämedizierte, in der die Einzelwerte über einen weiteren Bereich streuen. Die Blutzuckerspiegel (Abb. 2, 4 und 6) liegen dagegen in allen drei Gruppen etwa gleich. Nach der Einleitung zeigen die Ketamine- und die Halothanegruppe (Abb. 1 und 5) einen leichten Anstieg des Plasmainsulins, in

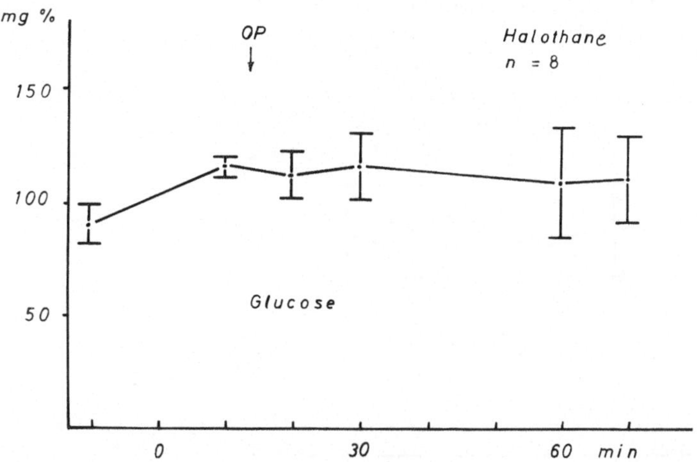

Abb. 2. Blutzucker vor, während und nach Halothane-Narkose

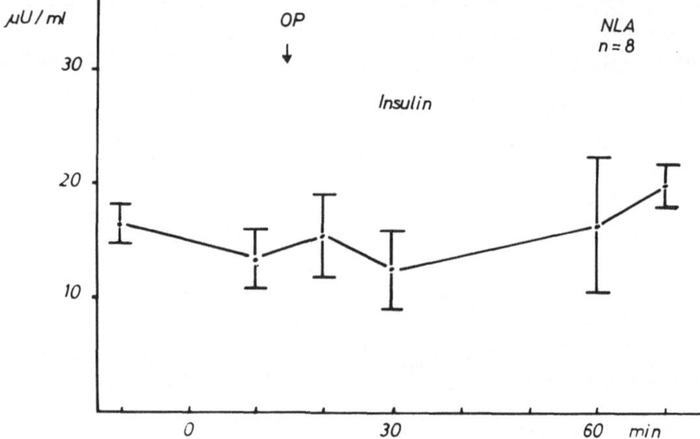

Abb. 3. Insulinspiegel bei Neuroleptanalgesie

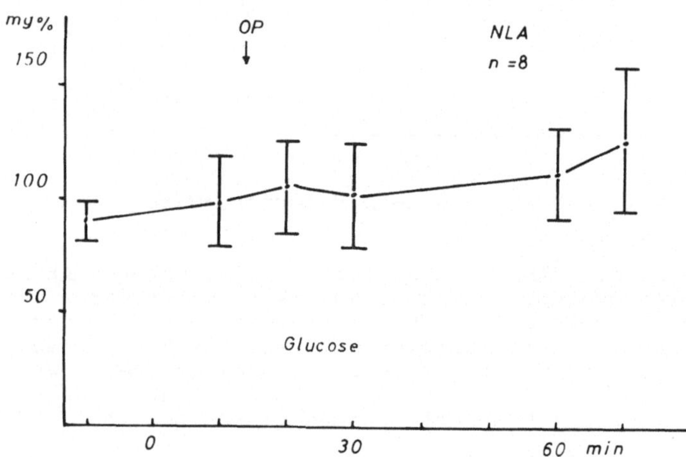

Abb. 4. Blutzucker bei Neuroleptanalgesie

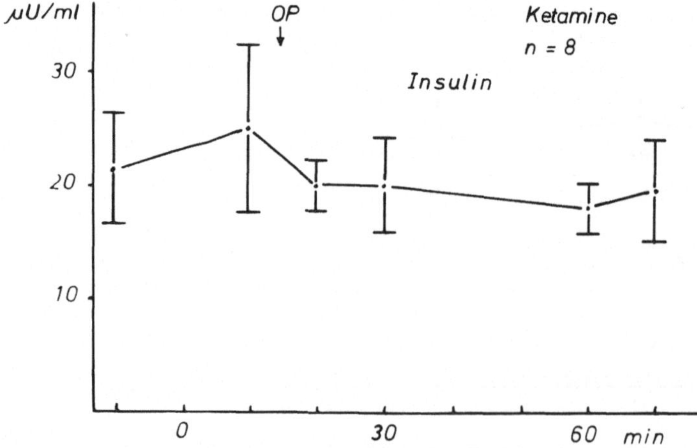

Abb. 5. Insulinspiegel bei Ketamine-Kombinationsnarkose

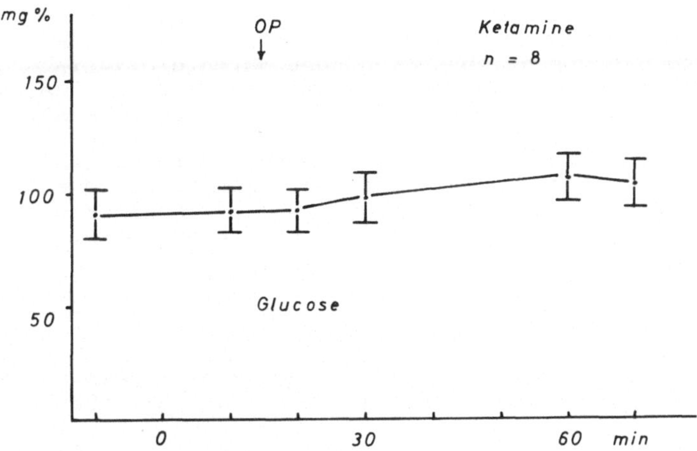

Abb. 6. Blutzucker bei Ketamine-Kombinations-Narkose

der NLA-Gruppe (Abb. 3) fällt es ab. Der Unterschied zwischen der NLA-Gruppe einerseits und der Ketamine- und Halothane-Gruppe andererseits ist signifikant. Signifikant ist im weiteren Verlauf auch der Anstieg der Insulinspiegel postoperativ in der NLA- und der Halothanegruppe (Abb. 1 und 3), nicht aber in der Ketamine-Gruppe (Abb. 5). Die Halothanegruppe (Abb. 2) zeigt nach der Einleitung einen deutlichen und bei allen Probanden einheitlichen Blutzuckeranstieg, die NLA-Gruppe (Abb. 4) zeigt dagegen einen uneinheitlichen, langsamen, nur postoperativ gegenüber dem Ausgangswert signifikanten Anstieg. Der Anstieg in der Ketamine-Gruppe (Abb. 6) läßt sich nicht statistisch sichern.

Diskussion

Präoperativ besteht zwischen den mit Thalamonal prämedizierten Patienten und den ohne Thalamonal prämedizierten ein signifikanter Unterschied im Plasmainsulinspiegel, nicht aber im Blutzuckerspiegel. Auf die Gefahr hin, diesen Befund überzubewerten, könnte man sagen, daß dieser Insulinspiegel erhöht sein muß, um die Wirkung antiinsulinärer Hormone wie z. B. des Cortisols, des STH, der Katecholamine auf den Glucosespiegel auszugleichen, die als sog. Streßhormone bei den präoperativ nicht sedierten Patienten erhöht ausgeschüttet werden. Die These, Ketamine als α-Rezeptoren stimulierende und DBH als α-Rezeptoren blokkierende Substanz müßten einen entgegengerichteten Effekt auf die Insulinsekretion in der Narkose haben, findet durch unsere Untersuchung keine Bestätigung. Im Gegenteil zeigt die NLA die niedrigsten Insulinspiegel. Die von TAMMISTO und Mitarb. (4) nachgewiesene erhöhte Katecholaminausschüttung unter NLA könnte hier als Erklärung dienen.

Auffallend ist der stabile Blutzuckerspiegel unter Ketamine-Kombinationsnarkose. Offenbar waren die Patienten durch die relativ großzügige Ketamine-Dosierung in Verbindung mit dem N_2O so gut von den Reizen durch Intubation und Operation abgeschirmt, daß auch postoperativ keine Hyperglykämie auftrat.

Unsere Untersuchung zeigt, daß die verwendeten Narkotika in üblicher Dosierung keine signifikanten direkten Effekte auf die Insulinspiegel stoffwechselgesunder Probanden haben, daß sich die nachgewiesenen Änderungen viel eher durch antiinsulinär wirkende Faktoren, die durch tiefere oder flachere Narkose beeinflußt werden, erklären lassen. Un-

ter dem Gesichtspunkt der Abschirmung des Endokrineums vor Schmerz-
reizen ist es sicher nicht optimal, wenn eine Anaesthesie so flach
wie möglich gehalten und die Operationsbedingungen durch großzügi-
gen Gebrauch von Relaxantien akzeptabel gestaltet werden. Die in der
Halothane- und NLA-Gruppe gefundene mäßige Hyperglykämie postoperativ
ist von einem entsprechenden Insulinanstieg begleitet, was auf eine
ungestörte Insulinsekretion hinweist. Als Ursache der Hyperglykämie
ist eine Aktivierung antiinsulinärer Faktoren durch Schmerzreize anzunehmen. Unter dieser Annahme gewinnt die postoperative Analgesie
beim Diabetiker mit seiner Sekretionsstarre für Insulin besondere
Bedeutung.

Literatur

1. BARAKA, A., HARRISSON, T., KACHACHI, T.: Catecholamine levels after
   Ketamine anaesthesia in man. Anesth. Analg. Curr. Res. $\underline{52}$, 198
   (1973).

2. MONTEL, H., STARKE, K., GÖRLITZ, B. D., SCHÜMANN, H. J.: Tierexperimentelle Untersuchungen zur Wirkung des Ketamins auf periphere
   sympathische Nerven. Anaesthesist $\underline{22}$, 111 (1973).

3. PORTE, D., Jr.: Receptor mechanisms for the inhibition of insulin
   release by epinephrine in man. J. Clin. Invest. $\underline{46}$, 86 (1967).

4. TAMMISTO, T., TAKKI, S., NIKKI, P., JÄÄTTELÄ, A.: Effects of operative stress on plasma catecholamine levels during neuroleptanalgesia. Anaesthesist $\underline{22}$, 158 (1973).

Vortrag Nr. 62

VERGLEICHENDE UNTERSUCHUNGEN DER DOSIS-WIRKUNGSKURVEN VERSCHIEDENER MUSKELRELAXANTIEN

Von H. J. Wüst, U. Ottermann und H. Lennartz

Muskelrelaxantien vom nichtdepolarisierenden Typ werden heute allgemein in der Anaesthesie verwendet. In der Literatur finden sich klinische Berichte sowohl über eine Verlängerung der Wirkung von Curare bei Niereninsuffizienz (RIORDAN et al. 1971) und Pancuronium beim Ileus (BAIRD 1970, LÜBKE 1971) als auch über die Unwirksamkeit von Curare und Pancuronium bei Lebererkrankungen (BAIRD 1970, DINNICK 1958, DUNDEE et al. 1953, LÜBKE 1971 und MEYERBURGDORFF 1970). Veränderungen im Säurebasenhaushalt sind bei diesen Erkrankungen häufig (WELT 1965). Diese Unterschiede in der Qualität und Dauer der Relaxantienwirkung bei verschiedenen Patienten können nicht durch die Pharmakokinetik und -dynamik erklärt werden.

Am isolierten Zwerchfell-Phrenikus-Präparat prüften wir deshalb, ob
1. zwischen verschiedenen Relaxantien eine Dosiswirkungsbeziehung besteht und
2. welchen Einfluß Störungen des Säurebasenhaushaltes auf die Wirkung der Relaxantien haben.

Methode

Bei 40 Ratten, die durch Genickschlag getötet wurden, isolierten wir nach der Methode von BÜLBRING (1946) das Zwerchfell-Phrenikus-Präparat. Die Ratten wogen 200 - 250 g. Die isolierten Präparate wurden bei einer Badtemperatur von 37°C in einer Tyrode-Lösung suspendiert. (Zusammensetzung: NaCl 16 g, KCl 0,4 g, $CaCl_2$ 0,4 g, $NaHCO_3$ 2,0 g, NaH_2PO_4 0,1 g, Glucose 4 g, $MgCl_2$ 0,16 g und aqua dest. auf 2000 ml. Die Tyrode-Lösung wurde mit einem Gasgemisch von 95 % O_2 und 5 % CO_2 durchperlt).

Je ein Drittel der Versuche wurden bei pH 7,4, pH 7,0 und pH 8,0 durchgeführt. Der pH wurde mittels eines pH-Meters (Fa. Metrohm Herisau Typ E 396 B) kontinuierlich gemessen. Die Eichung erfolgte mit Lösungen bekannter pH-Werte. pH-Veränderungen wurden durch Zugabe von HCl $\frac{1}{5}$ n und $NaHCO_3$ 6 % erreicht.

Die Stimulation der Zwerchfell-Phrenikus-Präparate erfolgte durch indirekte Reizung mit Rechteckimpulsen von 1 m sec. und 2 - 10 m Amp. mit einem Gleichstrom-Generator (Fa. Netheler und Hinz). Die Reizfrequenz betrug 12/min. Die Präparate wurden mittels Spiralfeder mit 1 g vorbelastet. Die Registrierung der Zwerchfellkontraktionen erfolgte mit einem Ruß-Kymograph (Typ 2070k der Fa. B. Braun Melsungen) bei einem Papiervorschub von 0,9 mm/sec.

Zur Badlösung wurden nach Stabilisierung der Präparate die im Handel erhältlichen Muskelrelaxantien in logarithmisch steigenden Dosen zugesetzt. Verwendet wurden:
1. d-Tubocurarin hydrochlorid
2. Gallamine (Flaxedil[R])

3. Diallyl-nor-Toxiferin (Alloferin[R])
4. Pancuroniumbromid
Die Wirkung der Muskelrelaxantien auf die Kontraktionshöhe des Zwerch-
felles wurde für 5 Minuten registriert und in Minutenintervallen aus-
gemessen. Die Abnahme der Kontraktionshöhe nach 3 und 5 Minuten wurde
in der Dosierungsbeziehung der Relaxantien in Prozent des Abfalles ausgedrückt.

Ergebnisse

Untersucht wurde die Wirkung der Muskelrelaxantien in logarithmisch
steigenden Dosen auf das Zwerchfell-Phrenikus-Präparat bei pH 7,4, bei
7,0 und bei pH 8,0. Abb. 1 zeigt Beispiele der so gewonnenen Kurven.

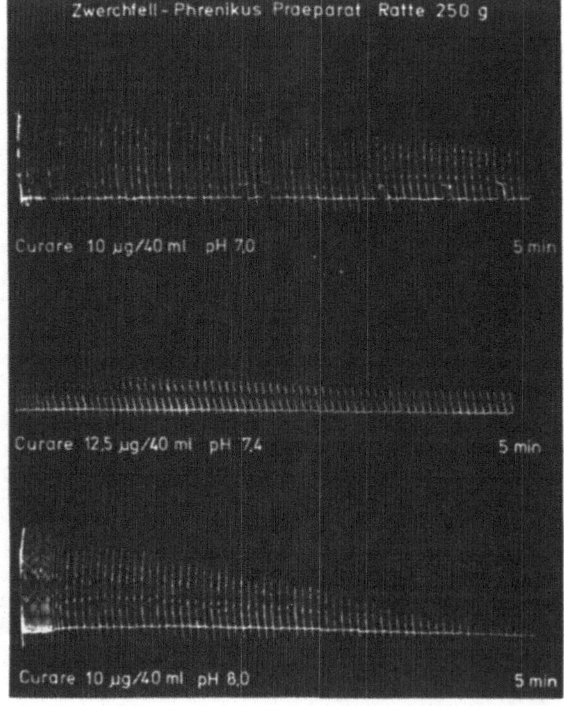

Abb. 1. Wirkung von Curare in logarithmisch steigender Dosis auf das
Zwerchfell-Phrenikus-Präparat bei pH 7,4, bei pH 7,0 und bei pH 8,0

A. 1. Curare bei pH 7,4

Wie Abb. 2 zeigt, hatte Curare in einer Dosierung von 6,25 µg/40 ml
und 12,5 µg/40 ml keine Wirkung auf die Kontraktionshöhe des Zwerch-
felles. Nach dreiminütiger Einwirkung wurde eine 65%ige Depression
der Kontraktionshöhe durch 50 µg/40 ml Curare und eine 93%ige Depression durch 100 µg/40 ml Curare bei einem pH von 7,4 bewirkt. 5 Minuten nach Gabe von 25 µg/40 ml Curare hatte die Kontraktionshöhe um
45 % und nach 100 µg/40 ml um 90 % abgenommen.

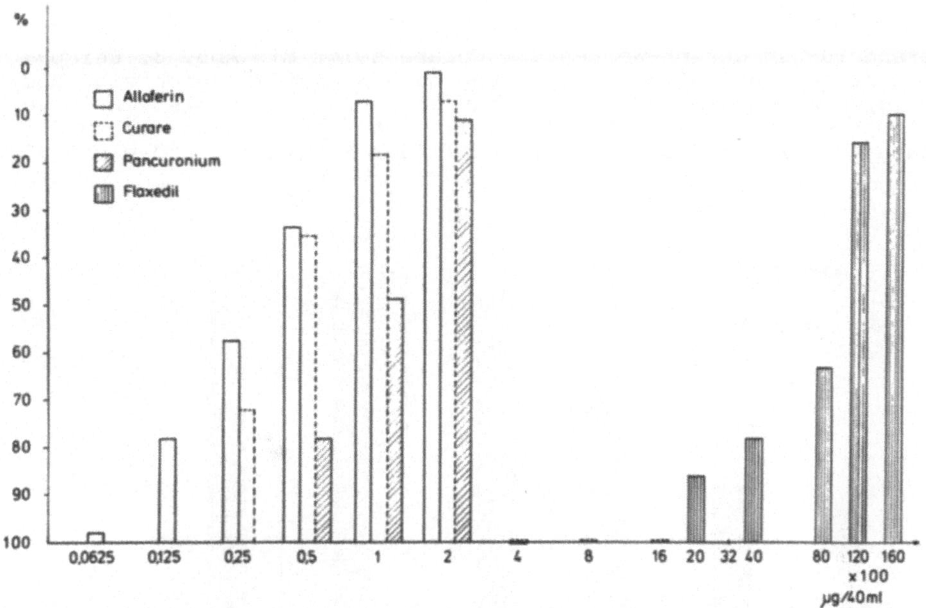

Abb. 2. Prozent der Abnahme des Ausschlages. Vergleich von Alloferin, Curare, Pancuronium, Flaxedil nach 3 min; pH 7,4

A. 2. Alloferin bei pH 7,4

Alloferin bewirkte bereits in niedriger Dosierung von 6,25 µg/40 ml eine Depression der Kontraktionshöhe von 6 % und von 12,5 µg/40 ml von 22 %. Eine 50 %ige Abnahme der Kontraktionshöhe wurde nach 3 Minuten durch 25 µg/40 ml und nach 5 Minuten durch 25 µg/40 ml bewirkt. 100 µg/40 ml setzte die Kontraktionshöhe nach 3 Minuten um 93 % und nach 50 µg/40 ml nach 5 Minuten um 92 % herab.

A. 3. Pancuronium bei pH 7,4

Bei einem pH im physiologischen Bereich bewirkte Pancuronium am Rattenzwerchfell 3 Minuten nach Gabe erst in einer Dosierung von 50 µg/40 ml eine Abnahme der Kontraktionshöhe, und zwar um 22 %. Niedrigere Dosen blieben wirkungslos. 50 % Abnahme der Kontraktionshöhe bewirkte nach 3 Minuten 100 µg/40 ml und nach 5 Minuten 50 µg/40 ml. Eine 90%ige Blockierung fand sich nach 3 Minuten durch eine Dosis von 200 µg/40 ml und nach 5 Minuten durch eine Dosis von 100 µg/40 ml.

A. 4. Flaxedil bei pH 7,4

Eine Abnahme der Kontraktionshöhe um 37 % fand sich nach 8000 µg/40 ml in der dritten Minute und von 77 % in der fünften Minute. 12000 µg/40 ml führten in der dritten Minute zu einer Blockierung von 84 % und von 100 % nach 5 Minuten. Eine Depression der Kontraktion um 90 % fand sich nach 16000 µg/40 ml nach 3 Minuten und um 77 % nach 8000 µg/40 ml in der fünften Minute.

B. 1 a. Curare bei pH 7,0

Die Veränderungen des pH-Wertes für Curare zeigt die Abb. 3. Bei pH-
Wert 7,0 wurde eine 50%ige Blockierung nach 3 Minuten durch eine Dosis
von 20 µg/40 ml Curare und nach 5 Minuten nach einer Dosis von 10 µg/
40 ml gemessen. Nach 3 Minuten und 5 Minuten Einwirkungsdauer fand
sich nach 40 µg/40 ml Curare eine Abfall der Kontraktionshöhe von 93 %.

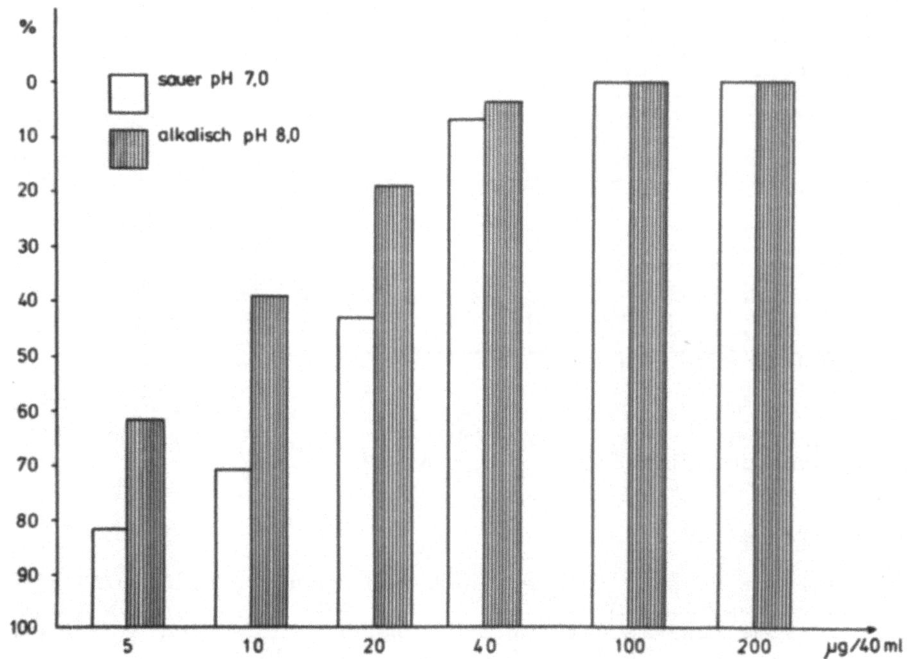

Abb. 3. Abnahme der Kontraktionshöhe in Prozent. Curare nach 3 min

B. 1 b. Curare bei pH 8,0

Eine Verschiebung des pH um eine Einheit auf pH-Wert 8,0 verstärkte
die Blockierung in allen Dosierungen. Nach 10 µg/40 ml Curare trat nach
3 Minuten ein 60%iger Block ein. 5 µg/40 ml Curare bewirkte nach 5 Minuten Einwirkungszeit einen Abfall der Kontraktionshöhe von 50 %. Eine
90%ige Blockierung fand sich nach 3 Minuten bei einer Dosierung von
20 µg/40 ml und nach 5 Minuten bei einer Dosierung von 10 µg/40 ml.

B. 2 a. Alloferin bei pH 7,0

Abb. 4 zeigt die pH-abhängigen Veränderungen für Alloferin. Eine Abnahme der Kontraktionshöhe von 49 % wurde nach 3 Minuten und von 67 %
nach 5 Minuten durch 25 µg/40 ml bei einem pH-Wert von 7,0 bewirkt.
50 µg/40 ml Alloferin blockierten nach 3 Minuten 89 % der neuromuskulären Reizübertragung und nach 5 Minuten 99 %.

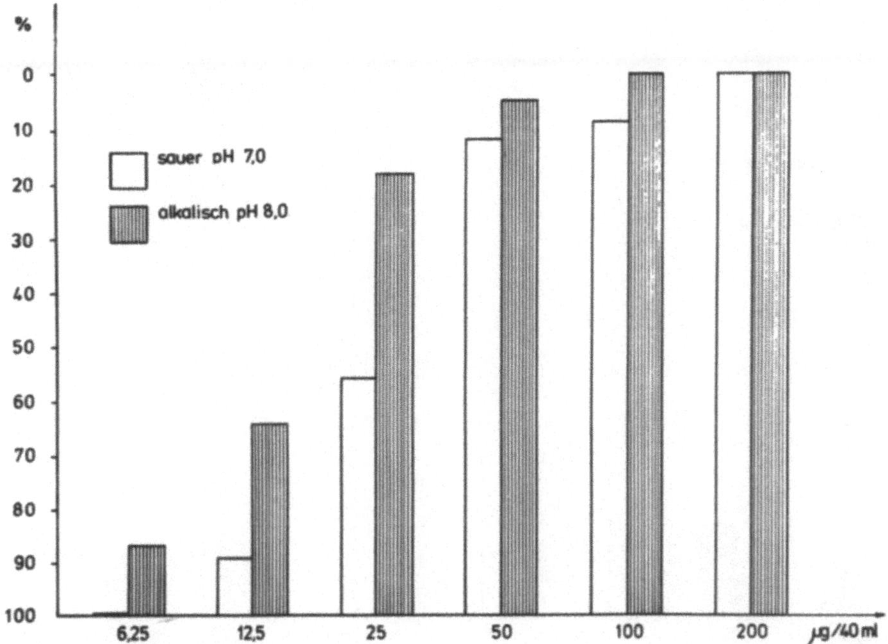

Abb. 4. Abnahme der Kontraktionshöhe in Prozent. Alloferin nach 3 min

B. 2 b. Alloferin bei pH 8,0

Bei einem pH von 8,0 war der durch gleiche Dosierung erreichte Block
stärker. In einer Dosierung von 12,5 µg/40 ml bewirkte Alloferin nach
3 Minuten einen Abfall der Kontraktionshöhe von 36 % und nach 5 Minuten von 48 %. Eine 95%ige Abnahme der Anfangskontraktionshöhe wurde
nach 3 Minuten bei einer Dosis von 50 µg/40 ml Alloferin und nach 5 Minuten bei einer Dosis von 25 µg/40 ml gemessen.

3 a. Pancuronium bei pH 7,0

In Abb. 5 ist das pH-abhängige Verhalten von Pancuroniumbromid dargestellt. 100 µg/40 ml Pancuroniumbromid bewirkten eine Abnahme der Aus-
gangskontraktionshöhe von 46 % in der dritten Minute und 50 µg/40 ml
eine Abnahme von 51 % in der fünften Minute. Eine 97%ige Blockade wurde 3 Minuten, bzw. eine 100%ige Blockade 5 Minuten nach je 200 µg/40 ml
gemessen.

3 b. Pancuronium bei pH 8,0

Die Erhöhung des pH auf 8,0 verstärkte den Block für alle Pancuronium-
dosen. Eine Dosis von 50 µg/40 ml Pancuroniumbromid verminderte die
Kontraktionshöhe um 48 % nach 3 Minuten und eine Dosis von 12,5 µg/40 m
nach 5 Minuten um 48 %. 79 % der Ausgangshöhe nahm die Kontraktionshöhe nach 100 µg/40 ml nach 3 Minuten und 97 % bei gleicher Dosierung
nach 5 Minuten ab.

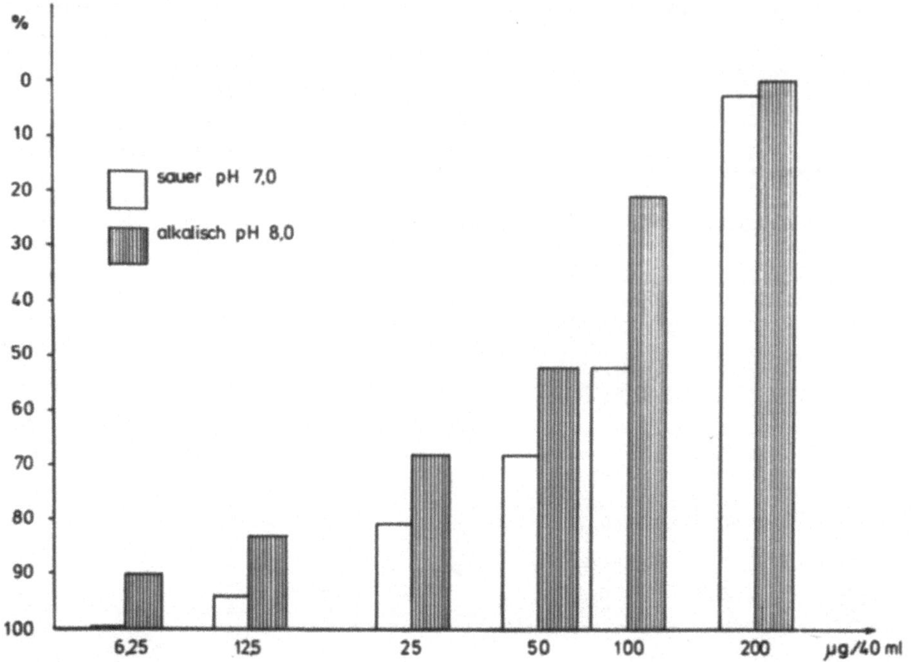

Abb. 5. Abnahme der Kontraktionshöhe in Prozent. Pancuronium nach
3 min

4 a. Flaxedil bei pH 7,0

Wie Abb. 6 zeigt, verursachte die Dosis von 1600 µg/40 ml Flaxedil
eine Abnahme der Kontraktionshöhe um 62 % nach 3 Minuten und von 79,3 %
nach 5 Minuten. Die Dosis von 8000 µg/40 ml bewirkte nach 3 Minuten
eine Depression um 81 % bzw. 4000 µg/40 ml in der fünften Minute von
86 %.

4 b. Flaxedil bei pH 8,0

Die Verschiebung des pH-Wertes um eine Einheit auf pH 8,0 verstärkte
die Blockierung der neuromuskulären Übertragung in allen Dosierungen.
Ein 56%iger Abfall der Kontraktionshöhe wurde durch 400 µg/40 ml in
der dritten Minute und von 50 % durch 200 µg/40 ml in der fünften Minute bewirkt. Nach der Dosis von 1600 µg/40 ml fiel die Anfangskontraktionshöhe in der dritten Minute auf 87 % ab. Nach 5 Minuten fand
sich bereits bei 800 µg/40 ml eine Abnahme von 86 %.

Diskussion

Am isolierten Zwerchfell-Phrenikus-Präparat wurden zunächst die Dosiswirkungsbeziehungen der in der Klinik gebräuchlichsten nichtdepolarisierenden Muskelrelaxantien Curare, Alloferin, Pancuronium und Flaxedil für die Ratte bei pH 7,4 aufgestellt. Es wurde ein Verhältnis von
Curare : Alloferin : Pancuronium : Flaxedil wie 1 : 1 : 0,5 : 0,006

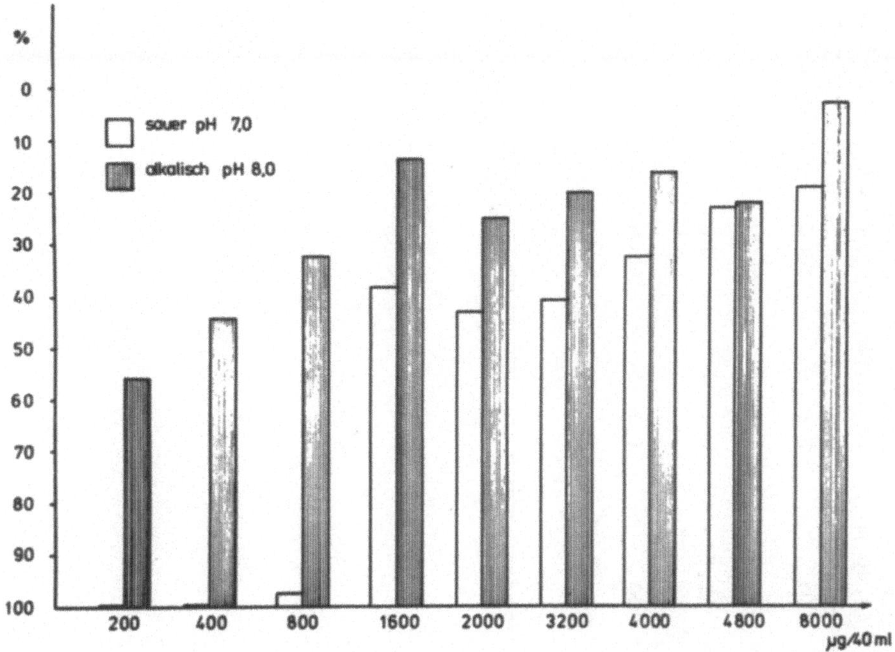

Abb. 6. Abnahme der Kontraktionshöhe in Prozent. Flaxedil nach 3 min

für die Abnahme um 50 % nach 5 Minuten Einwirkungszeit und für die Abnahme um 90 % in der Relation von 1 : 2 : 0,5 : 0,01 festgestellt. Nach FOLDES (1972) und LUND et al. (1970) ist diese Verschiebung der Dosiswirkungsbeziehungen vom 50%igen Block zum 90%igen Block durch die unterschiedliche Steilheit der Dosiswirkungskurven in den höheren Dosen gegeben. STOVNER et al. (1970), KÖLLE (1965), CRUL (1971), BONTA (1969) und BUCHETT et al. 1968 beschrieben eine speziesabhängige Dosierungsbeziehung für die Muskelrelaxantien. BUCHETT et al. (1968) fand Pancuroniumbromid am isolierten Rattenzwerchfell nur halb so wirksam wie Curare, am isolierten Musculus rectus abdominis-Präparat des Frosches jedoch doppelt so wirksam wie Curare. BUCHETT et al. (1968) bestätigt damit unsere Befunde am isolierten Rattenzwerchfell für Curare und Pancuronium. Befunde über Alloferin und Flaxedil liegen bisher nicht vor. Unsere Befunde für Curare decken sich nicht mit denen von HOMES (1951), der zur Erzeugung einer 40%igen und 80%igen Blockade nur $\frac{1}{6}$ unserer Dosis bei einer Badtemperatur von 38° und nach Vorcurarisierung benötigte. KATZ et al. (1964) beschrieben eine Sensibilisierung des Curarereceptors bei wiederholten Gaben.

In der Literatur finden sich über den Einfluß der Veränderungen im Säurebasenhaushalt auf die Wirkung der einzelnen Muskelrelaxantien widersprüchliche Angaben. Der Grund könnte nach WALTS et al. (1967), KATZ et al. (1964) darin liegen, daß alle Untersuchungen am Ganztier bzw. Menschen durchgeführt wurden, die aus einem normalen Zustand durch Manipulation in eine Acidose bzw. Alkalose gebracht wurden.

Tabelle 1. In dieser Tabelle sind die gefundenen Dosiswirkungsbeziehungen der einzelnen Relaxantien dargestellt. Die Senkung des pH-Wertes auf 7,0 verstärkte die Wirkung von Curare um das 2,5-fache der Dosis bei pH 7,4 sowohl bei einer 50%igen wie einer 90%igen Blockade.

Tabelle 1. Dosiswirkungsbeziehungen nach 5-minütiger Einwirkung

Depression	pH	Curare µg/40 ml	Allof. µg/40 ml	Rel. Cu : All.	PCB. µg/40 ml	Rel. Cu : PCB	Flax. µg/40 ml	Rel. Cu : Flax.
	7,0	10	25	1 : 2,5	50	1 : 5	1600	1 : 160
50 %	7,4	25	25	1 : 1	50	1 : 2	4000	1 : 160
	8,0	5	12,5	1 : 2,5	12,5	1 : 2,5	200	1 : 80
	7,0	40	50	1 : 1,25	200	1 : 5	4000	1 : 100
90 %	7,4	100	50	2 : 1	200	1 : 2	8000	1 : 80
	8,0	10	25	1 : 2,5	100	1 : 10	800	1 : 80

KALOW (1954) fand im Tierversuch - BARAKA (1964), FOLDES (1970), KATZ (1964),
GHONEIM (1971), bestätigten seine Befunde am Menschen - eine Steigerung
der Curarewirkung in der Acidose und eine Abschwächung in der Alkalose. PAYNE (1958) erhob im Tierversuch und BARAKA (1967) am Menschen gegen-
teilige Befunde. KALOW (1954) und GHONEIM (1971), führten die Verstärkung
der Curarewirkung in der Acidose auf die Abnahme der Ionisation der
Hydroxylgruppen des Curaremoleküls zurück, die die Dissoziationskon-
stante von 8,1 und 9,1 haben. Andere Autoren (FELDMAN 1963, CREESE
1949, TAYLOR 1962, BERLINER 1951, TRUNIGER 1971 und WELT 1965) beschrieben unabhängig vom Dissoziationsgrad des Curaremoleküls eine
Abnahme der Curarewirkung in der Acidose als Folge der Verschiebung
intracellulärer K^+-Ionen in den Extracellulärraum.

Die Wirkung von Alloferin, dessen pKa nicht bekannt ist, und von Pancuronium mit einer Dissoziationskonstanten von 13, wurde durch die Acidose nicht beeinflußt. DANN (1971) und CRUL (1970) führten die Unwirksamkeit auf Veränderungen im Säurebasenhaushalt, und die Pancuroniumwirkung
auf die völlige Dissoziation des Moleküls im physiologischen Bereich zurück. Andere Autoren (NORMAN et al. 1970, FOLDES 1970, BENETT 1971
und 1972, STOVNER et al. 1970) sahen in der Acidose eine Verstärkung
des Pancuroniumblockes.

In der Acidose erwies sich Flaxedil als 2,5 mal so wirksam wie beim
physiologischen pH-Wert bei der 50%igen Depression der Kontraktionshöhe und als doppelt so wirksam beim 90%igen Block. PAYNE (1958) fand die
Flaxedilwirkung an der Katze bei CO_2-Atmung vermindert. WALTS (1967)
fand den Serumplasmaspiegel von Flaxedil beim Menschen in der Acidose
gesenkt. In der Acidose ergab sich ein Verhältnis der Dosiswirkung von
Curare : Alloferin : Pancuronium : Flaxedil wie 1 : 0,4 : 0,2 : 0,006
bei einer 50%igen Abnahme der Kontraktionshöhe und ein Verhältnis von
1 : 0,8 : 0,2 : 0,01 bei einer 50%igen Blockade.

Die Erhöhung des pH-Wertes auf 8,0 verstärkte die Wirkung aller verwendeten Relaxantien im Vergleich zum pH-Wert 7,4 und 7,0. In den klinischen Berichten (BARAKA 1964, WALTS 1967, BONTA 1969, FOLDES 1970)
dagegen wurde eine Abnahme der Wirksamkeit der Muskelrelaxantien mit
Ausnahme von Flaxedil gefunden (PAYNE 1958, WALTS 1967).

FELDMAN (1963) wies im Tierexperiment eine Verlängerung des Curareblockes
in der Alkalose nach. Er und spätere Autoren (WELT 1965, TRUNIGER 1971)
deuteten dies als Folge der Verschiebung extracellulärer Kaliumionen in
die Zelle. Für die neuromuskuläre Erregbarkeit ist der Gradient zwischen intra- und extracellulär entscheidend (TRUNIGER 1971). Während
sich bei unserer Versuchsanordnung die Wirkung der Acidose auf den ex-
tracellulären Kaliumspiegel infolge Verdünnungseffekt durch die Badlösung nicht auswirken konnte, dürfte es in der Alkalose zum Einstrom
von Kaliumionen in die Zelle gekommen sein, der zu einem relevanten
Gradienten zwischen intra- und extracellulärem Kalium geführt hat.
Die Erhöhung des pH-Wertes auf 8,0 verstärkte die Wirkung des Curare
im Vergleich zum pH-Wert 7,4 um das 5-fache, die des Alloferin um das
Doppelte, die des Pancuronium um das 4-fache und die des Flaxedils um
das 20-fache für die 50%ige Depression der Kontraktionshöhe nach 5-
minütiger Einwirkung. Die entsprechenden Faktoren der Wirkungszunahme
bei einer 90%igen Blockade betrugen für Curare und Flaxedil jeweils
10 und für Alloferin und Pancuronium jeweils 2.

Zwischen den getesteten Relaxantien ergaben sich folgende Dosiswirkungsbeziehungen bei pH 8,0: Für die 50%ige neuromuskuläre Blockade
verhielten sich Curare : Alloferin : Pancuronium : Flaxedil wie 1 :
0,4 : 0,4 : 0,025 und für die 90%ige Abnahme der Kontraktionshöhe wie
1 : 0,4 : 0,1 : 0,01. Veränderungen des pH-Wertes hatten keinen Einfluß auf die Phospholipoide in den Curarereceptoren (CAVALLITO 1962).

102

Zusammenfassung

Die Untersuchungen zeigen:
1. Für das isolierte Rattenzwerchfell bestehen Dosiswirkungsbeziehungen für die Muskelrelaxantien.
2. Am isolierten Präparat wirken die Muskelrelaxantien vom nicht depolarisierenden Typ in der Acidose entsprechend ihrer chemischen
   Eigenschaften. In der Alkalose wird ihre Wirkung durch Änderung
   des Membranpotentials bestimmt.

Abschließend möchten die Autoren Herrn Prof. GREEF für die Bereitstellung eines Arbeitsplatzes in seinem Institut danken.

Literatur

1. ALBERT, A.: Ionization pH and biological activity. Pharmacol. Rev.
   4, 136 (1952).

2. BAIRD, W. L. M.: Clinical experience with pancuronium. Proc. Roy.
   Soc. Med. 63, 697 (1970).

3. BARAKA, A.: The influence of carbon dioxide on the neuromuscular
   block caused by tubocurarine in human subject.

4. BARAKA, A.: Effect of carbon dioxide on gallamine and suxamethonium
   in man. Brit. J. Anaesth. 39, 786 (1967).

5. BENNETT, E. J., DAUGHETY, M. J., BOWYER, D., STEPHEN, C. R.:
   Pancuronium bromide. Experiences in 100 pediatric patients. Anest.
   Analg. 50, 798 (1971).

6. BERLINER, R. W., KENNEDY, T. J., ORLOFF, J.: Relationship between
   acidification of the urine and potassium metabolism. Amer. J. Med.
   11, 274 (1951).

7. BONTA, I. L., BUCKETT, W. R.: Pharmacological comparison between
   pancuronium bromide and d-tubocurarine. Acta physiol. pharmacol.
   neerl. 15, 392 (1969).

8. BUCKETT, W. R., MARJORIBANKS, C. E. B., MARWID, F. A., MORTON,
   M. B.: The pharmacology of pancuronium bromide (Org Na 97) a new
   potent steroid neuromuscular blocking agent. Brit. J. Pharmacol.
   32, 671 (1968).

9. BÜLBRING, E.: Observations on the isolated phrenic nerphe diaphragm
   of the rat. Brit. J. Pharmacol. Chemotherap. 1, 38 (1946).

10. CAVALLITO, C. J.: Structure-action relationship throwing light on
    the receptor. Ciba Foundation Study Group Nr. 12 (1962).

11. CREESE, R.: Bicarbonate ion and striated muscle. J. Physiol. 110,
    450 (1949).

12. CRUL, J. F.: Studies on new steroid relaxants. Exc. Med. Int. Congr.
    Series 200, 418 (1970).

13. DANN, W. L.: The effects of different levels of ventilation on the
    action of pancuronium in man. Brit. J. Anaesth. 43, 959 (1971).

14. DINNICK, O. P.: Anaesthesia and disease in: Modern trends in Anaes-
    thesia edit. by EVANS, F. T., GRAY, T. C.: S. 257. London: Butter-
    worth and Co. 1958.

15. DUNDEE, J. W., GRAY, T.: Resistance to d-tubocurarine chloride in
    the presence of liver damage. Lancet 2, 16 (1953).

16. FELDMAN, S. A.: Effect of changes in electrolytes, hydration and pH upon the reactions to muscle relaxants. Brit. J. Anaesth. 35, 546 (1963).

17. FOLDES, F. F.: Skeletal muscle relaxants. Pharmacology for Physicians 4, 1 (1970).

18. GHONEIM, M. M., LONG, J. P.: The interaction between magnesium and other neuromuscular blocking agents. Anesthesiology 32, 23 (1970).

19. GHONEIM, M. M.: Drug interaction in anaesthesia. A review Canad. Anaesth. Soc. J. 18, 353 (1971).

20. HOLMES, P. E. B., JENDEN, D. J., TAYLOR, D. B.: The analysis of the mode of action of curare on neuromuscular transmission. The effect of temperature changes. J. Pharmacol. Exp. Therap. 103, 382 (1951).

21. KALOW, W.: Influence of pH on ionization and biological activity of d-tubocurarine. J. Pharmacol. Exp. Therap. 110, 443 (1954).

22. KATZ, R. L., WOLF, C. E.: Neuromuscular and electromyographic studies in man: effects of hyperventilation, carbon dioxide inhalation and d-tubocurarine. Anesthesiology 25, 781 (1964).

23. KOELLE, G. B.: Neuromuscular blocking agents. Chapt. 28, 596 (1965). In: GOODMAN, L. S., GILMAN, A.: The pharmacological basis of therapeutics. 3. Edit. by Macmillan Company New York, London, Toronto.

24. LÜBKE, P., BIHLER, K.: Klinische Erfahrungen mit Pancuroniumbromid (Pancuronium, Organon) bei urologischen Eingriffen z. prakt. Anaesth. 6, 161 (1971).

25. LÜBKE, P., DANNEMANN, H. J.: Über den Einfluß von Pancuroniumbromide auf das Herz-Kreislaufverhalten in Neuroleptanalgesie. Anaesthesist 20, 402 (1971).

26. LUND, I., STOVNER, J.: Dose-response curves for tubocurarine, alcuronium and pancuronium. Acta anaesth. Scand. Suppl. 37, 238 (1970).

27. MEYER-BURGDORFF, C., GERBIG, W. R.: Erfahrungen mit dem neuen Muskelrelaxans Pancuroniumbromid. Anaesthesist 19, 250 (1970).

28. NORMAN, J., KATZ, R. L., SEED, R. F.: The neuromuscular blocking action of pancuronium in man during anaesthesia. Brit. J. Anaesth. 42, 702 (1970).

29. PAYNE, J. P.: Influence of carbon dioxide on neuromuscular blocking activity of relaxant drugs in cat. Brit. J. Anaesth. 30, 206 (1958).

30. RIORDAN, D. D., GILBERTSON, A. A.: Prolonged curarisation in a patient with renal failure. Brit. J. Anaesth. 43, 506 (1971).

31. SPEIGHT, I. M., AVERY, G. S.: Pancuronium bromide. A review of its pharmacological properties and clinical application. Drugs 4, 163 (1972).

32. STOVNER, J., LUND, I.: The muscle relaxants and their antagonists. Brit. J. Anaesth. 42, 235 (1970).

33. STOVNER, J., THEODERSEN, L., BJELKE, E.: Sensitivity to tubocurarine and alcuronium with special reference to plasma protein pattern. Brit. J. Anaesth. 43, 385 (1971 a).

34. STOVNER, J., THEODERSEN, L., BJELKE, E.: Sensitivity to gallamine and pancuronium with special reference to serum proteins. Brit. J. Anaesth. 43, 953 (1971 b).

35. TAYLOR, D. B.: Influence of curare on the uptake and release of a neuromuscular blocking agent labelled with I^{131} Ciba Foundation Study Group Nr. 12 (1962).

36. TRUNIGER, B.: Wasser- und Elektrolythaushalt. 3. Auflage. Stuttgart: Georg Thieme Verlag 1971.

37. WALTS, L. F., LEBOWITZ, M., DILLON, J. B.: The effects of ventilation on the action of tubocurarine and gallamine. Brit. J. Anaesth. <u>38</u>, 845 (1967).

38. WELT, L. G.: Agents affecting volume and composition of body fluids. Chapt. <u>36</u>, 763 (1965). In: GOODMAN, L. S., GILMAN, A.: The pharma cological basis of therapeutics. 3. Edit. by Macmillan Company New York, London, Toronto.

Vortrag Nr. 63

TIEREXPERIMENTELLE UNTERSUCHUNGEN ZUR KUMULATION VON MUSKELRELAXANTIEN

Von J. Plötz

Muskelrelaxantien vom nicht depolarisierenden Typ kumulieren, d. h.
die wiederholte Injektion einer gleichgroßen Gabe führt zu einem stärkeren Effekt als die erste Injektion. Dem wird klinisch Rechnung getragen, indem zur Nachinjektion nur ein Teil der Ausgangsdosis gegeben wird, um damit das Ausmaß der Relaxation in kontrollierbarem Rahmen zu halten (WALTS und DILLON 1968). Da die Relaxantien in ihrer
Wirksamkeit sich unterscheiden, ist es bei der Bemessung der Nachinjektion wichtig zu wissen, ob Wirksamkeit und Kumulation korrelieren.
Die folgende Untersuchung galt der Prüfung dieser Frage.

Material und Methode

84 weibliche Wistarratten einer Gewichtsklasse wurden tracheotomiert
und von einem Respirator mit einem N_2O/O_2-Gemisch kontrolliert beatmet. Am linken Hinterlauf wurde ein N. Tibialis - M. Triceps -surae -
Präparat (PLÖTZ 1973) angelegt, und der Muskel indirekt und suprama-
ximal mit elektrischen Rechteckimpulsen von 0,5 msec Dauer und einer
Frequenz von 0,3 Hz gereizt. Die resultierenden Muskelzuckungen wurden
isometrisch auf einem Direktschreiber registriert. Über einen Katheter
in der V. jugularis wurden folgende Substanzen in Verdünnung injiziert:
Dimethyl-d-Tubocurarin, d-Tubocurarin, Diallylnortoxiferin und Pancuronium. Die dosisabhängige Beeinträchtigung der Kontraktionskraft führte nach der Injektion zu einer Verminderung der Zuckungsspannung, die
als Blockstärke bezeichnet wurde.

Zur Klärung der Wirksamkeit der benutzten Substanzen wurden ihre
Dosis-Wirkungskurven erstellt und danach für jedes Relaxans vergleichbare Dosen ermittelt, die jeweils zu einem bis 33%igen, einem 33 -
66%igen und einem über 66%igen Block führten. 5 min nach Abklingen
dieser Blocks wurde eine 1. Nachinjektion in Höhe der halben Ausgangsdosis vorgenommen. Es folgten eine 2. und 3. Nachinjektion, ebenfalls
in Höhe der halben Ausgangsdosis, jedoch mit einem verlängerten Zeit-
intervall von 10 bzw. 15 min.

Die aus den Nachinjektionen resultierenden Blockstärken wurden in Beziehung gesetzt zum entsprechenden Effekt der Ausgangsdosis, indem sie
durch diesen dividiert wurden. Auf diese Weise wurden vergleichbare
Kumulationsfaktoren gebildet, die eine Aussage über das Kumulations-
vermögen der einzelnen Relaxantien erlauben. Kumulationsfaktoren, die
größer als 1 sind, beschreiben eine Zunahme, die kleiner als 1 sind,
eine Abnahme der Blockstärke auf Grund einer Nachinjektion im Vergleich zur Ausgangsdosis.

Für die statistische Auswertung wurden die Mittelwerte und die mittleren Fehler des Mittelwertes ermittelt. Die Signifikanzschranke wurde
mit $p < 0,05$ festgelegt.

Ergebnisse

Die Abb. 1 zeigt die Dosis-Wirkungs-Kurven von Dimethyl-d-Tubocurarin,
Diallylnortoxiferin, d-Tubocurarin und Pancuronium. Setzt man die Wirk-

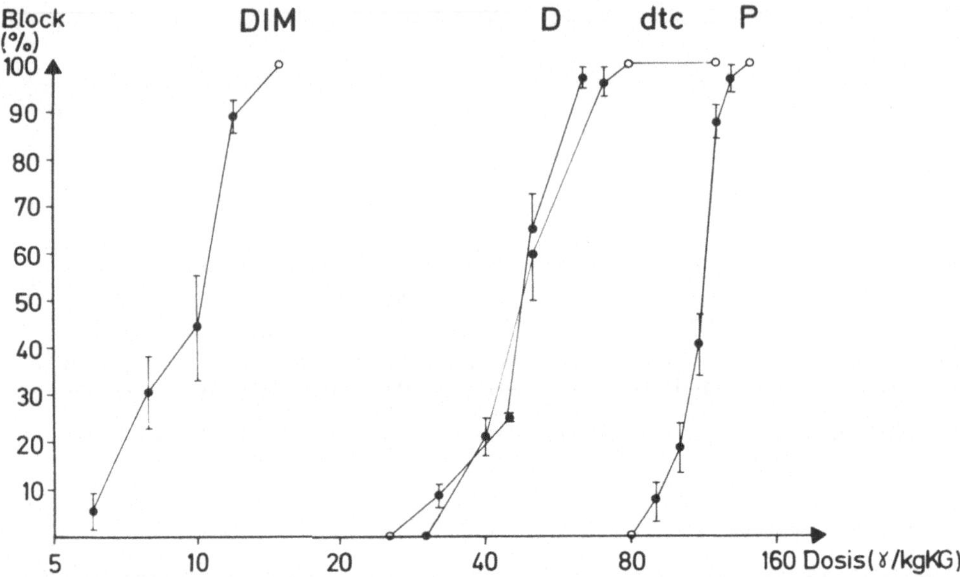

Abb. 1. Dosis-Wirkungs-Kurven von Dimethyl-d-Tubocurarin (DIM), Diallylnortoxiferin (D), d-Tubocurarin (dtc) und Pancuronium (P)

samkeit von d-Tubocurarin gleich 1, so hat Diallylnortoxiferin die gleiche, Dimethyl-d-Tubocurarin die 5-fache und Pancuronium die halbe Wirksamkeit von d-Tubocurarin bzw. Diallylnortoxiferin. Geht man von der Hypothese aus, daß die Kumulation mit zunehmender Wirksamkeit wächst, so ist zu erwarten, daß Pancuronium am schwächsten, d-Tubocurarin und Diallylnortoxiferin gleichermaßen und Dimethyl-d-Tubocurarin am stärksten kumulieren.

In Abb. 2 enthalten die gepunkteten Säulen entsprechend den dreifach unterteilten Blockstärken die Werte für die Ausgangsdosen - schwarze Symbole -. Aufgetragen wurden weiterhin die zugehörigen Kumulationsfaktoren - umrandete Symbole - der 1. bis 3. Nachinjektionen. Dabei sind der Übersichtlichkeit halber nur die Mittelwerte aufgeführt. Diese liegen beim Dimethyl-d-Tubocurarin allesamt über 1 und bei den anderen Substanzen überwiegend oder ausschließlich unter 1. Für die Substanzen d-Tubocurarin, Diallylnortoxiferin und Pancuronium besteht kein signifikanter Unterschied bei vergleichbaren Kumulationsfaktoren, wohingegen die Kumulationsfaktoren von Dimethyl-d-Tubocurarin im unteren und mittleren Blockbereich signifikant größer sind als diejenigen der anderen Substanzen. D. h., daß zwar das wirksamste Relaxans, Dimethyl-d-Tubocurarin, auch am stärksten kumuliert, daß aber d-Tubocurarin und Diallylnortoxiferin, die zweimal so wirksam sind wie Pancuronium, nicht stärker kumulieren als Pancuronium selbst.

Danach muß also mit größerer Wirksamkeit eines Relaxans keinesfalls eine stärkere Kumulationsneigung verbunden sein. Dies Ergebnis läßt sich natürlich nicht unmittelbar auf den Menschen übertragen. Die allgemeine Erkenntnis aber, daß Wirksamkeit und Kumulation der Relaxantien nicht korrelieren, ist festzuhalten, weil der verantwortliche Umgang mit Muskelrelaxantien auch Kenntnisse von ihrem Verhalten bei der Nachinjektion erfordert.

BLOCKSTÄRKE

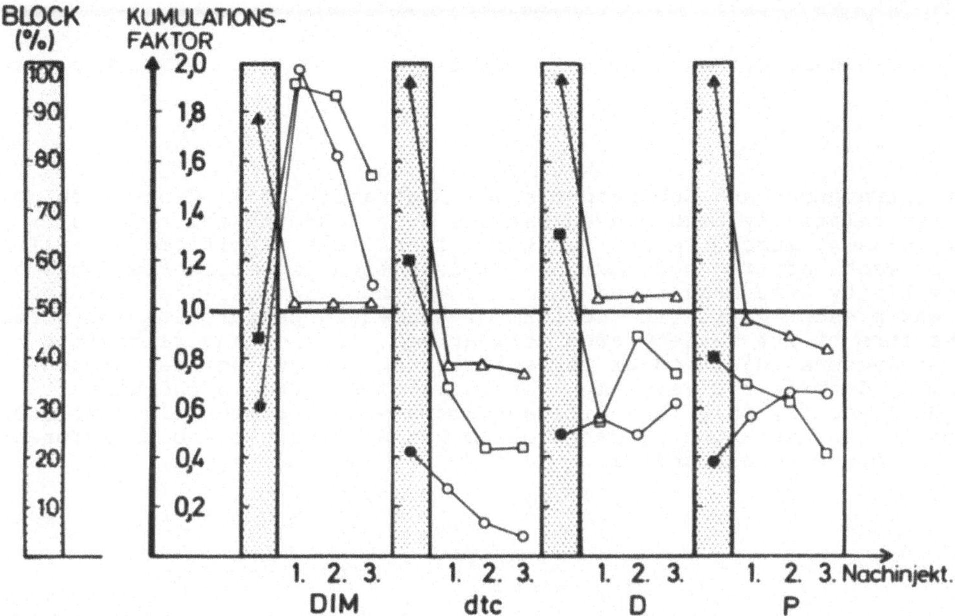

Abb. 2. Darstellung der Mittelwerte der Ausgangsdosen (schwarze Symbole) entsprechend den dreifach unterteilten Blockstärken und der Kumulationsfaktoren (umrandete Symbole) der ersten bis dritten Nachinjektion der untersuchten nicht depolarisierenden Muskelrelaxantien

Literatur

1. PLÖTZ, J.: Technique of a nerve muscle preparation on the rat. Naunyn-Schmiedeberg's Arch. of Pharmacol. 277, Suppl. (1973).

2. WALTS, L. F., DILLON, J. B.: d-tubocurarine cumulation studies. Anesthesia and Analgesia Curr. Res. 47, 696 (1968).

Vortrag Nr. 64

The Tissue Distribution and Placental Transfer of Pancuronium in the Rat

By F. F. Foldes, H. Nagaskima, I. Hollinger, G. Manner and E. Stevens

After intravenous and subcutaneous administration of 14-C-pancuronium, at first relatively high concentrations were found in the kidneys, liver, plasma, muscle, heart and skin. In animals sacrificed several days or weeks after subcutaneous administration significant amounts of radioactivity were only found in the liver and kidneys. The radioactivity was present partly in the form of unchanged pancuronium and partly in the form of its deacetylated derivatives. In pregnant rats after the intravenous injection of three times the paralyzing dose of pancuronium, despite the very high concentrations found in the uterus and the placenta, only insignificant amounts were present in the fetus. The brain concentration of pancuronium was also very low both in pregnant and non-pregnant animals.

Vortrag Nr. 65

EINFLUSS DER HYPOTHERMIE AUF DEN DURCH APPLIKATION VON PAVULON[R] BEDINGTEN NEUROMUSKULÄREN BLOCK (NMB)

Von E. Tassonyi und R. Egeli

Die Abnahme der Körpertemperatur während einer Operation unter Allgemeinnarkose - d. h. unter Neuroleptanalgesie - ist gut bekannt.
Als deren Ursache kommen verschiedene Faktoren in Frage: künstliche
Beatmung, Perfusionen und Transfusionen, Wärmeverlust durch die Wunde und durch die Haut, Abnahme des Metabolismus, etc. Die Temperatur
der Umgebung - in den klimatisierten Operationssälen 18 - 20° C -
kann eine entscheidende Rolle bei der Entstehung einer accidentellen
Hypothermie spielen.

Des weiteren ist auch eine Beeinflussung des NMB durch Temperaturver-
änderungen bekannt; eine Hypothermie vermindert die Intensität des
NMB, bedingt durch nicht depolarisierende Muskelrelaxantien. Die Wiedererwärmung soll sogar eine Recurarisierung provozieren.

Das Ziel unserer Arbeit ist es, den Einfluß der Temperaturveränderun-
gen auf den NMB, induziert durch das Pancuronium, zu studieren.

Folgende 3 Fragestellungen haben wir genauer untersucht:
1. Effekt der Abkühlung bei Operationen in auf 18 - 20° C klimatisierten Operationssälen.
2. Einfluß der Temperaturunterschiede auf den NMB.
3. Studium der De- und Recurarisierung unter diesen Umständen.

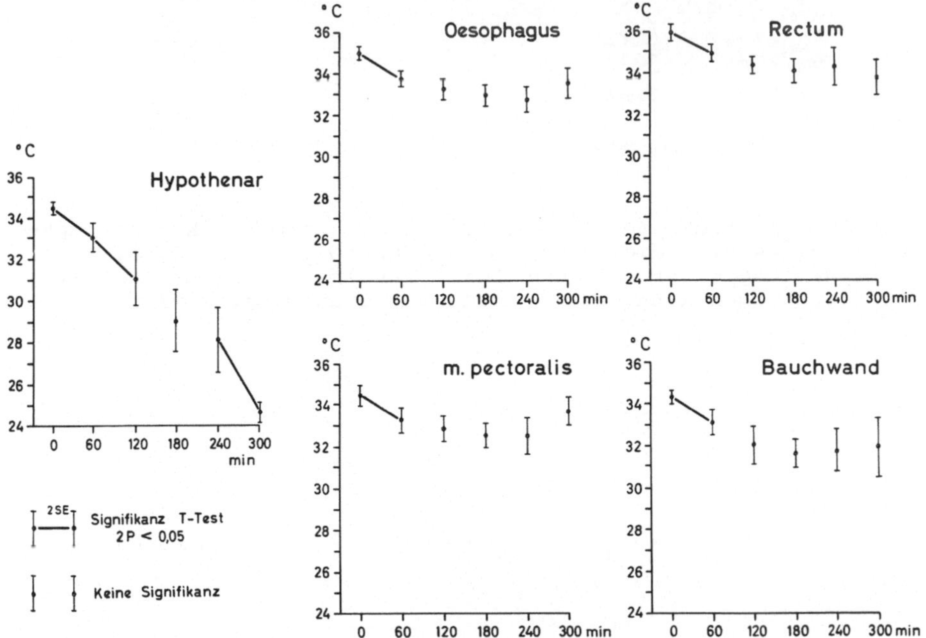

Abb. 1 zeigt die Abnahme der Temperatur anhand verschiedener Parameter:
M. hypothenar, Oesophagus, Rectum, M. pectoralis und Bauchwand.

Außer bei der Muskeltemperatur der Peripherie (Hypothenar) - konstante
signifikante Abkühlung fast während der ganzen Operationsdauer - finden wir bei den übrigen Parametern eine signifikante Abkühlung der Körpertemperatur nur während der ersten Operationsstunde. Im weiteren Verlauf darf man bei diesen Parametern höchstens noch von einer Tendenz
einer Abkühlung sprechen.

Neuromuskulärer Block in normaler Muskeltemperatur.(33,5-34,5°C)

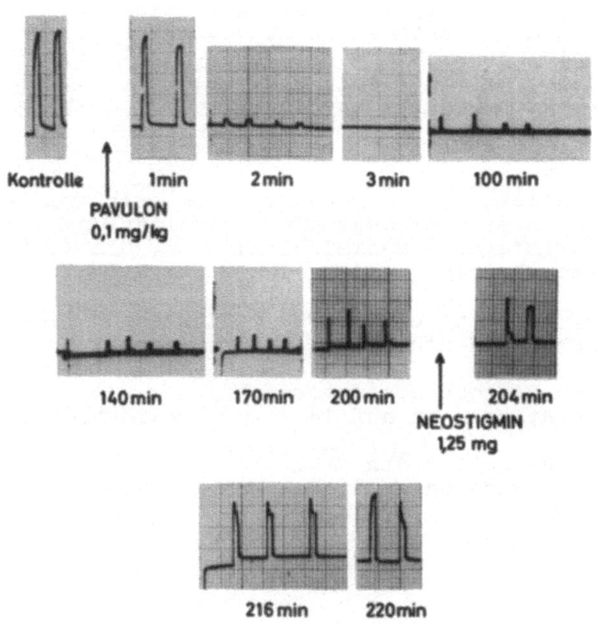

Abb. 2. stellt den Effekt der Curarisierung bei normaler Körpertemperatur dar, d. h. es sind die eigentlichen Kontrollkurven. Zu beachten
ist, daß die Wirkung einer größeren Dosis Pavulon[R] einen beträchtlich
längeren Effekt zeigen kann, als normalerweise angenommen wird

<u>Zusammenhang z w. Temperatur und Neuromuskulärem   Block.</u>

Hr. M. E.

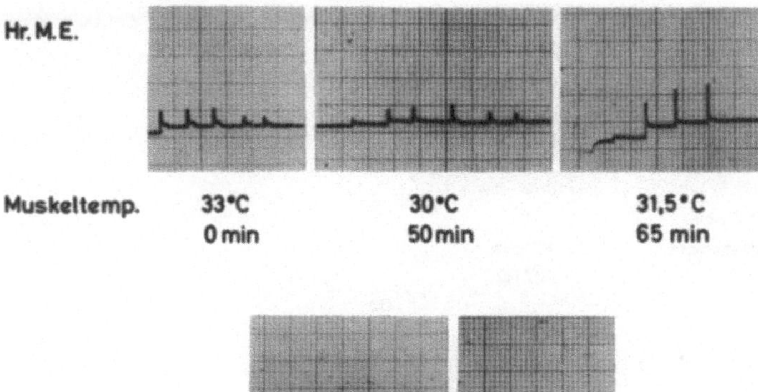

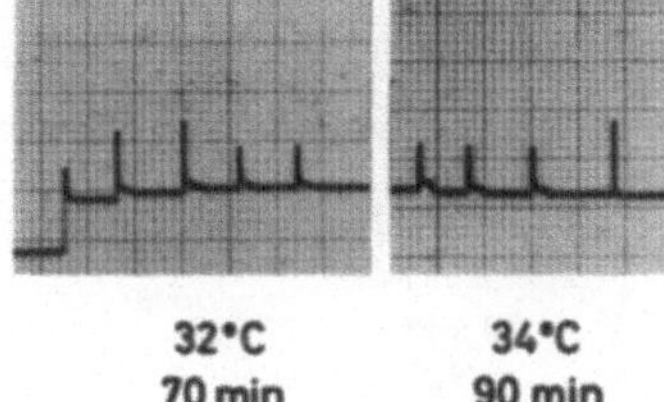

Stimulation 200 Hz / 30 Hz

Abb. 3. zeigt den Einfluß der Abkühlung auf den NMB. Daraus ersieht man, daß dabei kein Antagonismus besteht. Im Gegenteil, der NMB nimmt dabei an Intensität zu. Die Wiedererwärmung zeigt einen decurarisierenden Effekt

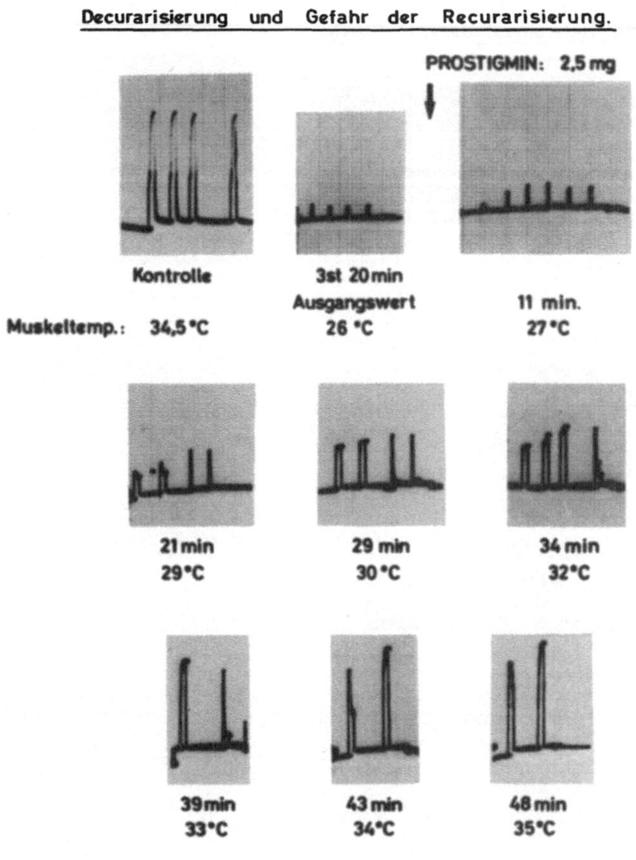

Abb. 4. Das Prostigmin antagonisiert den NMB auch im auf 26° C abgekühlten Muskel. Die nachfolgende Wiederaufwärmung verursacht keine Recurarisierung, im Gegenteil, sie hebt den verbleibenden NMB auf

Folgerung

1. Wir konnten - statistisch gesichert (t-Test) - zeigen, daß die Abkühlung der Körpertemperatur im allgemeinen nicht ein Niveau erreicht, wo eine Gefahr einer Hypothermiekomplikation besteht. Unsere Werte zeigen eindeutig, daß die zirkulierende Luft in vollklimatisierten Operationssälen keinen großen Einfluß auf die Abkühlung der Patienten hat, außer in dessen Peripherie.

2. Die Abkühlung antagonisiert nicht den Effekt des Pavulon[R], vielmehr, sie verstärkt denselben. Die Wiederaufwärmung dagegen vermindert den NMB.

3. Die Decurarisierung mit Prostigmin zeigt eine effiziente Wirkung im kalten Muskel. Eine Erwärmung verstärkt den Effekt der Decurarisierung. Es besteht kein Risiko einer durch die Wiedererwärmung bedingten Recurarisierung.

Vortrag Nr. 66

PANCURONIUM-ERFAHRUNGEN BEI ÜBER 1000 FÄLLEN

Von G. Litarczek, J. Cristea, R. Fagarasanu, A. Balan, E. Panaitescu
und A. Buzatu

Pancuronium ist ein Muskelerschlaffungsmittel, das breite Anerkennung
findet. Aus einer Analyse von 1184 Fällen haben wir versucht, einige
Schlußfolgerungen über die optimale Anwendung dieses Relaxans und den
klinischen Wert zu ziehen.

A. Material und Methoden

Die 1184 Patienten stammen aus dem Bereich der Allgemeinchirurgie,
der Herzchirurgie und der Urologie. Sie werden in folgende Gruppen
eingeteilt:

Gruppe I: n = 1096 (1184 - 88 Patienten Gruppe II)

a) Narkosemethoden:

1. Ataralgesie (Du CAILLAR): Levomepromazin (Neurocil^R), Pethidin im
   Verhältnis 1 : 2, Barbiturat, Lachgas-Sauerstoff, Relaxans
2. Neuroleptanalgesie (NLA II) (De CASTRO, HENSCHEL): Droperidol, Fentanyl, Lachgas-Sauerstoff, Relaxans
3. Kombinationsnarkose mit Barbiturat, Pethidin, Lachgas-Sauerstoff
   (CECIL GRAY)
4. Kombinationsnarkose mit Äther (2 - 3 %)
5. Kombinationsnarkose mit Halothane (0,5 - 0,7 %)
6. Kombinationsnarkose mit Methoxyflurane (0,3 - 0,5 %)
7. Cyclopropan (8 - 10 %) und Relaxans bei Kindern

Die orotracheale Intubation wurde entweder nach Succinylcholingabe
von 1 - 1,3 mg/kg KG oder nach Verabreichung von 1 - 1,25 mg/10 kg KG
Pancuronium durchgeführt. Es wurde immer maschinell oder manuell beatmet und eine leichte Hyperventilation erzeugt. Die Decurarisation
erfolgte am Ende der Operation mit 0,03 mg/kg KG Neostigmin und Atropin im Verhältnis 3 : 1. Die Prämedikation wurde sowohl der Anaesthesiemethode als auch dem Status des Patienten angepaßt. Sie bestand
aus Kombinationen von Levomepromazin mit Pethidin, Droperidol mit Fentanyl oder Pethidin mit Promethazin oder Hydroxizin.

b) Geschlechts-, Alters- und Gewichtsverteilung

Von den Patienten der Gruppe I waren 460 Männer und 636 Frauen. Die
Verteilung der Alters- und Gewichtsgruppen ist aus Tabelle 1 und 2
ersichtlich. Der jüngste unserer Patienten war drei Monate, der älteste 89 Jahre alt.

Tabelle 1. Aufschlüsselung der Gruppe I nach Lebensalter

Jahre	bis 10	11-20	21-40	41-50	51-60	61-70	71-80	81-90
n	9	62	407	299	166	112	38	3

114

Tabelle 2. Aufschlüsselung der Gruppe I nach Körpergewicht

KG	bis 10	11-20	21-30	31-40	41-50
n	7	7	11	46	204

KG	51-60	61-70	71-80	81-90	91-100	> 100
n	350	271	131	51	9	9

c) Operationsarten und Nebenerkrankungen

Die Operationsarten sind in Tabelle 3 aufgeschlüsselt.

Tabelle 3. Aufschlüsselung von Operationen (Gruppe I)

Operationen an (bei)	n
Leber, Gallenwege	186
Verdauungstrakt, Adnexe	91
Innersekretorische Drüsen	39
Große Gefäße	34
Peritonitis	31
Echinokoccus	25
Nieren, Harnwege	17
Herz	315
Anderes	358

Außer der Grundkrankheit, welche der Anlaß zur Operation war, wiesen
die Patienten eine Mitbeteiligung der in Tabelle 4 angegebenen Organe
und Organsysteme auf.

Tabelle 4. Krankhaft mitbeteiligte Organe und Organsysteme bei den
1096 Patienten der Gruppe I

Organe und Organsysteme	n
(Gruppe I)	
Herz	512
Leber, Gallenwege	235
Verdauungstrakt	186
Lunge	76
Gefäße	81
Blut	41
Ernährung	31
Nieren, Harnwege	29
Innersekretorische Drüsen	13
Lungenödem	7
Weitere pathologische Erscheinungen mit entsprechenden Folgen	51

d) Narkosedauer und Narkosemethoden (siehe a)). (Tabelle 5)

Die Narkosedauer schwankte zwischen einer und acht Stunden. Die Zusam-
menstellung der angewandten Narkosemittel und -methoden und deren zeitliche Zuordnung verdeutlichen die komplexen operativen Situationen, in
denen Pancuronium zur Anwendung kam.

Tabelle 5. Aufschlüsselung der Narkosedauer und der Narkosemethoden je nach Dauer der Anaesthesie (Gruppe I)

Narkosedauer									
Zeit/h	0 - 1	1 - 2	2 - 3	3 - 4	4 - 5	5 - 6	6 - 7	7 - 8	
Anzahl	153	518	247	127	35	6	5	5	1096

Narkosemethoden									
NLA II	49	200	116	70	18	3	2	2	460
Barbiturat	70	228	81	33	10	3	2	1	428
Methoxyflurane	15	40	20	5	–	–	–	–	80
Halothane	6	33	9	4	4	–	1	2	54
Äther	9	8	10	9	2	–	–	–	38
Ataralgesie	3	3	10	6	1	–	–	–	28
Cyclopropan	1	6	1	–	–	–	–	–	8

Gruppe II n = 88: Aus 88 Patienten, die unter extrakorporalem Kreislauf mittels Herz-Lungen-Maschine operiert wurden, bildeten wir einige Gruppen.

a) Geschlechts- und Alterverteilung:

Von den 88 Patienten der Gruppe II waren 36 Männer und 52 Frauen. Die Altersverteilung ist aus Tabelle 6 zu entnehmen.

Tabelle 6. Aufschlüsselung der Gruppe II nach Lebensalter

Jahre	bis 10	11 - 20	21 - 30	31 - 40	41 - 50
n	16	22	27	19	4

b) Diagnoseübersicht: Die bei den Patienten der Gruppe II vorliegenden Diagnosen sind in Tabelle 7 zusammengestellt.

Tabelle 7. Diagnose bei den Patienten der Gruppe II

Operationen (Gruppe II)	n
Mitralklappenfehler	16
Aortenklappenfehler	4
Pulmonalklappenfehler	10
Ventrikelseptumdefekt	11
Vorhofseptumdefekt	29
Fallotsche Tri-, Tetra-, Pentalogien	10
Anderes	8
	88

c) Narkosedauer und Narkosemethoden

In Tabelle 8 ist die Narkosedauer bei den Patienten der Gruppe II,
aufgeschlüsselt nach Stunden, angegeben. An Narkosemethoden (siehe Ia)
wurden die NLA II (n = 63), die Kombination mit Barbiturat (n = 19)
und mit Halothane (n = 6) gewählt.

Tabelle 8. Aufschlüsselung der Narkosedauer (Gruppe II)

Zeit (h)	3 - 4	4 - 5	5 - 6	6 - 7	7 - 8	8 - 9	9 - 10
Anzahl	27	28	23	6	1	2	1

Gruppe III   n = 97

Mit 97 Patienten, von denen 48 aus der Gesamtzahl von 1184 Patienten
Pancuronium und weitere 49 Alcuronium erhielten, wurde ein Doppel-
blindversuch durchgeführt. Alle Patienten dieser Gruppe wurden unter
NLA II operiert.

a) Altersverteilung

In Tabelle 9 ist die Altersverteilung der Patienten der Gruppe III aufgeschlüsselt.

Tabelle 9. Aufschlüsselung der Gruppe III nach Lebensalter

Jahre	0 - 10	11 - 20	21 - 40	41 - 50	51 - 60	60	unbestimmt
Pancuronium	0	1	17	13	5	10	2
Alcuronium	0	2	15	14	9	9	0

b) Operationsgebiete und -arten

Tabelle 10 gibt die Operationsgebiete und -arten bei den Patienten
der Gruppe III wieder.

Tabelle 10. Operationsgebiete und -arten der Gruppe III

Operationsgebiete und -arten	Pancuronium	Alcuronium
Gallenblase, Gallenwege	17	12
Magen	4	3
Dickdarm	2	1
Dünndarm	1	–
Leber	–	1
Milz	–	2
Spleno-Renale Anastomosen	1	–
Abdomineller Echinococcus	2	–
Bauchnarbenbrüche	1	2
Laparotomien	1	6
Retroperitonealtumoren	2	1
Hysterektomien	5	3
Mitralklappensprengung	9	12
Lumbale Sympathektomie	2	3
Anderes	1	3
	48	49

c) Meßwerte

Folgende Parameter wurden zur Auswertung der Ergebnisse der Gruppe
III herangezogen:
ca) Die Latenzzeit, die vom Zeitpunkt der Injektion von Pancuronium
    bis zum Verschwinden der mechanischen Antwort auf einen Reiz des
    n. ulnaris (10 mA/1 msec) vergeht,
cb) die Wirkungsdauer der Einzeldosis vom Zeitpunkt des Einsetzen der
    vollen Wirkung bis zur Wiederkehr von 80 % des Normalausschlages
    im Myomechanogramm nach der gleichen Reizung des n. ulnaris,
cc) die Notwendigkeit der Decurarisierung.

B. Ergebnisse

Gruppe I

In Tabelle 11 ist der Pancuroniumverbrauch pro Fall der 1096 Patienten
der Gruppe I nach Narkosemethoden geordnet, aufgeschlüsselt. Es ergibt
sich daraus eine normale Verbrauchsgröße für die Ataralgesie und eine
minimale für die Narkose mit Cyclopropan. Bei zunehmender Narkosedauer
nimmt naturgemäß der stündliche Pancuroniumverbrauch ab (Tabelle 12).

Tabelle 11. Pancuroniumverbrauch/Fall (Gruppe I) nach Narkosemethoden
aufgeschlüsselt

Narkosemethode	n	mg P/Fall ($\bar{x}$)
NLA II	460	6,2
Ataralgesie	28	7,2
Barbiturat	428	5,8
Äther	38	5,5
Halothane	54	5,0
Methoxyflurane	80	4,2
Cyclopropan	8	3,8

Die Wirkungsdauer einer Einzeldosis Pancuronium scheint etwa einer entsprechenden Dosis von Tubocurarin zu gleichen. Die Notwendigkeit nach-
zuspritzen, ist nach Tabelle 12 bei der Ataralgesie am größten, bei der
Kombinationsnarkose mit Methoxyflurane und Cyclopropan am geringsten.
Vergleicht man den durchschnittlichen Pancuroniumverbrauch pro Stunde
zwischen der Inhalations- und den intravenösen Narkoseformen, so liegt
der Relaxansverbrauch bei ersterer mit 2,3 mg/h/Fall deutlich niedriger
als bei den letzteren Narkosemethoden (2,9 mg/h/Fall).

Bei 10 Patienten der Gruppe I haben wir eine künstliche Hypothermie angewandt. Diese Patienten wurden entweder unter Äther oder unter NLA II
operiert. Tabelle 13 gibt den Pancuroniumverbrauch pro Fall und pro
Stunde, aufgeteilt nach diesen Narkoseformen und nach Narkosedauer,
wieder.

Tabelle 12. Pancuroniumverbrauch (mg) pro Fall und pro Stunde ($\bar{x}$) nach Narkoseart und -dauer aufgeschlüsselt

Narkosedauer	(h)	0-1	1-2	2-3	3-4	4-5	5-6	6-7	7-8
Ataralgesie	(n)	3	8	10	6	1	-	-	-
mg P/Fall	($\bar{x}$)	5,5	6,6	7,4	7,8	12	-	-	-
mg P/h/Fall	($\bar{x}$)	5,3	4,4	2,9	2,3	2,11	-	-	-
NLA II	(n)	49	200	116	70	18	3	2	2
mg P/Fall	($\bar{x}$)	4,7	5,7	6,4	7,6	8,3	10,7	10	8,5
mg P/h/Fall	($\bar{x}$)	4,7	3,8	2,5	2,2	1,9	1,9	1,5	1,1
Barbiturat	(n)	70	228	81	33	10	3	2	1
mg P/Fall	($\bar{x}$)	4,9	5,5	6	7,2	7,2	8,6	14	18
mg P/h/Fall	($\bar{x}$)	4,9	3,7	2,11	2,0	1,6	1,5	2,1	2,3
Äther	(n)	9	8	10	9	2	-	-	-
mg P/Fall	($\bar{x}$)	4,9	5,2	5,5	6,8	7	-	-	-
mg P/h/Fall	($\bar{x}$)	5,0	3,5	1,9	1,9	1,7	-	-	-
Halothane	(n)	6	28	9	4	4	-	1	2
mg P/Fall	($\bar{x}$)	5,1	4,5	4,9	5,8	6,5	-	6,2	7,2
mg P/h/Fall	($\bar{x}$)	5,1	2,9	1,9	1,7	1,8	-	0,9	1,0
Methoxyflurane	(n)	15	40	20	5	-	-	-	-
mg P/Fall	($\bar{x}$)	3,8	4,2	4,4	5,2	-	-	-	-
mg P/h/Fall	($\bar{x}$)	3,8	2,8	1,8	1,4	-	-	-	-
Cyclopropan	(n)	1	6	1	-	-	-	-	-
mg P/Fall	($\bar{x}$)	3,0	4,0	2,0	-	-	-	-	-
mg P/h/Fall	($\bar{x}$)	3,0	2,6	0,7	-	-	-	-	-

Tabelle 13. Pancuroniumverbrauch (mg) pro Fall und pro Stunde ($\bar{x}$) bei 10 Patienten unter Hypothermie (Gruppe I), nach Narkoseform und -dauer aufgeschlüsselt

Narkosedauer	(h)	2 - 3	3 - 4	4 - 5	5 - 6	6 - 7	7 - 8
Äther	(n)	2	2	-	-	-	-
mg P/Fall	($\bar{x}$)	5	7	-	-	-	-
mg P/h/Fall	($\bar{x}$)	1,2	2,3	-	-	-	-
NLA II	(n)	-	-	3	-	2	1
mg P/Fall	($\bar{x}$)	-	-	14	-	13	8
mg P/h/Fall	($\bar{x}$)	-	-	1,8	-	2,2	1,3

Ein Vergleich zwischen dem Pancuroniumverbrauch bei Normo- und Hypothermie unter sonst gleichen Bedingungen ist schließlich in Tabelle 14 dargestellt. Es geht daraus hervor, daß durch die Hypothermie keine Veränderung des Pancuroniumverbrauches nachgewiesen werden kann.

Tabelle 14. Pancuroniumverbrauch bei Normo- und Hypothermie (Gruppe I)

	Äther		NLA II	
Narkosemethode	Normothermie	Hypothermie	Normothermie	Hypothermie
Zahl der Fälle (n)	92	6	18	4
mg P/h/Fall ($\bar{x}$)	1,7	1,8	1,9	1,8

Gruppe II:

Der Pancuroniumverbrauch bei den 88 Patienten der Gruppe II wurde ebenfalls, nach Narkosemethoden geordnet, in mg pro Fall und pro Stunde berechnet (Tabelle 15) und darüber hinaus auch unabhängig von der gewählten Narkoseform auf die Narkosedauer bezogen dargestellt (Tabelle 16).

Tabelle 15. Pancuroniumverbrauch (mg) pro Fall und pro Stunde ($\bar{x}$), nach
Narkosemethoden geordnet, bei 88 Patienten der Gruppe II

	NLA II	Halothane	Barbiturat
n	63	6	19
P mg/Fall ($\bar{x}$)	9,9	7,2	9,8
P mg/h/Fall ($\bar{x}$)	2,1	1,5	2,4

Tabelle 16. Stündlicher Pancuroniumverbrauch, nach der Dauer der Narkose geordnet, bei den 88 Patienten der Gruppe II

Narkosedauer (h)	0 - 1	1 - 2	2 - 3	3 - 4	4 - 5	5 - 6
P mg/Fälle ($\bar{x}$)	4,3	3,2	3,3	2,3	4	4

Aus Tabelle 16 geht hervor, daß auch bei langdauernden Operationen
eine Verbrauchssteigerung an Pancuronium nicht eintritt. Dementsprechend sind auch Repetitionsdauer weitgehend vermindert.

Gruppe III

Tabelle 17. Dosisabhängigkeit von Latenzzeit, Wirkungsdauer und De-
curarisierungsnotwendigkeit bei Pancuronium und Alcuronium (Gruppe III)

Pancuronium	Latenzzeit		Alcuronium
mg/10 kg	sec	mg/10 kg	sec
0,750	272 ± 41	2,0	237 ± 39
1,000	250 ± 34	2,5	291 ± 63
1,125	152 ± 20	3,0	236 ± 27
1,250	150 ± 35	4,0	180 ± 30
mg/10 kg	Wirkungsdauer		
	min	mg/10 kg	min
0,500	46 ± 8	2,0	36 ± 6
1,000	59 ± 6	2,5	41 ± 7
1,125	62 ± 5	3,0	55 ± 8
1,250	61 ± 1	4,0	60 ± 8
mg/10 kg	Decurarisierungsnotwendigkeit		
	in % der Fälle	mg/10 kg	in % der Fälle
0,500	0	1,5	0
0,750	30	2,0	40
1,000	85	2,5	60
1,125 - 1250	100	3 - 4	66

In Tabelle 17 sind Mittelwerte und Standardabweichungen der Latenzzeiten (sec), der Wirkungsdauer (min) und der Notwendigkeit zur Decurarisierung (in % der Fälle) bei steigenden Dosen von Pancuronium
und Alcuronium angegeben. Die Latenzzeiten nehmen dabei ab, Wirkungsdauer und Decurarisierungshäufigkeit dagegen zu.

C. Schlußfolgerungen

Aus den angeführten Ergebnissen können folgende Schlußfolgerungen gezogen werden:

1. Pancuronium ist ein Muskelrelaxans, das in den meisten chirurgischen Situationen angewendet werden kann.
2. Die erzielte Muskelerschlaffung ist ausreichend, mit Pancuronium
   kann auch intubiert werden, wenn die Anfangsdosierung hoch genug
   gewählt wird (mindestens 1 mg/10 kg KG).
3. Pancuronium kann mit den verschiedensten Narkosemitteln kombiniert
   werden, die Dosierung richtet sich nach der jeweiligen Narkoseme-
   thode. Pro Fall und Stunde ist die Pancuroniumdosis bei intravenösen Kombinationsnarkosen größer als bei Inhalations-Kombinations-
   narkosen.
4. Der Pancuroniumverbrauch ist in der Gruppe der intravenösen Kombinationsnarkosen bei der NLA II am geringsten. Bei den Inhalations-
   Kombinationsnarkosen ist die Dosierung signifikant geringer als bei
   den iv. Narkoseformen.
5. Die Notwendigkeit einer Ergänzungsdosis ist am Anfang der Narkose
   häufig, sinkt aber signifikant in der dritten Narkosestunde. Hierbei dürfte wahrscheinlich eine Kumulation eine Rolle spielen.
6. Die Latenzzeit sinkt mit Zunahme der Dosierung und ist bei einer
   Dosierung von über 1 mg/10 kg KG am kleinsten.
7. Die Wirkungsdauer ist ebenfalls dosisabhängig, und für equipotente
   Dosen etwa dem d-Tubocurarin gleich.
8. Bei Hypothermie wurde kein Unterschied in der Pancuroniumdosierung
   im Vergleich zur Normothermie beobachtet.
9. Bei Patienten, die mit der Herz-Lungen-Maschine operiert wurden,
   ist im Vergleich zu den Patienten der Gruppe I ein verminderter
   Durchschnittsverbrauch an Pancuronium und eine verminderte Notwendigkeit für Ergänzungsdosen beobachtet worden.
10. In unserer Studie konnten wir bei den Patienten keine durch Pancu-
    ronium verursachten unerwünschten Nebenerscheinungen beobachten.

Vortrag Nr. 67

KLINISCHER EINSATZ EINES AZOBIS-ARYLIMIDAZO-(1,2-α)-PYRIDINIUM-DERIVATES (AH 8165 D) ALS MUSKELRELAXANS

Von K. Inoue, R. Frey, W. Erdmann, H. von Plato, J. Berlin und
K. Stosseck

Seitdem Muskelrelaxantien als moderne anaesthesiologische Pharmaka im
klinischen Betrieb eingesetzt worden sind, wurden unzählige Muskelrelaxantien entwickelt. Ein ideales Muskelrelaxans soll folgende Anforderungen erfüllen:
1. Der Wirkungseintritt soll schnell sein, um eine Intubation zu ermöglichen.
2. Das Muskelrelaxans soll gut steuerbar sein, d. h. die Wirkzeit nicht
   zu lange andauern.
3. Das Muskelrelaxans soll keine Nebenwirkung haben.

Succinylcholin erfüllt die erste Anforderung, aber seine Wirkungsdauer
ist zu kurz. Die heute üblichen nicht depolarisierenden Muskelrelaxantien haben auch ihre Nachteile. Keines der bekannten nicht depolarisierenden Muskelrelaxantien erfüllt die Anforderung des Punktes 1.

AH 8165 ist ein neues nicht depolarisierendes Muskelrelaxans der Firma
Glaxo und im Handel noch nicht erhältlich. Es hat vom Tierversuch her
den Anschein (1, 2), die Anforderungen, die an ein ideales Muskelrelaxans gestellt werden, zu erfüllen.

Wir haben AH 8165 in zwei Versuchsserien untersucht:
1. Durch Messung der Vitalkapazität und der Greifkraft bei verschiedenen Dosierungen und
2. im Routinebetrieb auf seine Eignung zur Intubation und zur Dauerrelaxierung im Hinblick auf seine Steuerbarkeit.

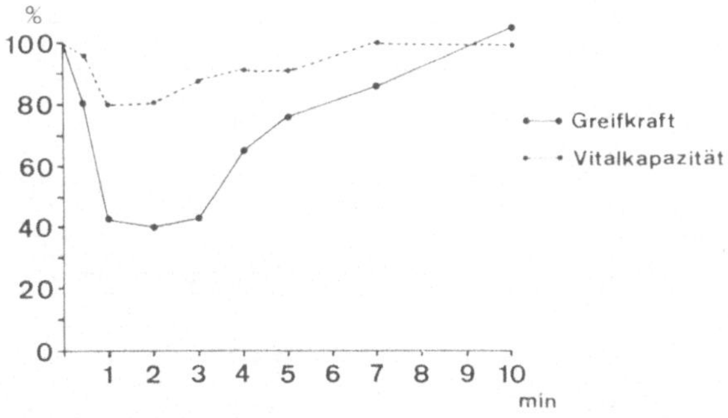

Abb. 1. Veränderung der Greifkraft und der Vitalkapazität nach Injektion von 0,15 mg/kg AH 8165 (n = 6)

Im ersten Teil unserer Untersuchungen (Abb. 1) wurden den Versuchs-
personen 0,15 mg/kg Körpergewicht AH 8165 injiziert. Nach Injektion
wurden die Greifkraft und die Vitalkapazität kontrolliert. Innerhalb
der ersten Minute nach Injektion kommt es zu einem maximalen Abfall
der Greifkraft und der Vitalkapazität. Während die Greifkraft auf
40 % des Ausgangswertes abfällt, finden wir im Bereich der Vitalkapa-

zität nur einen Abfall auf 80 % des Ausgangswertes. Nach der ersten
Minute findet keine wesentlich weitere Abnahme der Greifkraft bzw.
Vitalkapazität mehr statt. Nach drei Minuten kommt es wieder zur Erholung der gemessenen Werte. Der geringe Abfall der Vitalkapazität
scheint zu zeigen, daß AH 8165 wie andere nicht depolarisierende Muskelrelaxantien einen Atemmuskulatur schonenden Effekt hat.

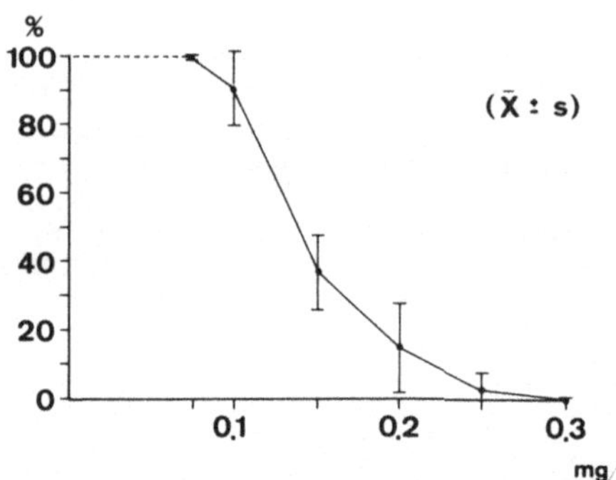

Abb. 2. Maximale Verminderung der Greifkraft nach Injektion von
AH 8165 bei verschiedenen Dosierungen (n = 6)

Im weiteren Versuchsverlauf wurde die maximale Verminderung der Greifkraft (Abb. 2) nach Injektion von AH 8165 bei verschiedenen Dosierungen geprüft. Die Kurve zeigt, daß bei Dosierungen über 0,1 mg/kg eine
starke Verminderung der Greifkraft stattfindet. Mit zunehmender Dosierung wird der Greifkraftabfall immer kleiner und nähert sich einem
Null-Wert von 0,3 mg/kg. Aus der Kurve ist ersichtlich, daß bei 0,14
mg/kg die Greifkraft um 50 % abgenommen hat und bei 0,22 mg/kg um 90 %.

Tabelle 1. Vergleich der Wirkungsstärke von AH 8165 mit anderen Muskelrelaxantien (Dosis in µg/kg)

		AH 8165	d-Tc	Alloferin	Pancuronium
Verminderung der Greifkraft um	50 %	140	55	42	14
	90 %	220	110	65	22

Relative Wirkungsstärke von AH 8165

		d-Tc = 1	Alloferin = 1	Pancuronium = 1
Verminderung der Greifkraft um	50 %	0,4	0,3	0,1
	90 %	0,5	0,3	0,1

Die Wirkungsstärke ist besonders deutlich zu erkennen bei einer Gegen-
überstellung der verschiedenen nicht depolarisierenden Muskelrelaxantien (Tabelle 1). Die Werte für d-Tubocurarin, Alloferin und Pancuroniumbromid in dieser Tabelle wurden den Untersuchungen von J. STOVNER
und I. LUND (3), entnommen. Stellen wir die relative Wirkungsstärke
von AH 8165 derjenigen von anderen Relaxantien gegenüber, wobei diese
in ihrer Wirkungsstärke gleich eins gesetzt werden, dann ergibt sich
bei 50 % Verminderung der Greifkraft ein Verhältnis von 0,4 für d-Tubocurarin, 0,3 für Alloferin und 0,1 für Pancuroniumbromid. Bei der

Greifkraftminderung um 90 % besteht das Verhältnis von 0,5 für d-Tubocurarin, während bei Alloferin und Pancuroniumbromid das Wirkungsstär-
keverhältnis von AH 8165 gleich bleibt.

Tabelle 2. Applikation von AH 8165 als Relaxans für die Intubation

Dosis	0,5 mg/kg	0,75 mg/kg	1,0 mg/kg
Fälle	40	52	58
Restatmung	27	11	2
Intubation unmöglich	3	O	O
Wirkungseintritt	34 $\pm$ 9 sec n = 20	35 $\pm$ 13 sec n = 20	30 $\pm$ 11 sec n = 20

Bei der klinischen Anwendung von AH 8165 konnten wir folgende Ergebnisse feststellen (Tabelle 2):
Es wurden 150 Patienten mit AH 8165 intubiert. Bei einer Dosierung
von 0,5 mg/kg bestand bei 27 von 40 Patienten noch eine Restatmung.
Eine Intubation war bei 3 Patienten wegen fortbestehender Anspannung
der Kiefermuskulatur unmöglich. Bei 0,75 mg/kg sank der Anteil der
Patienten, die noch eine Restatmung nach Applikation des Relaxans aufwiesen, auf 11 von 52 Patienten ab. Die Intubation war in allen Fällen
nur mit AH 8165 alleine möglich. Bei 1,0 mg/kg fanden wir nur noch bei
2 von 58 Patienten eine geringe Restatmung. Wieder war bei allen Patienten die Intubation sehr gut mit AH 8165 möglich.

Es wurde weiterhin der Wirkungseintritt, d. h. die Zeit bis zur Apnoe
oder die der maximalen Verminderung des Atemzugvolumens nach Applikation von AH 8165, geprüft. Er lag bei 0,5 mg/kg bei 34 sec, bei 0,75
mg/kg bei 35 sec und bei 1,0 mg/kg bei 30 sec. Die hier angegebenen
Versuche über den Wirkungseintritt wurden unter Ketamine-Dauertropf-
narkose durchgeführt, wobei die Applikation des Muskelrelaxans mit
dem Versuch gewartet wurde, bis der Patient nach Narkoseeinleitung
sich in einem respiratorischen stedy state befand. Der größte Anteil
der Fälle mit Restatmung wurde bei dieser Versuchsserie beobachtet.

Tabelle 3. Applikation von AH 8165 für intraabdominelle Operationen
als einziges Muskelrelaxans

Initialdosis	0,5 mg/kg	0,75 mg/kg	1,0 mg/kg
Fälle	20	32	37
Zeitabstand bis zur 2. Injektion	22 $\pm$ 9 min n = 16	36 $\pm$ 17 min n = 20	44 $\pm$ 13 min n = 22

Zur Überprüfung, ob AH 8165 auch für abdominelle Operationen ein suffizientes Muskelrelaxans ist, wurde bei verschiedenen Dosierungen
(Tabelle 3) mit AH 8165 eine Dauerrelaxierung durchgeführt und vor allem der Zeitabstand bis zur zweiten Injektion beobachtet. Die Zeitab-
stände, die bis zu einer zweiten Injektion verstrichen, sind sehr von
der Initialdosis abhängig. Bei 0,5 mg/kg lagen sie bei 22 min, bei
0,75 mg/kg bei 36 min und bei 1,0 mg/kg bei 44 min.

124

Tabelle 4. Nachinjektion von AH 8165 bei intraabdominellen Operationen
(Patienten von ca. 60 - 80 kg Körpergewicht)

Dosis der 2. Injektion	Fälle	Zeitabstand bis zur 3. Injektion
5 mg	2	n = 0
10 mg	13	20 + 10 min (n = 10)
20 mg	24	28 + 16 min (n = 9)
30 mg	15	38 + 8 min (n = 5)
50 mg	4	30 - 80 min (n = 2)

Der Zeitabstand (Tabelle 4) von der zweiten Injektion zur dritten Injektion ist auch wieder dosisabhängig. Wurde ein durchschnittsgewich-
tiger Erwachsener von ca. 60 bis 80 kg mit einer Dosierung von 10 mg
nachrelaxiert, so hielt diese Relaxierung im allgemeinen nicht länger
als 20 Minuten an. Bei einer Nachrelaxierung bei der Zweitinjektion
von 20 mg stieg die Zeitdauer auf 28 Minuten und bei 30 mg auf 38 Minuten an. Diese Ergebnisse zeigen, wie stark AH 8165 kumuliert, und
daß es notwendig ist, bei einer Nachrelaxierung mit der Dosierung vor-
sichtig zu verfahren.

Schlußfolgerung

1. Das neue Muskelrelaxans AH 8165 hat einen überaus schnellen Wirkungseintritt.
2. Für die Intubation wird eine Dosierung von 0,75 mg/kg benötigt.
3. Wenn mit Succinylcholin schon vorher intubiert wurde, genügen für
   Bauchoperationen im allgemeinen 0,3 bis 0,5 mg/kg als Initialdosis.
   Bei dieser Dosierung hat AH 8165 keine erheblich längere Wirkzeit
   als Alloferin.
4. Um die Steuerbarkeit von AH 8165 bei Nachinjektionen aufrecht zu
   erhalten, sollte die Dosierung der Nachinjektion nicht über 20 mg
   liegen.
5. Die relative Wirkungsstärke von AH 8165 im Vergleich zu Alloferin
   und Pancuroniumbromid beträgt 0,3 bzw. 0,1 im Vergleich zu d-Tubocurarin bei 50 % Verminderung der Greifkraft 0,4 und bei 90 %
   Verminderung 0,5.

Literatur

1. BRITTAIN, R. T., TYERS, M. B.: AH 8165: A new short-acting, com-
   petitive neuromuscular blocking drug. Brit. J. Pharmac. 45, 158
   (1972).

2. A submission to the committee of safety of medicines for a clinical
   trial certificate for AH 8165 D. Volume II and Volume III. Eds.
   Allen and Hanburys Ltd., Ware, Herts, England, 1972.

3. STOVNER, J., LUND, I.: Dose-response curves for tubocurarine, allo-
   ferine and pancuronium. Paper read at: "Symposium international sur
   l'anesthésie vigile et subvigile", Ostend, 17 - 20 Avril 1969.

Vortrag Nr. 68

DER KALORIGENE KETAMINEFFEKT AM MENSCHEN UND SEINE BEEINFLUSSUNG
DURCH MUSKELRELAXANTIEN

Von U. Braun, A. Haschemian, V. Hempel und A. Fassolt

Die bekannten typischen Kreislaufwirkungen von Ketamine wie insbesondere die Steigerung des Herzzeitvolumens (5, 6) gehen mit einer Stoff-
wechselzunahme des Gesamtorganismus einher. Da es sich hierbei um ein
besonders hervorstechendes Merkmal der Ketaminewirkung handelt, haben
wir diesen Effekt in Analogie zur Pharmakologie von Adrenalin als kalorigenen Ketamineeffekt bezeichnet. Die Analyse dieses kalorigenen
Ketamineeffektes sollte in folgenden Punkten eine Aussage zulassen:

1. Wie groß ist das Ausmaß der Stoffwechselsteigerung am Menschen und
   am bevorzugten Versuchstier für Kreislaufuntersuchungen, dem Hund?
2. Welche Organe zeigen einen gesteigerten Sauerstoffverbrauch?
3. Wie hoch ist der Anteil bestimmter Organe am gesamten Umsatzeffekt?
4. Läßt sich im Zusammenhang mit anderen experimentellen Ergebnissen
   ein Hinweis zum Wirkungsmechanismus des kalorigenen Ketamineeffektes geben?

Die hier präsentierten Ergebnisse wurden an 22 erwachsenen, kreislaufgesunden, nicht prämedizierten Patienten gewonnen, die sich extraab-
dominellen Eingriffen unterziehen mußten. Zur Anwendung kam wie bei
früheren Untersuchungen die Methode der O_2-Verbrauchsmessung nach ENG-
STRÖM, HERZOG und NORLANDER im geschlossenen System. Die gemessenen
Werte wurden auf Standardbedingungen und eine Körpertemperatur von
37o C korrigiert. Zur Einleitung injizierten wir Ketamine in einer
Dosis von 2 - 3 mg/kg, zur Aufrechterhaltung der Narkose verabreichten
wir im Mittel 5 mg/kg/h. Die Muskelrelaxation erfolgte entweder mit
0,3 mg/kg Diallylnortoxiferin bzw. 0,1 mg/kg Pancuroniumbromid oder
mit Succinylcholin als Tropfinfusion in einer Dosierung von 20 mg/min.

Die Abb. 1 zeigt die Ergebnisse früherer Experimente mit mehreren
Narkosen am Hund (2, 3). Ketamine bewirkt gegenüber dem von uns zu-
grundegelegten mittleren Ruheumsatz des Hundes von 5,6 ml/min x kg mit
7,0 ml/min x kg Sauerstoffverbrauch eine durchschnittliche Umsatzsteigerung von 25 %. Es handelt sich dabei um beatmete, nicht relaxierte
Tiere. Alle anderen geprüften Anaesthetika verursachen keine Stoffwechselsteigerung.

Abb. 2 gibt die Resultate für Ketamine am Menschen wieder. Die ersten
6 Messungen betreffen Spontanatmung, die nachfolgenden Mittelwerte
Beatmung ohne Relaxation. Ketamine führt unter Spontanatmung durchschnittlich zu einer 73%igen, unter Beatmung zu einer 95 bzw. 45%igen
Stoffwechselsteigerung in Abhängigkeit von der Zeit, so daß man von
einer gipfelförmigen, zeitabhängigen Umsatzsteigerung sprechen kann.
Die Variabilität dieses kalorigenen pharmakologischen Effektes ist
beträchtlich. Im Vergleich zum Hund zeigt sich außerdem, daß er beim
Menschen wesentlich stärker ausgeprägt ist.

Welche Organe sind am kalorigenen Ketamineffekt beteiligt und wie
hoch ist ihr Anteil? SONNTAG und Mitarbeiter (8) konnten nachweisen,
daß der myokardiale O_2-Verbrauch am Menschen durchschnittlich um knapp
100 % gesteigert ist. Das entspricht etwa einer 10%igen Zunahme des
Gesamtsauerstoffverbrauchs.

126

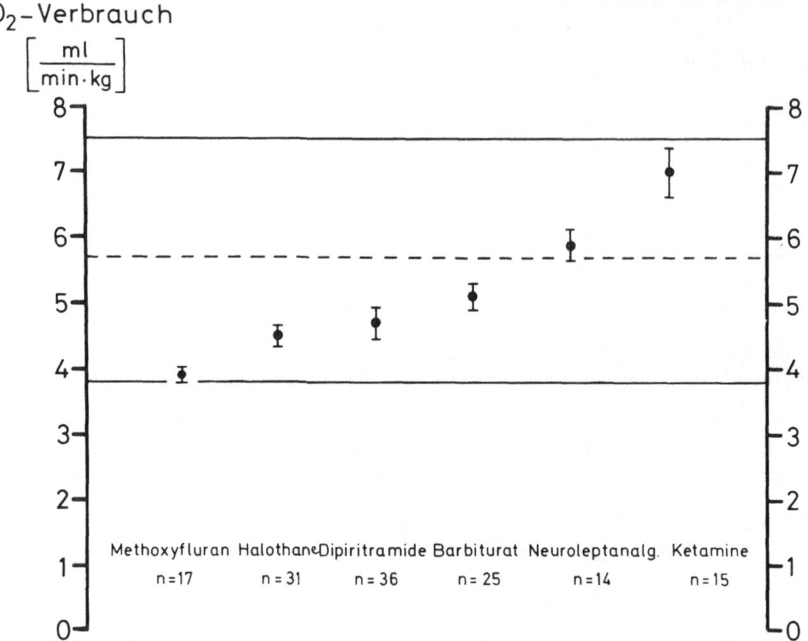

Abb. 1. Die Mittelwerte des Sauerstoffverbrauchs am Hund unter 6 verschiedenen Narkosen in ml/min/kg. Die Tiere wurden beatmet und nicht relaxiert

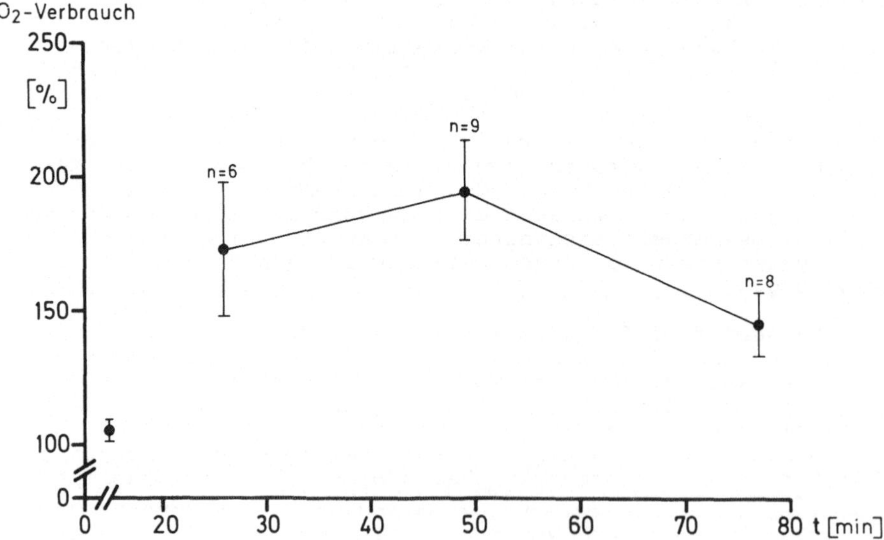

Abb. 2. Mittelwerte des Sauerstoffverbrauchs am Menschen unter Ketamine in Abhängigkeit von der Zeit. Die ersten 6 Messungen betreffen Spontanatmung, die übrigen 9 bzw. 8 Beatmung ohne Relaxation. Links unten im Vergleich dazu die pränarkotisch gemessenen O$_2$-Verbrauchswerte aus 26 Messungen

Für die Bestimmung des Skelettmuskelanteils des kalorigen Ketamineeffektes gehen wir davon aus, daß der Sauerstoffverbrauch der ruhen-
den Skelettmuskulatur 0,2 ml/min x 100 g beträgt (1). Dieser geringe
Energiebetrag dürfte der Erhaltung von Struktur und Funktionsbereit-
schaft zuzuordnen sein und kann auch unter den Bedingungen der pharmakologischen Muskelparalyse nicht weiter gesenkt werden (4). Wird
der Gesamtsauerstoffverbrauch durch Narkoseeinwirkung gesteigert, so
müßte er durch komplette Muskelrelaxation in dem Ausmaß gesenkt werden können, um den der Skelettmuskelumsatz an der allgemeinen Stoffwechselsteigerung beteiligt ist.

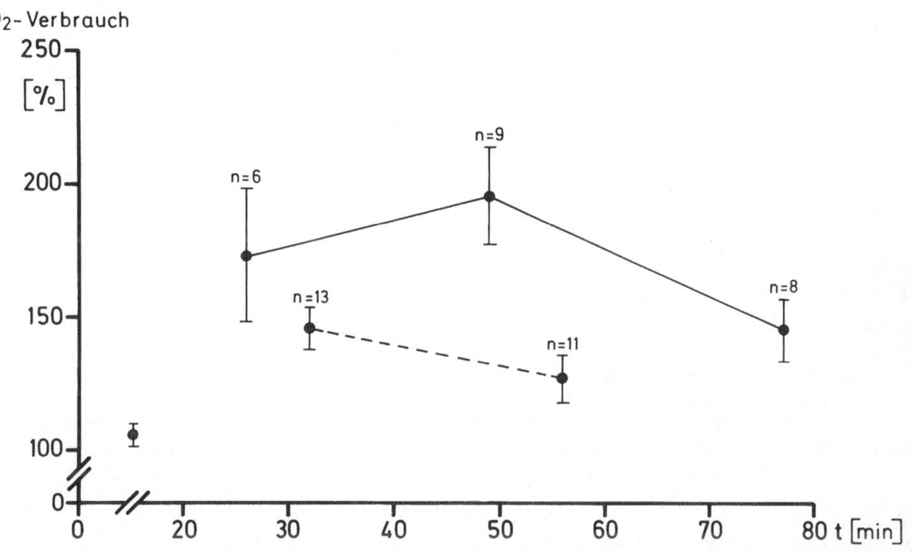

Abb. 3. Gleiche Verhältnisse wie in Abb. 2. Zusätzlich ist der Narkoseumsatz unter Ketamine mit kompetitiver Muskelrelaxation dargestellt
(untere Werte aus 13 bzw. 11 Messungen). Durchschnittlich wird der
kalorigene Ketamineeffekt um etwa 55 % gesenkt

Abb. 3 gibt die Resultate für Ketamine mit und ohne kompetitive Muskelrelaxation wieder. Die voll wirksame Relaxansdosis wurde bei der
Narkoseeinleitung verabreicht und entsprechend aufrechterhalten. Es
zeigt sich ein flacherer und kürzerer Umsatzgipfel unter kompetitiver
Muskelrelaxation. Der Skelettmuskelanteil des kalorigenen Ketamineeffektes beträgt durchschnittlich 55 %.

Ein ähnliches Resultat ergibt sich, wenn während einer Ketaminenarkose
kontinuierlich mit 20 mg/min depolarisierend relaxiert wird (Abb. 4).
15 Minuten nach Infusionsbeginn ist der Gesamtsauerstoffverbrauch um
etwa 50 % des Umsatzzuwachses gesenkt.

Aus unseren Ergebnissen läßt sich schließen, daß der kalorigene Ketamineeffekt am Menschen nach Narkosebeginn eine gipfelförmige Zunahme
zeigt bis zu einem Maximum von im Mittel 95 % Stoffwechselsteigerung
(Abb. 5). Der Anteil der Skelettmuskulatur liegt bei 55 % der gesamten
Umsatzsteigerung. Für das Myokard muß eine 10%ige Beteiligung angenommen werden (8). Außerdem könnten die Leber bzw. das Fettgewebe beteiligt sein.

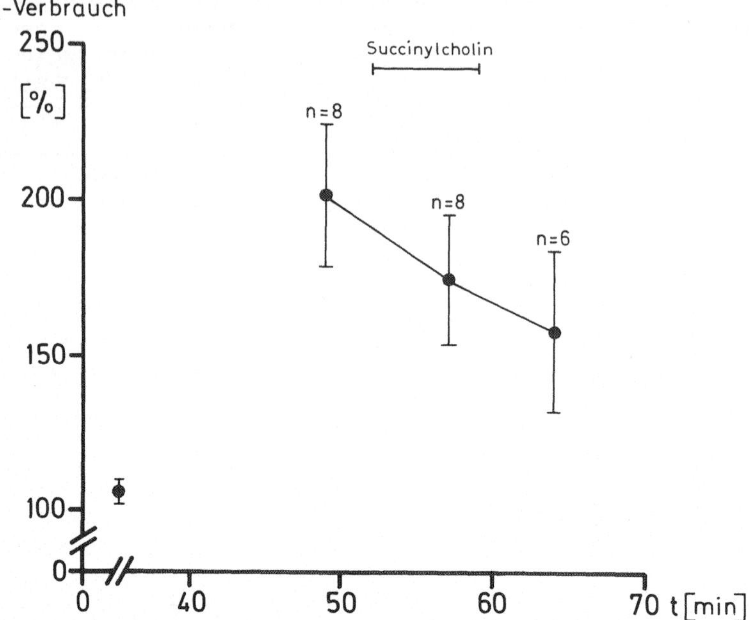

Abb. 4. Die Einwirkung einer 8 Minuten laufenden Infusion von Succinylcholin in einer Dosis von 20 mg/min auf den Narkoseumsatz unter Ketamine. Die relaxationsbedingte Umsatzverringerung hat die gleiche Größenordnung wie bei kompetitiver Muskelrelaxation. Dabei ist es gleich-
gültig, ob die Infusion nach 8 Minuten unterbrochen wird oder nicht

Zum Wirkungsmechanismus des kalorigenen Ketamineffektes läßt sich nur
soviel sagen, daß der von MONTEL und Mitarbeiter (7) wahrscheinlich
gemachte Cocainmechanismus an den adrenergen Synapsen des vegetativen
Nervensystems für den peripheren Teil der Skelettmuskelinnervation keine Gültigkeit haben kann, da an der motorischen Vorderhornzelle sowie an der Muskelendplatte Acetylcholin als Transmittersubstanz fungiert (Abb. 6).

Zusammenfassung

An 22 kreislaufgesunden Patienten wurde der kalorigene Ketamineffekt,
d. h. die durch Ketamine bedingte Zunahme des Gesamtsauerstoffverbrauchs,
sowie seine Beeinflussung durch Muskelrelaxantien untersucht. Zur Anwendung kam die Methode nach ENGSTRÖM, HERZOG und NORLANDER im geschlossenen System. Die gemessenen Werte des Gesamtsauerstoffverbrauchs wurden auf Standardbedingungen und eine Körpertemperatur von 37° C korrigiert. Bei der Einleitung injizierten wir 2 - 3 mg/kg, zur Aufrechterhaltung der Narkose verabreichten wir im Mittel 5 mg/kg/h Ketamine.
Die Muskelrelaxation erfolgte mit 0,3 mg/kg Diallylnortoxiferin oder
0,1 mg/kg Pancuroniumbromid.

Bei Spontanatmung (O_2) zeigt sich in dieser Narkose im Mittel eine
73%ige, unter Beatmung (N_2O/O_2) eine 95%ige bzw. 45%ige Zunahme des
O_2-Verbrauchs in Abhängigkeit von der Zeit, so daß man von einer
gipfelförmigen, zeitabhängigen Steigerung des Gesamtsauerstoffverbrauchs unter Ketamine sprechen kann. Erfolgt die Einleitung von Anfang an mit nicht depolarisierenden Muskelrelaxantien, so findet sich

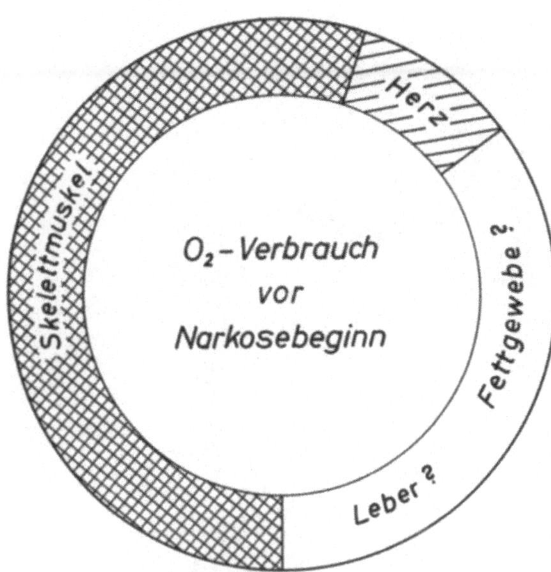

Abb. 5. Geometrische Darstellung der maximalen O_2-Verbrauchszunahme im Vergleich zum Sauerstoffverbrauch vor Ketaminenarkose. Die 95%ige Umsatzzunahme verteilt sich zu etwa 55 % auf die Skelettmuskulatur und zu rund 10 % auf das Herz. Vielleicht sind außerdem die Leber, bzw. das Fettgewebe beteiligt

ein flacherer und kürzerer Umsatzgipfel. Dabei wird der kalorigene Ketamineffekt um durchschnittlich 55 % reduziert. Die Applikation von Succinylcholin per infusionem (20 mg/min) vermindert die ketaminebedingte Stoffwechselsteigerung ebenfalls um etwa 50 %. Da wir wissen, daß der Skelettmuskelruheumsatz nur 0,2 ml/min/100 g beträgt und auch durch Muskelrelaxation nicht weiter gesenkt werden kann, haben wir neben dem Ausmaß des kalorigenen Ketamineffektes auch seinen Skelettmuskelanteil bestimmt.

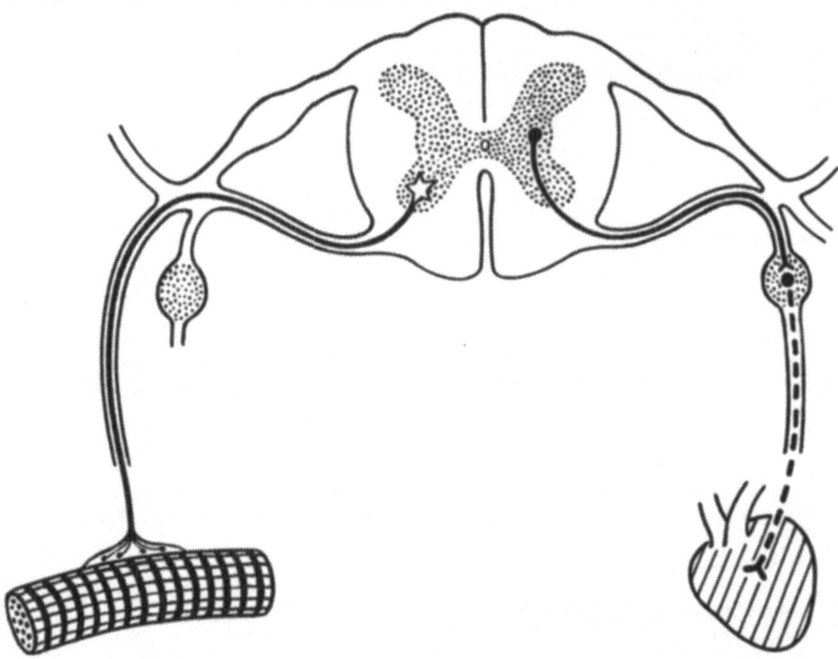

Abb. 6. Halbschematische Darstellung der peripheren cholinergen Skelettmuskelinnervation sowie der sympathischen vegetativen efferenten Innervation des Herzens. Der postulierte Cocainmechanismus der Kreislaufwirkung von Ketamine kann nur am Herzen wirksam werden, da hier postgang-
lionär Adrenalin als Transmitter fungiert

Literatur

1. ASCHOFF, J., KRAMER, K.: Energiestoffwechsel. In: Physiologie des
   Menschen, GAUER, KRAMER, JUNG, Band 2, Energiehaushalt und Tempe-
   raturregulation, URBAN und SCHWARZENBACH 1971.

2. BRAUN, U., HENSEL, I., KETTLER, D., LOHR, B.: Der Einfluß von Methoxyfluran, Halothane, Dipiritramide, Barbiturat und Ketamine auf
   den Gesamtsauerstoffverbrauch des Hundes. Der Anaesthesist 20, 369
   (1971).

3. BRAUN, U., GETHMANN, J. W., HENSEL, I., KETTLER, D., KNOLL, D.,
   LOHR, B.: Der Gesamtsauerstoffverbrauch des Hundes in NLA im Ver-
   gleich zu anderen Narkoseverfahren. Bericht über das V. Internat.
   Bremer NLA-Symposion vom 21.-23. Mai 1971, Teil II, Stuttgart - New
   York: F. K. Schattauer-Verlag

4. BRAUN, U., HASCHEMIAN, A.: Die Einwirkung von Muskelrelaxantien auf
   den Gesamtsauerstoffverbrauch des Menschen. Vortrag auf der Jahrestagung der Deutschen Gesellschaft für Anaesthesie und Wiederbelebung, Hamburg, November 1972.

5. JUNGER, H., SCHORER, R., TEICHMANN, J., UNSELD, H.: Kreislaufwirkung von Ketamin. Anaesthesiologie und Wiederbelebung, Band 69.
   Berlin - Heidelberg - New York: Springer-Verlag 1973.

6. KETTLER, D., HELLIGE, G., HENSEL, I., MARTEL, J., BRETSCHNEIDER, H. J.: Die Bedeutung von hämodynamischen Veränderungen durch Ketamin für den Sauerstoffbedarf und die Sauerstoffversorgung des Herzens. Anaesthesiologie und Wiederbelebung, Band 69, S. 22. Berlin - Heidelberg - New York: Springer-Verlag 1973.

7. MONTEL, H., STARKE, K., GÖRLITZ, B. D., SCHÜMANN, H. J.: Tierexperimentelle Untersuchungen zur Wirkung des Ketamins auf periphere sympathische Nerven. Der Anaesthesist $\underline{22}$, 111 (1973).

8. SONNTAG, H., HEISS, H. W., KNOLL, D., FUCHS, C., REGENSBURGER, D., SCHENK, H. D., BRETSCHNEIDER, H. J.: Der Einfluß von Ketamin auf den myokardialen Metabolismus. Anaesthesiologie und Wiederbelebung Band 69, S. 37. Berlin - Heidelberg - New York: Springer-Verlag 1973.

Vortrag Nr. 69

TIEREXPERIMENTELLE UNTERSUCHUNGEN DER PLACENTADURCHBLUTUNG UNTER KETAMINE

Von R. H. Borst, R. Schuhmann und H. Kraus

Wegen der zunehmenden Verwendung von Ketamine in der geburtshilflichen
Anaesthesie interessierte uns die Frage nach der Beeinflussung der Pla-
centadurchblutung durch Ketamine. Von DICK und Mitarb. (1) wurde eine
Zunahme der Uterusmotilität bei Kreißenden nach intravenöser Gabe von
Ketamine beschrieben. Eine gesteigerte Wehentätigkeit kann aber mit
einer Reduzierung der Placentadurchblutung verbunden sein.

Methodik

Wir untersuchten daher an 20 Neuseeländer Kaninchen mit einem mittleren Gewicht um 4000 g am 28. - 29. Tag der Tragzeit die Wirkung von
Ketamine auf die Placentadurchblutung. Die Tiere wurden mit Nembutal[R],
im Mittel um 150 mg, anaesthesiert. Zur Messung der Placentadurchblutung wurde die Methode der örtlichen Wärmeleitmessung nach HENSEL
(Beschreibung des Verfahrens bei GOLENHOFEN und Mitarb. (2)) angewandt. Hierbei wird die sogenannte Wärmetransportzahl λ des Gewebes
ermittelt, die sich mit Durchblutungsschwankungen verändert. Die Messung wurde unter Verwendung von doppelläufigen Spezialsonden und dem
Fluvograph II (Fa. Hartmann & Braun, Frankfurt) durchgeführt. Ferner
wurde der arterielle Druck über einen von der A. femoralis in die
Aorta abdominalis eingeführten Katheter unter Benutzung eines Statham-
Elementes kontinuierlich registriert. Auch die Uterusmotilität wurde
fortlaufend mit einem in der medialsten Fruchtkammer des linken Ute-
rushornes gelegenen Ballonkatheter aufgezeichnet. Nach Registrierung
der Ausgangswerte über ca. 45 min wurde Ketamine (Ketanest[R]) in einer
Dosierung von 2 und 4 mg/kg KG bei jeweils 10 Tieren in einer Zeit von
einer halben bzw. einer Minute i. v. injiziert.

Ergebnisse und Kommentar

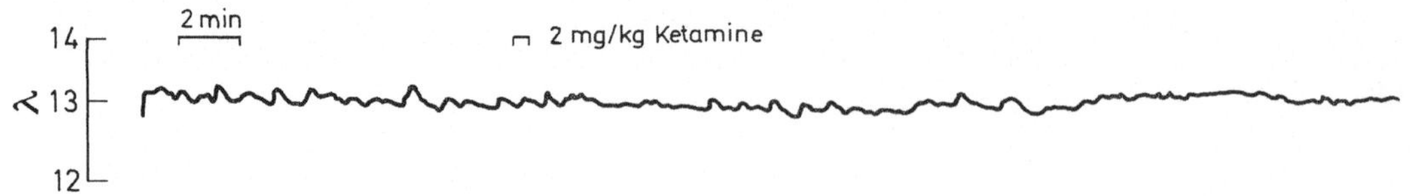

Abb. 1. Durchblutungskurve der Placenta nach Injektion von 2 mg/kg
Ketamine

Die Abb. 1 zeigt, daß in der Durchblutungskurve der Placenta Fluktuationen in Analogie zu anderen Organen bestehen. Jedoch variieren die
registrierten Kurven in quantitativer und qualitativer Hinsicht beträchtlich, wie aus den Abb. 2 und 3 zu ersehen ist. Die Injektion
von 2 mg/kg KG Ketamine bewirkt keine wesentliche Veränderung in der
Placentadurchblutung.

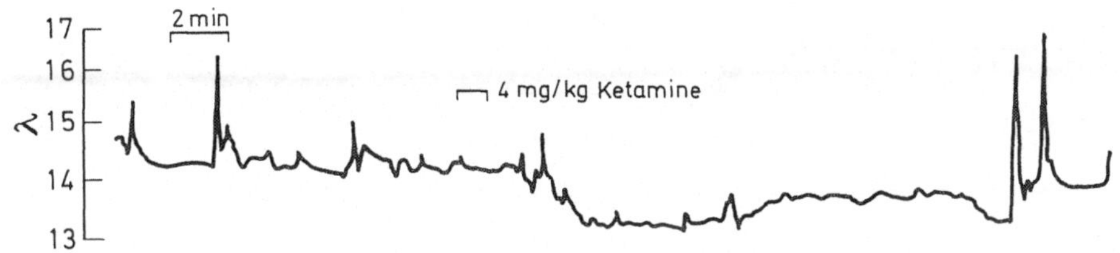

Abb. 2. Reduzierung der Placentadurchblutung nach Injektion von 4 mg/ kg Ketamine

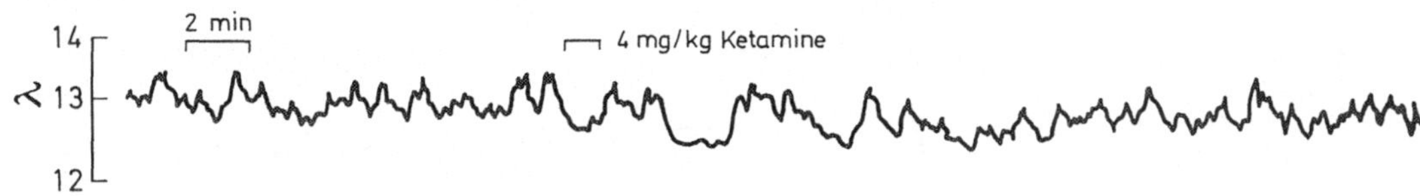

Abb. 3. Reduzierung der Placentadurchblutung nach Injektion von 4 mg/ kg Ketamine

In einer höheren Dosierung (4 mg/kg KG) dagegen reduziert Ketamine die Placentadurchblutung im Einzelfall und im Mittel (Abb. 2 und 7). Bei der Abbildung 2 handelt es sich um eine reagibile, d. h. wahrscheinlich gefäßnahe Sondenlage. Die Ruhedurchblutung liegt bei höheren Werten der Wärmetransportzahl als in Abbildung 1. Nach Injektion von 4 mg/kg KG Ketamine kommt es zu einer vorübergehenden beträchtlichen Reduzierung der Placentadurchblutung. Die vereinzelt in der Kurve auftretenden Spitzen dürften mit Wehen in Verbindung stehen.

Die Abb. 3 demonstriert einen weiteren Typ der Placentadurchblutung mit höher frequenten Fluktuationen. Auch hier führt die Injektion von 4 mg/kg KG Ketamine zu einer vorübergehenden Durchblutungsdrosselung. Wenige Minuten nach der Injektion verläuft die Kurve kurzzeitig bei niederen Wärmetransportzahlwerten, wie sie vor der Injektion nicht vorhanden waren. Im weiteren Verlauf ist ein allmähliches Ansteigen der Durchblutung zu erkennen.

Es erhebt sich nunmehr die Frage nach der Ursache der Placentadurchblutungsminderung durch Ketamine. Nach KÜNZEL (3) ist die Durchblutung des Uterus proportional der arteriovenösen Blut-Druckdifferenz und indirekt proportional dem uterinen Gefäßwiderstand. Ein Blutdruckabfall wirkt sich demnach bei gleichbleibendem Gefäßwiderstand durchblutungsmindernd aus.

Ketamine in einer Dosierung von 4 mg/kg KG senkt bei der vorliegenden Versuchsanordnung den arteriellen Mitteldruck im Einzelfall (Abb. 4) und im Mittel (Abb. 7). Der Blutdruckabfall nach Ketamine ist in Abbildung 4 beträchtlich und hält längere Zeit an.

Dagegen bewirkt Ketamine in einer Dosierung von 2 mg/kg KG keine wesentliche Veränderung des arteriellen Blutdruckes. Nach Injektion wird sowohl ein geringes Abfallen als auch Ansteigen des arteriellen Mitteldruckes beobachtet. Die Abb. 5 zeigt ein häufig zu beobachtendes Verhalten des arteriellen Druckes nach Ketamine 2 mg/kg KG. Eine kurzzeitige Senkung des Druckes wird gefolgt von einem raschen Wiederanstieg; vorübergehend liegt der Blutdruck sogar über dem Ausgangsniveau.

134

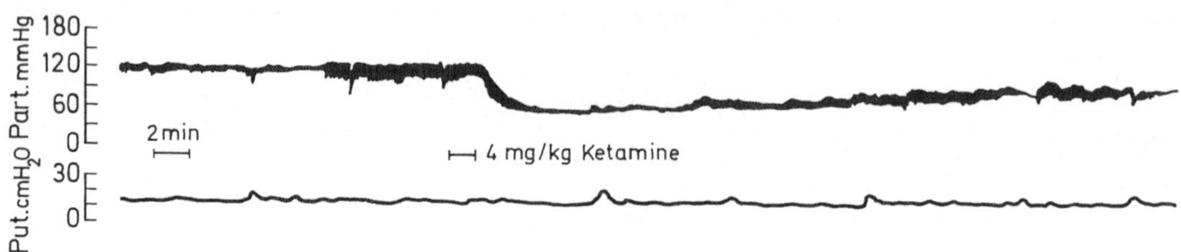

Abb. 4. Senkung des arteriellen Mitteldruckes nach Ketaminegaben von
4 mg/kg (obere Kurve). Darstellung der intrauterinen Druckschwankung
(untere Kurve)

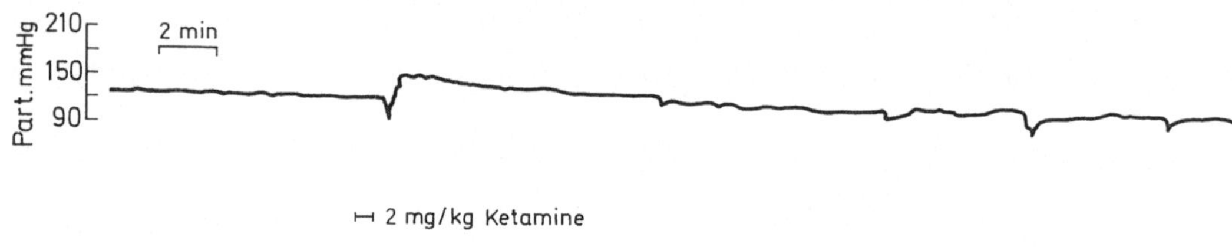

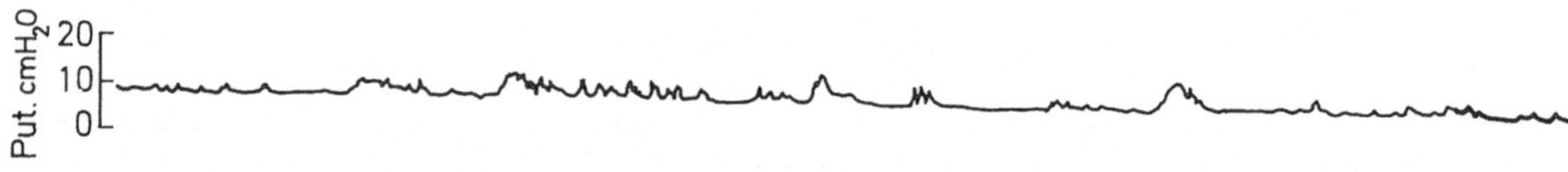

Abb. 5. Unwesentliche Veränderung des arteriellen Mitteldruckes (obere
Kurve) nach Ketamingabe in einer Dosierung von 2 mg/kg KG. Darstellung
der intrauterinen Druckschwankungen (untere Kurve)

Die untere Kurve in Abb. 5 entspricht den intrauterinen Druckschwankungen und zeigt damit die Uterusmotilität an. Man hat den Eindruck,
daß nach Ketamine 2 mg/kg KG die Uterusmotilität ansteigt, erkennbar
an der Zunahme von Frequenz und Amplituden der Wehen. In Einzelfällen
wird demnach schon durch Ketamine in einer Dosierung von 2 mg/kg KG
die Uterusmotilität gesteigert.

Die Zunahme der Uterusmotilität durch Ketamine kann reproduziert werden.
Dies zeigt die Abb. 6. Nach 2 mg/kg KG Ketamine sind die Amplituden
der Wehen angedeutet größer infolge Zunahme des maximalen Druckes während der Wehe bei gleichem Grundtonus. Nach Abflauen der gesteigerten
Wehentätigkeit bewirkt die erneute Gabe von Ketamine, diesmal in einer

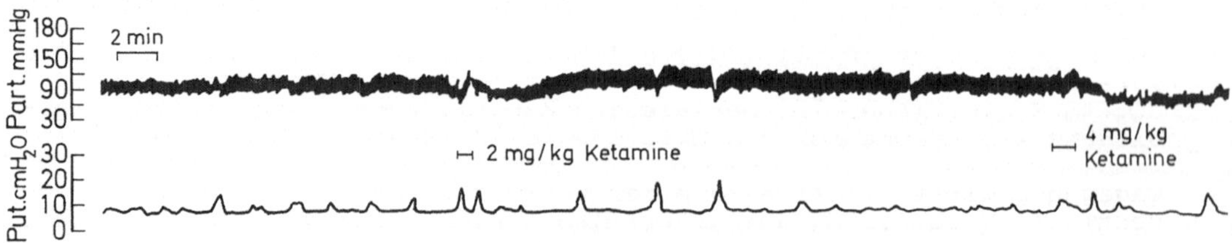

Abb. 6. Darstellung des arteriellen Mitteldruckes (obere Kurve) und
der Zunahme der Uterusmotilität (untere Kurve) nach 2 und 4 mg Keta-
mine/kg KG

Dosierung von 4 mg/kg KG, wiederum eine Erhöhung der Uterusmotilität.
Jedoch war das Verhalten der Tiere diesbezüglich sehr unterschiedlich.
Im Mittel ließ sich jedenfalls keine Steigerung der Uterusmotilität,
gemessen am Frequenz-Amplitudenprodukt (Montevideo-Einheiten) nachweisen (Abb. 7).

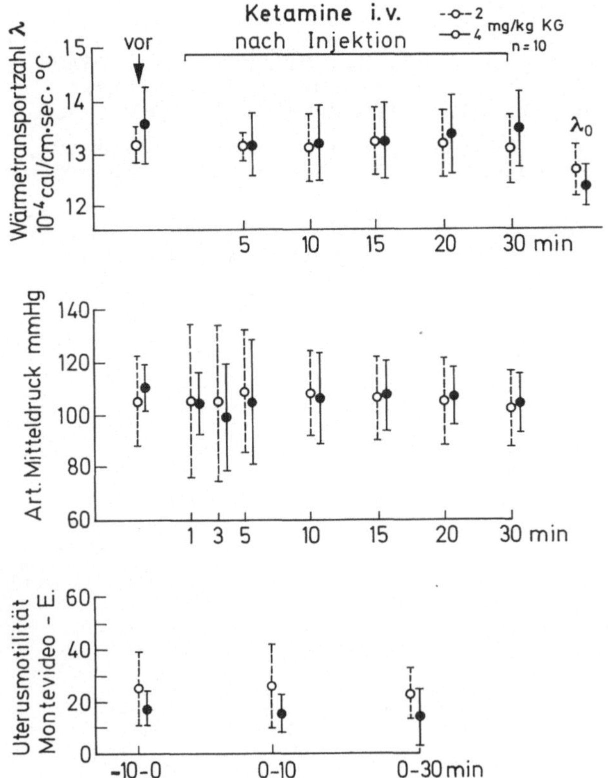

Abb. 7. Zusammenfassende Darstellung der Meßergebnisse

Die Abbildung 7 faßt die Meßergebnisse zusammen. Aufgetragen sind die
Mittelwerte und deren Konfidenzintervalle auf dem 1%-Niveau von Durchblutung (oben, Ordinate Wärmetransportzahl 10^{-4} cal/cm sec °C), Blutdruck (Mitte) und Uterusmotilität (unten, gemessen als Frequenz-Amplitudenprodukt in Montevideo-Einheiten).

Zusammenfassend kann gesagt werden, daß Ketamine in einer Dosierung
von 4 mg/kg KG eine Verminderung der Placentadurchblutung beim Kaninchen bewirkt, welche bis 15 min nach der Injektion auf dem 1%-Niveau
beim Dunnett-t-Test signifikant ist. In niederer Dosierung (2 mg/kg KG)
läßt sich eine statistisch signifikante Veränderung der Placentadurchblutung nicht nachweisen. Der arterielle Mitteldruck nimmt nach 4 mg/kg
KG Ketamine ab; unwesentlich sind dagegen die Änderungen nach 2 mg/kg
KG. In Einzelfällen wird sowohl bei 2 als auch 4 mg/kg KG Ketamine eine
Zunahme der Uterusmotilität beobachtet. Im Mittel bestehen jedoch kaum
Abweichungen.

Für die klinische Anwendung von Ketamine in der Geburtshilfe ergibt
sich nach den vorliegenden Untersuchungen die Forderung nach einer
langsamen Injektion einer möglichst geringen Dosis. Bei intrauteriner
Asphyxie und in Fällen, bei denen eine Zunahme der Wehentätigkeit vermieden werden sollte, scheint Zurückhaltung in der Verwendung von Ketamine angezeigt zu sein.

Literatur

1. DICK, W., BORST, R. H., FODOR, L., HAUG, H., MILEWSKI, P., TRAUB,
   E.: Ketamin in obstetrical anesthesia. Clinical and experimental
   results. J. of Pediatric Medicine 1973 (im Druck).

2. GOLENHOFEN, K., HENSEL, H., HILDEBRANDT, G.: Durchblutungsmessung
   mit Wärmeleitelementen in Forschung und Klinik. Suttgart: Georg
   Thieme Verlag 1963.

3. KÜNZEL, W.: Die Uterusdurchblutung am Ende der Schwangerschaft und
   unter der Geburt. V. Deutscher Kongreß für perinatale Medizin vom
   1. - 5. November 1972 in Berlin.

Vortrag Nr. 70

GASCHROMATOGRAPHISCHE UNTERSUCHUNGEN ZUR PHARMAKOKINETIK DES
KETAMINES BEIM MENSCHEN

Von J. Wieber, R. Gugler, M. Eichelbaum, H. J. Dengler

I. Das pharmakokinetische Verhalten von Ketamine und seiner Metaboliten ist bislang nur ungenügend bekannt, speziell was die Aussagen über
längere Zeiträume betrifft. In der Literatur finden sich keinerlei Angaben, ob die Pharmakokinetik dieser Substanz im Sinne eines 1- oder
Mehrcompartiment-Modells zu beschreiben ist. Wir haben eine auf Lö-
sungsmittelextraktion und nachfolgender gaschromatographischer Analyse
beruhende Bestimmungsmethode für Ketamine und seine Metaboliten I und
II entwickelt und damit die Konzentration dieser 3 Substanzen im Serum
und im Urin gemessen.

II. Zum Nachweis des Ketamines, des Metaboliten I (N-Desmethylketamine)
und des Metaboliten II (Dehydrierung am Cyclohexanonring) modifizierten wir eine kürzlich von uns entwickelte und beschriebene Methode.
Sie beruht auf der Extraktion der Substanzen aus alkalischem Milieu
in 20 ml Diäthyläther und ihrer Reextraktion in 3 ml 1 N Essigsäure.
Die gaschromatographische Auftrennung erfolgt an einem Gerät der Fa.
Bodenseewerk Perkin Elmer, Modell F 20 mit einem Flammenionisations-
detektor. Die Säulenfüllung besteht aus 0,5 %igem Polyäthylenglykol
auf Chromosorb G. Die Chromatographie wird nach einer isothermen Vor-
phase temperaturprogrammiert durchgeführt (90° bis 180^OC, 5°/min). Die
Retentionszeiten (Abb. 1) betragen für das beschriebene Temperaturprogramm 23 min für das Ketamine, 25 min für den Metaboliten I, 28 min
für den Metaboliten II und 31 min für den internen Standard (Carbo-
sthesin). Die Recovery beträgt für Ketamine aus dem Serum 90 $\pm$ 2,7 %
($\bar{x} \pm S_{\bar{x}}$), aus dem Urin 95 $\pm$ 2,5 % ($\bar{x} \pm S_{\bar{x}}$). Reproduzierbarkeit gemessen als Variationskoeffizient VK = 7,64 % (N = 8) für 1 µg/ml Serum.
Die untere Nachweisgrenze liegt im Serum bei 0,025 µg/ml.

Die pharmakokinetischen Untersuchungen erfolgten an 5 Patienten, die
aufgrund der üblichen Labormethoden keinen Hinweis auf Leberschädigung
oder Niereninsuffizienz hatten. Die Patienten erhielten zur Narkoseeinleitung 2,5 mg Ketamine/kg KG. Blut wurde über 12 Stunden entnommen, Urin über 72 Stunden fraktioniert gesammelt.

III. Die Mittelwerte der Plasmakonzentration von Ketamine und seinen
Metaboliten sind im halblogarithmischen Maßstab gegen die Zeit in der
Abb. 2 dargestellt. Alle Einzelkurven von Ketamine weisen einen bipha-
sischen Abfall auf, mit einem initialen steil abfallenden Teil bis zur
45. min und einem flachen, langsam abfallenden Teil zumindest bis zur
12. Stunde, aus welchem sich die eigentliche Halbwertszeit, die sog.
"predominant half life time", berechnen läßt (Abb. 3). Die Halbwertszeit der 1. Phase liegt bei 15,4 $\pm$ 3,6 min. Die Halbwertszeit der 2.
Phase liegt bei 2,89 $\pm$ 0,66 Stunden, entsprechend einer Geschwindig-
keitskonstanten K_{el} = 0,275 $\pm$ 0,53 h^{-1}. Metabolit I liefert bereits
nach 2,5 min sichere Meßwerte und weist steigende Konzentrationen bis
zur 30. min auf, während der Konzentrationsabfall danach im halblogarithmischen Maßstab linear verläuft - mit einer Halbwertszeit von
3,99 $\pm$ 1,23 Stunden. Seine Konzentrationen erreichen im Mittel nach
90 min die von Ketamine und liegen dann leicht darüber. Metabolit II
steigt in seiner Konzentration langsamer an, fällt erst nach 2 Stunden
linear mit der Zeit ab und weist eine Halbwertszeit in diesem Segment
von 6,84 $\pm$ 2,97 Stunden auf.

138

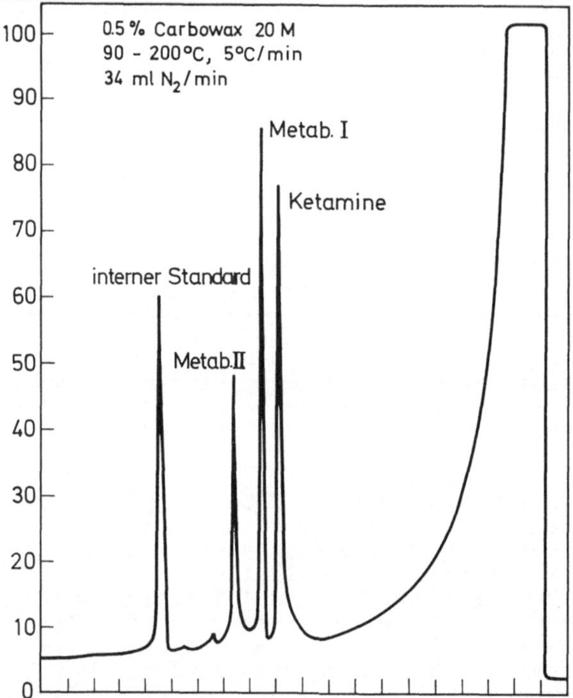

Abb. 1. Temperaturprogrammiertes Gaschromatogramm eines Serumextraktes. Von rechts nach links: Lösungsmittelpeak, Ketamine, Metabolit I, Metabolit II und interner Standard. Der i. Standard ist an allen Extraktionen beteiligt.

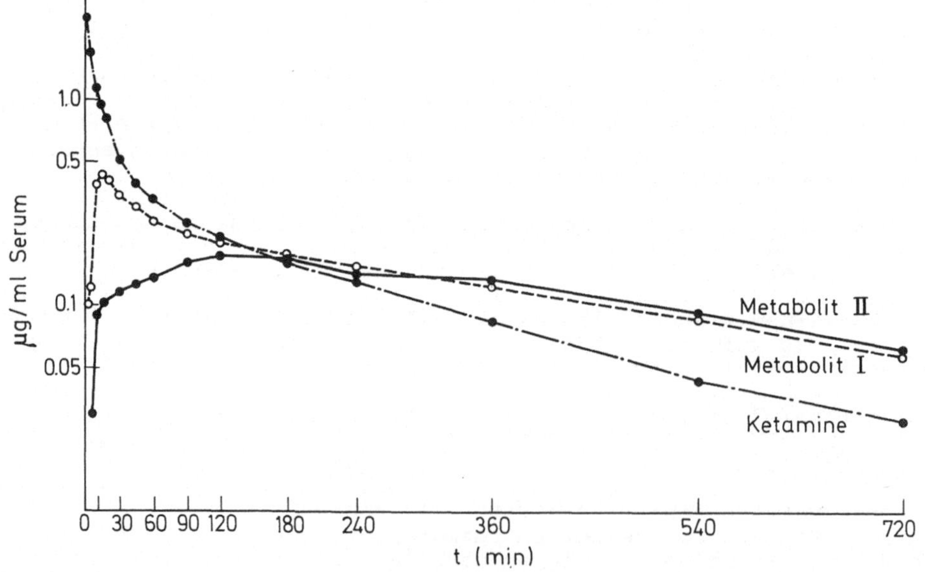

Abb. 2. Serumspiegel von Ketamine und seinen Metaboliten in µg/ml in semilogarithmischer Darstellung nach intravenöser Injektion von 2,5 mg Ketamine/kg KG

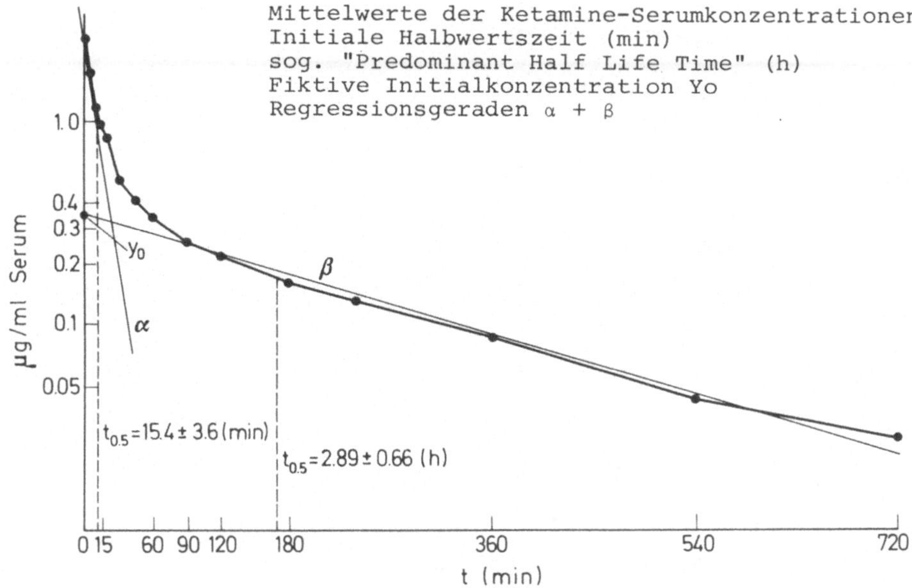

Abb. 3. Biphasischer Abfall der Serumkonzentrationen von Ketamine, aufgetragen im halblogarithmischen Maßstab gegen die Zeit. Aus dieser graphischen Darstellung sind einige wichtige pharmakokinetische Parameter zu entnehmen

Die kumulative Ausscheidung von Ketamine und den beiden Metaboliten ist in der Abb. 4 wiedergegeben. Sämtliche Kurven weisen einen steilen Anstieg in den ersten Stunden auf. Ketamine und Metabolit I sind über 24 Stunden, Metabolit II ist über 72 Stunden im Urin nachweisbar. Die unveränderte Ausgangssubstanz erscheint nur in sehr geringen Mengen im Urin, nämlich zu 2,31 $\pm$ 0,46 % der Dosis. Ebenso beträgt die kumulative Ausscheidung von Metabolit I in 24 Stunden nur 1,62 $\pm$ 0,19 %. Dagegen erreicht die Ausscheidung des Metaboliten II in 72 Stunden einen Wert von 16,15 $\pm$ 2,25 % der Dosis. Die Gesamtausscheidung der hier gemessenen Substanzen im Urin beträgt somit etwa 20 % der verabreichten Dosis. Die restlichen 80 % der injizierten Dosis dürften in Analogie zum Tierversuch und beim Menschen als Glucuronide der am Cyclohexanonring in α- und β-Stellung hydroxylierten Muttersubstanz im Urin ausgeschieden werden. Diese beiden Metabolite konnten uns von der Fa. Parke Davis leider nicht zur Verfügung gestellt werden. Die fekale Ausscheidung ist praktisch zu vernachlässigen.

Aus der Darstellung der Exkretionsraten von Ketamine und seinen Metaboliten im semilogarithmischen Koordinationssystem läßt sich in allen Fällen ab ca. 5 Stunden ein linearer Abfall gegen die Zeit ermitteln (Abb. 5). In gleicher Weise wie im Plasma lassen sich aus diesen Verläufen Halbwertszeiten für das langsame Segment errechnen (Tabelle 1). Diese Halbwertszeiten liegen für Ketamine bei 3,37 $\pm$ 0,14 Stunden, für den Metaboliten I bei 4,21 $\pm$ 0,35 Stunden und für den Metaboliten II bei 7,21 $\pm$ 1,39 Stunden. Sie entsprechen in hohem Maße den im Plasma gemessenen Halbwertszeiten, weisen sogar noch eine wesentlich geringere Streuung auf. Die Identität der Halbwertszeiten im Plasma und im Urin gilt weiterhin als ein Beweis für die Spezifität der hier angewandten Methode und unterstreicht die Behauptung, daß hier wirklich keine anderen Substanzen miterfaßt werden.

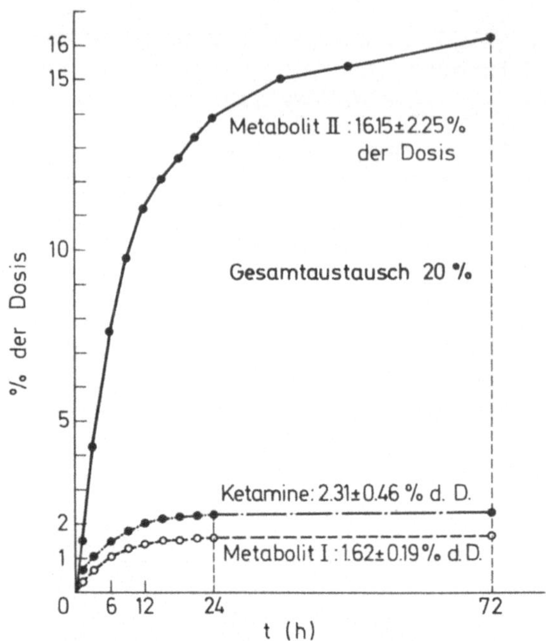

Abb. 4. Kumulative Urinausscheidung von Ketamine und seinen Metaboliten
während 72 Stunden nach intravenöser Injektion von 2,5 mg Ketamine/kg
KG (linearer Maßstab)

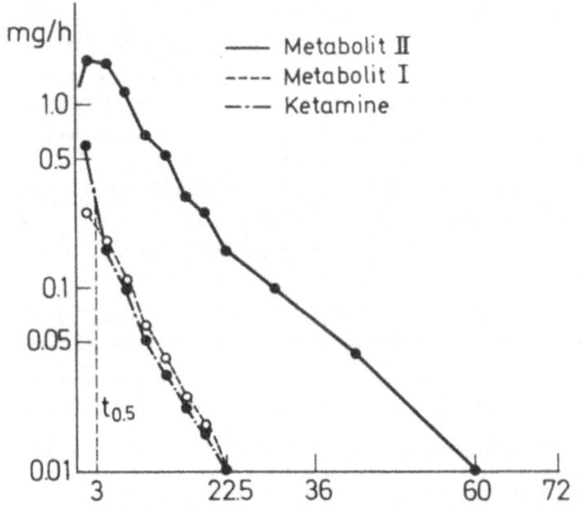

Urinexkretionsrate $\bar{x}$

$t_{0.5}$ Ketamine = $3,37 \pm 0,14$
$t_{0.5}$ Metabolit I = $4,21 \pm 0,35$
$t_{0.5}$ Metabolit II = $7,21 \pm 1,39$

Abb. 5. Urinexkretionsraten von Ketamine und seinen Metaboliten im
semilogarithmischen Koordinatensystem. Ermittlung der Halbwertszeit
für die Urinausscheidung von Ketamine wegen des linearen Abfalls der
Ausscheidungsrate über die Zeit

Die Eiweißbindung von Ketamine mittels Gel-Chromatographie über Sephadex G 25 untersucht, wobei 4%iges Humanalbumin verwendet wurde. Ketamine ist lediglich zu 12 % an Eiweiß gebunden, 88 % des verabreichten
Narkotikums liegt in therapeutischen Dosen in freier Form vor. Der

Verteilungsraum im Verteilungsgleichgewicht von Ketamine beträgt V_D = 378,6 $\pm$ 87,5 l. Der Wert weist auf eine Anreicherung der Substanz im Gewebe hin.

Tabelle 1. Pharmakokinetische Parameter

Plasmahalbwertszeit und Eliminationskonstante			
Ketamine	initial t 0,5	15,4 $\pm$ 3,6	min
	t 0,5	2,89 $\pm$ 0,66	h
	K_{el}	0,275 $\pm$ 0,053	h^{-1}
Metabolit I	t 0,5	3,99 $\pm$ 1,23	h
Metabolit II	t 0,5	6,84 $\pm$ 2,97	h
Urinexkretion			
Ketamine	t 0,5	3,37 $\pm$ 0,14	h
Metabolit I	t 0,5	4,21 $\pm$ 0,35	h
Metabolit II	t 0,5	7,21 $\pm$ 1,39	h
Verteilungsvolumen			
Ketamine	V_D	378,6 $\pm$ 78,5	l

IV. Das von uns gefundene pharmakokinetische Verhalten des Ketamines ist mit der Annahme eines offenen 2-Compartiment-Modells vereinbar. Die Zeit der Kurznarkose von Ketamine mit einer chirurgischen Toleranz von ca. 20 bis 25 min - gleichbedeutend dem biologischen Effekt dieser Substanz am Rezeptor - fällt in den Zeitraum der steil abfallenden Plasmakonzentration. Aus dem klinischen Narkoseverlauf kann geschlossen werden, daß die Verteilung in das ZNS sehr rasch und innerhalb dieser 1. Phase abläuft. Mit Beginn der 2. Phase der langsam abfallenden Plasmakonzentration dürfte der Abschluß des Verteilungsvorganges markiert und ein Gleichgewicht zwischen den Konzentrationen im Plasma und in den Geweben eingetreten sein. Die Elimination der Substanz verläuft nun im Sinne einer einfachen e-Funktion. Die hier gewonnenen experimentellen Werte könnten mit den theoretischen Vorstellungen von DENGLER und GARETT gut übereinstimmen. Danach ist die Halbwertszeit des biologischen Effektes sehr viel kürzer als die sogenannte "predominant half life time" der Substanz im Blut, wenn die Äquilibrierung einer im Blut befindlichen Substanz mit der Biophase und die Bindung an den Rezeptor einen extrem raschen Vorgang darstellen. Dies ist dadurch bedingt, daß die parallel laufende Abdiffusion in das weniger schnell äquilibrierende flache Gewebscompartiment die Konzentration am Rezeptor und dadurch die Wirkung rasch vermindert.

Demnach wären beim Ketamine für die relativ kurze Narkose nicht schnelle Metabolisierungsschritte sondern die diffusen Verteilungsvorgänge verantwortlich.

V. Zusammenfassung

Es wird über die Pharmakokinetik des Ketamines und seiner beiden Metabolite I und II im Serum über 12 Stunden und im Urin über 72 Stunden berichtet. Die Konzentrationen im Serum und Urin werden gaschromatographisch bestimmt (Temperaturprogramm: 90° bis 180° C, 5°/min). Die untere Nachweisgrenze liegt für Ketamine Serum bei 0,025 µg/ml.

Die initiale Halbwertszeit für Ketamine beträgt 15,4 $\pm$ 3,6 min, die sogenannte "predominant half life time" der 2. Phase liegt bei 2,89 $\pm$ 0,66 Stunden. "Half life time" im Serum für den Metaboliten I

142

3,99 $\pm$ 1,23 Stunden, für den Metaboliten II 6,85 $\pm$ 2,97 Stunden. Die
kumulative Ausscheidung beträgt für Ketamine 2,31 $\pm$ 0,46 % der Dosis,
für den Metaboliten I 1,62 $\pm$ 0,19 %, für den Metaboliten II 16,15 $\pm$
2,25 %. Rund 80 % der injizierten Dosis werden als Metabolit III und
IV an Glucuronsäure gebunden und im Urin ausgeschieden. Die Halbwertszeiten der Substanzen im Urin sind denen im Serum praktisch ähnlich.
Die Eiweißbindung des Ketamines ist mit 12 % sehr niedrig. Das gefundene pharmakokinetische Verhalten des Ketamines ist mit der Annahme
eines offenen 2-Compartiment-Modells vereinbar.

VI. Summary

We describe the pharmacokinetic behaviour of ketamine and both its
metabolits I and II in serum over 12 hours and in urine over 72 hours.
The concentrations are measured by our own method of gasliquid chromatography. No appreciable interference occured with drugs used in pre-
medication. The lower limit of detection for ketamine is 0,025 µg/ml
of serum. The initial half life time for ketamine in serum is 15,4 $\pm$
3,6 min. The predominant half life time of the second phase is 2,89 $\pm$
0,66 h. Predominant half life time for the metabolite I is 3,99 $\pm$ 1,23
h, for the metabolite II 6,84 $\pm$ 2,97 h. The cumulative urinary excretion
of ketamine is 2,31 $\pm$ 0,46 % of the dose administered, for the metabolite I 1,62 $\pm$ 0,19 % and for the metabolite II 16,15 $\pm$ 2,25 %. About
80 % of the administered dose is excreted as metabolite III and IV in
the urine combined with glucuronic acid. The predominant half life time
of ketamine and its metabolites in urine is similar to that in serum.
The protein binding determined by column chromatography on Sephadex
is only 12 %. The amount of free drug is 88 %.

According to our data in man, the pharmacokinetic behaviour of ketamine
after intravenous administration can be described in terms of an opened
two-compartment model. This model shows, that the relatively short
anaesthesia of ketamine is not due to quick metabolism, but to the
process of distribution of this drug in the different tissues based
on diffusion.

Literatur

1. CHANG, T., SAVORY, A., ALBIN, M., GOULET, R., GLAZKO, A. J.: Clin.
   Res. 18, 597 (1970).

2. CHANG, T., DILL, W. A., GLAZKO, A. J.: Fed. Proc. 24, 268 (1965).

3. CHANG, T., GLAZKO, A. J.: Anesthesiology V 36, No. 4, 1972.

4. DENGLER, H. J.: Blutspiegel, Applikationsart und Wirkung, Arzneim.-
   Forsch. (Drug Res.) 22, 297 - 301 (1972).

5. DILL, W. A., CHUCOT, L., CHANG, T., GLAZKO, A. J.: Anesthesiology
   34, 73 (1971).

6. DOST, F. H.: Grundlagen der Pharmakokinetik, Stuttgart: Georg Thieme-Verlag 1968.

7. GARETT, E. R., AGREM, A., LAMBERT, H. J.: Int. J. Clin. Pharm. 1,
   1 (1967).

8. KAISER, R.: Chromatographic in der Gasphase, Hochschultaschenbücher-
   verlag (1969).

(Unser Dank gilt dem Bodenseewerk Perkin Elmer, insbesondere Herrn Dr.
JAENTZSCH und Herrn Dr. KOLB).

Vortrag Nr. 71

THE ASSESSMENT OF D-40 TA, A DERIVATIVE OF BENZODIAZEPINE, AS A HYPNOTIC ON THE DAY BEFORE OPERATION

By S. Ishii

Much time and effort has been devoted to the study of drugs to obtain
sound sleep and tranquility on pre-operative nights and to relieve pre-
operative anxiety, and benzodiazepines have been introduced in the
clinical field as an agent of tranquilizers and hypnotics in recent
years.

D-40 TA, a new derivative of benzodiazepines, has been recently syn-
thetized and developed as a hypnotic in Japan.

This present study was undertaken using double-blind controlled study
in cooperation with the Joint Study Units of Anaesthesiology of National Hospitals in Japan, in order to appraise the efficacy of this drug
as an agent of hypnotics and of minor tranquilizers for pre-operative
medication, especially hypnotics on the pre-operative night.

The chemical structures of D-40 TA and nitrazepam are shown in Fig. 1.
In this experiment the groups of drugs are divided into seven, such as
1, 2, 3 and 4 mg of D-40 TA, 5 and 10 mg of nitrazepam and placebo.
The investigation was carried out by a subjective assessment of an
anaesthesist in each hospital and the results were analyzed using
statistical comparisons between each group.

CHEMICAL STRUCTURE

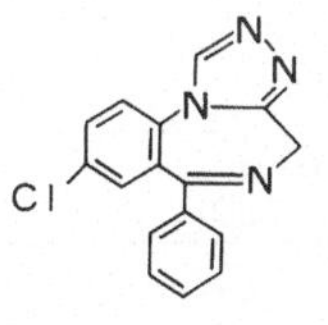

D-40TA 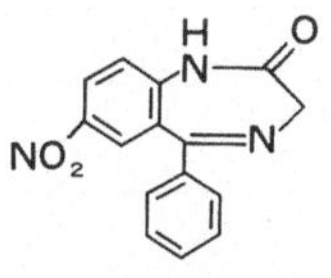   NITRAZEPAM

MEDICATION GROUPS

D-40TA	1, 2, 3 AND 4 MG	(D-GROUP)
NITRAZEPAM	5 AND 10MG	(N-GROUP)
PLACEBO		(P-GROUP)

Fig. 1. Chemical structures of D-40 TA

Method and Subjects

In order to perform this clinical experiment a questionnaire was handed
to each patient. The important items from these questionnaires are
shown in Table 1. All subjects were questioned on their previous history, such as their experiences of operations and hypnotics; their
sleeping condition on the previous night and any pre-operative anxiety

144

Table 1. Administration Schedule and Investigation Items

Pre-operative Day 21 : OO	Operative Day Operation
Administration	
1. Experience of Operation 2. Experience of Hypnotics 3. Sleep of previous Night[+] 4. Pre-operative Anxiety	1. Administration Time 2. Sleep of previous night[+] 3. Pre-operative Anxiety

[+]e. g. Onset, Interruption, Quality, Duration of Sleep

noted by the anaesthesist at the pre-anaesthetic visit. On the day of
the operation patients were questioned again about the administration
of the drug, sleeping condition pre-operative anxiety and some other
items.

The details of a number of subjects are shown in Table 2. One thousand
one hundred and seventy patients who underwent operations were the subject of this experiment. Cases of withdrawal were 41. The total number
of subjects for analysis was, therefore, 1.129. Details of the number
in each group are also shown in Table 2. The average number of subjects in each group was approximately 160, and an even distribution of
background factors such as age, sex, body weight, anaesthetic technique
and risk was observed.

Table 2. Subjects

Grand Total	1.170 (cases)
Withdrawals	41 (cases)
Subjects for Analysis	1.129 (cases)

No. of Subjects in each Group:

Group	P	D-1	D-2	D-3	D-4	N-5	N-10	Total
No. of cases	161	159	158	169	159	160	163	1.129

Results

The results of the general assessment concerning sleeping and mental
conditions are shown in Fig. 2. Both active drug groups were significantly superior to placebo. Out of the active drug group, D-3, D-4 and
N-10 mg were more effective than D-1, and both D-3 and 4 mg were significantly superior to N-5 mg.

The dose effects relationship in each active drug were observed. Re-
garding the mental condition D-3 and 4 mg and N-10 mg were significantly superior to placebo.

The evaluation of drugs on the individual items of sleeping conditions
are shown in Fig. 3. Both active drug groups were significantly superior
to placebo. There was no significant difference between each active'
drug group with respect to the onset of sleep, while concerning the
interruption of sleep D-2, 3, 4 and N-10 mg were significantly superior
to D-1 and N-5 mg.

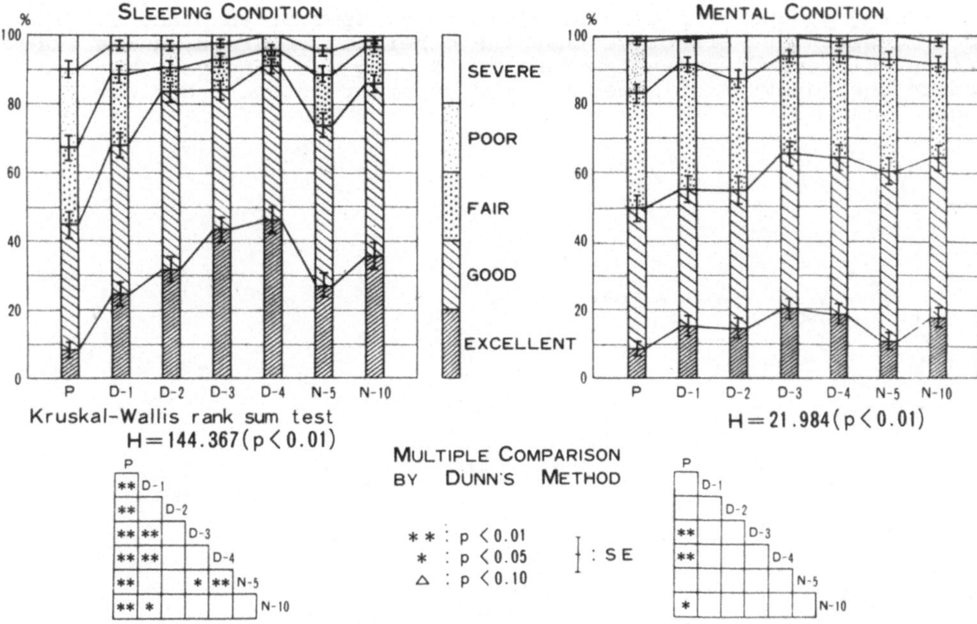

Fig. 2. General Assessment

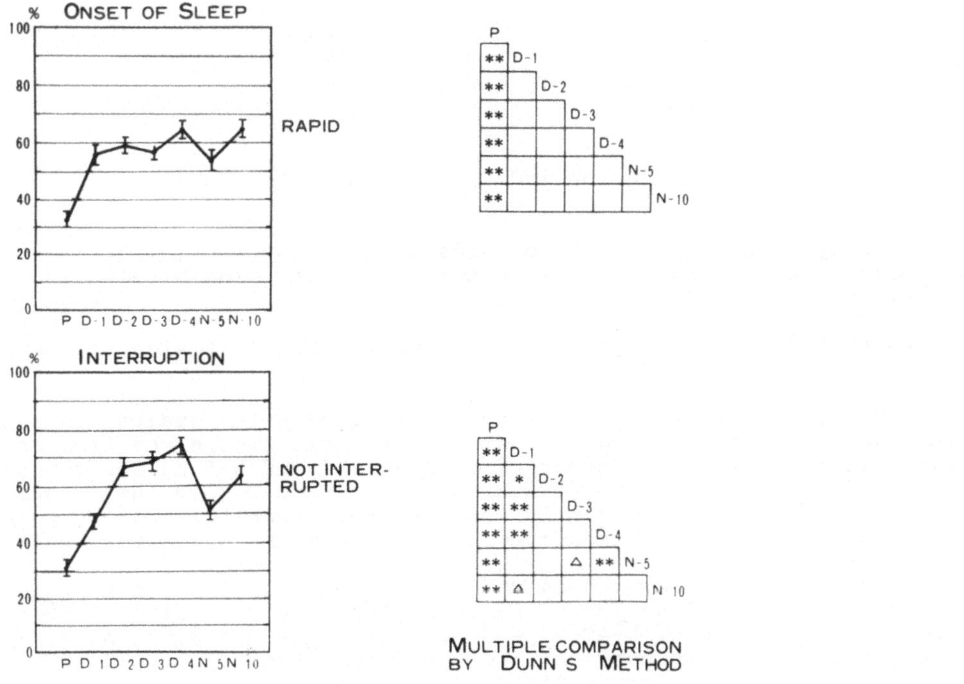

Fig. 3. Evaluation of drugs on individual items (I)

The results of quality and duration of sleep are shown in Fig. 4. Both
active drug groups were also significantly superior to placebo. D-3
and 4 mg were more effective than the other active drugs, and a significant difference between D-4 mg and N-5 mg was observed. With re-
gard to the duration of sleep D-4 was superior to the other active
drugs.

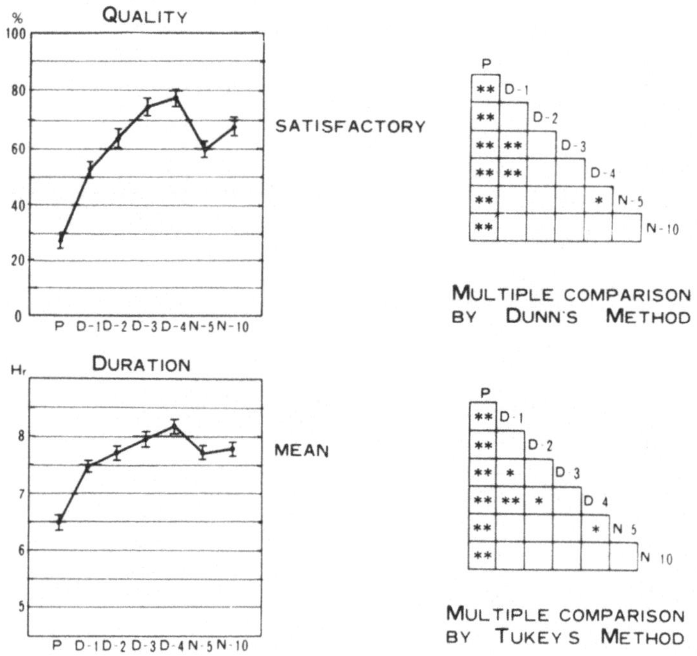

Fig. 4. Evaluation of drugs on individual items (II)

The frequency of side effects and hangover is shown in Fig. 5. Drowsi-
ness, dizziness and heavy head were the most usual side effects in
this series.

The frequency of main side effects is shown on the left side of the
Fig. 5.

The frequency of hangover in a patient with good sleep quality is shown
on the right side of the Fig. 5. As shown in this figure the frequency
of side effects within the group of placebo, D-1 and N-5 mg was not significant, while in the group of D-2, N-10, D-3 and D-4 mg the frequency
of side effects was significantly more dominant than the placebo group.
These tendencies were also observed in patient with good sleep quality.

Fig. 6 shows the equipotent dose ratio between D-40 TA and nitrazepam
by means of parallel line assay. As shown Xn/Xd in this slide, the
equipotent dose ratio of D-40 TA and nitrazepam is 1 : 3,77. As a result of this clinical experiment the hypnotic effect of D-40 TA is
about 3 - 5 times superior to nitrazepam.

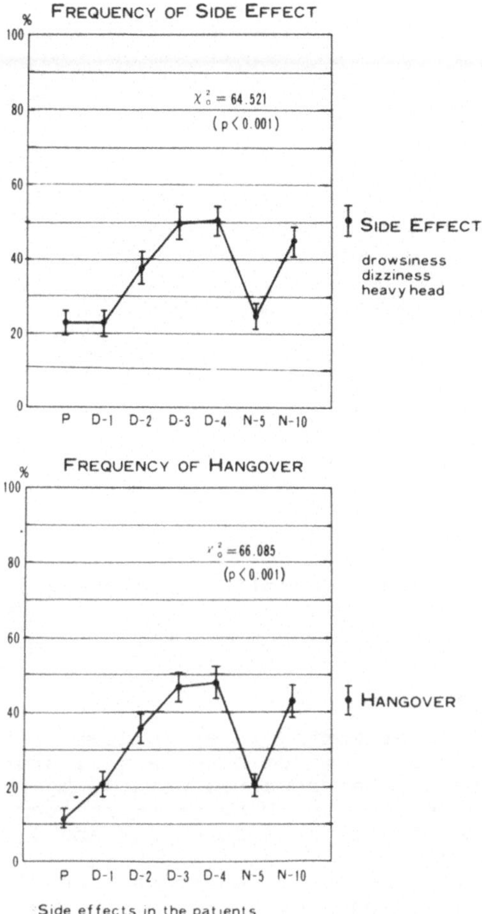

Fig. 5. Side effects and hangover

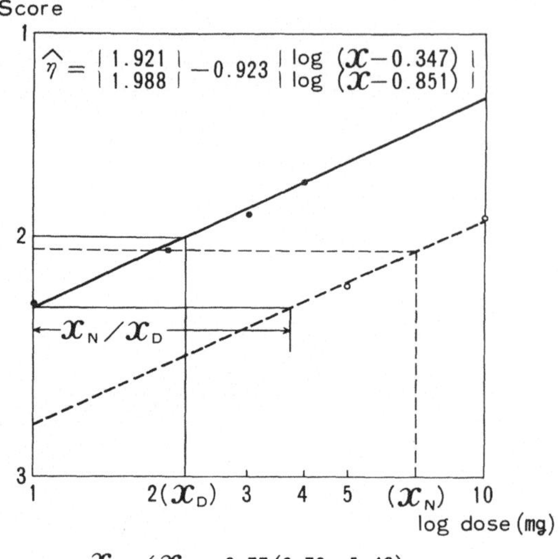

$$X_N / X_D = 3.77 (2.73 \sim 5.43)$$

Fig. 6. Equipotent dose ratio between D and N (Parallel Line Assay).
General assessment of sleeping condition

Conclusion

The results obtained in this clinical experiment were as follows:
1. <u>The hypnotic efficacy of the drug</u>. 2 and 3 mg of D-40 TA will pro-
   duce sound sleep roughly equipotent to that obtained with 10 mg
   of nitrazepam. 4 mg of D-40 TA is superior to 10 mg of nitrazepam.
2. <u>Side effects</u>. The frequency of side effects in a dose of 3 and 4
   mg of D-40 TA and 5 mg of nitrazepam.
3. The recommended dose of this drug is 2 mg for an adult as a result
   of this clinical experiment using 1.129 subject.

Vortrag Nr. 72

VERGLEICH ZWISCHEN THIOBARBITURAT UND FLUNITRAZEPAM ALS HYPNOTIKUM IN DER ALLGEMEINANAESTHESIE

Von R. Rizzi und G. Butera

Im Oktober 1972 haben wir mit der Prüfung von Flunitrazepam - ein neues Benzodiazepinderivat - in der .Anaesthesie begonnen. Nachdem wir mit dem Präparat näher vertraut wurden und seine Eigenschaften besser auswerten konnten, sind wir dazu übergegangen, den Indikationsbereich progressiv zu erweitern.

Trotz vereinzelter Ergebnisse, die uns dazu veranlaßten, die Wirkung von Flunitrazepam als etwas kapriziös zu definieren - was jedoch bisweilen bei den Benzodiazepinderivaten vorkommt - nahm unsere Begeisterung für dieses Präparat zu und das Endergebnis, d. h. also die Erzielung der Hypnose, wurde dadurch auf keinen Fall geschmälert.

Bis jetzt haben wir mit dem Präparat etwa 800 Anaesthesien aller Art (16 % davon entfallen auf unsere Abteilung) durchgeführt. In unserem Referat möchten wir nun über die Vorteile des Präparates, die sich im Laufe der Narkosen bei chirurgischen Eingriffen ergaben, sprechen. Es handelt sich dabei um:

1. Die hypnotische Wirkung, die wir als Hauptwirkung bezeichnen möchten und folglich um den statistischen Vergleich zwischen der Dosierung von Thiobarbiturat und Flunitrazepam;

2. Die muskelrelaxierende Wirkung, von uns als sekundäre Wirkung bezeichnet und folglich um den statistischen Vergleich zwischen der Dosierung von d-Tubocurarin, kombiniert mit Thiobarbiturat und Penthrane und der d-Tubocurarindosis, bei der Flunitrazepam als Hypnotikum verwendet wurde und

3. Die Analgesie, eine weitere sekundäre Wirkung, und die gegenseitige Potenzierung durch Pentazocin und folglich um den statistischen Vergleich zwischen der Dosierung von Diazepam kombiniert mit Pentazocin und der Flunitrazepamdosierung kombiniert mit Pentazocin. Diese Technik kam nur bei Arteriographien zur Anwendung.

Diese drei Aspekte wollten wir deshalb untersuchen, weil wir Flunitrazepam im Gegensatz zu anderen Anaesthesisten nicht nur in der Induktionsphase verabreichten, sondern es auch zur Aufrechterhaltung der Narkose gaben.

Material

Um homogene Gruppen für eine korrekte statistische Auswertung zu erhalten, wurden die in der Tabelle 1 angeführten Eingriffe ausgewählt.

A. Operationen

Zur Verfügung standen 176 Standardprüfprotokolle für die Anaesthesie von Patienten, die Thiopental zur Einleitung der Narkose enthielten und 157 Protokolle, die Flunitrazepam erhielten.

Tabelle 1. Analysierte Eingriffsgruppen

Eingriff	Anaesthesie	
	Thiobarbiturat Penthrane Fentanyl d-Tubocurarin	Flunitrazepam Pentazocin d-Tubocurarin
Thyreoidea Resektion	21	19
Gastrektomie	35	21
Darmresektion	20	37
Cholecystektomie	69	56
Hysterannessiektomie	4	
Wertheim		5
Vaginale Hysterektomie	27	19
	Diazepam + Pentazocin	Flunitrazepam + Pentazocin
Carotisangiographie	51	52

B. Carotisangiographie

Zur Verfügung standen 51 Prüfprotokolle von Patienten, die mit Flunitrazepam behandelt wurden und 52 Prüfprotokolle, die Diazepam erhielten.

Methodik

Es wurde die Abhängigkeit der verabreichten Dosis von Flunitrazepam
bzw. Thiopental vom Alter, dem Geschlecht, dem Gewicht und der Größe
der Patienten sowie von der Art und Dauer der durchgeführten Operationen überprüft. Das Ergebnis dieser Vergleiche wurde in zwei-dimen-
sionalen Tabellen dargestellt. Neben der absoluten Häufigkeit wird
auch noch die relative Häufigkeit angegeben.

Zur Beurteilung eventueller Zusammenhänge zwischen den tabellierten
Größen wurde die Kendall'sche Rangkorrelation herangezogen. Der Korrelationskoeffizient wurde mit r_k angegeben. R_k ist in Bedeutung und
Aussagekraft ähnlich wie der gewöhnliche Korrelationskoeffizient r.
Das angewandte Verfahren hat aber den Vorteil, daß korrekte Aussagen
auch möglich sind, wenn das untersuchte Zahlengut nicht normal verteilt ist. Zudem werden bei der Rangkorrelation nicht nur lineare Ab-
hängigkeiten einwandfrei erfaßt.

R_k wurde angegeben, sofern er statistisch gesichert von Null verschieden war. Das bei r_k stehende p gibt die Wahrscheinlichkeit an, mit der
die gemachte Aussage falsch ist. Je größer r, um so stärker ist auch
der Zusammenhang zwischen den beiden untersuchten Größen. Ein positi-
ves Vorzeichen vor r bedeutet, daß mit Zunahme der einen Größe in der
Regel auch die andere zunimmt (zunehmende Dosis bei zunehmendem Gewicht); negatives Vorzeichen bedeutet, daß in der Regel, wenn eine
Größe zunimmt, die andere abnimmt (kleinere Dosis mit zunehmendem Alter).

In einem zweiten Teil wurden die neben für Flunitrazepam bzw. Thiopental zur Einleitung verwendeten Medikamente, sowie die während der
eigentlichen Narkose verbrauchten Drogen dargestellt.

1. Alters- und Geschlechtsverteilung

Tabelle 2. Alter und Geschlecht

Alter					
Geschlecht	n	Durchschnitt	S	Minimum	Maximum
Mann	163	54,9	13,9	13,0	86,0
Weib	270	56,0	15,0	13,0	85,0
Total	433	55,5	14,6	13,0	86,0

Alter	Mann	Weib	Total
10 - 19	2	6	8
20 - 29	8	18	26
30 - 39	9	14	23
40 - 49	34	42	76
50 - 59	49	55	104
60 - 69	32	88	120
70 - 79	28	44	72
80 - 89	1	3	4

Keine Einzelheit über Geschlecht	3
Keine Einzelheit über Mann	0
Keine Einzelheit über Weib	0
Keine Einzelheit über Geschlecht und Alter	0

In Tabelle 2 ist die Alters- und Geschlechtsverteilung dargestellt.
Die Patienten waren durchschnittlich 58 Jahre alt, der jüngste 13,
der älteste Patient war 86 Jahre alt. In Tabelle 3 ist die Gewichtsverteilung und in Tabelle 4 die Größenverteilung der Patienten dargestellt.

2. Abhängigkeit der Einleitungsdosis vom Geschlecht

A. In Tabelle 5 und 6 sind die zur Anwendung gelangten Dosen (mg) von
Flunitrazepam bzw. Thiopental in der Anaesthesie für beide Geschlechter dargestellt. In einem 2 x n X^2 Test wurde überprüft, ob eine Dosisabhängigkeit vom Geschlecht besteht. Statistisch gesehen ist dies
weder für Flunitrazepam noch für Thiopental der Fall.

B. Weder für Flunitrazepam noch für Valium läßt sich eine Geschlechts-
abhängigkeit statistisch bei der Carotisangiographie (Tabellen 7 und
8) sichern.

3. Dosis in Abhängigkeit vom Alter

A. Sowohl für Flunitrazepam als auch für Thiopental kann eine Dosisabhängigkeit vom Alter nachgewiesen werden. Die Altersabhängigkeit
ist für Flunitrazepam größer als für Thiopental. Aus Tabelle 9 ist
ersichtlich, daß bis zum sechzigsten Lebensjahr die Dosis praktisch
altersunabhängig ist, daß diese nachfolgend aber mit zunehmendem Alter reduziert wird. Bis zum sechzigsten Lebensjahr lag die durchschnittliche Dosis bei 2,5 mg, zwischen sechzig und siebzig Jahren bei 2 mg
und nach dem siebzigsten Jahr im Durchschnitt bei 1,5 mg.

Beim Thiopental lag bis zum sechzigsten Lebensjahr die Dosis im Durchschnitt bei 500 mg, zwsichen sechzig und siebzig Jahren wurde sie auf

Tabelle 3. Gewichtsverteilung aller Patienten

Anzahl	= 403
Minimum	= 40.0000
Maximum	= 100.000
Total	= 26386.0
Mittel	= 65.4739
Standardabweichung	= 11.0737

Frequenz

kg	Frequenz
40–42	5
43–45	5
46–48	9
49–51	18
52–54	26
55–57	37
58–60	51
61–63	33
64–66	39
67–69	23
70–72	55
73–75	34
76–78	19
79–81	18
82–84	9
85–87	8
88–90	9
91–93	1
94–96	2
97–99	1
>99	1

Tabelle 4. Größenverteilung aller Patienten

Anzahl	= 284
Minimum	= 145.000
Maximum	= 182.000
Total	= 46773.0
Mittel	= 164.694
Standardabweichung	= 6.98939

Frequenz

Größe	Frequenz
<149	1
149–150	11
151–152	2
153–154	8
155–156	14
157–158	15
159–160	36
161–162	22
163–164	14
165–166	45
167–168	26
169–170	44
171–172	16
173–174	8
175–176	11
177–178	2
179–180	7
181–182	2

Tabelle 5. Flunitrapezam in der Anaesthesie

Dosis / Geschlecht

Dosis mg	Mann	Weib	Total
< 1,0	0 0,0 %	0 0,0 %	0 0,0 %
1,0 - 1,4	7 13,7 %	18 17,3 %	25 16,1 %
1,5 - 1,9	12 23,5 %	32 30,8 %	44 28,4 %
2,0 - 2,4	17 33,3 %	28 26,9 %	45 29,0 %
2,5 - 2,9	9 17,6 %	14 13,5 %	23 14,8 %
> 3,0	6 11,8 %	12 11,5 %	18 11,6 %
Total	51 32,9 %	104 67,1 %	155 100,0 %

Keine Einzelheit über Dosis	1
Keine Einzelheit über Geschlecht	1

$\hat{x}^2 = 1.793$ n. s.

Tabelle 6. Thiopental in der Anaesthesie

Dosis / Geschlecht

Dosis mg	Mann	Weib	Total
< 301	3 5,7 %	3 2,5 %	6 3,4 %
301 - 400	9 17,0 %	34 28,1 %	43 24,7 %
401 - 500	35 66,0 %	67 55,4 %	102 58,6 %
501 - 600	1 1,9 %	9 7,4 %	10 5,7 %
> 601	5 9,4 %	8 6,6 %	13 7,5 %
Total	53 30,5 %	121 69,5 %	174 100,0 %

Keine Einzelheit über Dosis	0
Keine Einzelheit über Geschlecht	2

$x^2 = 6.009$ n. s.

durchschnittlich etwa 450 mg reduziert und nach dem siebzigsten Lebensjahr betrug sie durchschnittlich 400 mg (Tabelle 10).

B. Für Flunitrapezam ist ein schwacher Zusammenhang zwischen Dosis und
Alter statistisch knapp gesichert. Mit zunehmendem Alter nimmt die verwendete Dosis eher ab. Die Dosisunterschiede in den einzelnen Alters-

Tabelle 7. Flunitrazepam in der Anaesthesie

Dosis / Geschlecht
Angiographie

Dosis in mg	Mann	Weib	Total
< 1,1	15 55,6 %	11 45,8 %	26 51,0 %
1,1 - 1,5	6 22,2 %	8 33,3 %	14 27,5 %
1,6 - 2,0	5 18,5 %	4 16,7 %	9 17,6 %
2,1 - 2,5	1 3,7 %	1 4,2 %	2 3,9 %
2,6 - 3,0	O 0,0 %	O 0,0 %	O 0,0 %
> 3,1	O 0,0 %	O 0,0 %	O 0,0 %
Total	27 52,9 %	24 47,1 %	51 100,0 %

Minimum	1,00000
Maximum	2,50000
Total	69,10000
Mittel	1,35490
Standardabweichung	0,415844

$\hat{X}^2 = 0,84$

Tabelle 8. Diazepam in der Anaesthesie

Dosis / Geschlecht
Angiographie

Dosis in mg	Mann	Weib	Total
< 11	11 34,4 %	12 60,0 %	23 44,2 %
11 - 15	10 31,3 %	4 20,0 %	14 26,9 %
16 - 20	7 21,9 %	4 20,0 %	11 21,2 %
21 - 25	2 6,3 %	O 0,0 %	2 3,8 %
> 26	2 6,3 %	O 0,0 %	2 3,8 %
Total	32 61,5 %	20 38,5 %	52 100,0 %

Minimum	5,00000
Maximum	30,00000
Total	760,00000
Mittel	14,6154
Standardabweichung	5,67469

$\hat{X}^2 = 4.93$

Tabelle 9. Flunitrazepamdosis in Abhängigkeit vom Alter

Alter in Jahren

Dosis in mg	<20	21-30	31-40	41-50	51-60	61-70	>70	Total
1. $\leqslant$ 1.0	0	0	0	0	0	2	7	9
2. 1,1 - 1,5	1	0	2	1	0	8	17	29
3. 1,6 - 2,0	0	1	4	8	8	24	16	61
4. 2,1 - 2,5	0	1	4	6	4	8	1	24
5. 2,6 - 3,0	0	3	3	4	11	5	0	26
6. > 3,0	0	2	1	2	0	2	0	7
Total	1	7	14	21	23	49	41	156

$r_k = -0.4506$; $p < 0.0001$

Tabelle 10. Thiopentaldosis in Abhängigkeit vom Alter

Alter in Jahren

Dosis in mg	<20	21-30	31-40	41-50	51-60	61-70	>70	Total
1. $\leqslant$ 300	0	0	0	0	1	2	3	6
2. 301 - 400	1	2	1	6	8	14	12	44
3. 401 - 500	0	8	5	19	35	27	8	102
4. 501 - 600	0	0	2	1	5	0	2	10
5. > 600	0	0	1	5	3	5	0	14
Total	1	10	9	31	52	48	25	176

$r_k = -0.2480$; $p < 0.0001$

gruppen sind aber klein und klinisch kaum relevant (Tabelle 11). Für Diazepam ist keine Abhängigkeit der Dosis vom Alter feststellbar (Tabelle 12).

Tabelle 11. Flunitrazepamdosis bei Angiographien in Abhängigkeit vom Alter

Alter in Jahren

Dosis in mg	<20	21-30	31-40	41-50	51-60	61-70	>70	Total
1. $\leqslant$ 1,0	2	1	1	6	12	4	0	26
2. 1,1 - 1,5	0	2	3	3	4	2	0	14
3. 1,6 - 2,0	3	1	0	2	2	1	0	9
4. 2,1 - 2,5	0	1	0	1	0	0	0	2
5. 2,6 - 3,0	0	0	0	0	0	0	0	0
6. > 3,0	0	0	0	0	0	0	0	0
Total	5	5	4	12	18	7	0	51

$r_k = -0.2494$; $p < 0,05$

4. Abhängigkeit der Dosis von Körpergewicht

A. Für Flunitrazepam konnte keine Abhängigkeit vom Körpergewicht nachgewiesen werden (Tabelle 13). Für Thiopental besteht ein statistisch knapp gesicherter Zusammenhang zwischen Dosis und Gewicht (Tabelle 14). Während bei unter 70 kg schweren Patienten in rund einem Drittel der

Tabelle 12. Diazepamdosis bei Angiographien in Abhängigkeit vom Alter

Alter in Jahren

Dosis in mg	<20	21-30	31-40	41-50	51-60	61-70	>70	Total
1. ≤ 10	O	3	1	6	7	5	1	23
2. 11 - 15	1	1	1	2	5	3	1	14
3. 16 - 20	O	1	1	5	4	O	O	11
4. 21 - 25	O	O	O	1	O	1	O	2
5. > 25	O	O	O	2 .	O	O	O	2
Total	1	5	3	16	16	9	2	52

r_k = nicht signifikant

Tabelle 13. Flunitrapezamdosis in Abhängigkeit vom Körpergewicht

Körpergewicht in kg

Dosis in mg	<40	41-50	51-60	61-70	71-80	81-90	>90	Total
1. ≤ 1,0	1	O	4	1	2	O	O	8
2. 1,1 - 1,5	O	4	5	5	5	2	1	22
3. 1,6 - 2,0	2	3	13	18	11	4	1	52
4. 2,1 - 2,5	O	1	8	6	4	4	O	23
5. 2,6 - 3,0	O	2	8	4	6	5	O	25
6. > 3,0	O	O	3	2	O	1	O	6
Total	3	10	41	36	28	16	2	136

r_k = nicht signifikant

Tabelle 14. Thiopentaldosis in Abhängigkeit vom Körpergewicht

Körpergewicht in kg

Dosis in mg	<40	41-50	51-60	61-70	71-80	81-90	>90	Total
1. ≤ 300	O	1	2	2	O	O	O	5
2. 301 - 400	O	5	15	14	7	O	O	41
3. 401 - 500	O	5	32	36	22	4	1	100
4. 501 - 600	O	O	3	4	2	O	O	9
5. > 600	O	O	2	4	5	1	1	13
Total	O	11	54	60	36	5	2	168

r_k = 0.1424; p < 0.05

Fälle Dosen von 400 mg und weniger zur Anwendung gelangten, werden bei über 70 kg schweren Patienten Dosen von 400 mg und weniger nur noch in einem Sechstel der Fälle benutzt (Tabelle 14).

B. Weder für Flunitrazepam noch für Diazepam ist eine Abhängigkeit der Dosis vom Körpergewicht bei Carotisangiographien nachweisbar (Tabellen 15 und 16).

158

Tabelle 15. Flunitrazepamdosis bei Angiographien in Abhängigkeit vom Körpergewicht

Körpergewicht in kg

Dosis in mg	<40	41-50	51-60	61-70	71-80	81-90	>90	Total
1. ≤ 1,0	1	6	5	5	4	2	O	23
2. 1,1 - 1,5	O	2	1	5	3	1	O	12
3. 1,6 - 2,0	O	1	2	3	2	1	O	9
4. 2,1 - 2,5	O	O	O	O	2	O	O	2
5. 2,6 - 3,0	O	O	O	O	O	O	O	O
6. > 3,0	O	O	O	O	O	O	O	O
Total	1	9	8	13	11	4	O	46

r_k = nicht signifikant

Tabelle 16. Diazepamdosis bei Angiographien in Abhängigkeit vom Körpergewicht

Körpergewicht in kg

Dosis in mg	<40	41-50	51-60	61-70	71-80	81-90	>90	Total
1. ≤ 10	O	O	8	6	7	2	O	23
2. 11 - 15	O	1	3	4	4	2	O	14
3. 16 - 20	O	O	2	5	4	O	O	11
4. 21 - 25	O	O	O	1	O	1	O	2
5. > 25	O	O	O	O	1	O	1	2
Total	O	1	13	16	16	5	1	52

r_k = nicht signifikant

5. Abhängigkeit der Dosis von der Operationsdauer

A. Für Flunitrazepam konnte ein mäßig gut gesicherter Zusammenhang zwischen applizierter Dosis und Operationsdauer nachgewiesen werden, während dies für Thiopental nicht der Fall ist. Dabei ist zu beachten, daß als Dosis die Gesamtdosis, die während der Einleitung und der anschließenden Operation benutzt wurde, zur Beurteilung kam. Bei Flunitrazepam wurde nicht selten während der Operation nachgespritzt, während dies bei Thiopental nicht der Fall war. Deshalb ist leicht erklärlich, daß eine gewisse Abhängigkeit der Dosis von der Operationsdauer besteht. Andererseits wurde der größte Teil der Dosis in der Regel bereits bei der Einleitung appliziert, weshalb auch nicht verwunderlich ist, daß der Zusammenhang nur relativ klein ist (Tabellen 17 und 18).

Bei den Angiographien besteht für Flunitrazepam wie für Diazepam eine statistisch gesicherte Abhängigkeit der Dosis von der Dauer des Eingriffs. Dabei ist die Abhängigkeit bei Diazepam statistisch gesehen geringfügig stärker als die bei Flunitrazepam. Dem Unterschied darf aber keine große Bedeutung zugemessen werden. Er beruht im Wesentlichen darauf, daß bei den Fällen mit einer Angiographiedauer von mehr als 90 Minuten, bei Flunitrazepam eine geringe Dosis zur Anwendung kam, bei Diazepam dagegen eher eine höhere Dosis (Tabellen 19 und 20).

Tabelle 17. Flunitrazepamdosis in Abhängigkeit von der Operationsdauer

Dauer der Operation in min

Dosis in mg	<30	31-60	61-90	91-120	120	Total
1. ≤ 1,0	1	4	3	1	O	9
2. 1,1 - 1,5	1	15	7	5	1	29
3. 1,6 - 2,0	5	24	21	9	2	61
4. 2,1 - 2,5	O	9	6	3	6	24
5. 2,6 - 3,0	O	9	7	4	5	25
6. > 3,0	O	2	1	2	2	7
Total	7	63	45	24	16	155

$r_k = 0,1475; \quad p < 0,01$

Tabelle 18. Thiopentaldosis in Abhängigkeit von der Operationsdauer

Dauer der Operation in min

Dosis in mg	<30	31-60	61-90	91-120	120	Total
1. ≤ 300	O	3	2	1	O	6
2. 301 - 400	2	20	15	5	2	44
3. 401 - 500	7	43	32	13	7	102
4. 501 - 600	O	6	1	1	2	10
5. > 600	O	8	4	2	O	14
Total	9	80	54	22	11	176

r_k = nicht signifikant

Tabelle 19. Flunitrazepamdosis bei Angiographien in Abhängigkeit von
der Dauer des Eingriffs

Dauer des Eingriffs in min

Dosis in mg	<30	31-60	61-90	91-120	>120	Total
1. ≤ 1,0	16	6	3	1	O	26
2. 1,1 - 1,5	6	7	1	O	O	14
3. 1,6 - 2,0	2	5	2	O	O	9
4. 2,1 - 2,5	1	1	O	O	O	2
5. 2,6 - 3,0	O	O	O	O	O	O
6. > 3,0	O	O	O	O	O	O
Total	25	19	6	1	O	51

$r_k = 0,2630; \quad p < 0,05$

Tabelle 20. Diazepamdosis bei Angiographien in Abhängigkeit von der
Dauer des Eingriffes

Dauer des Eingriffes in min

Dosis in mg	<30	31-60	61-90	91-120	>120	Total
1. ≤ 10	18	5	O	O	O	23
2. 11 - 15	6	6	2	O	O	14
3. 16 - 20	6	4	1	O	O	11
4. 21 - 25	O	1	O	1	O	2
5. 25	O	1	1	O	O	2
Total	30	17	4	1	O	52

$r_k = 0,3393; \quad p < 0,005$

Es besteht zweifelsfrei eine gewisse Abhängigkeit der Dosis von der
Operationsart. Überwiegend große Flunitrazepamdosen gelangten bei
der Thyroidearesektion und bei der Wertheim'schen Operation (Tabelle
21) zur Anwendung.

Tabelle 21. Flunitrazepam in der Anaesthesie

Dosis / Operationstyp

Dosis in mg	Thyroid-res.	Gastr.-duores.	Choles.-ect.	Darm-res.	Werth-heim	Vagin-hyster.	Total
< 1,1	0	4	4	1	0	0	9
	0,0 %	20,0 %	7,1 %	2,7 %	0,0 %	0,0 %	5,8 %
1,1-1,5	2	3	11	8	0	5	29
	10,5 %	15,0 %	19,6 %	21,6 %	0,0 %	26,3 %	18,6 %
1,6-2,0	3	5	28	13	0	12	61
	15,8 %	25,0 %	50,0 %	35,1 %	0,0 %	63,2 %	39,1 %
2,1-2,5	3	4	6	8	1	2	24
	15,8 %	20,0 %	10,7 %	21,6 %	20,0 %	10,5 %	15,4 %
2,6-3,0	10	2	4	6	4	0	26
	52,6 %	10,0 %	7,1 %	16,2 %	80,0 %	0,0 %	16,7 %
> 3,1	1	2	3	1	0	0	7
	5,3 %	10,0 %	5,4 %	2,7 %	0,0 %	0,0 %	4,5 %
Total	19	20	56	37	5	19	156
	12,2 %	12,8 %	35,9 %	23,7 %	3,2 %	12,2 %	100,0 %

Keine Einzelheit über Dosis   1

Bei Thiopental erscheint die Dosisabhängigkeit von der Operationsart
weniger ausgeprägt. Die größten Dosen wurden durchschnittlich bei der
Cholecystektomie und bei der Gastrektromie angewendet (Tabelle 22).

Tabelle 22. Thiopental in der Anaesthesie

Dosis / Operationstyp

Dosis in mg	Thyroid-res.	Gastr.-duores.	Choles.-ect.	Darm-res.	Werth-heim	Vagin-hyster.	Total
< 301	0	2	2	1	0	1	6
	0,0 %	5,7 %	2,9 %	5,0 %	0,0 %	3,7 %	3,4 %
301-400	4	8	14	6	3	9	44
	19,0 %	22,9 %	20,3 %	30,0 %	75,0 %	33,3 %	25,0 %
401-500	15	23	36	11	1	16	102
	71,4 %	65,7 %	52,2 %	55,0 %	25,0 %	59,3 %	58,0 %
501-600	1	1	5	2	0	1	10
	4,8 %	2,9 %	7,2 %	10,0 %	0,0 %	3,7 %	5,7 %
> 601	1	1	12	0	0	0	14
	4,8 %	2,9 %	17,4 %	0,0 %	0,0 %	0,0 %	8,0 %
Total	21	35	69	20	4	27	176
	11,9 %	19,9 %	39,2 %	11,4 %	2,3 %	15,3 %	100,0 %

In den Tabellen 23 bis 27 sind die zur Einleitung und Narkose neben
Flunitrazepam bzw. Thiopental zur Anwendung gelangten Narkotika und
anderen Medikamente angegeben.

Tabelle 23. Gastro-Duodenal-Resektion

Einleitung mit	Thiopental			Flunitrazepam		
Narkose	N	$\bar{x}$	s	N	$\bar{x}$	s
Operationsdauer (min)	35	80	18	21	93	36
Lachgas (Vol%)	35	67	O	21	67	O
Penthrane (Vol%)	35	0,5	O	O		
Tubocurarin (mg)	35	25	4	21	21	7
Pentazocin (mg)	O			21	29	21

Tabelle 24. Darmresektion

Einleitung mit	Thiopental			Flunitrazepam		
Zusätzliche Medikamente	2 x Fentanyl			Ø		
Narkose	N	$\bar{x}$	s	N	$\bar{x}$	s
Operationsdauer (min)	20	118	35	37	69	44
Lachgas (Vol%)	20	67		36	67	
Penthrane (Vol%)	20	0,5	O	O		
Tubocurarin (mg	20	26	7	37	20	4
Pentazocin (mg)	O			37	24	13

Tabelle 25. Cholecystektomie

Einleitung mit	Thiopental			Flunitrazepam		
Zusätzliche Medikamente	7 x Fentanyl			Ø		
Narkose	N	$\bar{x}$	s	N	$\bar{x}$	s
Operationsdauer (min)	69	53	21	56	67	25
Lachgas (Vol%)	69	67	O	56	67	
Penthrane (Vol%)	69	0,5	O	O		
Tubocurarin (mg)	69	21	4	56	19	3
Pentazocin (mg)	O			56	23	11

Tabelle 26. Hystero-Annessiektomie Wertheim

Einleitung mit	Thiopental			Flunitrazepam		
Zusätzliche Medikamente	1 x Leptofen					
Narkose	N	$\bar{x}$	s	N	$\bar{x}$	s
Operationsdauer (min)	4	95	56	5	243	18
Lachgas (Vol%)	4	67		5	67	
Penthrane (Vol%)	4	0,5		O		
Tubocurarin (mg)	4	22	3	5	36	5
Pentazocin (mg)	O			5	57	15

Tabelle 27. Vaginale Hysterektomie

Einleitung mit	Thiopental			Flunitrazepam		
Zusätzliche Medikamente						
Narkose	N	$\bar{x}$	s	N	$\bar{x}$	s
Operationsdauer (min)	27	61	13	19	71	22
Lachgas (Vol%)	27	67	O	19	67	O
Penthrane (Vol%)	27	O,5		O		
Tubocurarin (mg)	27	20	3	19	21	1,9
Pentazocin (mg)	O			19	32	12

Schlußfolgerungen

Aus den Ergebnissen der statistischen Auswertung können wir den Schluß
ziehen, daß die Einführung von Flunitrazepam in die Allgemeinanaesthesie einen erheblichen Vorteil darstellt:

1. seine Potenz ist so stark, daß 2 - 3 mg genügen, um 500 bis 600 mg
   Thiobarbiturat zu ersetzen;
2. die über zentralem Weg induzierte muskelrelaxierende Wirkung wird
   mit der von d-Tubocurarin hervorgerufenen Wirkung synergiert, was
   also eine Reduktion der Gesamtdosierung des letztgenannten Präparates bedeutet;
3. durch die Kombination mit Pentazocin wird die Analgesie beachtlich
   potenziert und demzufolge können die Gesamtdosierungen beider Pharmaka herabgesetzt werden.

Dank dieser drei guten Eigenschaften erzielt man eine gute Allgemeinanaesthesie mit minimalem Aufwand an Mitteln und Mengen (ausgedrückt
in ml).

Zu obengenannten Vorteilen kommen während und nach der Operation noch
andere dazu (s. Vortrag 155). Wir hingegen behalten uns vor, diese
Vorteile gegen Jahresende statistisch noch umfassender herauszuarbei-
ten, um die routinemäßige Anwendung von Flunitrazepam in der Allgemeinanaesthesie zu rechtfertigen.

Vortrag Nr. 73

EINE AUFEINANDERFOLGENDE UNTERSUCHUNG VON PETHIDIN, PHENOPERIDIN,
PENTAZOCIN UND PIRITRAMID ALS POSTOPERATIVE ANALGETIKA

Von W. D. Munro

Es war allzu leicht, einen klinischen Eindruck der entsprechenden Vor-
züge der postoperativen Analgetika zu bekommen. PARKHOUSE (1964) und
KAY (1972) machten daraus eine relativ exakte Wissenschaft. Aber es
sieht nicht so aus, als habe es aufeinanderfolgende Vergleiche gege-
ben zwischen Pethidin, Phenoperidin (JANSSEN, P. und EDDY, N., 1960),
Pentazocin (AHLGREN, E. W. und STEPHEN, C. R., 1966), und Piritramid
(HENSCHEL, W. F., BUHR, G., FERNANDEZ, R., 1968), einzeln verwendet
als Anaesthetikum und als postoperatives Analgetikum bei Paaren von
Patienten, mit ähnlichen Verletzungen, Operationen und in den selben
Altersgruppen.

Pethidin wurde wegen seiner universellen Verwendung und seiner umfas-
senden Kenntnisse über seine bekannten Vor- und Nachteile als Ver-
gleichsmedikament zugrunde gelegt. Die anderen Arzneimittel sind viel
später eingeführt worden, und ihre Leistungsfähigkeit ist bis jetzt
nur in begrenzter Weise beurteilt worden.

Chirurgische Eingriffe im Brustkorb verbunden mit starken postoperativen Schmerzen wurden als geeignetes Versuchsfeld angesehen. Jeder
mit Pethidin behandelte Patient wurde dem Alter, der Verletzung und
der Operation entsprechend mit Patienten verglichen, die jeweils eines
der anderen Medikamente erhalten hatten. Nach einer Ausgangsuntersuchung wurden die Dosen durch das Körpergewicht des Patienten wie folgt
bestimmt:

Pethidin   700 µgm pro kg Körpergewicht
Phenoperidin   14 µgm pro kg Körpergewicht
Pentazocin   600 µgm pro kg Körpergewicht
Piritramid   140 µgm pro kg Körpergewicht

Untersuchungen über die Wirkung auf Blutdruck, Herzfrequenz, Atmungs-
geschwindigkeit, Atmungsluft-Volumen und maximale Ausatmungsgeschwin-
digkeit (vor und 30 min nach Verabreichung) wurden von dem Pflegepersonal durchgeführt.

Das Auftreten von Nebenwirkungen wie z. B. Erbrechen und cerebrale Des-
orientierung wurden vermerkt. Erfolg oder Mißerfolg bezogen auf Analgesie wurden beurteilt auf der Basis der Notwendigkeit, die Dosis des
gewählten Analgetikums zu erhöhen oder zu einem völlig anderen Medikament überzuwechseln. Jede unerwünschte Wirkung der erhöhten Dosis
wurde ebenfalls notiert.

Eine Beurteilung der Ergebnisse - wie sie unter Verwendung der Armitage-
Tabellen (ARMITAGE, P., 1960), erreicht wurden - zeigen keine signifikanten Vorteile zwischen den Arzneimitteln in Bezug auf die kardiovasculären, respiratorischen und analgetischen Parameter, außer, daß Piritramid eine beständigere analgetische Leistung zu haben schien, aber
auch das war nicht statistisch signifikant.

Pentazocin, das fast die gleiche Leistung wie die anderen Analgetika
in der gewählten Dosis erbrachte, hatte keine weiteren unerwünschten Wirkungen, wenn die Dosis erhöht wurde, um die Schmerzlinderung

164

zu verbessern, während in allen anderen Gruppen eine Erhöhung der Dosis entweder mit einer Hypotonie oder Übelkeit oder beidem begleitet
war. Dies würde darauf hinweisen, daß die Ausgangsmenge Pentazocin mit
Sicherheit heraufgesetzt werden kann, ohne daß ein gehäuftes Vorkommen
von Nebenwirkungen zu befürchten ist.

Pentazocin war auch das einzige Arzneimittel, das mit einer psychischen Episode verbunden war. Dies verschwand jedoch sofort nach Entzug des Medikamentes. Das Vorkommen von Erbrechen war nicht signifikant anders, obwohl Piritramid und Pentazocin zahlenmäßig einen leichten Vorteil gegenüber den anderen Arzneimitteln hatte.

Die kardiovasculären Veränderungen waren niemals intensiv genug, um
die Nierendurchblutung zu stören, und der einzige Fall, wo es später
(40 Stunden danach) zu einem Herzinfarkt kam, hatte keine Unterdruck-
reaktionen. Während der Ausgangsuntersuchung, bei der eine angemesse-
ne Dosis ermittelt werden sollte, hatte Piritramid weniger analgetische Fehlschläge zur Folge, aber die Anzahl von Fällen mit künstlichen
Hypotensionen war viel höher, wenn starke Mengen verabreicht wurden.

Es dürfte interessant sein, über die Bedeutung der auftretenden kardiovasculären Veränderungen zu spekulieren. Wahrscheinlich ist, daß nur
das Abfallen des mittleren Blutdruckes unterhalb 70 mm Hg in seinen
Auswirkungen auf die Nierenfunktion von Bedeutung ist. Es gab keinen
zuverlässigen Beweis für unerwünschte Wirkungen auf das Myokard durch
Veränderungen oberhalb dieser Höhe, allerdings wäre mehr Arbeit über
die Herzminutenvolumen-Untersuchungen erforderlich, um dies zu beweisen.

Man konnte bereits feststellen, daß Pethidin bei Patienten mit prä-
existierenden Herzkrankheiten ein geringeres Herzminutenvolumen erzeugt (MUNRO, W. D. und FORD, P., 1968).

Patienten, die ausgleichen können, indem sie sich der verringerten
peripheren Vasodilatation anpassen, sind durch diese Veränderungen
wahrscheinlich nicht so negativ beeinflußt.

Erbrechen kann sehr lästig sein und es wäre gewiß ratsam, auch eine
antiemetische Behandlung anzusetzen, wenn man ein Arzneimittel benutzt, das mit einem besonders häufigen Vorkommen von Erbrechen verbunden ist.

Zusammenfassung

Eine aufeinanderfolgende Untersuchung der analgetischen Wirkungen von
Pethidin, Pentazocin, Phenoperidin und Piritramid wurde durchgeführt.
Es waren keine signifikanten Unterschiede zu entdecken, außer einer
leicht schwächeren analgetischen Wirkung bei Pentazocin (die statistisch jedoch nicht signifikant war). Dies scheint aber korrigierbar
zu sein, durch eine Erhöhung der Dosis, ohne daß sich die Nebenwirkungen häufen. Erhöhung der Pethidin-, Phenoperidin- und Piritramidmen-
gen, sofern erforderlich, erzeugt ein Abfallen des Blutdrucks und/oder
Erbrechen in mehr als 50 % der limitierten Gruppen.

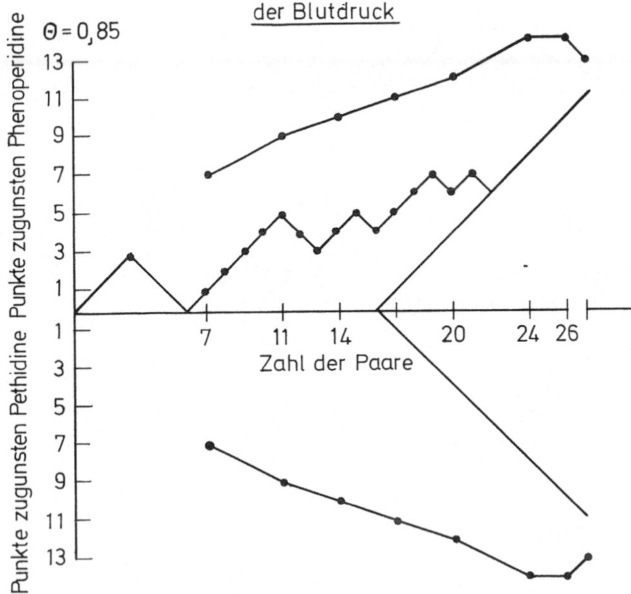

Abb. 1 zeigt den aufeinanderfolgenden Vergleich der Wirkung von Pethidin und Phenoperidin (Operidin) auf den mittleren Blutdruck

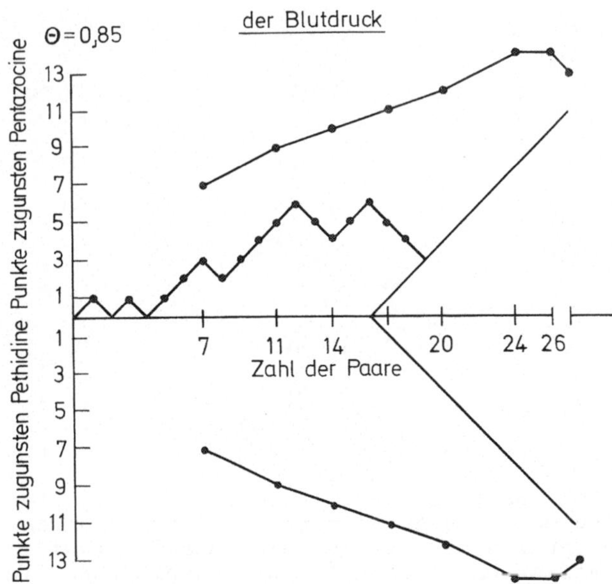

Abb. 2 zeigt den aufeinanderfolgenden Vergleich der Wirkung von Pethidin und Pentazocin auf den mittleren Blutdruck

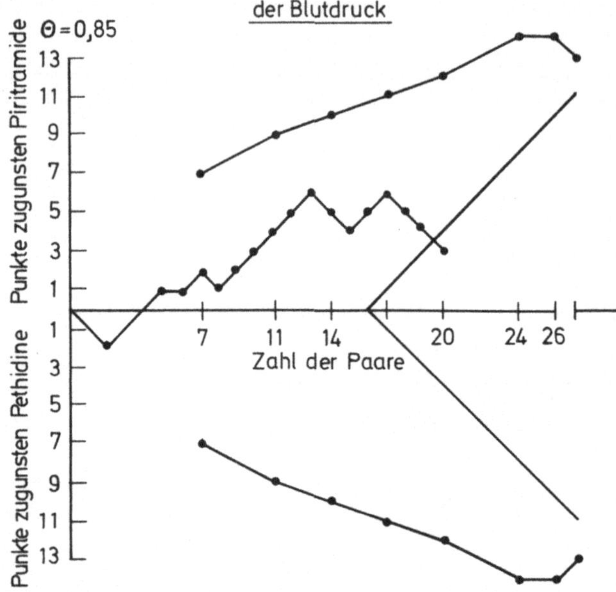

Abb. 3 zeigt den aufeinanderfolgenden Vergleich der Wirkung von Pethidin und Piritramid (Dipidolor) auf den mittleren Blutdruck

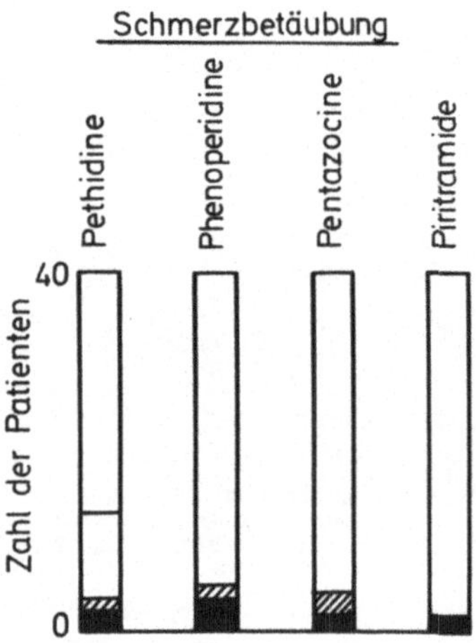

Abb. 4 zeigt das Ausbleiben von analgetischen Wirkungen in allen vier Gruppen - 40 Patienten pro Gruppe und 8 Arzneimittel-Verabreichungen pro Patient -. Die schraffierten Flächen stellen die Anzahl der Mißerfolge dar und die eng schraffierten Flächen geben Auskunft über die Anzahl von Behandlungen, die abgebrochen werden mußten

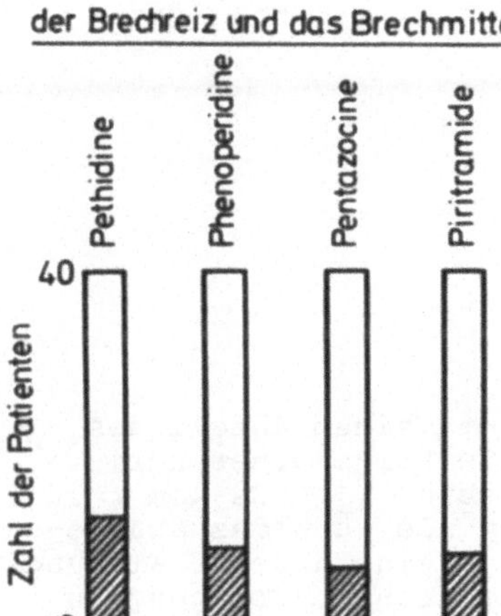

Abb. 5 zeigt das Vorkommen von Übelkeit und Erbrechen in den vier
Gruppen. Die schraffierten Flächen stellen die Patienten dar, die
unter Übelkeit und Erbrechen litten

Literatur

1. AHLGREN, E. W., STEPHEN, C. R.: "Laboratory and Clinical Experience
   with a new Analgesic - Pentazocine". Current Researches of Anaesthesia and Analgesia 45, 673 - 682 (1966).

2. ARMITAGE, P.: "Sequential Medical Trials", Blackwell Scientific
   Publications, Oxford, G. B., 1960.

3. HENSCHEL, W. F., BUHR, G., FERNANDEZ, R.: "Clinical Tests with a
   new longacting Analgesic". Progress in Anaesthesia, Excerpta Medical International Congress, Series No. 22, 815 (1968).

4. JANSSEN, P., EDDY, N.: "Compounds related to Pethidine", Jour. of
   Medicinal Pharmaceutical Chemistry 2, 31 - 45 (1960).

5. KAY, B.: A Clinical Investigation of Piritramide in the Treatment
   of Postoperative Pain". Brit. J. Anaesth. 43, 1167 - 1171 (1971).

6. MUNRO, W. D., FORD, P.: "A Comparative Study of the Effect on
   Cardiac Output of Commonly Used Analgesics". Proc. Anaesthesia '68,
   Berlin 1968, in the press.

7. PARKHOUSE, J.: "Recording and Analysis of Clinical Data", Brit. J.
   Anaesth. 39, 35 (1967).

Vortrag Nr. 74

Die Wirkung des zentralen Analgetikums Fentanyl auf das prä- und postkapillare Gefässsystem beim Hund

Von E. Freye

Einführung

Die Verabreichung von Opiaten ist gewöhnlich mit einem Abfall des
Blutdruckes verbunden. Diese Hypotension ist die Folge einer peripheren Vasodilatation im praekapillaren Stromgebiet (1). Es kommt zu
einem parallelen Abfall sowohl des systolischen als auch des diastolischen Druckes. Einige Autoren postulieren, daß eine direkte Wirkung
der Opiate auf die glatte Gefäßmuskulatur ursächlich in Erwägung zu
ziehen ist. Der überwiegende Teil der Untersucher hat jedoch nachgewiesen, daß die Freisetzung von Histaminen durch zentral angreifende
Analgetika für eine Vasodilatation verantwortlich ist (3 - 13).

Methodik

Bastard-Hunde mit einem Gewicht zwischen 20 - 25 kg wurden mit Na-Pen-
tobarbital (30 mg/kg i.v.) anaesthesiert. Nach erfolgter trachealer
Intubation wurden die Tiere mit intermittierender Überdruckbeatmung
ventiliert (IPPB), wobei ein Bird-Mark-8-Respirator mit reinem Sauerstoff zur Anwendung kam. Eine metacarpale (Abb. 1) Vene sowie eine
kleine Arterie an der Hinterpfote des Hundes wurden nach der Methode
von RICHARD et al. für die Registrierung des prä- und postkapillaren
Druckes kanüliert (15). Nachdem dem Hund Heparin intravenös verabreicht worden war (5 mg/kg), konnte das Blut von der linken kanülier-
ten Femoralarterie über eine kalibrierte Sigma-Motorpumpe der rechten

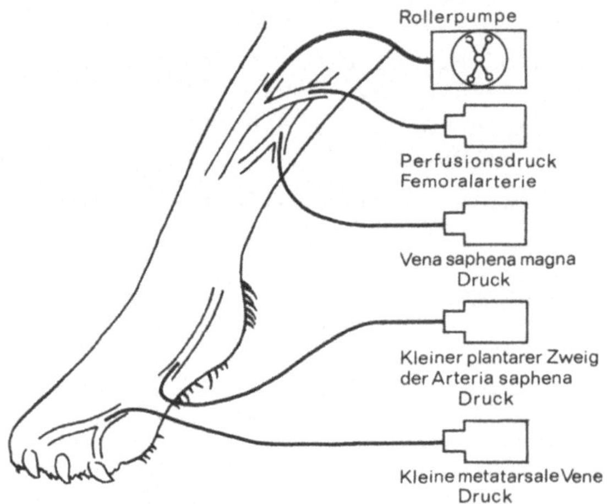

Abb. 1. Experimentelles Schema für die autoperfundierte Hinterpfote des
Hundes. Experimenteller Aufbau zur Messung des prä- und postkapillaren
Druckes, sowie der Druckverhältnisse in der Femoralarterie und der Vena
saphena magna bei der perfundierten hinteren Extremität des Hundes

Femoralarterie wieder zugeführt werden. Hierdurch war ein konstanter
Blutstromfluß zur rechten hinteren Extremität des Tieres garantiert.
Die anfängliche Durchströmungsgeschwindigkeit wurde während des experimentellen Verlaufes nicht verändert. Eine Druckerhöhung in den Gefäßen konnte damit als eine Vasoconstriktion interpretiert werden, während ein Absinken des Druckes als eine Vasodilatation anzusehen war.
Die kontinuierliche Aufzeichnung der Meßwerte der perfundierten Femoralarterie, der kleinen dorsalen Fußarterie, der Vena saphena magna
sowie der metatarsalen Vene am Fußrücken erfolgte über Statham-Druck-
umwandler und dem "Electronic for Medicine"-Mehrkanalschreiber. Nach
anfänglichem Aufzeichnen der Kontrollwerte wurde einer Gruppe von
Hunden (n = 8) Fentanyl in einer Dosierung von 0,0025 mg/kg intraar-
teriell über den zuführenden Schlauch der Sigmamotorpumpe verabreicht.
Die Dosierung wird von vielen Autoren als Standardmenge bei der Narkose benutzt. Eine weitere Gruppe erhielt eine Initialdosis von 0,05
mg, wie sie von MANNI und DE CASTRO empfohlen wird (13, 35). (In zwei
weiteren Reihen wurde den Hunden Nor-Epinephrin infundiert, wobei über
eine Stimulation der alpha-Rezeptoren ein erhöhter Vasomotorentonus
über den Sympathicus vorgespielt werden sollte. Während der Nor-Epine-
phrin-Infusion wurde Fentanyl in zwei verschiedenen Hundegruppen in
unterschiedlicher Dosierung verabreicht (0,0025 mg/kg und 0,05 mg/kg).
Um festzustellen, ob die vaskuläre Wirkung des Fentanyls durch die
Freisetzung von Histamin, oder ob die periphere Vasodilatation durch
Stimulation der beta-Rezeptoren hervorgerufen wird, erfolgte in sechs
weiteren Gruppen die vorangehende intravenöse Gabe von einem Antihistaminikum (Diphenhydramin 1,8 mg/kg (16), einem beta-Rezeptorenblok-
ker (Propanolol 0,5 mg/kg (16) und einem Parasympathicolytikum (Atropin) in klinischer Dosierung (0,06 mg/kg) 10 Minuten vor der Gabe von
Fentanyl (0,0025 mg/kg und 0,05 mg/kg).

Von einigen Autoren wurde nach der Neuroleptanaesthesie (NLAE) ein Anstieg des peripheren Blutdruckes beobachtet (13, 34, 36, 37). Dies war
besonders ausgeprägt, wenn Fentanyl-Dosen kleiner als 0,05 mg/kg benutzt wurden (13). Um den Mechanismus und die Ursache zu studieren,
wurde vor der Fentanyl-Injektion ein alpha-Rezeptorenblocker (Phenoxy-
benzamine 15 mg/kg (16)) bzw. Atropin in hoher Dosierung (1 mg/kg)
(13, 16) verabreicht.

Ergebnisse

Bei der Gruppe von Hunden, welche Fentanyl in einer Dosierung von
0,0025 mg/kg erhalten hatten, war sofort nach der intraarteriellen
Verabreichung ein Absinken des praekapillaren Druckes (Abb. 1) zu beobachten. Dieser Effekt dauerte 2 - 5 Minuten. Höhere Dosen (0,05 mg/
kg) verursachten einen stärkeren Abfall im praekapillaren Druck, welcher 4 - 7 Minuten anhielt. Nach diesem initialen Abfall stieg der
Druck im praekapillaren Gefäßbereich stetig an, um nach 7 - 10 Minuten
den Kontrollwert zu übersteigen. Bei der höheren Dosierung jedoch kehr-
te der Druck zum Ausgangswert zurück, ohne die Anzeichen einer sekundären Vasoconstriktion im praekapillaren Gefäßbereich aufzuweisen. Der
initiale Druckabfall im praekapillaren Bereich konnte vollständig durch
die vorangehende Verabreichung eines
a) Antihistaminikums (Diphenhydramin), sowie
b) hoher Dosen von Atropin eliminiert werden.
Nach wiederholten (2) Verabreichungen von kleinen Dosen von Fentanyl
(0,0025 mg/kg) über einen kurzen Zeitabstand (15 Minuten) resultierte
ein Ausbleiben des vasodilatorischen Effektes. Eine gleiche Tachyphylaxie konnte nach der zweiten Injektion hoher Fentanyldosen (0,05
mg/kg) beobachtet werden.

Der initiale Druckabfall in den praekapillaren Gefäßen konnte nicht
durch die vorangehende Verabreichung von
a) einem beta-Rezeptorenblocker (Propanolol)
b) niedriger Dosen von Atropin (0,06 mg/kg) verhindert werden.
Die praekapillare Vasoconstriktion, die der initialen Vasodilatation
nach der Verabreichung niedriger Fentanyldosen (0,0025 mg/kg) folgte,
konnte durch die Vorbehandlung mit
a) hohen Dosen eines Parasympathicolyticums (Atropin 0,1 mg/kg) und
b) einem Antihistaminikum (Diphenhydramin) vermindert werden.

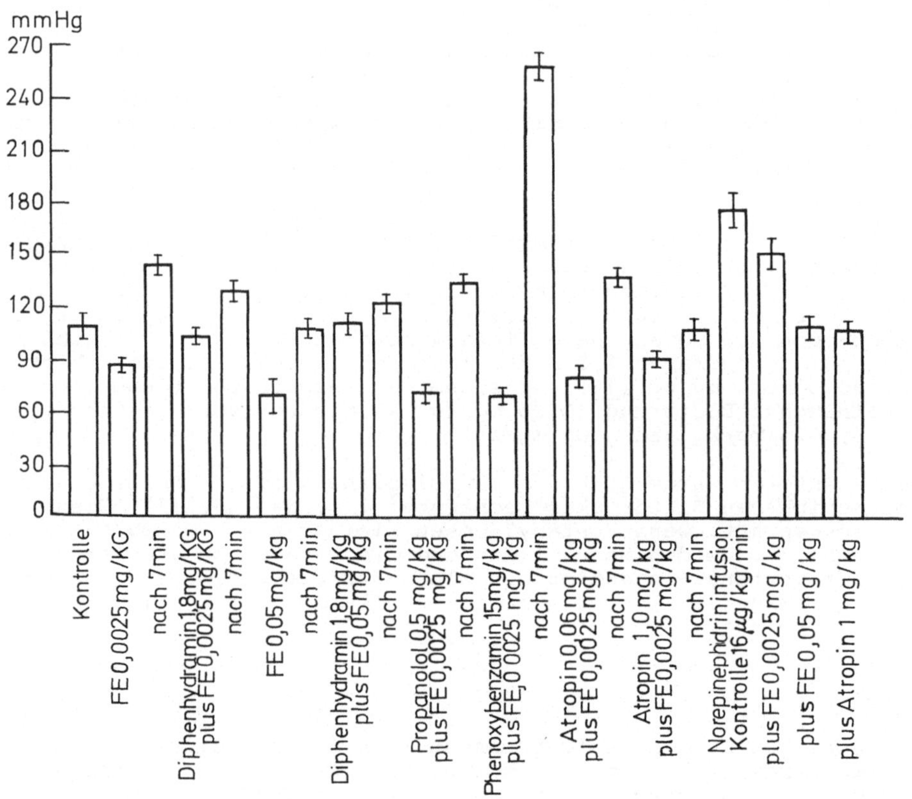

Abb. 2. Praekapillarer Druck. Die Druckveränderungen im praekapillaren
Gefäßbereich nach der Injektion unterschiedlicher Fentanyldosen sowie
der Vorbehandlung mit den verschiedensten Rezeptorenblockern. Die Säulen stellen den Mittelwert dar, während die Striche den mittleren Fehler des Mittelwertes ausdrücken. Die vasodilatatorische Wirkung des
Analgetikums konnte erfolgreich durch ein Antihistaminikum verhindert
werden, während die postdilatatorische Vasoconstriktion mit der Anwendung hoher Dosen von Fentanyl (0,05 mg/kg), bzw. der Vorbehandlung mit
Atropin (1 mg/kg) blockiert werden. Erhöhter Sympathicustonus (Noradrenalininfusion) konnte in seiner Auswirkung auf die glatte Gefäßmuskulatur durch hohe Dosen von Fentanyl (0,05 mg/kg) bzw. hohe Dosen von Atropin (1 mg/kg) blockiert werden. Die gewonnenen Ergebnisse lassen keine
Rückschlüsse auf die verspätet auftretende Vasoconstriktion nach der
Vorbehandlung mit einem alpha-Rezeptorenblocker und anschließender
Fentanylinjektion (0,0025 mg/kg) zu

Die Verabreichung von einem alpha-Rezeptorenblocker (Phenoxybenzamin)
führte zu keiner Antagonisierung des sekundären Druckanstiegs im praecapillaren Gefäßbereich. Stattdessen kam es zu einer ausgeprägteren
Vasoconstriktion. Der venöse Kreislauf der perfundierten hinteren Extremität (postkapillare Gefäße und große Venen: = Kapazitätsgefäße)
(Abb. 3 und 4) zeigte keinen sofortigen Effekt nach der intraarteriellen Verabreichung von Fentanyl. Nach 7 - 10 Minuten kam es jedoch zu

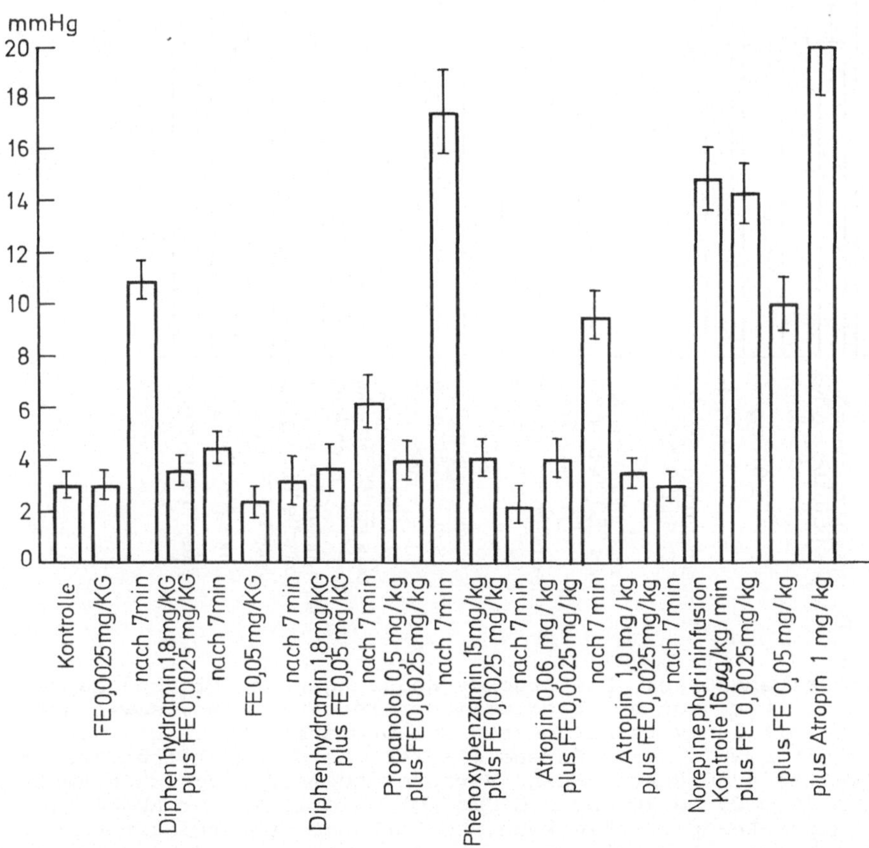

Abb. 3. Postkapillarer Druck. Die Druckveränderungen im postkapillaren
Gefäßbereich, wie sie sich nach Injektion unterschiedlicher Fentanyl-
dosierungen sowie Vorbehandlung mit den verschiedensten Rezeptorenblockern darstellen. Die Säulen stellen den Mittelwert dar, während
die Striche den mittleren Fehler des Mittelwertes ausdrücken. Keine
Vasodilatation, jedoch verspätet auftretende Vasoconstriktion, die
durch hohe Dosen von Fentanyl (0,05 mg/kg) verhindert werden konnte.
Desgleichen verhindert Atropin in hoher Dosierung (1 mg/kg) die nach
niedrigen Dosen von Fentanyl auftretende Vasoconstriktion. Alleinige
Stimulierung der alpha-Rezeptoren konnte erfolgreich mit Fentanyl
(0,05 mg/kg) oder Atropin (1 mg/kg) blockiert werden

einem Druckanstieg im postkapillären Stromgebiet sowie zu einem Anstieg
des Druckes in den großen Venen. Letztere zeigten nach 10 - 15 Minuten
eine Tendenz, auf den Ausgangswert zurückzukehren bzw. diesen sogar
geringgradig zu unterschreiten. Nur die vorangegangene Verabreichung

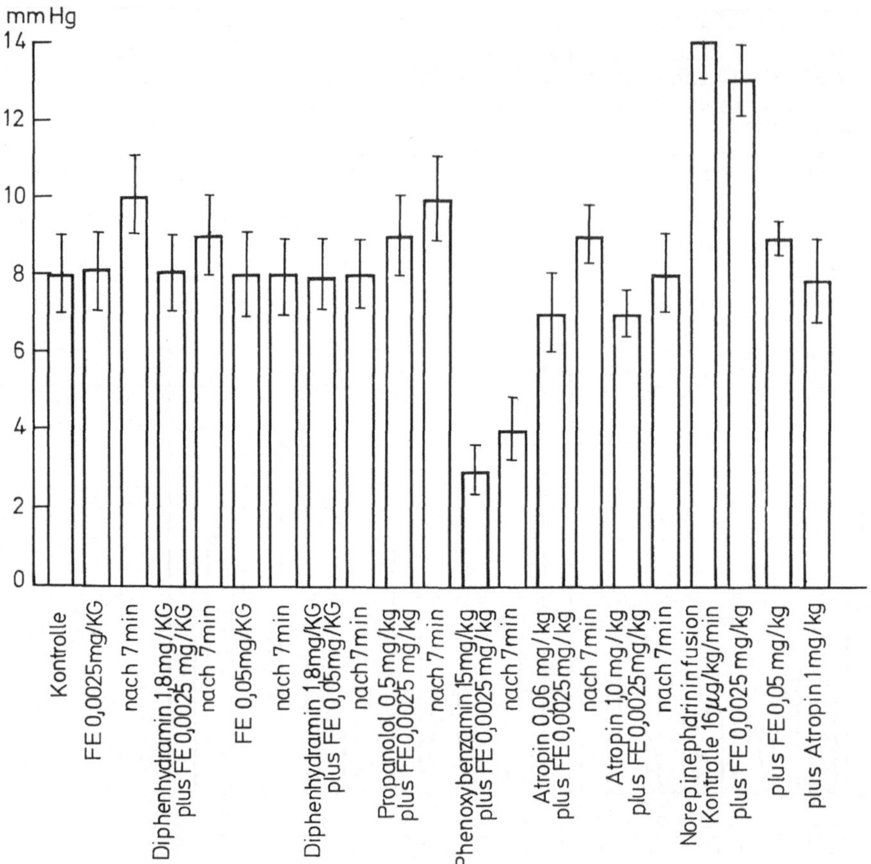

Abb. 4. Femoralvenendruck. Die Druckveränderungen in der Vena saphena magna nach der Injektion unterschiedlicher Fentanyldosen, sowie der Vorbehandlung mit den verschiedensten Rezeptorenblockern. Die Säulen stellen den Mittelwert dar, während die Striche den mittleren Fehler des Mittelwertes ausdrücken. Keine Veränderungen im Druck nach Fentanylinjektion (0,0025 mg/kg und 0,05 mg/kg). Signifikanter Abfall im Druck nach alpha-Rezeptorenblockade. Der erhöhte Sympathicustonus (Noradrenalininfusion) konnte in seiner Auswirkung auf die glatte Venenmuskulatur durch hohe Dosen von Atropin (1 mg/kg) bzw. hohe Dosen von Fentanyl (0,05 mg/kg) blockiert werden.

von einem alpha-Rezeptoren-Blocker war in der Lage, den Druckanstieg im postkapillaren Stromgebiet und in den großen Venen vollständig zu verhindern. In Abb. 5 sind die Druckveränderungen in der Femoralarterie nach unterschiedlicher Fentanyldosierung sowie nach Vorbehandlung mit den verschiedenen Rezeptorenblockern dargestellt.

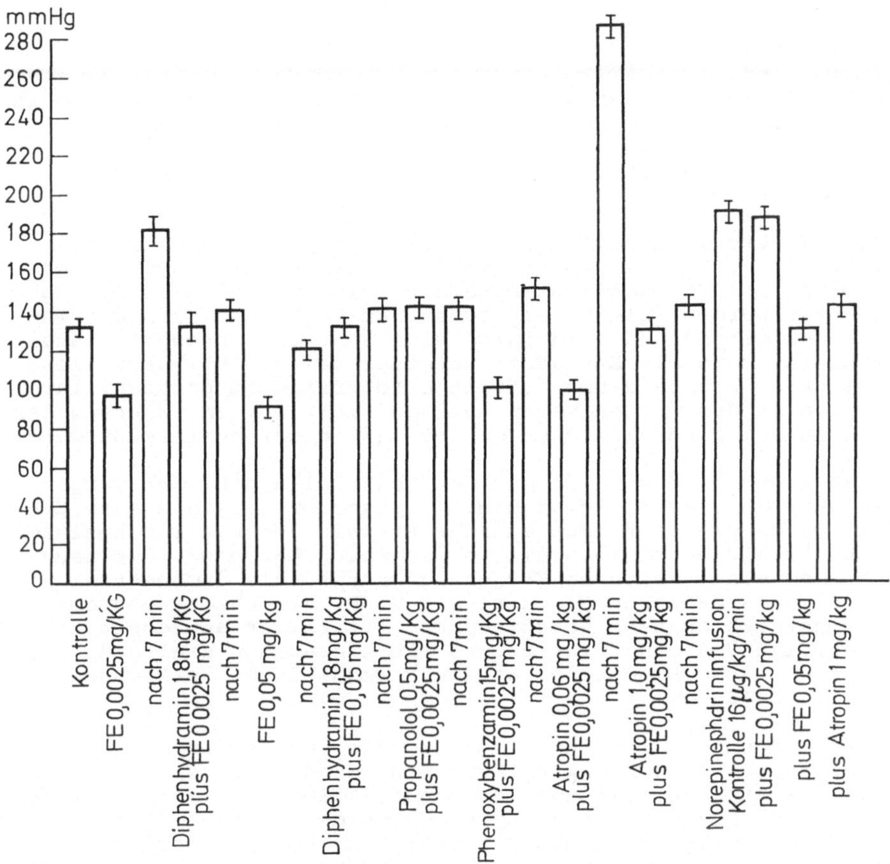

Abb. 5. Femoralarteriendruck. Die Druckveränderungen in der Femoralarterie, wie sie sich nach der Injektion unterschiedlicher Fentanyl-
dosierungen sowie der Vorbehandlung mit den verschiedensten Rezeptorenblockern darstellen. Die Säulen stellen den Mittelwert dar, während
die Striche den mittleren Fehler des Mittelwertes ausdrücken. Gewöhnlich folgt der Druck passiv den Druckschwankungen im praekapillaren
Gefäßbereich. Die verspätet auftretende Vasoconstriktion nach Acetyl-
cholin-Rezeptorblockade mit anschließender Fentanylinjektion (0,0025
mg/kg) läßt sich aus den gewonnenen Ergebnissen nicht erklären

Diskussion

Die vorliegenden Daten lassen erkennen, daß Fentanyl eine biphasische
Wirkung ausübt; hierbei zeigen das arterielle und das venöse Stromgebiet ein unterschiedliches Verhalten. Die intraarterielle Verabreichung
des Opiates führte initial und vorübergehend zu einer angenommenen
Freisetzung von Histamin. Dies wiederum bedingte einen Abfall im Muskeltonus der praekapillaren Gefäße mit folgender Verminderung des peripheren Gefäßwiderstandes. Der erreichte Effekt konnte mit der Antagonisierung eines Antihistaminikums erfolgreich blockiert werden. In
den Fällen, in denen das spezifische Parasympathikolytikum Atropin in
hoher Dosierung die Reaktion des vaskulären Systems auf die fentanylinduzierte Histaminfreisetzung verhindert, muß ein Anithistamineffekt

des Atropins diskutiert werden, wie er schon von GOODMAN und GILLMAN (17) vermutet wird.

Es war angenommen worden, daß wiederholte Injektionen niedriger Dosen von Fentanyl bzw. die Verabreichung einer hohen Dosis des Opiates in der Lage sind, eine Tachyphylaxie auszulösen; dieser Effekt ist wahrscheinlich durch eine Erschöpfung der lokalen Histaminspeicher bedingt. Die gewonnenen Daten stimmten mit der Hypothese überein.

Drei bis vier Minuten, nachdem das Medikament die zentrale Zirkulation erreicht hatte, konnte ein sympathisch induzierter Anstieg des Druckes im prae- und postkapillaren Gefäßbereich sowie in den großen Venen beobachtet werden. Dieser vasoconstriktive Effekt kann als indirekt angesehen werden und wird durch eine zentral gesteuerte (ausgelöste) sympatho-adrenale Entladung verursacht (18, 19). Nach alpha-Rezeptorenblockade konnte dieser Effekt erfolgreich im postkapillaren Gefäßgebiet und in den großen Venen antagonisiert werden, während der Druckanstieg in dem praecapillaren Gebiet fast nicht beeinflußt wurde.

Die genannten Ergebnisse stimmen mit den Feststellungen der vergangenen Jahre überein, daß die glatte Muskulatur der verschiedenen Gefäßabschnitte auch eine unterschiedliche nervale Innervation besitzen (20 - 24). Weiterhin bestätigen die vorliegenden Daten die Untersuchungsergebnisse einer weiteren Forschungsgruppe, die demonstrieren konnte, daß alpha-Rezeptoren-Blocker, wie z. B. das Phenoxybenzamin, die venöse Constriktion nach Norepinephrin effektiver antagonisieren als die arterielle Vasoconstriktion. Es ist hieraus zu schließen, daß unterschiedliche alpha-Rezeptoren an den verschiedenen Gefäßabschnitten sitzen (25, 26).

Nur mit hohen Dosen von Atropin (1 mg/kg), die vor der Injektion niedriger Fentanyldosen (0,0025 mg/kg) gegeben wurden, war es möglich, die sekundäre, später auftretende Vasoconstriktion zu verhindern. Es kann grundsätzlich als gesichert angesehen werden, daß niedrige Dosen von Atropin (0,06 mg/kg) gewöhnlich ausreichen, um eine periphere cholinerge Wirkung an der glatten Muskulatur der Gefäße zu blockieren (muscarine Wirkung). Bei hoher Dosierung von Atropin ist eine zentrale Wirkung anzunehmen (17). Hierbei kann jedoch nicht entschieden werden, ob die angenommene zentrale Wirkung hoher Dosen von Atropin auf das ZNS auf einer direkten Wirkung auf die Neuronen beruht, oder ob der zentrale Übermittler Acetylcholin, der als Mittler im Vasomotorenzentrum des Gehirns beteiligt ist, antagonisiert wird. Da das Antihistaminikum Diphenhydramin den fentanylinduzierten Druckanstieg verminderte, könnte angenommen werden, daß der Sympathicus durch die fentanylinduzierte Freisetzung von Histamin stimuliert wird (27 - 30). Hohe Dosen von Fentanyl führten jedoch nicht zu einem entsprechenden Effekt.

Nach der vorübergehenden Vasodilatation, die mit einem Antihistaminikum verhindert werden konnte, hat das Analgetikum in hohen Dosen (0,05 mg/kg) zu keiner sekundär später auftretenden Vasoconstriktion im praekapillaren Gefäßbereich geführt. Die erzielten Versuchsergebnisse schließen die Möglichkeit aus, daß ein histamininduzierter sympatho-adrenaler Entladungsmechanismus ursächlich für den Druckanstieg in Frage kommt. Es muß vielmehr angenommen werden, daß die Opiate in hoher Dosierung zu einer zentralen Sympathicolyse führen (2, 31), während niedrige Dosen nicht genügend den überschießenden kompensatorischen Reflexmechanismus - Cardioacceleration und Vasoconstriktion - blockieren. Hierfür ist die Tatsache verantwortlich, daß der Organismus sich von der anfänglichen histamininduzierten Dilatation der Arteriolen und Capillaren erholt (17).

Die kontinuierliche Infusion von Nor-epinephrin, welche einen erhöhten
Sympathicotonus mit Vasoconstriktion induzierte, konnte durch die Verabreichung hoher Dosen von Fentanyl (0,05 mg/kg) antagonisiert werden.
Im Vergleich dazu war eine niedrige Dosierung (0,0025 mg/kg) nicht in
der Lage, die arterielle Vasoconstriktion zu verhindern. Das venöse
Gefäßsystem hingegen zeigte keine signifikante Druckverminderung. Ursächlich könnte eine zentrale anti-adrenerge Wirkung (zentrale Sympathicolyse) diskutiert werden (2, 31 - 33). Erst hohe Dosen von Fentanyl (0,05 mg/kg) sind imstande, den gesteigerten Sympathicotonus so
zu dämpfen, daß Auswirkungen auf das periphere Gefäßbett nicht mehr
zur Geltung kommen.

Schlußfolgerung

Die oben gewonnenen Ergebnisse lassen den Schluß zu, daß die anfängliche Vasodilatation nach der Injektion von Fentanyl mit einem Antihistaminikum, bzw. hohen Dosen von Atropin verhindert werden kann.
Die im Anschluß an die Vasodilatation auftretende Vasoconstriktion,
wie sie schon in der Klinik von anderen Autoren beobachtet wurde (13,
36, 37), kann durch die Verwendung höherer Dosen Fentanyl als sonst
üblich (0,0025 mg/kg) verhindert werden.

In den Fällen, wo ein erhöhter Sympathicotonus vorliegt, bringt erst
die Anwendung hoher Dosen von Fentanyl eine ausreichende Blockierung
und damit eine Verminderung der reaktionellen vaskulären Constriktion.
Das praekapillare Gefäßsystem wird eröffnet, das Herz hat gegen einen
geringeren Widerstand zu arbeiten und über ein kapilläres pooling wird
die Blutmenge, die zum Herzen zurückgeführt wird, vermindert.

References

1. GREISHEIMER, E. M. et al.: Effect of morphine and thiopental so-
   diumoxygen upon cardiovascular functions in the dog. Anesthesiology 17, 798 (1956).

2. LOWENSTEIN, E. et al.: Local and neurally mediated effects of
   morphine on skeletal muscle and vascular resistance. J. Pharmacol.
   & Exper. Ther. 180, 359 (1972).

3. FELDBERG, W., PATON, W. D. M.: Release of histamine from skin and
   muscle in the cat by opium alkaloids and other histamine libera-
   tors. J. Physiol. (London) 114, 490 (1951).

4. ZEPPA, R. et al.: Histamine release into circulation by meperidine.
   Proc. Soc. Exp. Biol. Med. 106, 794 (1961).

5. SCHACTER, M.: Pethidine hypersensitivity and histamine. Brit. Med.
   J. 1, 324 (1952).

6. FINER, B. L., PARTINGTON, M. W.: Pethidine and the triple response.
   Brit. Med. J. 1, 431 (1953).

7. THOMSON, W. L., WALTON, R. P.: Elevation of plasma histamine
   levels in the dog following administration of muscle relaxants,
   opiates, and macromolecular polymers. J. Pharmacol. & Exper. Ther.
   143, 131 (1964).

8. HOLDERNESS, M. C. et al.: A narcotic analgesic and a butyrophenone
   with nitrous oxide for general anesthesia. Anesthesiology 24, 336
   (1963).

9. SHEPARD, N. W.: The chemistry and pharmacology of droperidol, phe-
   noperidine and fentanyl. In "The Application of Neuroleptanalgesia
   in Anaesthetic and other Practice" Pergamon Press Ltd. London 1965.

10. FENESSY, M. R. et al.: Cardiovascular effects of intravenous morphine in the anesthetized rat. Eur. J. Pharmacol. 14, 1 (1971).

11. ZAUDER, H. L. et al.: Hemodynamics during neuroleptanalgesia. Anesthesiology 26, 266 (1965).

12. GARDOCKI, J. F., YELONSKY, J.: A study of some of the pharmacologic actions of fentanyl citrate. Toxic Appl. Pharmac. 16, 48 (1964).

13. VOURCH, G. et al.: Les nalagesiques et la douleur. Societe Francaise d'Anesthesie, d'Analgesie et de Reanimation. Paris: Masson & Cie Editeurs 1971.

14. KRUEGER, H. et al.: The pharmacology of opium alkaloids. Supple No. 165, Public Health Reports, US-Government Printing Office Washington DC Part 1 (1941).

15. RICHARD, N. et al.: Small vein and artery pressure in normal and endematous extremeties of dogs under local and general anesthesia. Am. J. Physiol. 76, 355 (1954).

16. BARNES, C. D., ELTHERINGTON, L. G.: Drug dosage in laboratory animals University of California Press, Berkeley and Los Angeles (1965).

17. GOODMAN and GILMAN: The pharmacological basis of therapeutics. New York, Toronto: The Macmillan Company 1970.

18. VASKO, J. et al.: The effect of morphium on ventricular function and myocardial contractile force. Am. J. Physiol. 210, 329 (1966).

19. HEHHEY, R. R. et al.: The effects of morphium on the resistance and capacitance vessels of the peripheral circulation. Am. Heart J. 72, 242 (1966).

20. SOMLYO, A. V.: Pharmacologically heterogenous smooth muscle distribution in the blood vessels. J. Pharmacol. & Exper. Ther. 149, 106 (1965).

21. FURCHGOTT, K. F.: The pharmacology of vascular smooth muscle Pharmacol. Rev. 7, 183 (1955).

22. DODD, W. A., DANIEL, E. E.: Vascular smooth muscle reactivity. Circulation Res. 8, 446 (1960).

23. BERAN, J. A.: Sensitivity of the large blood vessels of the rabbit to 1-epinephrine and 1-norepinephrine. Circulation Res. 9, 700 (1961).

24. BOHR, D. F.: Direct tension recording from smooth muscle of resistance vessels from various organs. Angiology 12, 478 (1961).

25. ABBOUD, F. M., ECKSTEIN, J. W.: Vascular response after alpha-adrenergic blockade. II. Responses of venous and arterial segments to adrenergic stimulation in the forelimb of the dog. J. Clin. Invest. 47, 10 (1968).

26. ABBOUD, F. M., SCHMID, P. G., ECKSTEIN, J. W.: Vascular response after alpha-adrenergic blockade. I. Responses of capacitance and resistance vessels to norepinephrine in man. J. Clin. Invest. 47, 1 (1968).

27. VOGT, M.: Cortical secretion of the isolated perfused adrenal. J. Physiol. (London) 113, 149 (1951).

28. ROBINSON, R. L.: Histamine and anaphylaxis on adrenal medullary secretion in dogs. Am. J. Physiol. 199, 429 (1960).

29. ATHOS, R. L. et al.: The effects of guanethidine on the adrenal medulla. J. Pharmacol. & Exper. Ther. 137, 229 (1962).

30. SLATER, I. H., DRESSEL, P. E.: The pressor effect of histamine after autonomic ganglionic blockade. J. Pharmacol. & Exper. Ther. 105, 101 (1952).

31. ALLEN, C. R. et al.: The action of morphine in slowing the heart rate of unconditioned dogs. Anesthesiology 6, 149 (1945).

32. Mc CREA, F. D., MECK, W. J.: The action of morphine in slowing the pulse. J. Pharmacol. & Exper. Ther. 28, 361 (1920).

33. KRUEGER, H., SUMWALT, M., EDDY, N. B.: The pharmacology of opium alcaloids. pp 451 - 452, US PH, Washington DC, 1941.

34. MANNI, C., SARCINELLI, L., REALE, A.: The value of neurolept-analgesia in the hemodynamic study of cardiac patients. Paper presented at the 3rd World Congress of Anesthesiology Sao Paulo, September 21 - 26, 1964.

35. FEMGOLD, A., IVANKOVIC, A.: Sustained hypertension during Innovar and Innovar-N$_2$O anesthesia. Anesthesiology 31, 476 - 478 (1969).

36. GISECKE, A. H. Jr., JENKINS, M. T., CRONT, J. R., COLLET, J. M.: Urinary epinephrine and norepinephrine during Innovar-Nitrous oxide anesthesia in man. Anesthesiology 28, 701 (1965).

Vortrag Nr. 75

DIE GEWEBS-O_2-VERTEILUNG IN DER NIERE BEI ATMUNG EINES HYPEROXIE-, HYPOXIE- UND HYPERKAPNIEGEMISCHES

Von H. Schäfer, H. Günther und W. Erdmann

Aufgrund der Durchblutung, der Funktion und der charakteristischen
Capillararchitektur der Niere ist zu erwarten, daß innerhalb der Rinden-Markzone unterschiedliche O_2-Versorgungsverhältnisse vorliegen.
Wie weit diese Versorgungsbedingungen durch unterschiedlich angebotene inspiratorische Gasgemische verändert werden, sollte in dieser Arbeit unter den Bedingungen einer Hyperoxie, Hypoxie und Hyperkapnie
untersucht werden. Wir haben daher die regionale Verteilung der O_2-
Partialdrucke in der Rattenniere bei Atmung verschiedener Gasgemische
polarographisch mit Hilfe von Goldmikroelektroden gemessen. Während
die Goldmikroelektrode vom Nierenscheitel zur Papille hin vorgeschoben wurde, atmeten die Ratten spontan über einen Trachealbypaß in 12
Fällen Zimmerluft (NORMOXIE), in 11 Fällen reinen Sauerstoff (HYPER
OXIE) sowie jeweils in 8 Fällen ein Hypoxiegemisch von 12 Vol% CO_2,
Rest-N_2 und ein Hyperkapniegemisch von 4,5 Vol% CO_2 in Luft. Um den
Einfluß unterschiedlicher Inspirationsgemische quantitativ zu erfassen, wurden in Kontrollversuchen an 18 Nieren unter gleichen Bedingungen wie bei den Mikroelektrodenmessungen die arteriellen und venösen Blutgaswerte und die renale Durchblutung bestimmt.

Unter Normoxie fanden wir einen arteriellen PO_2 von 79 mm Hg. Die Nierendurchblutung (RBF) betrug 400 ml/100 g min. Bei O_2-Atmung steigt
der mittlere PO_2-Wert im arteriellen Blut auf 457 mm Hg und im nierenvenösen Blut auf 93 mm Hg an. Die Gesamtnierendurchblutung bleibt unverändert. Unter der Hypoxie sinken arterieller und venöser O_2-Partialdruck ab, die renale Gesamtdurchblutung nimmt um 50 % ab. Unter der
Hyperkapnie mit einem mittleren arteriellen P_{CO_2} von 57 mm Hg findet
sich ein geringfügig erhöhter arterieller PO_2 von 87 mm Hg. Die Nierendurchblutung ist gegenüber der Normoxie um 25 % erniedrigt.

Das PO_2-Histogramm im Bereich des Cortex und äußeren Zone unter Normoxie, zeigt eine breite Verteilung der O_2-Drucke mit einem mittleren
Gewebs-PO_2 von 38 mm Hg. In der inneren Zone und Papille beträgt der
mittlere Gewebs-PO_2 10 mm Hg. Unter Hyperoxiebedingungen findet sich
ein verbreitertes und nach rechts verlagertes PO_2-Histogramm im Bereich von Cortex und äußerer Medulla. Der mittlere Gewebs-PO_2 liegt
bei 77 mm Hg. Für die innere Medulla und Papille liegt der mittlere
Gewebs-PO_2 bei 18 mm Hg.

Das PO_2-Histogramm bei O_2-Mangelatmung ist gegenüber der Normoxie nach
links verlagert, der mittlere Gewebs-PO_2 beträgt im Bereich von Cortex
und äußerer Zone 19 mm Hg, im Bereich der inneren Zone und Papille
7 mm Hg. Bei der Inspiration des Hyperkapniegemisches ist die O_2-Verteilung im Bereich des Cortex und der äußeren Medulla der unter Normoxie vergleichbar.

Der mittlere PO_2 liegt bei 36 mm Hg. Der mittlere Gewebs-PO_2 in der
inneren Medulla liegt mit 14 mm Hg geringfügig über dem Wert, der unter Normoxiebedingungen erhalten wird.

Diskussion

Die Ergebnisse der PO_2-Messung bei den untersuchten differenten inspiratorischen Gasgemischen zeigt, daß die Niere im Bereich der hohen Gewebs-PO_2-Drucke - nämlich des Cortex und der äußeren Medulla - gut mit Sauerstoff versorgt wird. Beim Atmen von reinem O_2 wird durch den hohen arteriellen PO_2 bei gleichbleibender Durchblutung die O_2-Versorgung des Gewebes verbessert. Der Gewebs-PO_2 des Nierencortex steigt an, was von anderen Autoren für das Gehirn, Herz und die Leber gezeigt wurde.

Bei der Inspiration des O_2-Mangelgemisches von 12 Vol% fanden wir eine um 50 % verminderte renale Gesamtdurchblutung. Diese Befunde stehen im Einklang mit den Arbeiten von KÖRNER, BRODWELL und Mitarb., FRANKLIN und Mitarb. sowie SELKURT. Diese Autoren führen die verminderte renale Durchblutung unter Hypoxie auf eine teils nerval, teils humoral bedingte Vasoconstriktion im Bereich der Arteriolen der Niere zurück.

Das erniedrigte arterielle O_2-Angebot mit einem arteriellen PO_2 von 35 mm Hg und die um 50 % verminderte renale Durchblutung senkt den mittleren Gewebs-PO_2 auf die Hälfte des Normoxiewertes. Trotz des niedrigen mittleren Gewebs-PO_2 liegt der Anteil der O_2-Drucke, die unterhalb von 5 mm Hg liegen, d. h. im Bereich des kritischen Gewebs-O_2, nur geringfügig über dem Prozentsatz, den wir unter Normoxiebedingungen fanden.

Bei der Inspiration von 4,5 Vol% fanden wir die Gewebs-O_2-Verteilung der Niere gegenüber Normoxie unverändert. Da die verminderte Nierendurchblutung gleichzeitig mit einer Verminderung des Sauerstoffverbrauchs der Niere einhergeht, bleibt die Resultierende, nämlich der Gewebs-PO_2, unverändert. Eine Verminderung der Nierendurchblutung bei Hyperkapnie als Antwort auf eine Vasoconstriktion wurde bereits von DOWDS und Mitarb. und STONE und Mitarb. gefunden. Die Gewebs-O_2-Messungen unter unterschiedlichen Bedingungen zeigen, daß für die O_2-Versorgung der Niere neben dem arteriellen O_2-Angebot die regionale Gewebsdurchblutung von entscheidender Bedeutung ist.

Zusammenfassung

Es werden in vivo-Messungen der O_2-Druckverteilung in der Rattenniere unter Normoxie-, Hyper-, Hypoxie und Hypercapnie durchgeführt. Dabei werden Gold-Mikroelektroden verwendet. Die Albinoratten atmen spontan über einen Trachealbypaß das jeweilig angebotene Atemgemisch.

Beim kontinuierlichen Vorschub der Elektrode werden die PO_2-Verteilungen in Rinde und Mark ermittelt und die mittleren Gewebs-PO_2-Werte errechnet. In Kontrollversuchen werden die Nierendurchblutung (RBF) sowie die arteriellen und venösen Blutgasdaten bestimmt.

Die PO_2-Messungen im Nierengewebe unter Normoxie zeigen, daß die Niere in eine Zone hoher PO_2-Drucke (Cortex und äußere Medulla) und in eine Zone niedriger O_2-Drucke (innere Zone und Papille) gegliedert ist.

Bei O_2-Atmung nimmt der mittlere Gewebs-PO_2 in Cortex und Papillenzone zu.

Unter Hypercapnie findet sich eine erniedrigte Nierendurchblutung (RBF).

Unter Hypoxie sinkt die Nierendurchblutung (RBF) auf 40 bis 50 % des Normalwertes. Es kann gezeigt werden, daß der mittlere Gewebs-PO_2 im gesamten Nierengewebe bei Hypoxie niedrig ist. Diese schlechte O_2-Versorgung des Gewebes resultiert aus den ungünstigen Bedingungen für den O_2-Antransport bei O_2-Mangelatmung.

Literatur

1. BRODWALL, E. K., STORSTEIN, O., SKALANOL, K., VINJE, O.: Renal oxygen consumption and medullary oxygentension in chronic hypoxia in man. Acta med. scand. 190, 541 - 544 (1971).

2. GÜNTHER, H., AUMÜLLER, G., KUNKE, S., VAUPEL, P., THEWS, G.: Die Sauerstoffversorgung der Niere. I. In vivo-Messungen des intrarenalen PO_2 in der Rattenniere unter Normbedingungen. Z. ges. exp. Med. in Vorbereitung.

3. GÜNTHER, H., SCHAEFER, H., THEWS, G.: Die O_2-Druckverteilung in Rinde und Mark der Rattenniere unter Normoxie und Hyperoxie. Pneumonologie 149, 193 - 198 (1973).

4. NORMAN, J. N., Mac INTYRE, J., SHEARER, J. R., CRAIGEN, I. M., SMITH, G.: Effect carbon dioxide on renal blood flow. Amer. J. Physiol. 219, 672 - 676 (1970).

5. SELKURT, E. E.: Influence of Hypoxia on renal circulation and on excretion of electrolytes and water. Amer. J. Physiol. 172, 700 (1953).

Vortrag Nr. 76

Effect of Methoxyflurane on Active Transport of Sodium in Isolated Epithelial Membrane

By J. Knapowski, W. Jurczyk and R. Szulc

For a number of years there have been reports in literature on nephrotoxicity of methoxyflurane. Besides some clinical observations as, for
instance, long persisting polyuria following methoxyflurane administration (3, 7), there are also hypotheses put forward referring the
changes in the kidney function to the effect of the drug or its metabolites on the mechanism of urine condensation. A decreased sodium re-
absorption in HENLE's loop due to the disturbances in metabolism
caused by the action of methoxyflurane or its metabolites might conse-
quently give changes in the concentration of this ion in medullar part
of the kidney thus secondarily disturbing the water absorption (5).

In the nephrological laboratory of the Department of Pathology in Poznan Medical Academy we made investigations aimed at evaluating the
effect of methoxyflurane on the active sodium transport in epithelial
membrane.

The investigations were made on fresh skin sections of the frog (rana
temporaria) collected on sacrificing the animal. The unstratified skin
sections of about 1,6 cm^2 were mounted on the devices made of plexiglas
so as to accurately separate two symmetric chambers containing RINGER's
solution. Throughout the time of the experiment the solution was oxy-
genated and constantly stirred by means of KROGH's pump.

The method used for investigating the active sodium transport consisted
in measuring electric asymmetry (potential difference) and its compensation by USSING's method (8). For measuring the electric asymmetry of
the frog skin - PD (potential difference) agar-electrolyte bridges were
used, one end of which was close to the membrane and the other, through
saturated KCl solution, contacted a calomel electrode connected to a
potentiometer enabling the readings exact to 0,5 mV. The potential
difference (PD) was compensated with direct current run through the
chambers (so-called short circuit current - SCC) along another couple
of agar-electrolyte bridges contacting silver electrodes immersed in
RINGER's solution and connected to a battery. The magnitude of the
current required for compensating the electric asymmetry of the skin
section examined was measured by means of a mikroamperometer included
in the circuit (see scheme).

In each experiment the values of the above-mentioned bioelectric
indices (PD, SCC) were measured every 5 and sometimes every 1 - 2
minutes. The SCC intensity was measured after a trial period of about
60 minutes in which only the value of potential difference (PD) was
measured. After 45 to 60 minutes' period the experiment proper was
started. For experiments the methoyflurane produced by ABBOTT (Penthrane) was used which was placed in a tightly closed washer temporarily included into the circuit of the system stirring and oxygenating
the solution in either chamber. The solution washed both the surfaces
of the skin. The experiments were performed at room temperature.

Altogether, 18 experiments were carried out on the skins collected
from 7 frogs, each of them lasting over 4 hours.

Results

1. The effect of methoxyflurane on the potential difference (PD) (see Fig. 1).

   In 10 experiments methoxyflurane was applied to either surface of the frog skin. In all the experiments was observed a progressing decrease in PD preceded in 6 cases, however, by an increase in this value lasting 1 to 50 minutes. In absolute values the increase varied from 2,2 to 9,4 mV and occured at 1 or 2 minutes after including methoxyflurane into the system.

2. The effect of methoxyflurane on the magnitude of short circuit current (SCC).

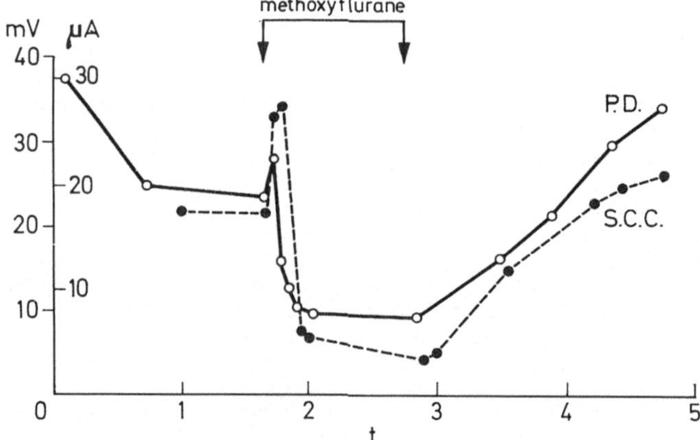

Fig. 1. The effect of methoxyflurane on the potential difference (PD) and on the magnitude of short circuit current (SSC)

   A progressing decrease in SCC values on applying methoxyflurane observed in all the 10 experiments was preceded in 7 cases by an increase expressed in absolute values as 3,2 to 9,4 microamperes/1,6 cm^2. The increase in SCC values lasted 7 to 50 minutes. After this period the values of the bioelectric indices (PD, SCC) declined falling down below the values of the period prior to adding methoxyflurane to the system.

   In 16 experiments the drug was included into the system for a specified period of time varying from 5 to 55 minutes. In all the experiments but one a steady and progressing increase in PD and SCC values was observed when the drug was excluded from the system.

3. The effect of ADH and methoxyflurane on the frog skin preparation (see Fig. 2).

   The vasopressing (Insipidin produced by A/S Benzon, Copenhagen) used for experiments was given on the inside in the amount of 100 microlitres before adding methoxyflurane. In the experiments in which the frog skin preparations reacted to ADH by an increase in bioelectric indices the methoxyflurane was employed. Again a short-lasting increase in PD and SCC values was observed followed by their decline

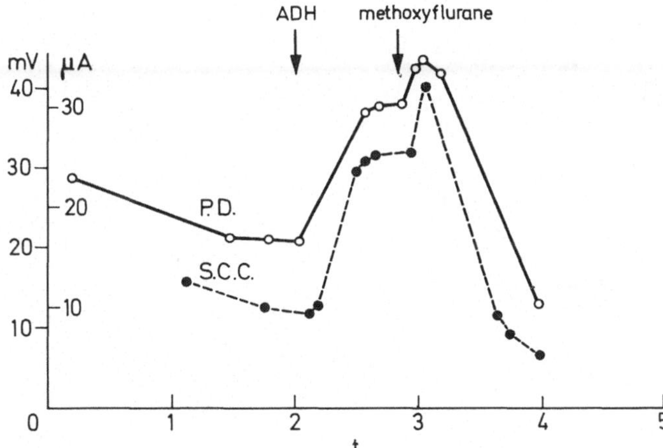

Fig. 2. The effect of ADH and methoxyflurane on the frog skin preparation

below the level of the period prior to adding the two drugs to the experimental system.

When the two drugs were employed in reversed order (methoxyflurane, vasopressin) there was also twice a rise in bioelectric indices followed by their decline below the initial level (see Fig. 3).

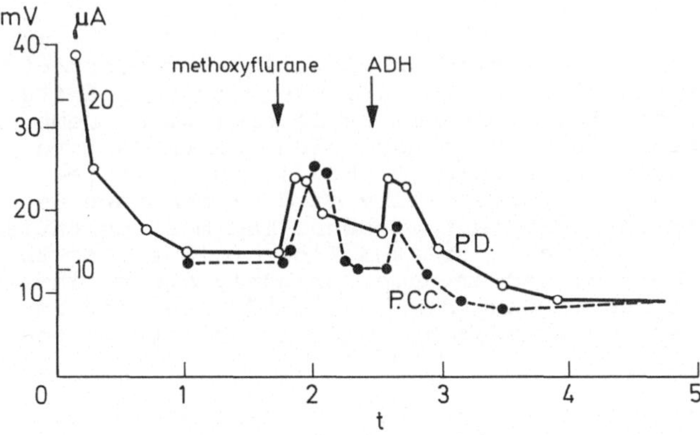

Fig. 3. The effect of ADH and methoxyflurane on the frog skin preparation by giving in reversed order of the two drugs

4. The effect of insulin and methoxyflurane on the frog skin preparation (see Fig. 4).

The insulin produced by Novo Industrie GmbH was given on either side of the frog skin in the amount of 0,5 mg before methoxyflurane application. After normal reaction of the preparation to insulin i. e. a rise in PD and SCC values, there was a new rise in those indices after

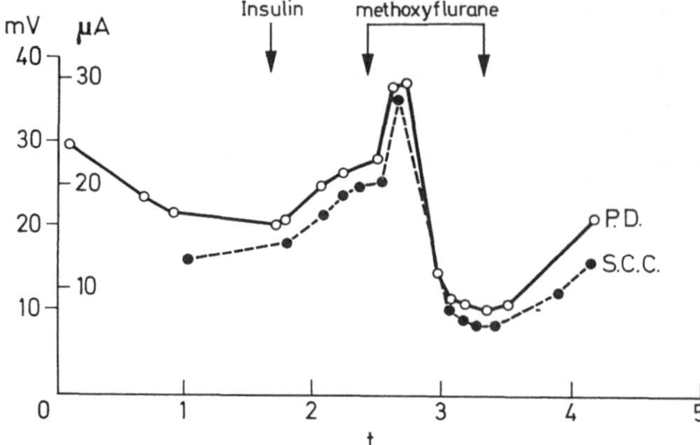

Fig. 4. The effect of insulin and methoxyflurane on the frog skin
preparation

the methoxyflurane application, followed by their decline, as it was
observed in the former experiments.

Discussion

The data obtained are in agreement with those of ANDERSEN (1) for
diethyl ether. Under similar experimental conditions that author found
that ether acts on the biological membrane in two-phase way and the
upshot of its action depends on the dose of the drug used for experiment.

In our experiments we also observed a rise in the values of bioelectric
indices in the I phase of methoxyflurane action. The potential difference in this technique reflects the permeability of biological membrane
and the "short circuit current" is here an equivalent of the active
sodium transport (6). The investigations performed in the last few
years have proved that the varying permeability of cell membrane is
the most important regulator for transport process. The most essential
element enhancing the transport is an increased flow of ions into the
cell, which stimulates the work of sodium pump, probably due to increased activity of some enzymes, among them Na-, K-ATP-ase. The inflow of the ions is, in turn, conditioned by the permeability of the
cell membrane.

In our investigations, besides methoxyflurane, were used vasopressin
and insulin, the action mechanism of which on biological transport had
been established (2, 4). Our findings show that the effect of methoxyflurane on biological membrane is not that of ADH and insulin at least
as far as the I phase of the drug action, i. e. the increase in active
sodium transport, is concerned. As to the II (inhibitory) phase of the
methoxyflurane action, the experiments made do not allow yet to draw
conclusions.

Further rise in values of bioelectric indices after excluding the
anaesthetic from the experimental system indicates a reversibility of
methoxyflurane effect on the biological membrane. Finding this fact
may prove important also from the clinical point of view.

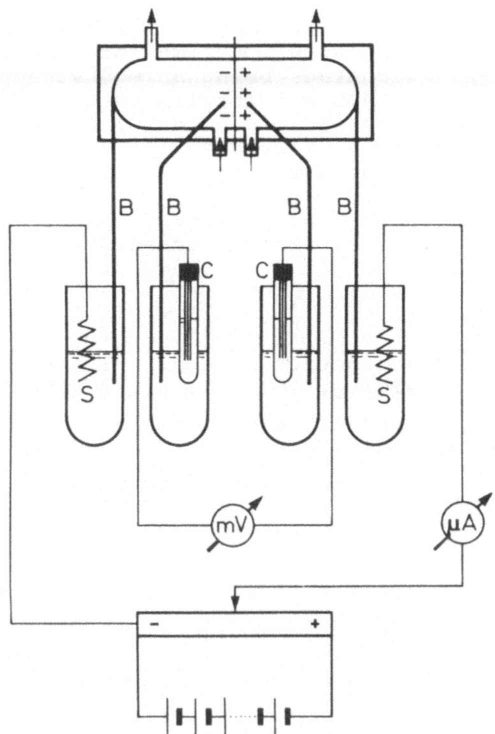

Scheme. Short-circuit current technique according to USSING and
ZERAHN (1951).
C-Calomel electrodes
S-Silver - silver chloride electrodes
B-Agar bridges
M-Membrane

Summary

The ever rising interest in the problems of biological transport in
medical science observed in the last years has been caused by the
fact that this transport plays an essential part in normal function
of any cell and temporary transport disturbances involving even a part
of body cells needs must be of consequence for the whole of a body
system. The biological transport investigations performed on the skin
epithelium or urinary bladder of some reptiles and amphibians proved
to be useful for comparative purposes, as this transport was found
not to differ qualitatively from that found in the nephrons of laboratory animals being on higher level of evolution.

As some reports recently published pointed to nephrotoxicity of methoxyflurane, some investigations were performed aimed at evaluating the
effect of the drug on the active sodium transport in epithelial membrane. They were carried out on fresh sections of the frog skin. The
active sodium transport was examined by taking measurements of electric
asymmetry (difference of potentials) and compensating it according to
USSING method. Altogether 18 experiments were made, their duration
each time exceeding 4 hours.

The decline in active sodium transport through the epithelial membrane
was found to be preceded by differently.long duration times of rise in
short circuit current quantity, in this technique being an equivalent
of the active sodium transport. The use of ADH and insulin in the experiments allowed to find out that the mechanism of action of methoxyflurane on biological membrane at the phase of increased active sodium
transport is not identical with that of those hormones.

The reversibility of methoxyflurane action on the biological membrane
was also proved, which seems to be of clinical importance as well.

References

1. ANDERSEN, A. B.: Effect of General Anaesthetics on Sodium Transport
   in the Isolated Toad Bladder. Anesthesiology vol. 27, nr. 3 (1966).

2. CIVAN, U. M., KODEM, O., LEAF, A.: Effect of vasopressin on toad
   bladder under conditions of zero net sodium transport. Am. J. Phys.
   IX., 211/3/569 - 575 (1966).

3. CRANDELL, N. B., PAPPER, S. G., MacDONALD, A.: Nephrotoxicity associated with Methoxyflurane anesthesia. Anesthesiology 27, 591 - 607
   (1966).

4. HERRERA, F. C.: Effect of insulin on short circuited current and
   sodium transport across urinary tead bladder. Am. J. Phys. 209,
   819 - 824 (1965).

5. HOCK, J. B.: Fluoride and Methoxyflurane Nephrophathy. Anesthesiology 35, 3 (1971).

6. KNAPOWSKI, J.: Wspoczesne poglady na niektóre zagadnienia transport
   biologicznego. Gin, Pol. XLIII 3, 273 - 282 (1972).

7. LEBOVITZ, M. H.: Nephrogenic Diabetes Insipidus Following Methoxyflurane Anesthesia. A Report of Two Cases. Anesth. Analg. Cur. Res.
   vol. 48, 2 (1969).

8. USSING, H. H., ZERAHN, K.: Active transport of sodium as the source
   of electric current in the short circuited isolated frog skin. Acta
   Phys. Scand. 23, 110 (1951).

Freie Themen (6) (2. Teil)

Neue Substanzen, Pain Clinic

Vorsitz: O. H. Just, Heidelberg
M. Halmagyi, Mainz

Vortrag Nr. 108

EIGENE ERFAHRUNGEN BEI ANWENDUNG VON KETALAR IN DER ANAESTHESIE

Von A. Aronski, A. Kübler, P. Maslanka und Z. Zagrobelny

Unsere Erfahrungen mit Ketalar beruhen auf 600 Narkosen bei chirurgischen Eingriffen, diagnostischen Maßnahmen und schmerzhaften Verbänden bei Kindern und bei Erwachsenen (siehe Tabelle 1).

Tabelle 1. Ketalarnarkosen-Übersicht

Art der Eingriffe	Anzahl
Kinder	368
Chirurgische Eingriffe	190
Ophthalmologische Eingriffe	100
Diagnostische Maßnahmen	34
Verbandswechsel	44
Erwachsene	232
Herzchirurgie	68
Allgemeinchirurgie	92
Risikopatienten	20
Diagnostische Maßnahmen	52

Ketalar erschien uns besonders für die Kinderanaesthesie geeignet. Ein schneller Anaesthesiebeginn nach intramuskulärer Anwendung schont die Psyche des Kindes und vereinfacht die Narkoseeinleitung. Die Erhaltung der laryngealen und pharyngealen Schutzreflexe und die fehlende depressive Wirkung auf Kreislauf und Atmung machen die Intubation bei kurzdauernden Eingriffen unnötig.

Wir haben Ketalar bei 368 Kindern im Alter von 6 Stunden bis zu 14 Jahren und bei einem Gewicht von 1400 g bis zu 50 kg angewandt. Intramuskulär wurde die Narkose mit 8 mg/kg Körpergewicht eingeleitet, bei intravenöser Anwendung gaben wir 2 mg/kg KG. Die Operationsdauer lag zwischen fünf Minuten und dreieinhalb Stunden. Bei Operationen, wo Ketalar als Mononarkoticum verwendet wurde, haben wir die Gesamtdosis von 24 mg/kg nicht überschritten, bei Kombinationsnarkosen wurde höchstens 16 mg/kg gegeben. Bei wiederholter Anwendung wurden keine Kumulationserscheinungen beobachtet. Bei Kindern, die wir mehrmals in ein- bis zweitägigen Abständen mit Ketalar narkotisierten, konnten wir keine Tachyphylaxie oder toxische Effekte beobachten. Unabhängig von der Narkosedauer und von der Ketalardosis verlief die Aufwachphase in der Regel ruhig. Die Patienten waren eineinhalb bis zwei Stunden nach der Operation wieder völlig orientiert.

Ketalar hat sich sehr vorteilhaft bei schmerzhaftem Verbandswechsel erwiesen, weil es den oft notwendigen Wechsel der Körperlage ohne Gefahr der Behinderung der Atemwege ermöglicht.

Bei Thorax- und Abdominaloperationen haben wir die Ketalarnarkose mit Lachgas, Halothane, Fentanyl, Alloferin und Pancuronium kombiniert.

Bei ophthalmologischen Eingriffen konnten wir einen Anstieg des intra-
ocularen Druckes um 2 - 4 mm Hg feststellen, was in der Regel aber
keine Kontraindikation für zahlreiche ophthalmologische Operationen
bedeutet.

Die bekannten Nebenwirkungen von Ketalar beobachteten wir in unserem
Krankengut selten. Bei 5 % der Kinder trat eine vermehrte Salivation
auf. Bei 18 % der narkotisierten Kinder wurde eine vermehrte Muskel-
rigidität beobachtet. In zwei Fällen trat nach intravenöser Ketalar-
gabe eine Apnoe ein, die 4 und 6 min dauerte. Beide Fälle mußten künstlich beatmet werden. Bei einem 3-jährigen Kind haben wir einen kurzdauernden Laryngospasmus beobachtet: Ein postoperatives Erbrechen trat
bei 3 % der Patienten ein. In dieser Altersgruppe haben wir weder Unruhe und Erregungszustände noch Halluzinationen nach der Ketalaranaes-
thesie beobachtet.

Bei Erwachsenen verwenden wir Ketalar bei kleinen chirurgischen Eingriffen und diagnostischen Maßnahmen. Vor allem erwies sich Ketalar
als Einleitungsmittel bei Risikopatienten, d. h. bei Patienten im
Schock, bei kardiochirurgischen Operationen und bei Kranken mit einer
verminderten Herz-Kreislaufreserve, als günstig. Die stimulierende
Wirkung von Ketalar auf Herz- und Kreislauf ermöglicht eine schnelle
Kreislaufstabilisation. Bei fünf Patienten, die wegen einer Mitral-
stenose operiert wurden, konnten wir eine antiarrhythmische Wirkung
von Ketalar beobachten (Abb. 1).

vor der intravenösen Ketalarinjektion

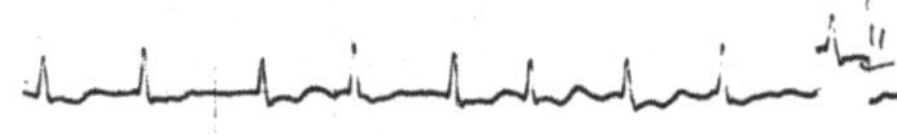

5 min nach der intravenösen
Ketalarinjektion

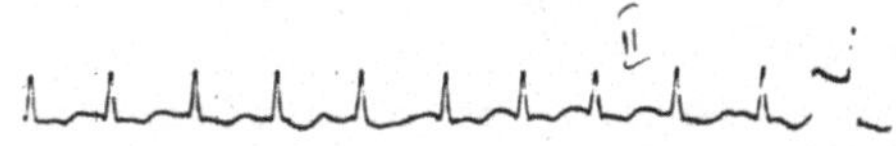

Abb. 1. Antiarrhythmische Ketalar-Wirkung

Gute Erfolge mit Ketalar haben wir auch bei der postoperativen Schmerz-
bekämpfung erreicht. Die intramuskuläre Dosis von 0,5 mg/kg KG Ketalar
hatte eine gute analgetische Wirkung, die 45 bis 60 min anhielt, ohne
Depression von Kreislauf und Atmung. Die von uns durchgeführten Blut-
gasuntersuchungen vor, während und nach Ketalarnarkose zeigten keine
signifikanten pathologischen Veränderungen.

Bei 90 Erwachsenen (Tabelle 2), die mit Ketalar anaesthesiert wurden,
haben wir psychiatrische Untersuchungen durchgeführt. Die Resultate
haben wir mit einer Kontrollgruppe von Patienten, die mit anderen Narkosemitteln (Lachgas, Halothane, NLA) narkotisiert wurden, verglichen.
Psychische Störungen traten nach einer Ketalarnarkose häufiger als
nach anderen Narkosemitteln auf.

190

Tabelle 2. Psychische Störungen nach Ketalarnarkose bei Erwachsenen

	Halluzinationen	Angst- und Depressions- zustände	Euphorie
Ketalar als Monoanaestheticum	33 %	23 %	27 %
Ketalar mit Droperidol oder Diazepam	11 %	18 %	18 %
Kontrollgruppe (Lachgas, Halothane, NLA)	0 %	9 %	3 %

Die Kombination von Ketalar mit Diazepam oder Droperidol hat die psychischen Störungen durchschnittlich um 35 % und die Halluzinationen
sogar um 60 % vermindert. Die von uns beobachteten psychischen Störungen hatten vorübergehenden Charakter, sie wurden nicht länger als
48 Stunden beobachtet. Sie bilden keine Kontraindikation, wenn die
vorteilhaften Ketalareigenschaften, z. B. die dissoziative Anaesthesie notwendig ist. Unsere Erfahrungen mit Ketalarnarkosen bei Kindern
und Erwachsenen, besonders bei verminderter Herz-Kreislaufreserve, beweisen, daß Ketalar ein günstiges Narkosemittel ist und unsere anaesthesiologischen Möglichkeiten wesentlich vergrößert.

Literatur

1. BOSOMWORTH, P. P.: Ketamine Symposium, Anesth. Analg. 50, 471
   (1971).

2. BOVILL, J. G.: Current status of ketamine anesthesia, Lancet 1,
   7712 (1971).

3. BOVILL, J. G. et al.: Attempts to control the cardiostimulatory
   effect of ketamine. Anaesthesia 27, 3 (1972).

4. CORSSEN, G. et al.: A new parenteral anesthetic CI-581: Its effect
   on intraocular pressure, J. Ped. Ophthal. 4, 20 (1967).

5. CORSSEN, G. et al.: Ketamine as the sole anesthetic in the open
   heart surgery, Anesth. Analg. 49, 6 (1970).

6. CORSSEN, G. et al.: Computerized evaluations of psychic effect of
   ketamine, Anesth. Analg. 50, 397 (1970).

7. DOWDY, E. G. et al.: Studies of the mechanism of cardiovascular
   response to CI-581, Anesthesiology 29, 931 (1968).

8. GARFIELD, J. M. et al.: A comparison of psychologic responses
   to ketamine and thiopentone, N_2O, Halothane, O_2 anesthesia. Anesthesiology 36, 4 (1972).

9. HIOTALIS, K. et al.: Ketalar bei geriatrischen Risikopatienten
   Anaesthesist 20, 475 (1971).

10. Ketamine: Report of International Symposium Mainz 1968, Edited by
    H. KREUSCHER, Springer-Verlag Berlin 1969.

11. KREUSCHER, H.: Die Wirkung CI-581 auf das Kreislaufsystem des Men-
    schen, Anaesthesist 16, 229 (1967).

12. LANGREHR, D.: Zur Narkose mit Ketamine, Anaesthesist 16, 308
    (1971).

13. PETER, K.: Ketanest zur Narkoseeinleitung beim Schock, Zeitschr.
Praktisch. Anaesth. $\underline{6}$, 396 (1970).

14. PENDER, J.: Dissociative anesthesia, JAMA $\underline{215}$, 15 (1971).

15. ROBERTS, F. W.: A new intramuscular anesthetic for small children,
Anesthesia $\underline{22}$, 23 (1967).

Vortrag Nr. 109

DAS VERHALTEN DES SAUERSTOFFPARTIALDRUCKES UND DES SÄUREBASENSTATUS WÄHREND DER KETAMINE-MONO-LANGZEITNARKOSE BEIM BRANDVERLETZTEN

Von B. Frey, R. Klose und J. Mayr

Kaum ein anderes Narkosemittel hat so viele Diskussionen entfacht wie
Ketamine. Die Ursache liegt in den besonderen pharmakologischen Eigen-
schaften, die die Substanz von allen bisher bekannten Anaesthetika un-
terscheidet. Die kreislaufstimulierende Wirkung, die sich in einem An-
stieg von Blutdruck und Pulsfrequenz äußert, könnte in ihrer klinischen
Bedeutung eher kritisch beurteilt werden, da sie mit einer Erhöhung des
Sauerstoffverbrauchs sowie einer Herabsetzung der Ischämietoleranz des
Herzens gekoppelt ist.

Andere charakteristische Eigenschaften, vor allem die geringe Beeinflussung der Atmung und die Aufrechterhaltung der pharyngealen und laryngealen Schutzreflexe, lassen die Anwendung von Ketamine bei bestimmten
Indikationen vorteilhaft erscheinen.

Wir konnten eigene Erfahrungen mit Ketamine als Langzeitmonoanaesthe-
tikum in der Behandlung von Verbrennungen bei annähernd 1000 Narkosen
sammeln. Bei diesem Krankengut sind Intubation und Maskenbeatmung durch
Verletzungen oder Narbenzüge im Gesichts- und Halsbereich oft sehr erschwert oder unmöglich. Die Durchführung einer Ketamine-Narkose bei erhaltener Spontanatmung und aufrechterhaltenen Schutzreflexen wird deshalb als großer Vorteil angesehen.

Das Operationsrisiko für Patienten mit schweren Verbrennungen ist annähernd 10 mal höher anzusehen als für allgemeinchirurgische Patienten.
Ursache hierfür sind unter anderem Veränderungen des Säurebasenhaushaltes und der Sauerstoffaufnahme im Rahmen der durch die Verbrennungskrankheit ohnehin gestörten Homoiostase. Anaesthesiebedingte entsprechende zusätzliche Störungen müssen deshalb unbedingt vermieden werden.
Unsere Untersuchungen sollten den Einfluß der Ketaminenarkose auf Blutgase und Säurebasenhaushalt aufklären.

Die vorliegende Studie wurde an 11 klinisch lungengesunden Patienten
beiderlei Geschlechts im Alter von 14 bis 48 Jahren durchgeführt. Alle
Patienten erhielten 30 min vor Narkoseeinleitung Atropin und Thalamonal
zur Prämedikation. Die Narkose wurde mit 2 mg Ketanest pro kg Körpergewicht intravenös eingeleitet. Zur Aufrechterhaltung der Narkose wurde
bei Bedarf 1 mg Ketanest pro kg Körpergewicht nachinjiziert. Die Ge-
samtmengen lagen zwischen 150 und 850 mg. Durchschnittlich wurden 3,6
mg Ketanest pro kg Körpergewicht und Stunde gegeben. Die Anaesthesie-
dauer betrug 120 min im Mittel. Die operativen Eingriffe umfaßten ausgedehnte Nekrosenabtragungen und Hauttransplantationen.

Vor der Prämedikation, vor und 5 min nach Narkoseeinleitung und während
der Narkose wurden alle 30 min bis zum Narkoseende arterielle Blutproben (Abb. 1) entnommen und Sauerstoff- und Kohlensäurepartialdruck,
pH-Wert, Standardbikarbonat und Basendefizit nach der Mikromethode
nach ASTRUP bestimmt. Etwa eine Stunde nach Beendigung der Anaesthesie
wurden nochmals alle Parameter untersucht. Die Ergebnisse wurden statistisch gesichert (t-Test).

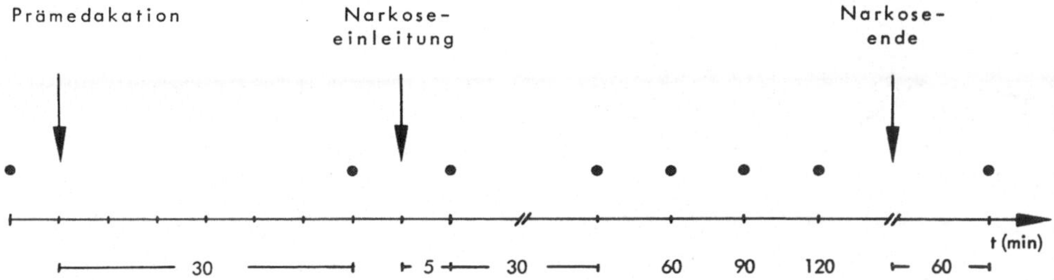

Abb. 1. Zeitpunkte der Blutentnahmen zur Bestimmung der Blutgaswerte

Tabelle 1. Darstellung der Blutgaswerte

pO_2	93,2	96,3	80,6	87,0	92,4	84,2	81,8	93,7
pCO_2	35,8	36,7	40,7	37,4	38,4	39,2	38,9	38,9
$NaHCO_3$	22,5	21,9	22,2	22,6	22,2	23,2	22,9	22,1
pH	7,39	7,38	7,36	7,39	7,37	7,39	7,38	7,37
BE	-2,42	-2,97	-2,63	-2,70	-2,50	-1,24	-1,75	-2,77
	vor Prämedikation	nach	nach Einleitung	30'	60'	90'	120'	1 h nach Op

Aus der Tabelle 1 ist nur eine geringe Verschiebung der einzelnen Meßgrößen zu ersehen. Zu keinem Zeitpunkt werden die Normgrenzen überschritten.

Dennoch kam es unmittelbar nach Einleitung der Narkose zu einem Abfall der arteriellen Sauerstoffspannung um 15,7 mm Hg von 96,3 auf 80,6. Im gleichen Zeitraum erhöht sich die Kohlensäurespannung um 4 mm Hg auf 40,7. Weiterhin fällt der pH-Wert von 7,38 auf 7,36 ab. Weitere Veränderungen unserer Werte waren in diesem Zeitraum nicht signifikant.

Anhand der graphischen Darstellung unserer Ergebnisse (Abb. 2) wird das weitere Verhalten der einzelnen Meßgrößen deutlicher. Die Sauerstoffspannung erhöht sich in der ersten Stunde nahezu wieder auf die Ausgangswerte. Der dann folgende Abfall ist jedoch geringer als zum Einleitungszeitpunkt. Die Kohlensäurespannung verändert sich während der gesamten Operationsdauer nur wenig.

Veränderungen des Standardbicarbonats (Abb. 3) sind minimal ohne statistisch zu sichernde Unterschiede. Zum gleichen Ergebnis kamen wir bei der Untersuchung der pH-Werte. Die Befunde für das Basendefizit zeigen eine Verminderung der metabolischen Azidose, die jedoch ebenfalls statistisch nicht zu sichern waren.

Bei Ketamine wird die Atemdepression nicht gesehen, die die meisten Anaesthetika mit steigender Dosis zeigen. Es gibt jedoch Ketamine-charakteristische Veränderungen der Atmung:
1. eine Irregularisierung der Atemtätigkeit mit Serien frequenter, kleinvolumiger Atemzüge mit apnoischen Pausen bis zu 40 sec Dauer;
2. intermittierend auftretende tiefe seufzerartige Inspirationen.

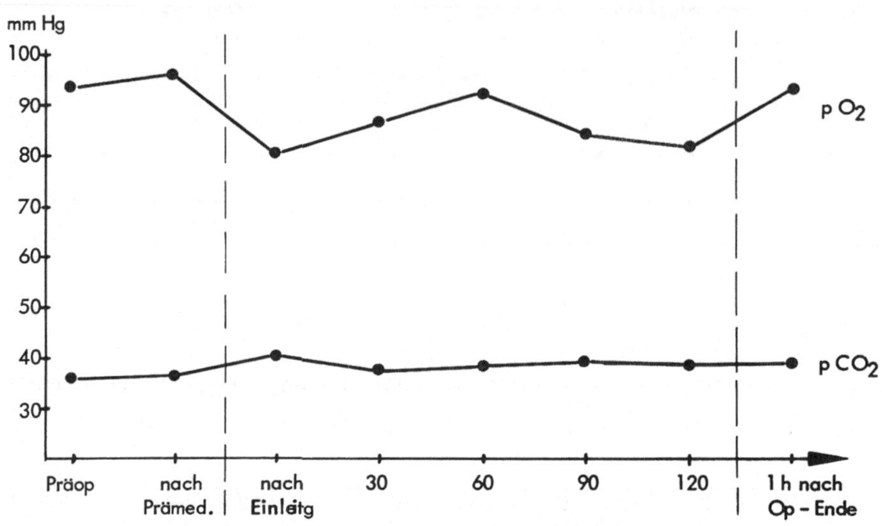

Abb. 2. Verhalten der Sauerstoff- und Kohlensäurespannung

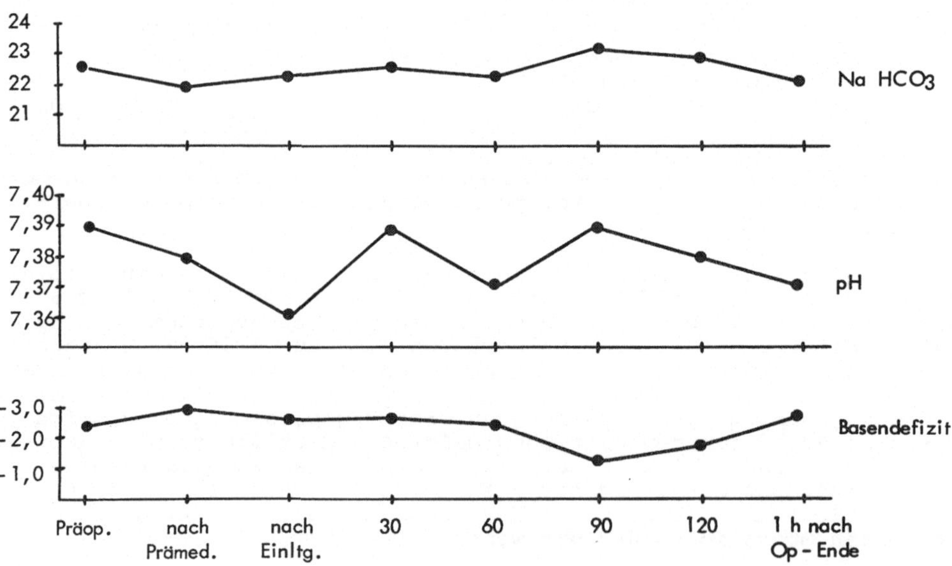

Abb. 3. Verhalten von Standardbicarbonat, pH-Wert und Basendefizit

Daß diese Irregularisierung der Atemtätigkeit ohne Einfluß auf Blutgase und Säurebasenstatus bleibt, wurde bereits von LANGREHR und von
VIRTUE angegeben. Andere Untersuchungen haben zwar ergeben, daß sowohl beim Normpatienten als auch beim Risikopatienten charakteristische Veränderungen nachweisbar sind, die jedoch nur selten den Normbereich überschreiten. SCHAER fand insbesondere beim geriatrischen
Patienten stärkere Veränderungen in Richtung einer respiratorischen
Azidose.

Wir sehen bei unseren Ergebnissen einen charakteristischen Abfall des
Sauerstoffpartialdruckes, einen Abfall des pH-Wertes sowie einen Anstieg des Kohlensäurepartialdruckes. Diese Befunde stimmen mit denen
anderer Untersucher überein.

Obwohl unsere Meßwerte innerhalb ihrer Normbereiche blieben, fordern
wir doch eine sorgfältige Überwachung der Atmung während der Narkose
von Patienten mit schweren Verbrennungen, insbesondere im Hinblick
auf die Verminderung der Sauerstoffspannung. Auch bei Ketamine-Lang-
zeitnarkosen mit Spontanatmung sollte Sauerstoff über eine Maske oder
Sonde zugeführt werden, um eine Verminderung der O_2-Spannung bei diesen sehr gefährdeten Patienten zu vermeiden.

Literatur

1. Van ACKERN, K., DEUSTER, J. E., MAST, G. J.: Akute Minderung der
   Kontraktilität des Warmblütermyokards durch Ketamin. Z. prakt.
   Anaesth. 7, 309 (1972).

2. BÖHMERT, F., HENSCHEL, W. F.: Klinische Beobachtungen mit Ketamine
   unter besonderer Berücksichtigung von Atmung und Kreislauf. Anaesthesiologie und Wiederbelebung 40, 93 (1969).

3. FISCHER, K.: Vergleichende tierexperimentelle Untersuchungen zum
   Einfluß verschiedener Narkotika auf das Herz. Anaesthesiologie und
   Wiederbelebung 69, 11 (1973).

4. KETTLER, D., HELLIGE, G., HENSEL, I., MARTEL, J., BRETSCHNEIDER,
   H. J.: Die Bedeutung von hämodynamischen Veränderungen durch Ketamin für den Sauerstoffbedarf und die Sauerstoffversorgung des Herzens. Anaesthesiologie und Wiederbelebung 69, 22 (1973).

5. KLOSE, R., PETER, K.: Klinische Untersuchungen über Mononarkosen
   mit Ketamine. Anaesthesist 22, 121 (1973).

6. KOSLOWSKI, L.: Die Pathophysiologie der Verbrennungskrankheit im
   Lichte neuer Forschungsergebnisse. Langenbecks Archiv Chir. 329,
   880 (1971).

7. LANGREHR, D., STOLP, W.: Der Einfluß von Ketamine auf verschiedene Vitalfunktionen des Menschen. Anaesthesiologie und Wiederbelebung 40, 25 (1969).

8. LUTZ, H., PETER, K., JUHRAN, W.: Hämodynamische Reaktionen nach
   Anwendung von Ketamine. Z. prakt. Anaesth. 7, 8 (1972).

9. PETER, K., van ACKERN, K., FREY, B., SCHOENIAN, R.: Die Wirkung
   verschiedener Narkotika auf Herz und Kreislauf bei Narkoseeinleitung im frühen hämorrhagischen Schock. Z. prakt. Anaesth. 7, 263
   (1972).

10. PETER, K., DIETZE, W., FREY, B., KLOSE, R., MAYR, J.: Hämodynami-
    sche Veränderungen im Schock bei intravenöser Narkoseeinleitung
    im Schock. Anaesthesiologie und Wiederbelebung 69, 120 (1973).

11. ROLLY, G.: Use of Ketamine as Monoanaesthetic in Clinical Anaesthe-
    sia - Acid Base Balance and Oxygenation. Anaesthesiologie und Wie-
    derbelebung 40, 117 (1969).

12. SCHAER, H., FREY, P.: L'action de Ketalar sur les differents para-
    metres circulatoire du viellard. Med. et Hyg. (Geneve) 936, 1626
    (1970).

13. SONNTAG, H., HEISS, H. W., KNOLL, D., FUCHS, Ch., REGENSBURGER,
    D., SCHENK, H. D., BRETSCHNEIDER, H. J.: Der Einfluß von Ketamin
    auf den myokardialen Metabolismus. Anaesthesiologie und Wieder-
    belebung 69, 37 (1973).

14. STANLEY, V., HUNT, J., WILLIS, K. W., STEPHEN, C. R.: Cardiovascular and Respiratory Function with CI-581 Anesthesia and Analgesia 47, 760 (1968).

15. VIRTUE, R. W., ALANIS, J. M., MORI, M., LAFARGUE, R. T., VOGEL, J. H. K., METCALF, D. R.: An anaesthetic Agent: 2-Orthochlorophenyl, 2-Methylamin Cyclohexanone HCL. Anesthesiology 28, 823 (1967).

Vortrag Nr. 110

EINE VERGLEICHENDE STUDIE VON METHOXYFLURAN- UND ENTONOX-ANALGESIE
BEI DER VERSORGUNG VON BRANDWUNDEN BEI KINDERN

Von S. Firn

Die Versorgung einer Brandverletzung ist oft ein sehr schmerzliches
Verfahren, peinlich sowohl für den Patienten wie für den Behandeln-
den, wenn nicht eine zureichende und annehmbare Form der Schmerzstillung verfügbar wäre, um das physische und psychische Trauma zu mil-
dern. LAIRD und GRAY (1971) erklärten, daß die Analgesie ausreichend
sein müsse, um das grundlegende Unbehagen und die Schmerzen, die während der ganzen Prozedur bestehen, zu stillen; aber darüber hinaus
müsse sie auch noch steigerungsfähig sein, um stärkere Schmerzen, die
mit der Abnahme von Klebeverbänden oder mit Bewegung und Säuberung
einer Brandstelle usw. einhergehen, lindern zu können.

Verschiedene Methoden der Schmerzstillung wurden bereits angewandt,
darunter die Allgemeinanaesthesie und die Neuroleptanalgesie. Die
Allgemeinanaesthesie kann jedoch bei kranken und oft toxisch verbrannten Patienten ein Risiko darstellen und auch die Ernährung stören
(SUTHERLAND, 1955).

SMITH und HOLLIS (1966) berichteten bei Anwendung der Neuroleptanalgesie über eine 20%ige Inzidenz von Zyanose bei ihren Patienten.

Starke Opiumpräparate können in wirksamen Dosen Atemdepression, Übelkeit und Erbrechen verursachen und wertvolle intravenöse und intramuskuläre Stellen aufbrauchen.

Verschiedene Inhalationsmittel sind auch mit unterschiedlichem Grad
an Erfolg versucht worden. BASKET u. a. wandten eine Kombination der
Neuroleptanalgesie mit Entonox (Stickoxydul/Sauerstoff = 50 : 50) bei
Brandwundenversorgungen bei Kindern an.

Methoxyfluran wurde von einer Anzahl von Forschern als ein brauchbares
schmerzstillendes Mittel bei der Versorgung von Brandwunden (PAKER und
TITAL 1969, LAIRD und GREY 1971, MARSHALL und OZARIO 1972, FIRN 1972)
befunden.

Im städtischen Krankenhaus von Nottingham nun wurde eine dreijährige
Studie zur Bewertung der Wirksamkeit einer Methoxyflurananalgesie und
einer Stickoxydul/Sauerstoffanalgesie (Entonox) bei Brandwundenverbän-
den von Kindern durchgeführt.

Methode

Patienten

Jedes mit Brandverletzungen eingelieferte Kind erhielt während der
Versorgung seiner Brandwunden eines oder beide Inhalationsmittel. Die
Wahl des Mittels war vollkommen zufällig.

198

<u>Apparatur</u>

1. Methoxyfluran wurde durch einen Cardiff-Inhalator zugeführt; dies
   ist ein temperaturgesteuerter Vergaser, der eine Konzentration von
   0,35 Vol% ± 0,07 des Mittels in Luft geliefert.
2. Das Stickoxydul/Sauerstoffgemisch (Verhältnis 50 : 50) wurde vor-
   gemischt aus einem zylinderförmigen Behälter durch ein Reduzierventil zugeführt. Dieses Gerät ist unter der Handelsbezeichnung
   "Entonox" erhältlich.

Gesichtsmasken und Atmungsschläuche wurden bei jedem Fall erneuert,
um die Gefahr einer Infektion zu verringern.

<u>Verfahren</u>

War das Kind alt genug, wurde versucht, ihm die Verwendung des Einat-
mungsmittels zu erläutern und ihm zu zeigen, wie das Gerät benützt
würde. Die meisten Kinder nahmen die Gesichtsmaske und den "ulkigen
Geruch" im Falle von Methoxyfluran nach etwas sanfter Zurede ruhig an.

Das Kind atmete zehn Minuten Methoxyfluran oder fünf Minuten lang
Entonox, bevor der Versuch unternommen wurde, mit der Versorgungs-
prozedur zu beginnen. Zeigte das Kind irgendwelche Anzeichen ungenü-
gender Analgesie, so wurde eine weitere Inhalationszeit von fünf Minuten zugelassen.

Nachfolgend war die Inhalation während des ganzen Verfahrens intermittierend. Zeigte z. B. das Kind Unruhe oder Unbehagen, so wurde die
Maske für drei bis fünf Minuten wieder angelegt. Umgekehrt, wenn das
Kind übermäßig schläfrig zu werden schien, wurde die Inhalation abgebrochen, bis das Kind wieder anfing, auf die Prozedur zu reagieren.

Keinem der Patienten wurde vor dem Eingriff die Nahrung entzogen.

Das Inhalationsmittel wurde entweder von einem Anaesthesisten oder
von einer voll ausgebildeten Krankenschwester verabreicht. Die übliche Wiederbelebungsausrüstung stand immer bei der Hand.

Nach Vollendung des Verfahrens ließ man das Kind vor der Rückkehr in
sein Bett fünf Minuten ruhen. Eine weitere postoperative Überwachung
war nicht erforderlich.

Die Wirkung des schmerzstillenden Verfahrens wurde von zwei erfahrenen Oberschwestern bewertet.

Ihr Urteil fußte auf der Annahme der Inhalation durch den Patienten,
der objektiven Beobachtung der physischen und psychischen Annahme der
Behandlungsprozedur durch das Kind und dem erreichten Grad der Mit-
wirkung des Patienten. Bei älteren Kindern wurde auch die eigene Bewertung des Patienten mit in Betracht gezogen.

Die Abstufung der Wirksamkeit war wie folgt:

<u>Sehr gut</u> Vollkommene Analgesie mit voller physischer und geistiger
Erschlaffung.

<u>Gut</u> Geringes Unbehagen, nicht ausreichend, um Besorgnis aufkommen
zu lassen.

<u>Annehmbar</u> Ein Besorgnis erregendes Unbehagen, jedoch nicht stark ge-
nug, um eine weitere Medikation folgen zu lassen.

<u>Mangelhaft</u> Unbehagen oder Angst, die weitere schmerzstillende oder Beruhigungsmittel erforderten.

Ergebnisse

Methoxyfluorananalgesie wurde bei 135 Anlässen bei 40 Kindern angewandt.

Entonox wurde bei 204 Anlässen bei 19 Kindern verwendet.

Aus diesen Ziffern wird deutlich, daß ein echter Vergleich zwischen den beiden Mitteln infolge der ungleichen Anzahl der Patienten und der ungleichen Anzahl der Behandlungen innerhalb der beiden Gruppen nicht möglich war.

Um einen Vergleich anstellen zu können, wurden je zwei Patienten in Bezug auf Alter, Geschlecht und Prozentsatz der Brandfläche miteinander gepaart, so daß die einzelnen Mengen der zugeführten Mittel verglichen werden konnten. Drei Patienten dienten als Kontrollen, da bei ihnen beide Mittel verwendet wurden.

Diese Paarung ergab 15 Patientenpaare und 54 gepaarte Anwendungen der Mittel.

Das Alter der Kinder reichte von 10 Monaten bis zu 10 Jahren. 66 % waren unter 3 Jahre alt. Die Brandflächen reichten von 1 % bis 57 %.

Die Methoxyfluorananalgesie wurde als "Sehr gut" in 28 Fällen, als "Gut" in 14 Fällen, "Annehmbar" in 11 Fällen und als "Mangelhaft" in 1 Fall bewertet.

Die Entonoxanalgesie wurde als "Sehr gut" in 18 Fällen, mit "Gut" in 31 Fällen und mit "Annehmbar" in 5 Fällen bewertet.

Bei Eintragung der Ergebnisse solcher gepaarten Anwendungen der Mittel in Armitagesche Sequentialtabellen wurden beide Mittel als gleich wirksam befunden; keinem der beiden Mittel konnte der Vorzug gegeben werden, weder allgemein noch quantitativ.

Nebenwirkungen wurden weder während noch nach der Anwendung der beiden Mittel beobachtet.

Durch intermittierende Einatmung war es möglich, die Kinder schmerzfrei und doch wach zu erhalten, auch bei Prozeduren bis zu zweieinhalb Stunden Dauer.

Zusätzliche schmerzstillende Mittel waren nicht erforderlich.

Besprechung

Beide Mittel lieferten eine befriedigende Analgesie. Eine praeoperative Nahrungskarenz war unnötig, und das Nichtauftreten von Übelkeit oder Erbrechen nach dem Gebrauch der beiden Mittel gestattete es, die Kinder normal essen und trinken zu lassen, wodurch jene ausreichende Ernährung gesichert wurde, die für die Erholung und Genesung brandbeschädigter Patienten so wesentlich ist.

Eine ausreichende Analgesie bei Versorgungsverfahren bei Verbrennungen ermöglicht es dem verbrannten Patienten, Vertrauen zum Personal zu fassen, das mit seiner alltäglichen Behandlung beschäftigt ist. Dies ist besonders bei ganz jungen Kindern bedeutsam, die oft nicht begreifen können, was mit ihnen gemacht wird und warum.

Neben der Verringerung der Leiden der verbrannten Patienten selbst erleichtert schließlich eine Analgesie auch den sehr realen psychologischen Druck, der auf Pflegepersonal und Medizinern lastet, die die Behandlung solcher Patienten auszuführen haben.

ERSTE ERFAHRUNGEN MIT ETHRANE IN DER KINDERANAESTHESIE

Von R. Klose, G. Herrmann, G. Heck und W. Brands

Die Bemühungen, einen nicht brennbaren Äther mit narkotischer Wirkung
zu entwickeln, reichen bis in die Zeit vor Einführung des Halothanes
zurück. Von vielen Substanzen hat aber bisher nur Methoxyfluran Ein-
gang in die praktische Anaesthesie gefunden (2). Eine relativ junge
Entwicklung stellt Ethrane dar (Abb. 1). Es ist ein halogenierter Me-
thyläthyläther, der strukturell zwar dem Methoxyfluran ähnelt, in seinen pharmakologischen und physikalischen Eigenschaften jedoch eher
dem Halothane nahesteht und daher oft mit diesem verglichen wird.

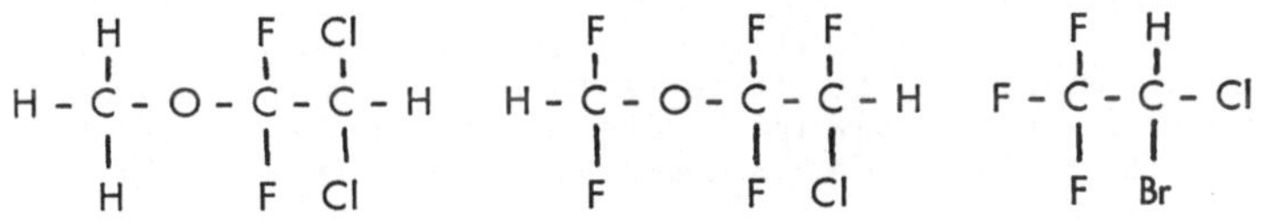

	Methoxyfluran (Pentrane ®)	Enflurane (Ethrane ®)	Halothane (Halothan ®) (Fluothan ®)
Mol. Gew.	164	184	197
Siedepunkt °C	104,7	56,5	50,2
Dampfdruck 20° C	23	180	241,5
Partitionskoeffizient bei 37°C			
Blut / Gas	13	1,91	2,36
Öl / Gas	825	98,5	224

Abb. 1. Strukturformel und physikalische Eigenschaften verschiedener
Inhalationsnarkotica

Wir haben Ethrane zur Anaesthesie bei 44 vorwiegend kleinen und mittleren Eingriffen in der Kinderchirurgie angewendet. Die Narkosedauer
betrug 15 - 165 Minuten, im Mittel 52 Minuten. Alle Kinder konnten der
Risikogruppe I zugeordnet werden. Das Durchschnittsalter lag bei 7,6
Jahren, unser jüngster Patient war 11 Monate, der älteste 13 Jahre alt.

Zur Praemedikation hatten alle Kinder 30 - 45 Minuten vor dem Eingriff
Atropin, Pethidin und Triflupromazin in altersentsprechender Dosierung
intramuskulär erhalten. In Abweichung von der bei uns sonst üblichen
Technik haben wir die reine Inhalationsnarkose bei erhaltener Spontanatmung auch über längere Zeit bevorzugt, um spezifische Effekte des
Anaesthetikums besser beobachten zu können. So erfolgte eine Intubation
nur in 6 Fällen, von denen wiederum 4 mit dem Engström-Respirator kontrolliert beatmet wurden. Bei 5 älteren Kindern wurde die Narkose intravenös mit einem Thiobarbiturat eingeleitet.

Bei Kindern bis zum 7. Lebensjahr benutzten wir das halboffene System
nach KUHN, bei älteren Kindern ein halbgeschlossenes Kreissystem mit
CO_2-Absorption. Der Frischgaszustrom von 4 - 6 l/min bestand zu gleichen Teilen aus einem Lachgas-Sauerstoffgemisch. Ethrane wurde mit dem
Spezialverdampfer Ethranetec dosiert. Die Narkoseeinleitung erfolgte
durch stufenweise Erhöhung der Ethrane-Konzentration um 0,5 Vol%.

Bei allen Kindern wurde vor oder unmittelbar nach Narkoseeinleitung
ein sicherer Venenzugang zur Volumensubstitution geschaffen.

Im einzelnen haben wir folgende Meßwerte erhoben:
1. regelmäßig in 5-minütigen Abständen Blutdruck und Pulsfrequenz
2. in größeren Abständen die Atemfrequenz
3. in Einzelfällen das EKG über einen Monitor oder über einen Ein-
   Kanal-Schreiber
4. den Säure-Basen-Haushalt mit der Mikromethode nach ASTRUP und
5. blutchemische Untersuchungen sowohl prae- als auch postoperativ,
   so z. B. Serumtransaminasen, alkalische Phosphatase, Kreatinin,
   Harnstoff und Glukose.

Zur Narkoseeinleitung wählten wir in Anlehnung an andere Untersucher
(3, 4, 5, 7) zunächst recht hohe Ethrane-Konzentrationen bis zu 5 Vol%,
ohne nachteilige Kreislaufeffekte zu sehen. Inzwischen haben wir uns
aber davon überzeugt, daß Konzentrationen bis 3,5 Vol% durchaus genügen.

Die Aufrechterhaltung einer ausreichenden chirurgischen Anaesthesie
läßt sich mit Konzentrationen von 1,0 - 2,0 Vol% bei Spontanatmung
und mit 0,5 - 1,0 Vol% bei Verwendung von Muskelrelaxantien und künstlicher Beatmung erzielen.

Die Narkoseeinleitung per inhalationem erfolgt rasch und schonend, was
gerade in der Kinderanaesthesie vorteilhaft ist. Die Einschläfzeit
reichte von einer Minute bis zu 7 Minuten, im Mittel betrug sie 3,2
Minuten. Auch die Aufwachzeit ist relativ kurz, sie lag im Mittel bei
6,9 Minuten, zeigte aber eine erhebliche Streuung von 2 - 20 Minuten.
Als Bezugspunkt wurde die Ansprechbarkeit - öffnen der Augen, Zeigen
der Zunge bei Aufforderung - nach gleichzeitigem Absetzen von Lachgas
und Ethrane gewählt.

Die Abb. 2 zeigt den nahezu typischen Verlauf einer Ethrane-Narkose.
Zu dieser Zeit benutzten wir noch recht hohe Ethrane-Konzentrationen.
Bei 39 der 44 Patienten, also in 89 %, kam es unter Ethrane zu einem
raschen und deutlichen Pulsfrequenzanstieg, und zwar meistens unmittel-
bar nach Narkoseeinleitung. Die von anderen Untersuchern (1, 4, 5, 7)
mitgeteilten Beobachtungen, wonach es nur zu geringen uncharakteristischen Änderungen - meist im Sinne einer mäßigen Beschleunigung - der
Pulsfrequenz kommen soll, konnten wir demnach nicht bestätigen. Nur
in 4 Fällen zeigte sich keine Änderung und nur in einem Fall sank die
Frequenz unbedeutend ab. Auch in der postoperativen Phase fällt die
Tachycardie auf, eine Normalisierung der Pulsfrequenz erfolgt oft erst
Stunden nach dem Eingriff. Unregelmäßigkeiten der Herzfrequenz wurden
nicht beobachtet.

Der Blutdruck blieb sowohl während der Narkoseeinleitung als auch
während des weiteren Verlaufs auffallend stabil. Die systolischen Blutdruckwerte wichen in 64 % nicht mehr als $\pm$ 10 mm Hg und in 32 % nicht
mehr als $\pm$ 20 mm Hg vom Ausgangswert ab. Nur zweimal sahen wir einen
Druckabfall um 30 mm Hg. Bisher vorliegende Untersuchungen haben gezeigt, daß es konzentrationsabhängig zu einem Druckabfall kommt, der
jedoch bei klinisch üblicher Dosierung bis 2 Vol% nur gering ist. Über
Hypotensionen vor allem bei Narkoseeinleitung mit höheren Ethrane-

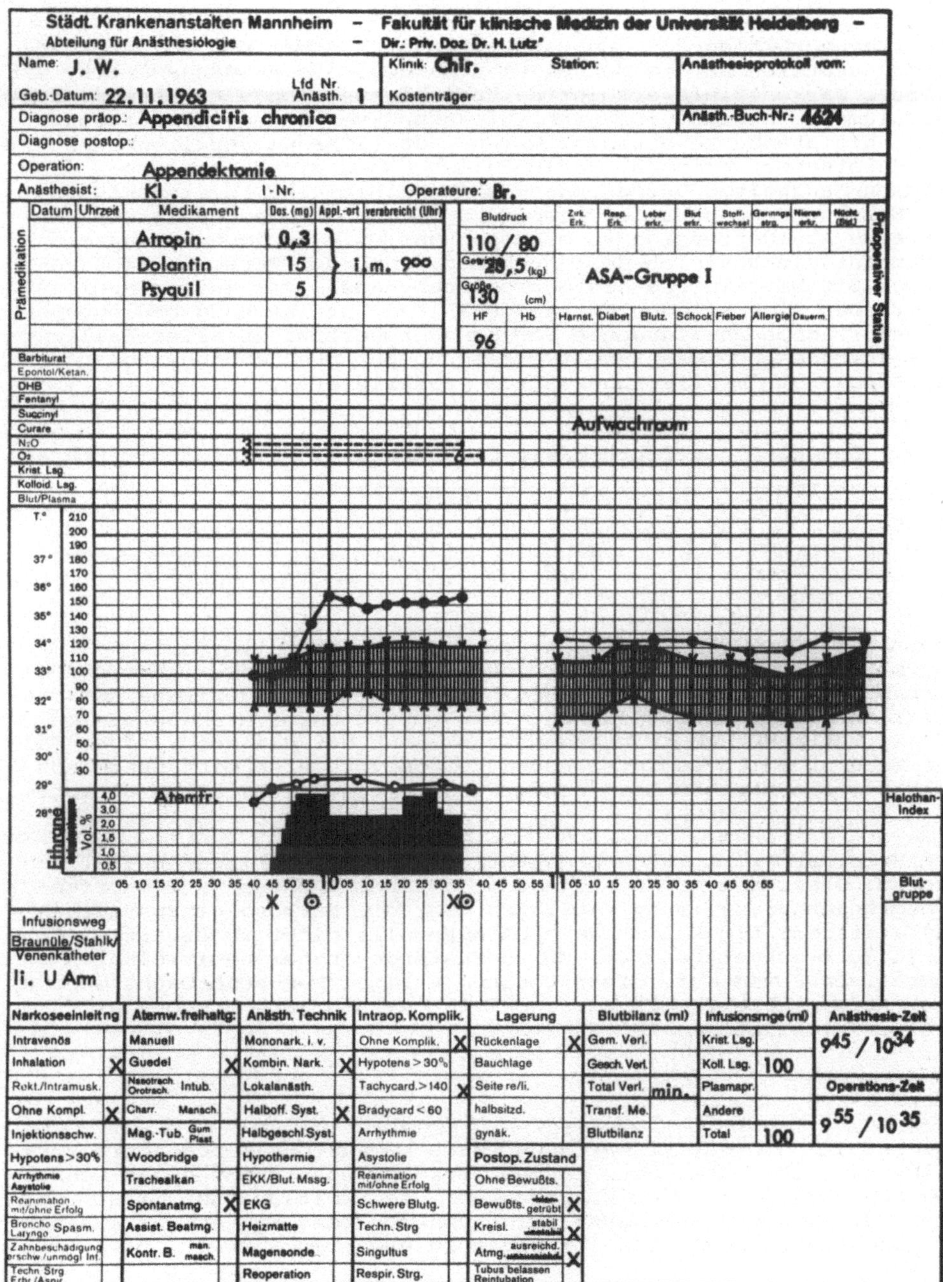

Abb. 2. Protokoll einer Anaesthesie mit Ethrane

Konzentrationen wurde mehrfach berichtet (1, 3, 5, 6, 7). In unserem
kreislaufgesunden Patientengut ließ sich selbst bei hoher Dosierung
ein solcher konzentrationsabhängiger Einfluß auf den Blutdruck nicht
sicher nachweisen. Wir möchten uns daher der Auffassung anderer Untersucher (1, 4, 5, 6, 7, 10) anschließen, daß der Kreislauf insgesamt
eine auffallende Stabilität zeigt.

204

Die Atemfrequenz stieg bei Spontanatmung bereits während der Narkoseeinleitung deutlich an, im Mittel um etwa 30 % des Ausgangswertes. Mit
zunehmender Narkosetiefe erfolgt darüber hinaus auch eine Abnahme des
Atemzugvolumens. Dennoch ist nach Auffassung verschiedener Autoren
(6, 7, 9) die atemdepressorische Wirkung des Ethrane verglichen mit
der des Halothanes geringer. In 19 Fällen haben wir Bestimmungen des
Säure-Basen-Haushaltes vorgenommen, und zwar zu einem Zeitpunkt, zu
dem die Ethrane-Konzentration besonders hoch und dementsprechend am
ehesten eine Atemdepression zu erwarten war. Als typische Beispiele
seien genannt die Revision des Bauchraumes und der Verschluß des Pe-
ritoneums. Die Mittelwerte des Säure-Basen-Haushaltes zeigt Tabelle 1.
Danach ergeben sich bei den extrem gewählten Untersuchungsbedingungen
keine wesenltichen Abweichungen von den Normwerten. In allen Fällen
war eine ausreichende Sauerstoffversorgung entsprechend dem hohen
Sauerstoffangebot im Frischgaszustrom gewährleistet.

Tabelle 1. Blutgase und Säure-Basen-Status bei 19 Narkosen mit Ethrane

pH	7,37 $\pm$	0,013
pO_2 (mm Hg)	147 $\pm$	10,5
pCO_2 (mm Hg)	42 $\pm$	1,32
Stand. Bicarb. (mmol/l)	22,8 $\pm$	0,48
Base Excess (mmol/l)	- 1,6 $\pm$	0,56

Ethrane zeichnet sich zwar durch eine hervorragende muskelentspannen-
de Wirkung aus (1, 5, 7, 8), doch kann die dazu erforderliche Narkosetiefe im Einzelfall zu einer nicht mehr vertretbaren Atemdepression
führen. So bestand auch in unserem Krankengut bei einigen wenigen Fällen die Tendenz zur respiratorischen Azidose. Es erscheint überhaupt
zweifelhaft, die muskelrelaxierende Wirkung eines Inhalationsnarkoti-
kums als Vorteil anzusehen.

Wie dem Halothane kommt auch dem Ethrane eine nur geringe analgetische
Wirkung zu. Daher ist seine Anwendung in einem Lachgas-Sauerstoffgemisch begründet (3, 4, 5, 7, 10). Ein über die Narkose hinausreichen-
der analgetischer Effekt ist demnach ebenfalls nicht zu erwarten. So
traten in 20 % schmerzbedingte Unruhezustände in der unmittelbaren
postoperativen Phase auf, die mit einem Analgetikum beherrscht werden
konnten. Andere Komplikationen sowohl intra- als auch postoperativ
konnten wir nicht beobachten.

Zusammenfassung

Ethrane hat sich in der Kinderanaesthesie bewährt. Als besondere Vorteile lassen sich nennen: die rasche Narkoseeinleitung und das schnelle Erwachen ohne deutlichen Überhang und die Kreislaufstabilität. Bei
Beachtung der maximalen Konzentration von 3,5 Vol% Ethrane im Einatem-
gemisch ist eine Hypoventilation nicht zu erwarten.

Literatur

1. BOTTY, C., BROWN, B., STANLEY, Y., STEPHEN, C. R.: Clinical Experiences with Compound 347 A halogenated Anesthetic Agent. Anesth.
   Analg. Curr. Res. 47, 499 (1968).

2. BURNS, T. H. S., BRACKEN, A.: Exploratory and Newer Compounds. In:
   M. B. CHENOWETH: Modern Inhalation Anesthetics. Berlin - Heidelberg -
   New York: Springer 1972.

3. DOBKIN, A. B., HEINRICH, R. G., ISRAEL, J. S., LEVY, A. A., NEVILLE, J. F., OUNKASEM, K.: Clinical and Laboratory Evaluation of a New Inhalation Agent: Compound 347. ($CHF-O-CF_2-CHF$ Cl). Anesthesiology $\underline{29}$, 275 (1968).

4. DOBKIN, A. B., NISHIOKA, K., GENGAJE, D. B., KIM, D. S., EVERS, W., ISRAEL, J. S.: Ethrane (Compound 347) Anesthesia. A Clinical and Laboratory Review of 700 Cases. Anesth. a. Analg. Curr. Res. $\underline{48}$, 477 (1969).

5. EGILMEZ, A., DOBKIN, A. B.: Enflurance (Ethrane, Compound 347) in man. A clinical evaluation. Anaesthesia $\underline{27}$, 171 (1972).

6. HELRICH, M., CASCORBI, H. F.: Crossover study of Ethrane and halothane in volunteers. Anesthesiology $\underline{31}$, 370 (1969).

7. LEBOWITZ, M. H., BLITT, C. D., BILLON, J. B.: Clinical Investigation of Compound 347 (Ethrane). Anesth. Analg. Curr. Res. $\underline{49}$, 1 (1970).

8. LEBOWITZ, M. H., BLITT, C. D., WALTS, L. F.: Depression of Awitch response to stimulation of the ulnar nerve during Ethrane anesthesia in man. Anesthesiology $\underline{33}$, 52 (1970).

9. LINDE, H. W., LAMB, V. E., QUIMBY, C. W., HOMI, J., ECKENHOFF, J. E.: The search for better anesthetic agents - clinical investigations of Ethrane. Anesthesiology $\underline{32}$, 555 (1970).

10. Mc DOWELL, S. A., HALL, K. D., STEPHEN, C. R.: Difluoromethyl 1, 1, 2 trifluoro-2 chlorethyl ether: experiments on dogs with a new inhalational anaesthetic agent. Brit. J. Anaesth. $\underline{40}$, 511 (1968).

Vortrag Nr. 112

A Review of 1000 Consecutive Cases Treated in a Pain Clinic

By B. Ibsen

The pain clinic is my private practice. Patients of the following
categories have been treated:

a) Primary or secondary myosis
b) Facial pain
c) Herpes zoster
d) Intermittent Claudicatio
e) Post traumatic pain
f) Reflex dystrophia
g) Coccygodynia
h) Periarthritis humero-scapularis
i) Epicondylitis lateralis humeri
f) Variae

I want to say that this is a very unscientific paper - consider it a
pioneer study. Since I gave my "Festvorlesung" in Vienna some years
ago, my work and my interest have changed very much. Some will call it
development - some deterioration. Since then, I have taken great interest in pain-clinic work.

I can see a certain pattern in this. At first, the anaesthetist was a
technician in the operating room. Then he realized that he was presented with various clinical conditions on the wards, with which only
he could cope effectively. These problems were the background for the
development of intensive therapy, with the anaesthetist being very
active in this development. After 20 years' work on these problems
and because of the better respirators, better monitoring, and better
nursing care, he is now less busy, and can apply himself to other
problems such as the treatment of pain.

In the intensive care units, pain is an important problem, which must
be solved. In many conditions where immediate treatment of the central
problem is impossible, or, as in many conditions, not advisable, the
pain, at least, can be treated - and just as symptomatic treatment
during intensive therapy has proved its worth, therapy against pain
also has done the same, perhaps because the sensation of pain is a
psychological problem: We all know, how different patients have different thresholds of pain. With the combined use of nerveblocks and
certain drugs, the results in combatting pain are so promising that
I personally believe that more and more, what I consider experienced
anaesthetists, will take a personnel interest in this work. A certain
feed-back exists in one's experience in this area. Take one example:
How many anaesthetists ask a patient, before a laparotomy, if he has
suffered low back pain before, and take care that a proper support
is used when the patient is curarized? It may be interesting to have
a report from somebody else.

We all know and admire BONICA's work. I have been asked by an editor
of a Danish medical journal to write a review about pain-blocking,
and I have, therefore, evaluated the last 1000 cases I have had. Many
of these are actually not candidates for pain-clinic work, which simply

shows the uncertainty the physicians, who refer these patients to me, feel. More than 150 different doctors - most of them general practitioners - have sent the patients.

I will only make a few remarks about the diseases I have listed in my abstract.

The largest group comprises patients with muscle pain - nearly 300. I do not think we fully appreciate how painful these conditions can be. Some patients even call the night-doctor service trying to get morphine injections.

The myosis causing the pain, can be primary or secondary, and located at a different place, from where the pain is felt.

I usually give 20 ml carbocain 1 % without adrenalin, and supplement it with valium 2 mg x 3 daily and something like codipheni - codymagnyl non obstipantes.

More than 50 % of these patients need only 3 to 4 blocks before they state that they are pain-free. I have made many interesting observations. I have given each doctor a code number in order to see who is sending the patients, and for what kind of disease. Among the doctors as an example, there is one who has only sent patients with rib fractures - and nothing else.

Among the different sites for myosis complaints, I will chose to comment on stiffness of the neck with headache in the posterior part of the head.

Here 40 patients were referred by 9 doctors. One had referred 32 and the others only 1 each. All patients were free from pain and satisfied after 2 - 4 blocks. Only a few needed more. Has the one doctor, who referred 32 cases, found a new treatment for a common syndrome - or has he referred too many patients?

The blocks can be used for diagnostic and therapeutic purposes. Here is an example: Dyskinesia after gallbladder surgery, often arises from muscle pain. If the pain disappears when the block works, and does not come back, the pain was due to a myosis.

I cannot go into details - but can only mention that where the spine and the pelvis meet, just over the sacroiliac joint, a block can relieve years of low-back pain.

In my material, two cases of myosis in the psoas muscle gave rise to serious diagnostic problems.

The next area on my list is:
Facial pain. Here, I have had more than 50 cases - some of them previously had undergone rigorous neurosurgery.

The easiest cases to help are those with neuralgia of the supra-orbital nerves. I have had 21 such patients. I must admit that where a couple of blocks do not help, I tell the patient that a deep block is necessary.

When one goes under anaesthesia, the last sensation which disappears is the hearing - and the first one to come back is also the hearing. Thus, after a little pentothal, it is easy to bring patients into a perfect hypnosis, under which suggestion has proven to be a success in many cases. In this way I have relieved zoster pain which has lasted for 5 years.

I have now reached an important point. We do not know exactly how and why the blocks work. But I do know that they have to be given by the same physician in order to get lasting results - because there is, as you can see, a lot of psychotherapy involved in the therapeutic regimen.

Herpes zoster. Here, I have had more than 150 cases, and since 1967, I have treated more than 350 cases. If the patients come immediately the results are better. The blocks can be placed individually according to the position of the lesion.

The blocks do not necessarily have to be on a sympathetic plexus. The theory I work with is, that there is a sympathicomimetic? activity, and I therefore always use chlorpromazin tablets, 10 mg 3 times a day as a supplement. Then by means of drugs, I make sure that the patient can sleep undisturbed.

More than 50 % of the patients are treated with daily blocks for only 3 - 4 days. After this, they feel comfortable on the prescribed drugs.

These patients are very grateful, and interesting to study, because most of them do not display the neurotic component which is evident in many other pain patients.

The most common location is in the thoracic area, and patients with pulmonary problems have to be observed, in this report, just like other patients with chest injuries.

Intermittent Claudicatio and other Peripheral Vascular Diseases

I have had about 80 cases and I cannot go into detail.

I give bottles of 10 % 500 ml low molecular weight dextran with 25 mg chlorpromazin. The volume expansion combined with vasodilatation, avoid a BP drop; and the rheological effect of Rheomacrodex is beneficial. At any rate, a drop in haematocrit of 10 % with no drop in BP will improve blood flow (as measured by skin temperatures).

Most of the pain is not due to lack of oxygen in the calf muscles - but to myosis which can be treated with blocks.

In many cases this alone is sufficient. I have had patients who could only walk for 5 minutes, but after 6 - 8 treatments could go painfree for more than 2 hours.

Post Traumatic Pain

Again I have had about 80 patients - mostly with rib fractures. Here Marcain with adrenalin permits a patient to work during the day.

Reflex Dystrofia   13 patients

A few stellate ganglion blocks and chlorpromazin treatment, stimulate the patient to exercise the frozen shoulder, which often follows this clinical condition.

Rheomacrodex + 25 mg prozil is sometimes better than the stellate blocks.

<u>Coccygodynia</u>   16 patients - all women - 60 % were helped.

<u>Periarthroitis Humero Scapularis</u>   48 cases

Since I started to add steroid to the therapeutic regimen, the results have improved dramatically.

I do not think the time allows me to give you any of the very inter-esting or instructive case-reports, which exist in this large number of cases, especially in the last large group - variae.

I can only say that it has been pleasing, after many years' work with essentially unconcious patients, to work with patients who are awake, and where underlying diseases have to be diagnosed so that the patient can receive radical cure. Although very often this is not possible, the work, to my great surprise, has proved to be promising and very satisfactory.

Call it development or call it deterioration, but intensive therapy is not the big challenge. The patients are older, and the surgeons are crazier. Too many patients are treated in vain for too long a time.

Therefore, my growing interest is in pain-clinic work. I can tell you, that since the 1st of January this year, I have already treated more than 717 cases.

Gefahren der Anaesthesie, Schock, Plasmaersatzmittel, Infusion

Vorsitz: A. Doenicke, München
H. Lutz, Mannheim

Vortrag Nr. 123

ZUR FRAGE DES PER- UND POSTOPERATIVEN RISIKOS DER ALLGEMEINANAESTHESIE

Von D. Langrehr und R. Neuhaus

Der Rückblick auf zehnjährige Bemühungen einer mittleren Anaesthesieabteilung, die spärliche Literaturdokumentation zu diesem Thema sowie
ein periodisch aktiviertes öffentliches Interesse veranlassen uns im
Rahmen der Frage nach dem Risiko der Allgemeinanaesthesie über die
Summe unserer Schwierigkeiten zu berichten. Unsere Erfahrungen basie-
ren auf 65.354 Allgemeinnarkosen der zentralen Anaesthesieabteilung
an unserem 860-Betten-Schwerpunktkrankenhaus Bremen-Nord. Aus Zeit-
gründen muß hier eine geraffte Darstellung versucht werden, alle darüber hinaus interessanten Details bleiben der ausführlichen Publika-
tion vorbehalten.

Im Berichtszeitraum 1964 - 1973 wurden insgesamt 106.602 Patienten
stationär behandelt. Die Gesamtmortalität dieses Patientengutes betrug 4,67 %, davon weicht die Mortalität der 28.263 allgemeinchirur-
gischen Patienten mit 5,11 % nur wenig ab, während die Gesamtmortalität aller in der Medizinischen Klinik behandelten Patienten z. B.
13,2 % beträgt.

Mit Ausnahme der Altersgruppen über 70 Jahre und unter 1 Jahr, bei
denen die Zahl der nichtanaesthesierten Patienten überwiegt, unterscheidet sich die Altersverteilung der anaesthesierten Patienten nur
unwesentlich von der Altersverteilung des gesamten stationären Krankengutes.

Die Eingriffsarten,bei denen 65.354 Allgemeinanaesthesien durchgeführt
wurden (58 % der Fälle in Intubationsnarkose), verteilen sich wie
folgt:
Spontangeburten   6.030,
geburtshilfliche Operationen   1.693,
Abdominalchirurgie und Urologie   12.490,
Extremitäten   4.041,
Gefäße   892,
Thorax   944,
gynäkologische Chirurgie   7.168,
kleinere gynäkologische Eingriffe   7.896,
kleine allgem.-chirurg. Eingriffe   15.253,
Röntgendiagnostik   2.620,
HNO   482,
Zahnheilkunde   2.204,
Augenheilkunde   278,
Bronchoskopie, Bronchographie
und Bronchospirometrie   3.363.

Neben der Einleitung zur Allgemeinanaesthesie mit N_2O - O_2-Halothane
oder NLA dominierten in den ersten Jahren die Barbiturate, die ab
1966 zunehmend durch Propanidid, und ab 1971 zusätzlich durch Ketamine
verdrängt wurden.

Im Rahmen dieser 65.354 Allgemeinnarkosen hatten wir folgende Schwierigkeiten (dabei handelt es sich mit Ausnahme der Zahn-Schleimhaut -
Haut- und Nervenläsionen nur um klinisch relevante Zustandsbilder, die
immer die Möglichkeit eines fatalen Ausgangs in sich bargen):

In 11 Fällen wurden im Rahmen der Intubation Zähne gelockert oder be-
schädigt, nur in 2 Fällen handelte es sich um ein primär gesundes Ge-
biß. 2 mal mußte ein relevantes Glottisödem beherrscht werden, 4 mal
kam es zu Mundschleimhautverletzungen ohne weitere Nachfolgeschäden.
2 intraarterielle Injektionen, 2 intravenöse Fehlinjektionen und 2
Luftembolien bei Druckinfusion blieben ohne Folgen. 4 thermische Haut-
läsionen durch indifferente Diathermieelektroden heilten während des
wenig verlängerten stationären Aufenthaltes ab.

Von 57 Fällen postnarkotischer Ateminsuffizienz (27 mal Narkotika,
12 mal verlängerte Succinylcholin-Apnoe bis zu 1 1/2 Stunden, 18 mal
cardiopulmonale Insuffizienz im Rahmen des Grundleidens) erlagen 3
Patienten nach 3 und 9 Tagen ihrem Grundleiden, während die Ateminsuffizienz beherrscht wurde. 9 mal kam es zum Lungenpräödem oder Ödem,
alle Patienten verließen die Klinik ohne Schaden. In 10 Fällen blieben
kurzfristige schwere Hypoxien während der Narkose ohne Folgeschäden.

In insgesamt 39 Fällen wurden Cuffstenosen der verschiedensten Art
noch rechtzeitig bemerkt und behoben. 6 lagerungs- oder injektions-
bedingte Nerventeilparesen kamen noch während des Krankenhausaufent-
haltes zur Restitutio ad integrum.

In 35 Fällen kam es zu massivem Erbrechen bei fehlenden Reflexen, dabei wurde 21 mal aspiriert. Bei 15 Patienten verlief dieses Ereignis
ohne Komplikationen, 6 entwickelten beherrschbare Pneumonien, die den
erwarteten Krankenhausaufenthalt nicht verlängerten.

Von 110 anaphylaktoiden Reaktionen (Hautmanifestation bis zum Voll-
bild) entfielen ursächlich: 62 auf Hämaccel (30.942/62 = 1 : 499),
19 auf Epontol (30.600/19 = 1 : 1.610), 3 auf Dextran, 23 auf Barbiturate, Kontrastmittel, Plasma und anderes und 3 auf Substanzen zur
Prämedikation (Dolantin). 2 Fälle starben im weiteren Verlauf, davon
einer in Folge des intraoperativen Kreislaufstillstandes.

47 Todesfälle innerhalb der ersten 24 Stunden nach Narkoseende (ASA
IV = 11, V = 36; irreparables Grundleiden = 34, unbeherrschbare Komplikationen = 13) ergaben keinen faßbaren Zusammenhang zur Anaesthesie.

Wegen der großen Unterschiede im Hinblick auf die Wiederbelebbarkeit
sind 71 Fälle von zirkulatorischem Kreislaufstillstand ("weak-contraction") mit noch nachweisbarer koordinierter elektrischer Myocard-
aktivität, von denen 60 gesund nach Hause gingen, gegen 43 Fälle von
Asystolie oder Kammerflimmern in tabula abgegrenzt, von denen nur 7
gesund die Klinik verließen. Während bei den 11 im späteren Krankheitsverlauf doch noch gestorbenen Patienten mit Kreislaufstillstand für
das Zustandekommen des Zwischenfalls intraoperativ kein Bezug zur
Anaesthesie herzustellen war (endgültiger Tod bedingt durch irreparables Grundleiden = 7; durch unbeherrschbare Krankheitskomplikationen =
4), sind von den 36 Toten der 43 Asystoliefälle 22 der Anaesthesie
zuzurechnen. Dabei sind zu den insgesamt 29 Anaesthesiefällen (7 erfolgreich wiederbelebt) auch solche gezählt worden, bei denen die Ursache für den intraoperativen Herzstillstand trotz Sektion fraglich
blieb. Bei 14 Fällen waren andere, nicht anaesthesiebedingte Zusammenhänge klar.

Mit dem allenthalben zunehmenden prozentuellen Anteil von Risikofällen
am Operationsgut stellt sich die Frage nach der Vorabschätzbarkeit des
operativen und anaesthesiologischen Risikos, insbesondere in dem Teil
der Fälle, in dem evtl. auch ein anderer therapeutischer Weg als der
operative beschritten werden könnte.

214

HILFRICH und Mitarbeiter (Geburtshilfe und Frauenheilkunde 31, 333
1971) haben 249 Fälle von über 60-jährigen Patientinnen der Universi-
täts-Frauenklinik Göttingen nach insgesamt 12 Punkten aufgeschlüsselt
(O - 4 Punkte für 50 - 200 min Op.-Dauer, O - 4 Punkte für 500 - 2.000
ml Infusion nach GÖLTNER; 1 - 4 Punkte präoperativer Gesundheitszustand nach LOSKANT, etwa wie ASA) und die Punktegruppe dieser Patientinnen mit den beobachteten postoperativen Komplikationen (keine, leicht,
mittel, lebensbedrohlich, Exitus) in Zusammenhang gebracht. Wir haben
ein operativ und auch sonst vergleichbares Material von 637 über 60-
jährigen gynäkologischen Patientinnen unserer Frauenklinik in der gleichen Weise dargestellt. Lediglich der prozentuale Anteil der Gruppen
höherer Punktebewertung (9 - 12 Punkte) ist bei uns kleiner, was aber
auf kürzere Operationszeiten und geringere Infusionsmengen zurückzuführen ist. Wir messen jedoch variablen intraoperativen Infusionsmengen bis zu 2.000 ml und variablen Operationsdauern bis zu 3 Std. keine
wesentliche Bedeutung für postoperative Verläufe zu.

Hier soll nicht dargelegt werden, daß nach unserer Untersuchung kaum
ein Zusammenhang zwischen dieser Punktebewertung und den postoperativen Komplikationen in unserem Material zu finden ist. Vielmehr sehen
wir diese Gruppe von Patienten unter einem anderen Aspekt.

Vergleicht man nämlich diese 637 gynäkologischen Eingriffe bei ver-
gleichbarer Altersverteilung mit 227 über 60-jährigen Patienten, die
sich Eingriffen an den Gallenwegen unterziehen mußten, dann fällt -
bei krassem Unterschied im präoperativen Gesundheitszustand (37,5 %
ASA III - V gynäkologisch gegen 72,3 % Gallenwege) der entscheidende
Unterschied im postoperativen Verlauf ins Auge: gynäkologisch = 90 %
ohne Komplikationen, 1,1 % Tote; Gallenwegsoperationen = 53,7 % ohne
Komplikationen und 19 % Tote. Anaesthesieart und mittlere Anaesthesie-
dauer waren in beiden Gruppen identisch. Das hohe Risiko dieser Altersgruppe von häufig primär komplizierten Oberbaucherkrankungen wird auch
im Vergleich etwa mit der Gesamtmortalität aller Eingriffe an den Gallenwegen in allen Altersgruppen zusammen deutlich: 921 Fälle, 53 Tote =
5,75 %.

Die Abgrenzung des Anaesthesierisikos vom Operationsrisiko bietet erhebliche Schwierigkeiten. Wir glauben in dem Kollektiv über 60-jähriger
gynäkologischer Patientinnen mit minimaler postoperativer Komplikati-
onsrate, standardisierter Eingriffstechnik im kleinen Becken und trotzdem recht beachtlicher Vorschädigung im Sinne des präoperativ abschätz-
baren Risikos (immerhin 37,5 % ASA III und IV) ein Patientengut in der
Hand zu haben, bei dem sich die Korrelation von Gesundheitszustand und
Anaesthesiebelastung noch am ehesten darstellen läßt.

Wir hatten in unseren 637 Fällen nicht eine Anaesthesiekomplikation
oder ernsthafte Schwierigkeiten und möchten daraus den Schluß ziehen,
daß höheres Lebensalter und erhebliche Vorschädigung allein für die
Durchführung der Anaesthesie kein relevantes Risiko darstellen.

Auf der anderen Seite bringt die zur Operation führende akute Erkran-
kung weitere Risiken mit sich, deren postoperative Folgen auch eine noch so
gute Anaesthesie nicht verhindern kann. Für ebenso unrichtig wie den
Satz: "Jeder Tod in Narkose ist ein Tod an Narkose", halten wir auch
die euphemistische Behauptung: "Unter Anaesthesie geht es jedem Patienten besser". Eine Vielzahl pharmakologischer Unverträglichkeiten
und Detailnebenwirkungen unserer sehr potenten Medikamente belegen
das. Am ehesten hat diese Vorstellung noch für solche Fälle Gültigkeit, die mehr reanimiert als anaesthesiert werden.

Faßt man alle relevanten während der Anaesthesie in unserem Material
aufgetretenen Schwierigkeiten zusammen (Fehlinjektion 4, massives
Erbrechen 35, anaphylactoide Reaktion 110, postnarkotische Ateminsuffi-

zienz 57, Cuffstenose 39, schwere Hypoxie 10, Präödem oder Ödem der
Lunge 9, Tod innerhalb 24 Stunden 47, weak-contraction 71, exitus in
tabula 47), so ergibt sich, daß zumindest bei jeder 150. Narkose
(425 Fälle, 0,65 % = 1 : 154) ein Vorfall eintritt, der dem Patienten
das Leben kosten könnte. Ein eingespieltes Team wird mit den meisten
Problemen fertig werden und wir finden 100 Fälle mit bleibendem Schaden (= 0,15 %). Bemerkenswerterweise werden Komplikationen während
der Operation unter Anaesthesie entweder ganz ohne Schaden überstanden oder mit Todesfolge. In der Bemühung, diese Fälle hinsichtlich
des Zusammenhangs mit der Anaesthesietechnik auch bei unklaren Ver-
hältnissen der Anaesthesieverantwortung mit zuzuordnen, blieben 23
Todesfälle, d. h. 0,4 % oder ein Fall auf 2.842 Anaesthesien in unserem Patientengut übrig. Wir glauben, auch hieraus ableiten zu können, daß das reine Anaesthesierisiko selbst bei einem Anteil über
5 % von Risikofällen nicht hoch ist.

Fragt man sich abschließend, auf welche Weise es weiter gesenkt werden könnte, so spielt nach unserer Auffassung neben der ständigen
Überforderung zu weniger Anaesthesisten der Ausbildungsstand der
klinisch tätigen Anaesthesisten eine nicht zu unterschätzende Rolle.
Auf den Zusammenhang mit Ermüdungserscheinungen am Ende eines langen
operativen Tages hat LUTZ und Mitarbeiter in seiner Studie erstmals
expressis verbis hingewiesen.

Ordnen wir den Anteil intraoperativer Kreislaufstillstände 14 Anaesthesisten mit verschieden großer Erfahrung unseres eigenen Arbeits-
bereiches zu, so ergibt sich eine deutliche Korrelation zwischen
Häufigkeit dieses Ereignisses und Berufserfahrung, insbesondere wenn
man bedenkt, daß die erfahreneren Anaesthesisten im allgemeinen auch
Anaesthesien größeren Schwierigkeitsgrades übernehmen. Das Verhältnis
Herzstillstand zu Gesamtzahl der vom einzelnen durchgeführten Narkosen
bewegt sich zwischen   weniger als 1 : 500 (Ausbildung unter 1 Jahr)
und mehr als 1 : 3.500 (Berufserfahrung mehr als 8 Jahre).

Vortrag Nr. 124

Unzureichende Befunderhebung als Gefahrenquelle in der Anaesthesie

Von P.-O. Hildebrand, H. Lutz, F. Hildebrand, R. Klose und K. Peter

Unzureichende präoperative Befunderhebung und mangelhafte Vorbereitung
auf den Eingriff kann nicht selten als Ursache schwerwiegender intra-
und postoperativer Komplikationen angesehen werden. Es muß deshalb nach
wie vor ein wichtiges Anliegen sein, diese Gefahrenquelle für den Patienten zu beseitigen oder auf ein erträgliches Mindestmaß zu reduzieren. Außer der Erhebung der speziellen Anamnese und einer orientieren-
den Untersuchung eines jeden Patienten muß auch eine dem Fall angepaßte
rechtzeitige Erhebung labortechnischer Daten gefordert werden. Die Auswertung 30.126 konsekutiver Narkosen (Tabelle 1) ergab, daß in der Gruppe, die mit ernsthaften Komplikationen belastet war, in 78 % der Fälle
wesentliche Befunde fehlten.

Tabelle 1. 30.126 untersuchte Patienten

1.084 Patienten = 3,5 % mit Komplikationen		29.042 Patienten = 96,5 % ohne Komplikationen	
Mit Neben- erkrankung 38 %	Ohne Neben- erkrankung 62 %	Mit Neben- erkrankung 31 %	Ohne Neben- erkrankung 69 %
Fehlende Befunde 73 %		Fehlende Befunde 38 %	

Aufgabe der präoperativen Befunderhebung ist es, möglichst umfangreiche Informationen über Vorerkrankungen und augenblicklich bestehende
pathologische Veränderungen des Patienten zu sammeln. Diese Befunde
müssen es erlauben, die wesentlichsten Risikofaktoren zu erfassen und
hieraus Folgerungen für die Anaesthesie und Operation zu ziehen.

Als wesentlichste Risikogruppen können angesehen werden:
1. Die präoperativ bestehenden Erkrankungen des Herz- und Kreislaufsystems, des bronchopulmonalen Systems, Stoffwechselstörungen, erhebliches Übergewicht sowie die extremen Lebensalter.
2. Die intraoperativen Risikofaktoren.

Unter den letzteren Faktoren haben die Operationszeit sowie anaesthe-
sie- oder operationsbedingte Komplikationen ein besonderes Gewicht.

Die Abhängigkeit des Risikos vom Zeitfaktor läßt sich zahlenmäßig gut
belegen. Jedoch greifen in diesen Faktor die beiden anderen Faktoren
ein, so daß dadurch nur in den seltensten Fällen eine ursächliche
Trennung vorgenommen werden kann. So wird sich beispielsweise eine Zunahme an Irrtums- und Fehlermöglichkeiten bei Anaesthesist und Operateur ganz sicher auch auf den durch lange Operationszeiten bedingten
Faktor "Ermüdung" zurückführen lassen.

Die präoperativ bestehenden Risikofaktoren sind in aller Regel durch
eine gezielte Befunderhebung genau zu erfassen. Unter ihnen nehmen
die cardiovaskulären Erkrankungen den ersten Platz ein. In der postoperativen Phase werden sie jedoch in ihrer Bedeutung von den bron-

chopulmonalen Erkrankungen abgelöst. Stoffwechselstörungen, hier besonders der Diabetes mellitus, weisen schon ein geringeres Risiko auf. Dies dürfte auf die zuverlässigere Erkennung und Vorbehandlung dieses Leidens in den letzten Jahren zurückzuführen sein.

Weniger Beachtung scheint der Risikofaktor "Übergewicht" bzw. "Untergewicht" zu finden. Daß auch das Lebensalter als Risikofaktor zu werten ist, bedarf keiner besonderen Erwähnung. Die frühzeitige Erkennung und Bewertung der Hauptrisikofaktoren läßt eine Senkung des gesamtoperativen Risikos erwarten. Problematisch ist jedoch festzulegen, welche Befunde in der vorliegenden Situation erforderlich sind. Dabei zeigt es sich in der Praxis immer wieder, daß die Erfassung der wesentlichsten Befunde nicht nur in der akuten Situation, sondern auch bei geplanten Eingriffen erhebliche Schwierigkeiten bereitet. Es erscheint sinnvoll, bei diesen Überlegungen von der Operationsdringlichkeit auszugehen und diese in folgende vier Stufen (Tabelle 2) zu gliedern:

Tabelle 2. Dringlichkeitsstufen zur praeoperativen Befunderhebung

ambulante und stationäre Patienten
I Sofort-Eingriffe
II Dringliche Eingriffe
III Aufgeschobene Dringlichkeit
IV Geplante Eingriffe

Zur ersten Gruppe gehören Patienten, die sofort, d. h. ohne jede weitere Verzögerung operiert werden müssen.

Als dringliche Eingriffe verstehen wir solche, die eine geringere zeitliche Verzögerung erlauben. Hierbei sollte es schon möglich sein, die notwendigsten klinischen und labortechnischen Untersuchungen durchzuführen.

Aufgeschobene dringliche Eingriffe erlauben, da der Operationsbeginn in Stunden gemessen werden kann, bereits umfangreichere Voruntersuchungen.

Der geplante Eingriff schließlich sollte Zeit lassen, nahezu jeden gewünschten Befund präoperativ erheben zu können. In der Praxis hat es sich bewährt, die Stufen 2 und 3 zusammenzufassen.

Das Problem liegt also nunmehr in der Definition der für die ersten beiden Dringlichkeitsstufen bedeutsamen Befunde. Entsprechend der Priorität des operativen Eingriffes in dieser Situation kann man sich in der Regel auf drei Schwerpunkte beschränken (Tabelle 3).

Für die übrigen Dringlichkeitsstufen empfiehlt sich eine umfangreichere Befunderhebung insbesondere im Hinblick auf die cardiovaskulären und bronchopulmonalen Vorerkrankungen. Bei den Laborwerten sollten zusätzlich noch Auskunft über den Kreatiningehalt, über den Gesamteiweiß- und Albumingehalt sowie über Urinveränderungen eingeholt werden. Darüber hinaus ist Zeit genug, jede mögliche Laboruntersuchung durchzuführen, die für besondere Fragestellungen, z. B. in der Chirurgie hormonaktiver Tumoren, notwendig erscheinen.

218

Tabelle 3. Praeoperative Befunderhebung (Sofort-Eingriffe, dringliche
Eingriffe)

I. Angaben zur Person
Alter
Gewicht, Geschlecht
Anamnese → praeoperative Risikofaktoren

II. Klinische Daten
Vitalfunktionen - Atmung
Kreislauf
Ausscheidung
(Bewußtseins-lage)
letzte Nahrungsaufnahme

III. Laborwerte
Hb und Hk, Blutgruppe (sofort) dann
Kalium, Natrium
Blutzucker
CPK, GOT
Säurebasenhaushalt
PTT, Quick
Thrombozyten

Bei der praktischen Durchführung haben sich Fragebogen bewährt, die die
Angaben der Patienten selbst, sowie alle erhobenen klinischen Befunde
gleichermaßen berücksichtigen. Die entsprechenden Formulare sind mehr-
sprachig gedruckt und werden gleich zu Beginn der stationären Behandlung dem Patienten übergeben. Abschließend sollte aufgrund der ein-
geholten klinischen und labortechnischen Daten eine Risikoeinstufung
des Patienten erfolgen. Die alte Risikoeinteilung nach der ASA-Nomen-
klatur ist unseres Erachtens heute nicht mehr brauchbar. Nach unseren
Vorstellungen müssen heute gültige, objektivierbare präoperative Risikofaktoren mehr Berücksichtigung bei der Risikoeinstufung finden. Wir
stellen uns dies in Form einer präoperativen Checkliste vor, in die
die erhobenen Befunde eingearbeitet und nach einem Punktsystem bewertet werden. Die Tabellen 4 und 5 zeigen eine derartige Checkliste,
die sicherlich noch einigen Änderungen unterworfen werden muß. Wir
möchten sie dennoch zur Diskussion stellen.

Wir sind dabei, unser statistisches Material mit EDV-Technik nach diesen Vorstellungen aufzubereiten und werden zu gegebener Zeit darüber
berichten. Möglicherweise wird sich dieser Versuch der Risikoeinteilung
als ebenso unbrauchbar erweisen. Es muß unser Anliegen sein, den zeitlichen Ablauf der Befunderhebung so zu steuern, daß alle an der Pati-
entenvorbereitung beteiligten Fachrichtungen ihre speziellen Wünsche
rechtzeitig befriedigt sehen können.

Mit anderen Worten heißt dies, Einschaltung (Tabelle 6) auch des Anaesthesisten nach der stationären Aufnahme und nicht wie bisher erst zum
Zeitpunkt der Prämedikation, also am Vorabend der Operation. Daß
dies praktikabel ist, zeigen Erfahrungen in unseren Kliniken in den
letzten Monaten. Für kleinere, geplante ambulante Eingriffe (Tabelle 7)
sollte der Ablauf in ähnlicher Weise geregelt sein, d. h. wenn die Indikation zur Operation gestellt wird, sollte wiederum der Anaesthesist
rechtzeitig mit seinen Vorschlägen zur individuellen Befunderhebung
gehört werden.

Tabelle 4. 1. Teil. Anaesthesie-Checkliste zur präoperativen Risikoeinstufung

				Pat.: Klinik:		Station:	
0	1	2	4		8	16	Pkt.
stationär	ambulant	Notaufn.					
geplante Op.	dringl. Op.	Notoperation					
Alter 1 - 39 J.	Alter 0 - 1 J. 40 - 69 J.	Alter 70 - 79 J.	Alter > 80				
Normgew. ± 10 %	10-30% Übergew. 10-15% Untergew.	30-50% Übergew. 15-25% Untergew.	>50% Übergew. >25% Untergew.				
>6 Std. nücht.	<6 Std. nücht.	<1 Std. nücht.					
Bewußts. klar	Somnolenz	Komatös					
Kreisl. stab.	Hypotension	Lab. Hypert.	Fix. Hypert.		Komp. Schock	Dekomp.Schock	
Herz gesund	Organ. Herzf. voll kompens.	Leistungsabf. bei Belastung	Herzinf.<3Mon.		Rekomp.Herz- insuff.	Dekomp.Herz- insuff.	
Herzrhythm.norm.	Herzrhythm.-stg.	Tot. A-V-Block	Tachyarrhythmie		Ventrik. Extrasyst.		
Atmung norm.	Atmung behind.	Atemwege Lunge erkrankt	Pneumonie		Ateminsuff.		

Anzahl Pkt.

Risikogruppe	Pkt.	
I	0 -	1
II	2 -	3
III	4 -	7
IV	8 -	15
V	>	15

Tabelle 5. 2. Teil. Anaesthesie-Checkliste zur präoperativen Risikoeinstufung

Pat.:
Klinik: Station:

0	1	2	4	8	16	Pkt.
Nierenfkt. norm.	Niereninsuff.	Anurie/Urämie				
Leberfkt. norm.	Leberinsuff.	Koma hepat.				
Zuckerstoffw. norm.	Eingestellter Diabetes	Entgleister Diabetes				
Elektrolyte norm.	Hyperkaliämie <5 mv	Hypokaliämie >3 mv	Hypokaliämie >2,5 mv			
Hydratation norm.			Dehydratation			
Hb > 12,5 g%	Hb 12,5 - 7,5 g%	Hb < 7,5 g%				
Keine Allergie	Allergie	Zustand nach Verbrennung				
Keine and. Erkr.		Andere schwere Erkrankungen				
vorauss. Op.-Zeit < 120 Minuten	vorauss. Op.-Zeit 121 - 180 Min.	vorauss. Op.-Zeit > 180 Minuten				

Anzahl Pkt.

Risikogruppe	Pkt.	
I	0 -	1
II	2 -	3
III	4 -	7
IV	8 -	15
V	>	15

Tabelle 6. Zeitlicher Ablauf der praeop. Befunderhebung

bislang

```
                       Chirurg, Internist         Anaesthesist
Pat. → stat. Aufnahme__↓____________↓__________Befunde__↓____________ Op.
```

zukünftig

```
                       Chirurg   Internist  Anaesthesist
Pat. → stat. Aufnahme__↓_____________↓____________↓___________Befunde→ Op.
```

Tabelle 7. Zeitlicher Ablauf der praeop. Befunderhebung (amb. Op.)

```
bislang         Hausarzt
                    ↗                        Anaesthesist
Pat. → Ambulanz →  Internist → Wiederaufnahme ┴──────────→ Op.
                    ↘
      (Chirurg)    Andere
```

```
zukünftig                        Hausarzt
                                    ↗
Pat. → Ambulanz → Anaesthesist →  Internist → Wiederaufnahme → Op.
                                    ↘
      (Chirurg)                   Andere
```

Bei guter Kooperation von Chirurg, Internist und Anaesthesist wird es
auf den hier vorgeschlagenen Wegen möglich sein, dem Patienten bessere
Ausgangsbedingungen vor operativen Eingriffen zu verschaffen und damit
die Gefahren, die in einer unzureichenden präoperativen Befunderhebung
liegen, zum größten Teil auszuräumen.

Zusammenfassung

Eine sorgfältige und umfassende präoperative Befunderhebung muß in der
modernen Anaesthesiologie gefordert werden. Gewonnene Ergebnisse im
Rahmen eines anaesthesiologischen Dokumentationssystems weisen jedoch
darauf hin, daß in dieser Hinsicht zum Teil erhebliche Mängel bestehen.
Das Fehlen wesentlicher Befunde führt leicht zu Fehleinschätzung des
Patienten und bedingt dadurch eine erhöhte intra- und postoperative
Komplikationsquote. Diese Gefahrenquelle kann erfahrungsgemäß durch
rechtzeitiges Einschalten auch des Anaesthesisten vermindert werden.
Wege zum praktischen Vorgehen werden aufgezeigt. Die präoperativ vorliegenden Befunde sollten in ihrer Gesamtheit eine Risikoeinstufung
gestalten. Hierzu wird eine neuentwickelte präoperative Checkliste
vorgestellt, die eine Risikoeinstufung nach einem Punktsystem erlaubt.

Literatur

1. CLIFTON, B. S., HOTTEN, W. I. T.: Deaths associated with anaesthesia. Brit. J. Anaesth. 35, 250 (1963).

2. DINNICK, O. P.: Deaths associated with anaesthesia, Observations
   on 600 cases. Anaesthesia 19, 536 (1964).

3. EDWARDS, G. H., MORTON, H. J. v., PASK, E. A., WYLIE, W. D.:
   Deaths associated with anaesthesia. Anaesthesia 11, 194 (1956).

4. FISK, G. C.: The time factor in surgery. Med. J. Aust. 48, 703
   (1961).

5. FRASER, J. G., RAMACHANDRAN, D. R., DAVIS, H. S.: Anaesthesia and recent myocardial infarction. J. Amer. med. Ass. 199, 318 (1967).

6. GOLDSTEIN, A., KEATS, A. S.: The risk of anaesthesia. Anaesthesiology 33, 130 (1970).

7. HOWAT, D. D. C.: Cardiac disease, anaesthesia and operation for noncardiac conditions. Brit. J. Anaesth. 43, 288 (1971).

8. MAYRHOFER, O.: Operationsrisiken alter Menschen. Münch. med. Wschr. 112, 2071 (1970).

9. MOYER, C. A., KEY, J. A.: Estimation of operative risk in 1955. J. Amer. med. Ass. 160, 853 (1956).

10. NATOF, H. E., SADOVE, M. S.: Cardiovascular Collapse in the Operating Room. (J. B. Lippincott: Philadelphia 1958).

11. PRIBILLA, O.: Der Tod in der Narkose. Anaesthesist 3, 430 (1954).

12. SHELBY, E. A., LORHAN, P. H.: Age as a factor in mortality after cholecystectomy. Anesth. Analg. Curr. Res. 47, 733 (1968).

13. STAHLGREN, L. H.: An analysis of factors which influence mortality in extensive abdominal operations upon geriatric patients. Surg. Gynec. Obstet. 113, 283 (1961).

14. STEVENS, K. M., ALDRETE, J. A.: Anaesthesia factors affecting surgical morbidity and mortality in the elderly male. J. Amer. Geriat. Soc. 17, 659 (1969).

15. WILSON, E.: The time factor in surgery. Med. J. Aust. 48, 699 (1961).

Vortrag Nr. 125

The Anesthetic Management of Patients with High Aspiration Risk

By F. R. Brosch

Compared to other dreaded anesthetic complications the aspiration of stomach content appears to be the most completely preventable. Constant vigilance and a high index of suspicion are essential.

The so-called "safe interval" between last oral intake and the administration of anesthesia is often misjudged. Trauma as well as the onset of acute abdominal symptoms and labor will stop or delay the gastric emptying.

Recently the introduction of ketamine with its unique characteristics has led to the assumption that the maintenance of pharyngo-laryngeal reflexes would be adequate to prevent aspiration in the case of vomiting or regurgitation.

TAYLOR and TOWEY (1, 2) as well as DUNDEE and his group (3, 4) have shown that radiopaque material instilled into the pharynx of patients under ketamine anesthesia will in a large percentage lead to tracheal soiling demonstrable by X-ray.

The only safeguard against aspiration is the alertness of the anesthesiologist and a precisely planned and executed method of management.

I shall attempt to outline briefly the techniques employed at our institution.

Whenever possible regional anesthesia is the method of choice. When general anesthesia is indicated the anesthesiologist has the choice between "awake intubation" and the so-called "crash induction".

At this point I would like to list some of the advantages which the introduction of Innovar[R] (a combination of fentanyl and droperidol) has brought to the management of patients with high aspiration risk:

1. Analgesia and psychosedation with minimally impaired consciousness; patient remains responsive and cooperative (with few exceptions).

2. Incremental doses of Innovar will manifest pre-existing hypovolemia (alpha receptor blockade) and allow correction by rapid infusion before the next dose is given. Induction sequence can be stopped at any stage and can be tailored to the individual patient's response in contrast to an estimated dose of barbiturate.

3. Full stomach still present upon conclusion; patient awake before extubation (will breathe on command), minimal retching and vomiting, cordspasm or airway problems (e. g. multiple facial injuries, when application of mask not feasible, jaws wired together, etc.).

Many practitioners shy away from awake intubation for fear of "brutalizing" the patient. We have worked out a modified technique which has practically eliminated this objection.

Table 1. Modified Awake Intubation

1. Head-up or Fowler's Position (30 - 45°).
2. Start I. V. sedation with increments of Innovar (1 - 2 ml).
3. Check BP frequently and correct any significant drop with rapid infusion of balanced salt solution (e. g. lactated ringer's) before the next increment is given.
4. Spray gums, tongue and pharynx (not larynx!) with a suitable topical anesthetic.

Table 2. Modified Awake Intubation (continued)

5. Avoid loss of contact with the patient, encourage deep breathing.
6. Pass nasogastric tube to decompress stomach; never rely on "emptying".
7. Perform gentle laryngoscopy; if patient combative, desist immediately and supplement sedation. Never "brutalize" the patient.
8. If tube too large or exposure inadequate, desist and try smaller tube or different laryngoscope blade (or different anesthetist).

Table 3. Modified Awake Intubation (continued)

9. Repeat laryngoscopy and pass endotracheal tube (usually one size smaller than for elective case), inflate cuff immediately.
10. Attach anesthesia circuit and continue with anesthetic of choice; flatten table.
11. Adjust cuff pressure by slowly deflating until first leak is heard at peak inspiratory pressure, inflate 1 ml of air and clamp.
NB: If awake intubation is unsuccessful, switch to "Crash-Technique".

If awake intubation seems contraindicated or not advisable we procede
with an "Induction under Aspiration Precautions", a term preferable to
"Crash Induction". This, too, should not be undertaken without an
assistant. The steps are outlined in Tables 4, 5, and 6.

Table 4. Induction with Aspiration Precautions, So-Called "Crash" or
"Blitz" Technique

1. Head-up or Fowler's Position (30 - 45°)
2. Give fluids for correction of Hypovolemia
3. Aspirate nasogastric tube to decompress (not "empty") the stomach. Remove, if desired.
4. Apply mask and pre-oxygenate for at least 5 minutes, encourage deep breathing to keep PCO_2 slightly below normal.
5. Give 3 - 6 mg d-tubo-curarine (or 20 mg gallamine) to prevent succinylcholine induced fasciculations.

Table 5. Induction with Aspiration Precautions, So-Called "Crash" or
"Blitz" Technique (con't)

6. Give sleep dose of ultra-shortacting barbiturate, or ketamine (less likely to cause BP drop in poor risk patients).
7. Immediately apply cricoid pressure.
8. Follow with adequate dose of succinylcholine (80 - 100 mg)
9. Wait 60-90 sec for full relaxation to take place; too early laryngoscopy or insertion of oral airway may provoke retching and vomiting.
10. Avoid assisted ventilation to prevent inflation of stomach.

Table 6. Induction with Aspiration Precautions, So-Called "Crash" or "Blitz" Technique (con't)

11. Perform laryngoscopy and insert endotracheal tube (one size smaller than for elective case) with syringe already attached, inflate cuff immediately.
12. Resume ventilation and continue with anesthetic of choice. Flatten table.
13. Adjust cuff pressure by slowly deflating until first leak is heard at peak inspiratory pressure, inflate 1 ml of air and clamp.

Situations in which coughing and straining must be avoided are among those where the latter method appears preferable (See Table 7).

Table 7. "Crash"-Induction Generally Preferable to Modified Awake Intubation:

1. Obstetrical Anesthesia (avoid narcotic depression of the fetus).
2. Perforating eye injury.
3. Abdominal wound dehiscence.
4. Dissecting aortic aneurysm.
5. Intracranial hemorrhage.
6. Any acute "gallopping" emergency (e. g. profuse hemorrhage, etc.)

References

1. TAYLOR, P. A., TOWEY, R. M.: Depression of Laryngeal Reflexes During Ketamine Anaesthesia. Brit. Med. J. $\underline{2}$, 688 - 9 (1971).
2. TAYLOR, P. A., TOWEY, R. M., RAPPOPORT, A. S.: Further Work on the Depression of Laryngeal Reflexes During Ketamine Anaesthesia Using a Standard Challenge Technique. Brit. J. Anaesth. $\underline{44}$, 1163-8 (1972).
3. BOVILL, J. G., COPPEL, D. L., DUNDEE, J. W., MOORE, J.: Current Status of Ketamine Anaesthesia. Lancet $\underline{1}$, 1285-8 (1971).
4. CARSON, I. W., MOORE, J., BALMER, J. P., DUNDEE, J. W., McNABB, T. C.: Laryngeal Competence with Ketamine and Other Drugs. Anesthesiology $\underline{38}$, 128-33 (1973).

Vortrag Nr. 126

Aspirationsprophylaxe bei Narkoseeinleitung durch ventrikuläre Cardiablockade

Von K.-G. Pulver

Die Aspiration von Magen-Darm-Inhalt gehört noch immer zu den gefähr-
lichsten Komplikationen bei allen ·Narkoseverfahren, speziell während
der Einleitungsphase. Fällt der Pförtnermechanismus des Kehlkopfes
aus, so ist ein Verschlucken in die tieferen Luftwege möglich.

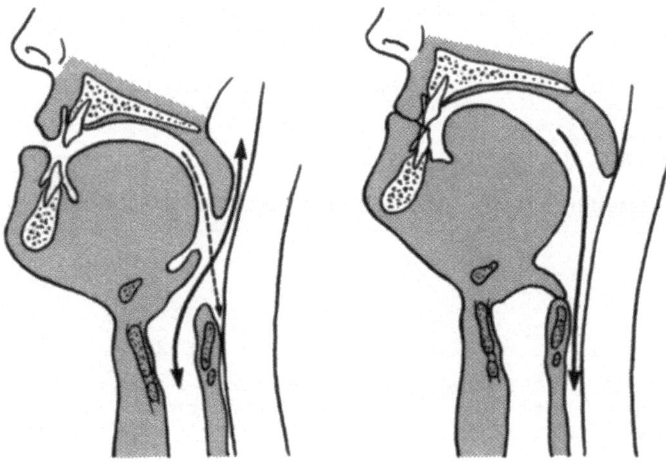

Abb. 1. Atem- (li) und Schluckakt (re) bei regulärem Reflexverhalten

In Abb. 1 sind die Verhältnisse beim regulären Atem- und Schluckakt
dargestellt. Ein Verschlucken in die Luftröhre wird normalerweise durch
Verschluß des Kehlkopfes durch den Kehldeckel - hauptsächlich durch
Hochziehen des Kehlkopfes -, ein Verschlucken in die Nase durch Anheben
des weichen Gaumens gegen den Schlund verhindert. Auf der linken Seite
ist der Atemakt, auf der rechten Seite der Schluckakt skizziert (4).

Beim regulären Erbrechen wird - wie beim regulären Schlucken - reflek-
torisch der gleiche Verschlußmechanismus zur Aspirationsprophylaxe be-
tätigt, wie dies auf der linken Seite der Abb. 2 zu sehen ist. Übri-
gens wird dabei - wie auch beim Schluckakt - die Atmung unterbrochen.
Beim intakten Reflexverhalten kommt im Erbrechen lediglich die Öffnung
des Mundes hinzu. Bei Störung der Reflexvorgänge, d. h. speziell bei
Störung der Schutzreflexe, kann es zur Aspiration kommen, wie dies auf
der rechten Seite der Abb. 2 zu sehen ist.

Im folgenden soll nun die Prophylaxe der Aspiration von Erbrochenem
behandelt werden; nicht eingegangen werden kann in diesem Zusammenhang auf die spezielle Problematik der Aspirationsverhütung von Stoffen aus dem Bereich der oberen Körperhälfte.

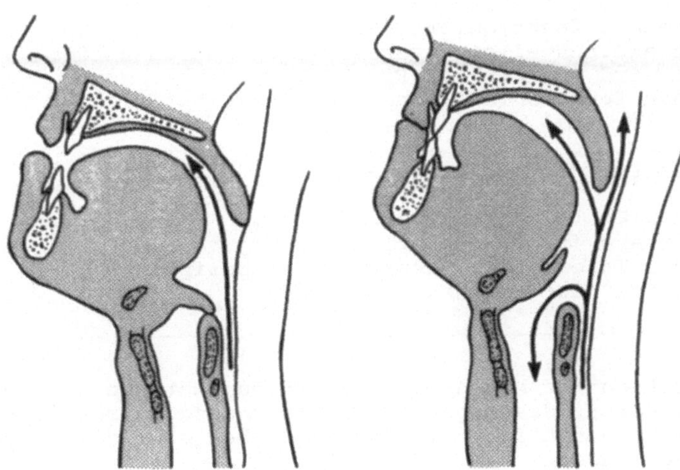

Abb. 2. Erbrechen bei normalem (li) und gestörtem (re) Reflexverhalten

Nach WIEMERS läßt sich etwa jeder 5. Anaesthesietodesfall auf eine of-
fensichtliche oder stille Aspiration zurückführen. Überhaupt nicht
recht zu eruieren ist die aspirationsbedingte Anzahl postnarkotischer
interkurrenter Lungenkomplikationen. Somit gehört die Aspirationsprophylaxe zu einer der vornehmsten Aufgaben des Anaesthesisten. Diese
Aufgabe ist im Grunde nur durch entsprechend sorgfältiges und aufmerk-
sames Arbeiten zu meistern. Voraussetzung für die Aspiration ist bei
unseren Betrachtungen das Erbrechen sowie die aufgehobene Schutzreflextätigkeit. Beim Erbrechen ist - je nach den auslösenden Mechanismen -
zu unterscheiden zwischen aktivem und passivem Erbrechen. Beide Arten
ereignen sich am häufigsten bei vollem oder übervollem Magen.

Auslösende Ursachen des Erbrechens sind im wesentlichen:

aktiv:	psychisch (z. B. durch Geruch von Narkosegasen)
	reflektorisch (z. B. durch Reizung des Rachens)
	zentralnervös (z. B. durch Hirndruck, Reizung des bulbären Brechzentrums)
passiv:	mechanisch (z. B. durch Überdruck im Magen)

Handelt es sich um dünnflüssigen Mageninhalt, so besteht die primäre
Gefahr hauptsächlich durch die Quantität des Erbrochenen; ist der Mageninhalt dagegen mehr breiig oder von festerer Art, so droht die primäre Gefahr mehr in Abhängigkeit von der Qualität des Erbrochenen.

Es sei erinnert an den Bolustod z. B. durch einen Apfelsinenschnitz,
der bei einem Kind die Bifurkation irreversibel blockierte (2). Bezüglich der zu empfehlenden Nahrungskarenz vor Einleitung einer Narkose
gibt es leider noch immer viele Unklarheiten. Betont sei hier, daß die
4 - 6-Stunden-Grenze jedenfalls nur eine Minimalforderung ist, und daß
namentlich nach Unfällen - mit durch Schmerz und Schock bedingtem Sistieren der Peristaltik - maßgeblich die Zeiten zwischen letzter Nah-
rungsaufnahme, Unfallereignis und notwendigem Operations- bzw. Narkosebeginn in Relation gebracht werden müssen (3).

Als Warnsymptome des aktiven Erbrechens gelten abrupte Bewegungen der
Bauchdecke, evtl. unterstützt durch Bewegungen der Hals- und Schulter-

muskulatur; das passive Erbrechen geschieht meist ganz ohne jegliche
Vorwarnung. Aktives Erbrechen funktioniert durch das Aufkommen von
antiperistaltischen Kontraktionswellen - vagal - sowie durch Betäti-
gung der Bauchpresse; so wird Mageninhalt Richtung Mundhöhle verschoben. Das passive Erbrechen funktioniert ohne jede Muskelaktivität.

Ursachen der verminderten oder aufgehobenen Schutzreflextätigkeit
sind im wesentlichen:

Reflexdämpfung durch Pharmaka (z. B. Narkotika und Adjuvantien)
Neurologische Ausfälle der Innervation, zentral oder peripher
Lokalanaesthesie des Pharynx oder Larynx
Apathie bzw. Marasmus

Die Prophylaxe der Aspiration von Magen-Darm-Inhalt besteht nun generell in weitgehender Entleerung des Magens sowie in Anwendung spezieller Narkosetechniken bzw. Adjuvantien, die das Erbrechen bzw. das
Verschlucken möglichst verhindern.

Zur Magenentleerung bedient man sich in der Regel eines Magenschlau-
ches. Zu bevorzugen ist ein Magenschlauch (6 mm Ø) mit aufblasbarem
Ballon dicht oberhalb des vorderen Endes, wie auf Abb. 3 zu sehen ist.
Diese Ballonsonde wird zunächst unaufgeblasen naso - pharyngo-oeso-
phageal - wie ein üblicher Magenschlauch - eingeführt; dabei sollte
man immer abwechselnd atmen und schlucken lassen.

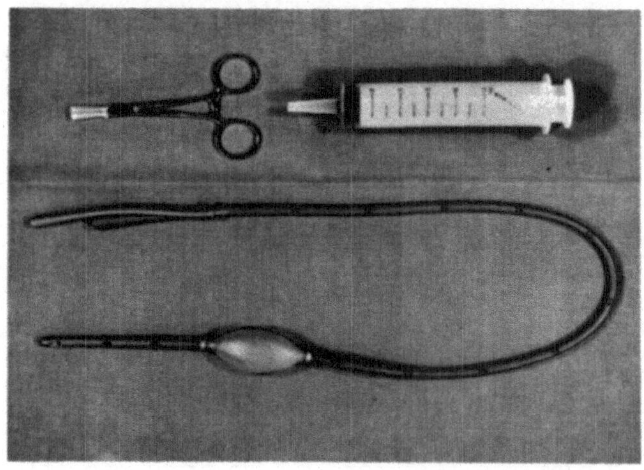

Abb. 3. Magenschlauch mit Ballon; Luftspritze und Klemme

Ist der Magenschlauch genügend weit eingeführt, wird der Ballon, der
natürlich vorher geprüft werden muß, möglichst prall aufgeblasen und
anschließend wird - nach weitgehendem Absaugen des Mageninhalts - der
Magenschlauch so weit wieder zurückgezogen, bis der pralle Ballon als
Tampon von der Ventrikelseite vor der Cardia liegt. Unter permanentem
elastischem Zug kann so eine ventrikuläre Cardiablockade erzeugt und
beliebig lange unterhalten werden, wie dies auf Abb. 4 demonstriert
wird. Danach kann man in Ruhe die Narkose beginnen und in konventioneller Weise intubieren.

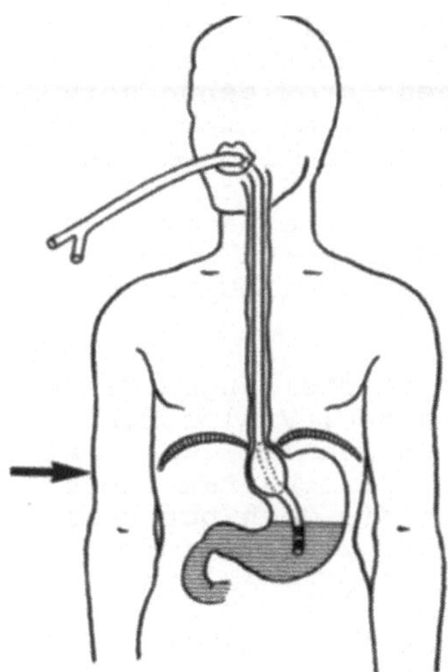

Abb. 4. Magenschlauch mit aufgeblasenem Ballon in situ

Zur möglichst schnellen Blockade des Endotrachealkatheters kann dieser nach einem Vorschlag von SMITHSON (6) im Bereich des Pilotballons vorgeblockt werden, wie dies in Abb. 5 dargestellt ist.

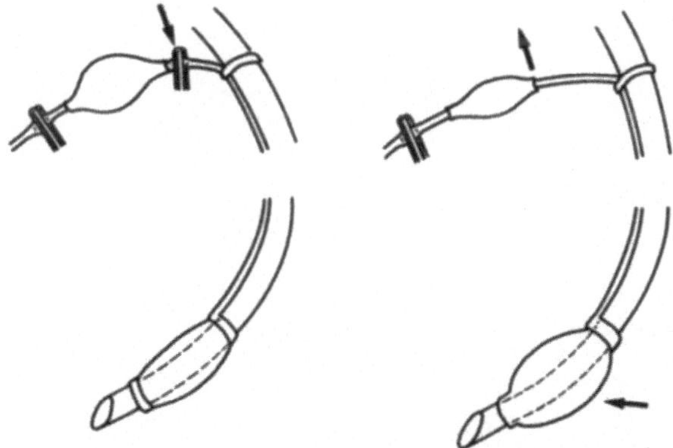

Abb. 5. Schnellfüllung des Tubenabdichtungsballons

Man füllt also zunächst isoliert den Pilotballon mit einer ausreichenden Menge Luft, die später, nach Freigabe der proximalen Abklemmung, schnell in den Abdichtungsballon einströmen kann.

Auf diese Weise hat man m. E. die sicherste Prophylaxe betrieben, da diese Methode, erstmalig von (2) veröffentlicht, die denkbar sicherste Aspirationsprophylaxe darstellt. Der Verfasser hat jedenfalls seit regelmäßiger Anwendung dieses Verfahrens bei über 300 aspirationsgefährdeten Patienten - in den letzten 12 Jahren - keine klinisch faßbare Aspiration von Magen-Darm-Inhalt mehr erlebt. Auch bei Kindern läßt sich das Verfahren anwenden; dann benutzt man am besten Katheter mit aufblasbarer Manschette nach FOLEY.

230

Es gibt nur eine Gefahr bei dieser Technik, nämlich die fehlerhafte
Anwendung derselben. Der Ballon muß unbedingt vor Gebrauch auf Zuverlässigkeit geprüft werden, und er muß entsprechend groß genug sein.
Ferner muß der zur Dauerabdichtung erforderliche permanente Zug tatsächlich für die Dauer der beabsichtigten Blockade fortlaufend, und
zwar elastisch, aufrechterhalten bleiben. Bei unnötig hohem Zug am
Katheter kann natürlich schon mal der Ballon durch eine maximal er-
schlaffte Cardia gezogen werden; dann reicht jedoch meist immer noch
die intraösophageale Blockade im Bereich einer der drei physiologischen Ösophagusengen aus.

Eigentümlicherweise bestehen in vielen Anaesthesieabteilungen keine
klaren Richtlinien bezüglich des Aspirationsschutzes. Vielerorts verläßt man sich auf die eigene Geschicklichkeit und Schnelligkeit beim
Intubationsmanöver. M. E. genügen jedoch diese Eigenschaften eines
Anaesthesisten in diesen Situationen nicht, sind sie doch nur unabdingbare allgemeine - jedenfalls als wünschenswert zu fordernde -
Voraussetzungen für eine erfolgreiche Tätigkeit.

Die generellen Regeln bezüglich der Vorbereitung einer Narkose sind
bei diesen Risikonarkosen in besonderem Maß zu beachten:

sorgfältiges Überprüfen des Narkosegerätes und Hilfsinstrumentariums;
speziell Bereitstellung eines funktionstüchtigen und leistungsfähigen
Absaugers;
Einrichtung eines guten venösen Zugangs;
spezielle Lagerung des Patienten.

Allerdings hat man sich auch über die Lagerung der Patienten noch immer nicht recht einigen können.

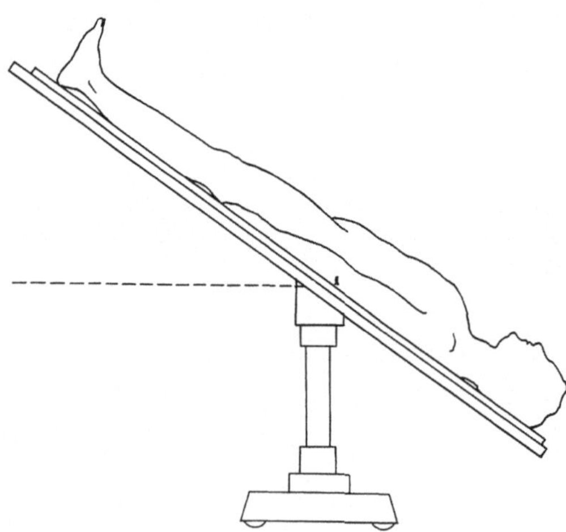

Abb. 6. Kopftieflagerung (Trendelenburg)

Als "klassiche Lagerung" (Abb. 6) wird die Kopftieflagerung - insge-
samt kopfwärts geneigte Schräglagerung des Patienten - empfohlen;
Neigungswinkel 30 - 40°. Dabei besteht jedoch erst nach kompletter
Relaxation ein ausreichender Schutz vor Aspiration.

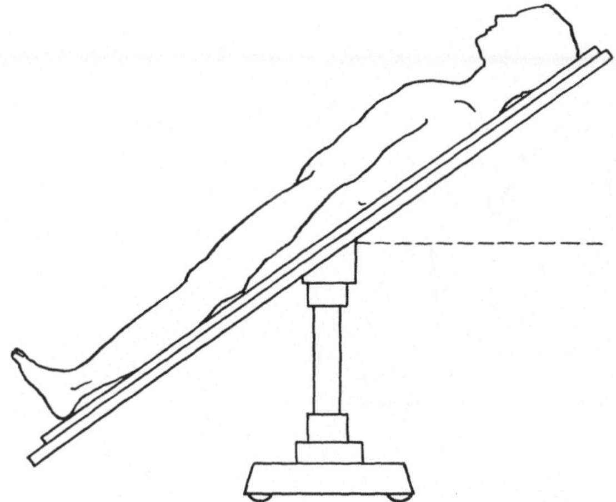

Abb. 7. Kopfhochlagerung (umgekehrter Trendelenburg)

Auch die "umgekehrte Trendelenburg-Lagerung" (Abb. 7) - insgesamt fuß-
wärts geneigte Schräglagerung des Patienten um 30 - 40° wird mancher-
orts angewandt. Befürworter dieser Lagerung begründen die besondere
Sicherheit dabei damit, daß auf diese Weise der Larynx sich etwa 20 cm
über der Cardiahöhe befindet und normalerweise - nach Relaxation - der
intragastrische Druck nicht über maximal 18 cm Wassersäule liegt. Aber
auch bei Anwendung dieser Methode besteht erst nach kompletter Relaxation ein hinreichender Aspirationsschutz.

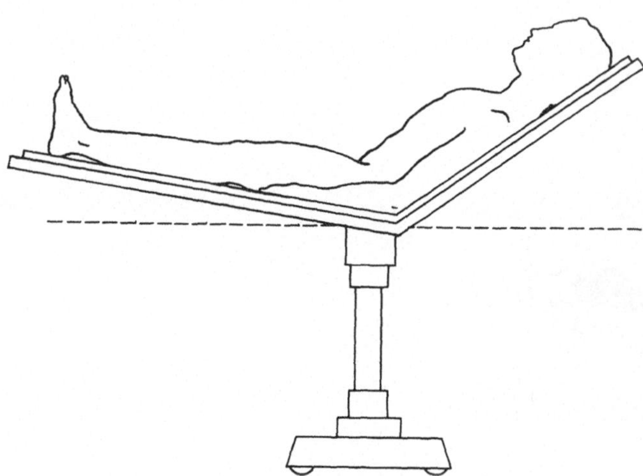

Abb. 8. Halbsitzende Lagerung

Die "halbsitzende Lagerung" (Abb. 8) stellt in gewisser Weise einen
Kompromiß dar. Gerade bei dieser Lagerung kann es jedoch durch Ab-
knicken des Bauches zu einem stark erhöhten Druck im Magenbereich mit
allen daraus resultierenden nachteiligen Folgen kommen.

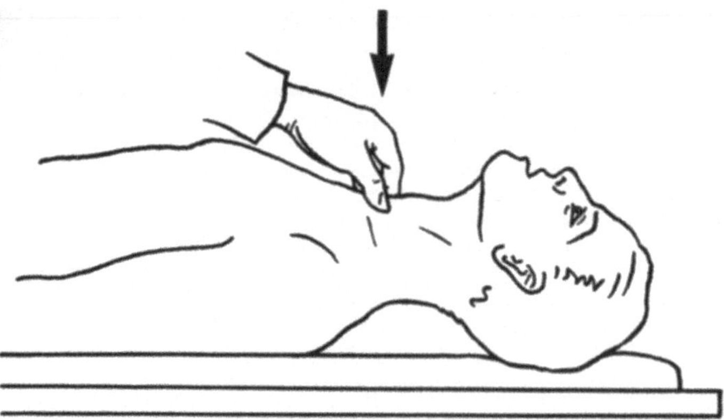

Abb. 9. Handgriff nach Sellick

Die von SELLICK (5) erstmalig empfohlene Kompression des Ösophagus
durch Druck auf den Ringknorpel Richtung Wirbelsäule (Abb. 9) verschließt den Ösophagus auch nicht immer sicher komplett, da dies ana-
tomisch nicht regelmäßig möglich ist. Bei etwas zu hoch angesetztem
Druck - also im Bereich des Schildknorpels - werden die Aspirations-
chancen im Gegenteil noch widersinnig verbessert, wie dies in Abb. 10
zu sehen ist.

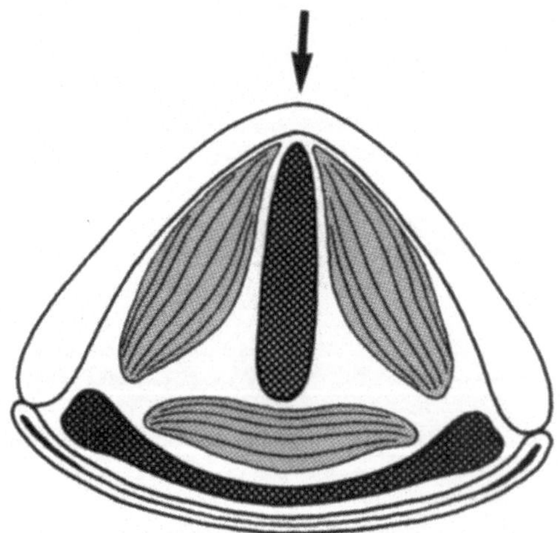

Abb. 10. Querschnitt des Kehlkopfes (7)

Die Intubation in Lokalanaesthesie ist aus technischen Gründen leider
auch nicht immer sicher - d. h. ohne Aspirationsgefahr - durchzuführ-
ren, speziell nicht bei verwirrten und unruhigen Patienten. In solchen
Fällen und überhaupt empfiehlt GEMPERLE (1) die NLA und Intubation ohne
Anwendung von Relaxantien im Wachzustand. Bei diesem Verfahren ist es
jedoch sehr schwierig, den richtigen Zeitpunkt zur Intubation nach Einleitung der NLA zu definieren, wovon aber entscheidend die Sicherheit
der Methode abhängt.

Es bleibt also die ventrikuläre Cardiablockade als die denkbar sicherste Methode übrig; eine gewisse Modifikation dieses Verfahrens stellt
die absichtliche Intubation des Ösophagus mit speziellen Ösophagus-
tuben dar, die ebenfalls einen aufblasbaren Ballon haben und geblockt
werden.

Die Propagierung der ventrikulären Cardiablockade erfolgt mal wieder,
weil dieses Verfahren - schon über 15 Jahre bekannt - nach Ansicht
des Verfassers zumindest zu wenig Verbreitung gefunden hat. Bei einer
Nachbestellung dieser Ballonsonden wurde festgestellt, daß der Haupt-
hersteller der Sonden diese nur noch auf besonderen Wunsch als Spezial-
anfertigung liefern kann, da dieser Artikel zu wenig bekannt und damit
zu wenig gefragt ist.

<u>Literatur</u>

1. GEMPERLE, M.: Anaesthesiolog. u. Wiederbelbg. <u>15</u>, 237 (1966).

2. HÜGIN, W.: Chir. Prax. <u>1</u>, 153 (1957).

3. PULVER, K.-G.: Der Chirurg, Unfallmed. Tg. Dortmund <u>5</u>, 133 (1968).

4. SCHNEIDER, M.: Verdauung. Einf. i. d. Physiologie d. Menschen,
   15. Aufl. Berlin: Springer-Verlag 1964.

5. SELLICK. B. A.: Lancet <u>II</u>, 404 (1961).

6. SMITHSON, R. P.: Brit. J. Anaesth. <u>37</u>, 550 (1965).

7. SPALTEHOLZ, W.: Kehlkopf. Handb. d. Anatomie d. Menschen, Bd. <u>3</u>
   Hirzel, S. Leipzig 1940.

8. WIEMERS, K.: Erbrechen u. Aspiration. Lehrb. d. Anaesthesiologie,
   Reanimation u. Intensivtherapie, 3. Aufl. Berlin: Springer-Verlag
   1972.

Vortrag Nr. 128

DER HALOTHANEGEHALT IM BLUT UND IN DER AUSATEMLUFT VON ANAESTHESISTEN.
EIN BEITRAG ZUR BESTIMMUNG DER MAXIMALEN ARBEITSPLATZ-KONZENTRATION
(MAK)

Von J. Eichler, D. Hanf und O. Pribilla

In zunehmendem Maße werden gesundheitliche Schäden diskutiert, die
durch moderne Inhalationsnarkotika .entstehen können. Dabei steht z. Z.
weniger die Toxizität bei einmaliger Applikation für Narkosen im Vordergrund, als die rein chronisch unterschwellige Inhalation durch das
Operationspersonal, insbesondere den Anaesthesisten. Die gesundheits-
schädigende Wirkung zahlreicher Halogene-Kohlenwasserstoffe ist bekannt. Deshalb wurden für einige dieser Verbindungen höchstzulässige
Maximale Arbeitsplatz-Konzentrationen (MAK) festgelegt.

Die MAK-Werte betragen u. a. für:

1. Chloroform	50 ppm = parts per million;	
		1 Vol% = 10 000 ppm
2. Dichloräthan	20 ppm	
3. Dichlortetrafluoräthan	1 000 ppm	
4. Difluordibrommethan	100 ppm	
5. Tetrachlorkohlenstoff	10 ppm.	

Bei Betrachtung dieser Aufstellung fällt der große Unterschied zwischen
den MAK-Werten auf.

Für die Inhalationsnarkotika Halothane und Methoxyfluran wurden MAK-
Werte bisher noch nicht bestimmt. - Die zulässige MAK beträgt für das
dem Halothane (Brom-chlortrifluoräthan) chemisch verwandten Tetra-
bromäthan = 1 ppm, für das dem Methoxyfluran (Dichlor - difluor - äthyl
- methyl - äther) ähnlichen, Dichlor- äthyl - äther = 15 ppm. Als An-
merkung sei erwähnt, daß in den USA die MAK für den Diäthyläther auf
400 ppm festgelegt wurde.

In der Bundesrepublik Deutschland wurde am 20.6.1968 die 7. Berufs-
krankheiten-Verordnung (7. BKVO) erlassen, in der u. a. bei den durch
chemische Stoffe verursachten Krankheiten Erkrankungen durch Fluor und
seine Verbindungen sowie durch Halogen-Kohlenwasserstoffe aufgeführt
sind. - Zu diesen chemischen Verbindungen gehören auch die Inhalationsnarkotika Halothane und Methoxyfluran. Zwar stimmen wir nicht mit MOESCH-
LIN überein, der die Toxizität des Halothanes der des Chloroforms gleich-
stellt, bei dem vor allem die Metaboliten toxisch wirken; jedoch erbrachten STIER und Mitarb. (1964) sowie COHEN und Mitarb. (1968) auch
den Nachweis der Metabolisierung des Halothanes in einer Höhe von 10 -
15 % der zugeführten Dosis. Als lebertoxische Abbauprodukte wurden gefunden: Trifluoracetaldehyd, Trifluoracetat und Trifluoräthanol. Es
erfolgt also offensichtlich eine Abspaltung von Chlor und Brom. Befrem-
den muß in diesem Zusammenhang die Mitteilung durch GRIMMEISEN, daß
halothanebedingte Leberschädigungen bei Anaesthesisten von internisti-
scher Seite weitgehend abgelehnt werden, während Schädigungen durch ha-
logenisierte Substanzen - entsprechend der Berufskrankheiten-Verord-
nung -   bei in der Industrie tätigen Personen, z. B. in Chemischen

Reinigungsanstalten, bestimmungsgemäß und ohne Schwierigkeiten anerkannt wurden.

Allerdings muß - wie schon erwähnt - festgestellt werden, daß bisher
weder für Halothane noch für Methoxyfluran eine MAK festgelegt wurde.
Dies war deshalb nicht möglich, da noch nicht bekannt ist, welche Konzentrationen der Narkosegase in welchem Zeitraum (Monate, Jahre?) mit
Wahrscheinlichkeit bleibende Schäden verursachen. Nur durch eine große
Zahl von Basisuntersuchungen, die technisch und zeitlich durchaus auf-
wendig sind, lassen sich Eckwerte für eine spätere Festlegung der MAK
gewinnen. Je länger man sich mit dieser Thematik befaßt, umso proble-
matischer erscheint es, bereits jetzt Grenzwerte festzulegen.

Bei unseren Untersuchungen im Rahmen einer Dissertation, aus der Teil-
ergebnisse vorgetragen werden, wurde der Halothanegehalt im Blut und
in der Ausatemluft gaschromatographisch bestimmt; beide Werte unmittelbar nach Beendigung der Narkosen, die Blutwerte noch 24 und 48
Stunden später. - Die Konzentrationsangaben erfolgen für Blut in g/
ml, für die Ausatemluft in ppm. Nach Mitteilung erfahrener Fachleute
ergibt die Umrechnung von g/ ml in ppm wegen des verschiedenen Aggre-
gatzustandes des Probenmaterials (Blut = flüssiges Gewebe: Luft) ir-
reale Werte.

Aus zeitlichen Gründen wird hier im Detail nur über unsere Untersuchungen der Ausatemluft berichtet.

Unsere Untersuchungsanordnung

Unmittelbar nach Beendigung einer oder mehrerer Narkosen blies der
Anaesthesist in ein Gasprobenrohr, eine sogen. "Gasmaus", mit einem
Fassungsvermögen von 200 ml. Aus dieser "Gasmaus" wurden, durch einen
Gummistopfen, mit Hilfe einer graduierten Spritze 20 ml entnommen und
in die 5 ml fassende Gasdosierschleife des Gaschromatographen gege-
ben (Abb. 1).

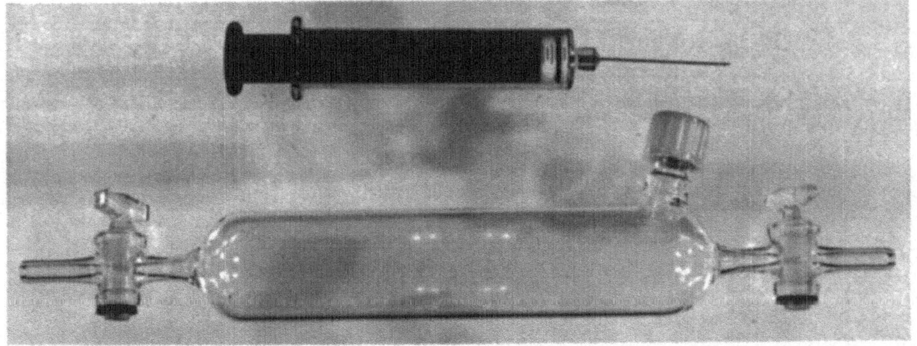

Abb. 1. Gasdosierrohr, sogen. "Gasmaus", mit 200 ml Fassungsvermögen
und graduierte Spritze mit einem Fassungsvermögen von 20 ml

Auf Details der Untersuchungen in Bezug auf die stationäre Phase in
der Kolonne, Trägergas, Flow, Temperaturen, Druck im Detektor und
Empfindlichkeit der Registrierung kann im Rahmen dieser kurzen Übersicht nicht eingegangen werden. - Erschwert und über Monate verzögert
wurden unsere Untersuchungen durch eine anfänglich starke Störanfällig-
keit des Gerätes und einen unbefriedigenden Service.

Zu unseren Ergebnissen

Bestimmt wurden die Werte in der Ausatemluft der Anaesthesisten nach
Intubations- und Masken-Narkosen im halbgeschlossenen System, außer-
dem nach Narkosen mit Hilfe der Nichtrückatmungssysteme nach KUHN und
DIGBY-LEIGH.

1. Intubation, halbgeschlossenes System; maschinelle Beatmung durch
   Dräger-Spiromat. Flow = 3 l (1 l O_2 : 2 l N_2O); Halothane-Konzentration durchschnittlich 1,0 Vol% (0,5 - 1,2 %)

   10 Untersuchungen

Narkosedauer		ermittelte Werte
a) 1,5 - 4	Stunden	= 4 - 6 ppm
b) 2	Stunden	= 22 - 38 ppm
c) 6,5	Stunden	= 38 ppm

   Die Geruchsschwelle für Halothane liegt bei 50 - 80 ppm.

2. Maskennarkosen, halbgeschlossenes System, Spontanatmung
   Flow = 3 - 6 l (1 - 2 l O_2 : 2 - 4 l N_2O)
   Halothane-Konzentration durchschnittlich 1,0 Vol% (0,5 - 1,2 %)

   6 Untersuchungen

Narkosedauer	ermittelte Werte
jeweils mehrere Narkosen	
bis zu einer Gesamtdauer	
von 4 Stunden	= 30 - 70 ppm

3. Narkosen bei Säuglingen mit Hilfe der Nichtrückatmungssysteme nach
   KUHN und DIGBY-LEIGH.
   Flow = 6 l /min (2 l O_2 : 4 l N_2O)
   Halothane-Konzentration durchschnittlich 0,8 Vol% (0,3 - 1,0 %)

   18 Untersuchungen

Narkosedauer	ermittelte Werte
a) 1 Stunde	35 - 138 ppm
b) 3 Stunden	385 ppm

   Bei Verwendung des Systems nach DIGBY-LEIGH

Wie zu erwarten war, ist die Halothaneaufnahme durch den Anaesthesisten
am niedrigsten bei Verwendung des halbgeschlossenen Systems und Intubation, am höchsten bei Verwendung eines Nicht-Rückatmungssystems. Zu
beobachten ist aber auch eine unterschiedliche Konzentration innerhalb
der einzelnen Gruppen.

Untersuchungsreihen, wie wir sie noch fortführen, können u. E. zwar
Beiträge im Hinblick auf eine festzulegende MAK darstellen, jedoch bei
der Vielschichtigkeit der noch offenen Problematik keine endgültigen
Aussagen machen. Dies wird erst über einen längeren Zeitraum hin möglich sein, wenn - leider - gesundheitliche Schäden bei Anaesthesisten
in Relation zur aufgenommenen Halothanemenge signifikant registriert
wurden.

Noch wichtiger als die Festlegung einer MAK erscheint uns aber die
Elimination sämtlicher Narkosegase, zumindest der Halogen-Kohlenwasserstoffe, aus der Operationssaalluft zu sein.

Folgende Maßnahmen sind möglich und z. T. auch schon technisch gelöst:
1. Absaugen der Ausatemluft des Patienten mittels:
   a) eines Ejektors (JÖRGENSEN, DRÄGER)
   b) einer Pumpe (OEHMIG)
   c) einer Zentralen Gasanlage (ZGA)

   Allerdings erscheint es uns problematisch, eine ZGA mit Gasen,
   gleich welcher Art, zu "verseuchen".

2. Narkotikafilter
   Diese sind zwar überall und sofort anwendbar, zu beachten ist hierbei jedoch, daß nach einer kontinuierlichen Betriebsdauer von 6 -
   8 Stunden das Filter abgesättigt ist oder spätestens nach 2 Tagen
   ausgewechselt werden muß, da Halothane innerhalb des Filters diffundiert. Sofern Halothane an der Austrittsseite des Filters durch Geruch wahrgenommen wird, liegt bereits eine hohe Durchtritts-Konzen-
   tration von mindestens 50 - 80 ppm vor (Abb. 2).

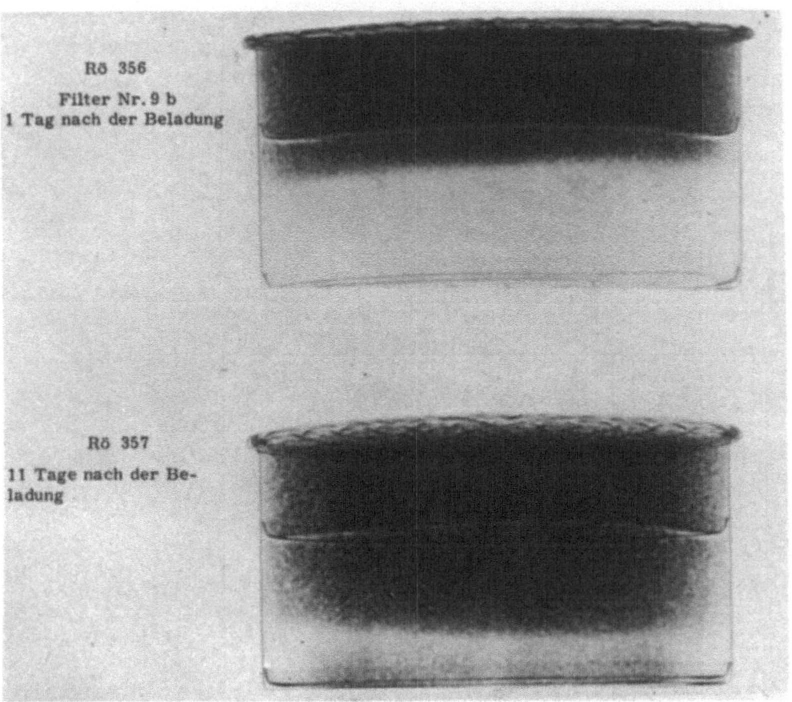

Abb. 2. Diffusion von Halothane innerhalb eines Filters. Röntgenauf-
nahme mit spezieller Technik

Zusammenfassung

Man sollte die Untersuchungen und Bewertungen über mögliche Schäden
durch Inhalationsnarkotika, insbesondere Halogen-Kohlenwasserstoffe,
sachlich und ohne die manchmal zu bemerkende "Nervosität" durchführen.

Aus Sicherheitsgründen entscheiden aber auch wir uns für eine völlige Elimination von Narkosegasen aus dem Operationssaal, denn die erhaltene Gesundheit ist sicher wertvoller als eine anerkannte Berufskrankheit.

Vortrag Nr. 129

VERGLEICHENDE TIEREXPERIMENTELLE UNTERSUCHUNGEN ÜBER DIE DOPAMIN-
WIRKUNG UNTER NORMALEN KREISLAUFBEDINGUNGEN UND IM HAEMORRHAGISCHEN
SCHOCK

Von A. Reinecke, J. W. Gethmann, W. Hess, D. Patschke, J. Tarnow und
J. B. Brückner

Einleitung

Dopamin ist eine Zwischenstufe in der Biosynthese des Noradrenalins
und besitzt α- und β-Rezeptoren stimulierende Eigenschaften. In niedriger Dosierung von etwa 2,5 µg/kg min Dopamin überwiegen die β-sti-
mulierenden Eigenschaften, während es oberhalb einer Dosis von 10 µg/
kg min zu einer stärkeren Stimulation der α-Rezeptoren kommt. In sehr
hoher Dosierung ähnelt Dopamin der Wirkung von Noradrenalin. Herzzeitvolumen und Kontraktilität steigen unter Dopamin dosisabhängig an, die
Herzfrequenz nimmt leicht zu (4, 15, 23, 25, 26, 34). Koronardurchblu-
tung und myokardialer Sauerstoffverbrauch werden unter Dopamin erhöht
(5, 6, 30).

Im Gegensatz zu anderen Katecholaminen führt Dopamin zu einer deutlichen Mehrdurchblutung der Nieren und des Splanchnikusgebietes, die
durch β-Rezeptorenblocker nicht aufhebbar ist (14, 31, 32, 33).

Dopamin wird wegen der Steigerungen des Inotropieparameters dp/dt max
und des Herzzeitvolumens bei gleichbleibendem oder abnehmendem peripheren Widerstand sowie wegen der spezifischen Umverteilung des Blutstroms für die Therapie des cardiogenen Schocks empfohlen (10, 13, 22,
35, 43). Im Endotoxinschock verhindert Dopamin das "Blut-pooling" im
Splanchnikusgebiet (20, 27, 39). Dagegen sind die Ansichten über den
therapeutischen Wert einer Dopaminbehandlung im haemorrhagischen Schock
noch geteilt. Während einige Autoren eine Besserung der Kreislaufsituation beobachteten, konnten andere keine Veränderungen im Schockablauf
feststellen (9, 11, 19).

Ziel unserer Untersuchungen war es, die Wirkung verschiedener Dopamindosen im progressiven haemorrhagischen Schock mit definiertem Schweregrad zu untersuchen. Dabei sollten insbesondere die Beeinflussung der
myocardialen Sauerstoffversorgung berücksichtigt und die unter normalen
Kreislaufbedingungen gewonnenen Ergebnisse mit den Befunden im haemorrhagischen Schock verglichen werden.

Methodik

Die Untersuchungen wurden an 9 nichtpraemedizierten Bastardhunden beiderlei Geschlechts bei einem Körpergewicht von 27 bis 37 kg durchgeführt. Zur Narkoseeinleitung erhielten die Tiere 3,0 mg/kg Piritramide
(Dipidolor[R]) intravenös. Nach Relaxierung mit 4 mg Diallylnortoxiferin
(Alloferin[R]) wurden die Tiere endotracheal intubiert und anschließend
mit Lachgas-Sauerstoff im Verhältnis 2 : 1 über einen Engström-Respirator (ER 300, Fa. LKB Medical, Stockholm) kontrolliert beatmet. Die
Normoventilation wurde durch fortlaufende Messung des endexspiratorischen CO_2-Gehaltes (Uras M der Fa. Hartmann & Braun, Frankfurt/M.) kontrolliert. Die Narkose wurde mit stündlichen Repetitionsgaben von Dipidolor (1 mg/kg) und Alloferin (0,1 mg/kg) aufrecht erhalten. Von Beginn der Entblutungsphase an erhielten die Tiere während des weiteren
Versuchsverlaufs keinerlei Anaesthetika und Muskelrelaxantien mehr zugeführt.

240

Nach entsprechender Präparation und röntgenologischer Kontrolle der
Lage der einzelnen zur Messung benötigten Katheter wurden folgende
haemodynamischen Parameter auf einem 8-Kanal-Direktschreiber (EK 21,
Fa. Hellige) kontinuierlich registriert: EKG, Drucke in der Aorta und
der Pulmonalarterie, zentralvenöser und enddiastolischer Druck im linken Ventrikel (Bell & Howell, L 4-327-L 223-Druckwandler), Druck im
linken Ventrikel über ein Mikrokathetertipmanometer (Millar PC 350),
die Druckanstiegsgeschwindigkeit dp/dt über einen RC-Differenzierver-
stärker und die Coronardurchblutung als Ausfluß aus dem Coronarsinus
mittels eines Coronarsinuskatheters nach BRETSCHNEIDER (24). Durch
einen Analog-Radizierverstärker (Fa. Gersing) wurden die Differenz-
drucke des Sinuskatheters direkt als Fluß angezeigt.

Intermittierend wurden folgende Parameter gemessen: Hb, arterielle
und coronarvenöse Sauerstoffsättigung mit einem CO-Oxymeter (I L -
Laboratories) sowie das HZV mit der Thermodilutionsmethode mittels
eines direktanzeigenden HZV-Gerätes nach SLAMA und PIIPER (Aug. Fischer KG, Göttingen) (17).

Aus den gemessenen Werten wurden folgende Größen bestimmt:

$$\text{peripherer Widerstand} = \frac{\overline{P}\text{art} - \overline{CVP}}{\text{HZV/kg}}$$

$$\text{Schlagvolumen} = \frac{\text{HZV/kg}}{\text{HF}}$$

arterio venöse Sauerstoffdifferenz =

$$S_{O_2art} \times Hb \times 1,37 - S_{O_2ven} \times Hb \times 1,37$$

Die Coronardurchblutung wurde auf 100 g linker Ventrikel normiert.
Den Coronarwiderstand errechneten wir nach folgender Formel:
Diastolischer Mitteldruck - zentralvenöser Mitteldruck dividiert
durch Coronardurchblutung pro min und 100 g linker Ventrikel.

Die Herzarbeit (HZV/kg $\cdot$ $\overline{P}_{syst}$) wurde als reine Druck-Volumen-Arbeit
aufgefaßt. Die Beschleunigungsarbeit, die bei kreislaufgesunden Hun-
den etwa 1 - 2 % ausmacht, wurde vernachlässigt.

Zur Errechnung des Wirkungsgrades der Herzarbeit wurde die Verdrängungs-
arbeit, die sich aus dem Produkt von systolischem Mitteldruck und Herzzeitvolumen pro 100 g linker Ventrikel ergibt, über das calorische Ener-
gieäquivalent in ml O_2/min 100 g umgerechnet.

Der Säure-Basen-Status wurde nach der Astrupmethode bestimmt. Abweichungen vom Normbereich korrigierten wir vor Versuchsbeginn, jedoch
in der hypovolämischen Phase und nach Retransfusion nicht mehr.

Die Versuchstiere wurden heparinisiert (Initialdosis 5 mg/kg, Repeti-
tionsdosis 2-stdl. 2 mg/kg). Während der etwa drei Stunden dauernden
Präparation erhielten die Tiere 500 ml 5%ige Laevulose mit 40 mval Ka-
liumlaktat infundiert.

Nach einer Kontrollregistrierung im Kreislauf-steady-state erhielten
die Tiere nacheinander 2,5 -, 5- und 10 µg/kg min Dopamin infundiert.
Nach jeweils 15 min wurde unter den einzelnen Dopamindosierungen das
Herzzeitvolumen, Hb, arterielle und coronarvenöse Sauerstoffsättigung
bestimmt. Dieses Vorgehen ist möglich, weil Dopamin wegen der kurzen
Wirkungsdauer nicht kumuliert.

Nach Rückkehr der haemodynamischen Parameter auf die Ausgangswerte
leiteten wir die hypovolämische Phase ein. Durch Entbluten mit einer
Geschwindigkeit von 100 ml/min wurde der arterielle Mitteldruck schnell
auf 35 mm Hg gesenkt und durch weiteren langsamen Blutentzug auf diesem
Niveau konstant gehalten. Die Tiere wurden im Mittel mit 38,2 ml/kg ent-
blutet. Von einem im Einzelversuch variierenden Zeitpunkt an ("Uptake-
Beginn") konnte der arterielle Mitteldruck nur noch durch langsame Retransfusion von Blut auf 35 mm Hg gehalten werden. Der Beginn des "Up-
takes" ist als Anfang des progressiven Schocks definiert. Die Nieder-
druckphase wurde so lange ausgedehnt, bis 25 % des maximalen Entblutungsvolumens auf diese Weise aus dem Reservoir zurückgegeben waren.
Sie dauerte im Durchschnitt 65 min. Die sich entwickelnde metabolische
Acidose war durch ein pH von 7,09 und durch einen BE von -18,5 ausgezeichnet. Zu diesem Zeitpunkt "25 % Uptake" ist ein definierter Schweregrad im progressiven haemorrhagischen Schock erreicht und es wurden
die restlichen 75 % des Entblutungsvolumens mit 100 ml/min schnell infundiert (7, 21, 37). Nach Retransfusion der Gesamtblutmenge stieg der
arterielle Mitteldruck zunächst auf etwa 100 mm Hg an und nahm dann als
Folge des vorausgegangenen Schocktraumas stetig ab. Es wurde gewartet,
bis der arterielle Mitteldruck 80 mm Hg betrug, was nach 20 - 30 min
der Fall war.

Dieser Zeitpunkt diente zur Bestimmung der Kontrollwerte im Schock. Anschließend wurde erneut Dopamin infundiert und zwar in einer Konzentration von 5 µg/kg min und anschließend von 10 µg/kg min jeweils über
30 min. Nach 15 und 30 min unter 5 bzw. 10 µg/kg min Dopamin wurden
Herzzeitvolumen, Hb, arterielle und coronarvenöse Sauerstoffsättigung
bestimmt. Da während der Entblutungsphase 3 Versuchstiere verstarben,
konnten die Untersuchungen im Schock nur an 6 Tieren durchgeführt werden.

Nach Ablauf des Versuchs wurden die Hunde getötet, die Lage des Coro-
narkatheters autoptisch verifiziert und durch Präparation und Wägen
das Gewicht des linken Ventrikels ermittelt.

Aus den gemessenen Parametern wurden die Mittelwerte und die Standard-
abweichungen der Mittelwerte berechnet. Die Zahlen sind in 2 Tabellen
aufgeführt.

Die Ergebnisse wurden mit dem t-Test für verbundene Stichproben auf
Signifikanz untersucht.

Ergebnisse

Über die Kreislaufsituation aller Versuchshunde im steady-state unter
Dipidolor-Lachgas-Sauerstoff-Narkose geben die Kontrollwerte Auskunft.
Die wichtigsten Parameter betragen im Mittel: Herzfrequenz 88/min,
HZV 121 ml/kg min, arterieller Mitteldruck 126 mm Hg, Coronardurch-
blutung 82,5 ml/100 g min, myocardialer Sauerstoffverbrauch 10,5 ml/
100 g min, arterio-coronarvenöse Sauerstoffdifferenz 13,5 Vol% und
dp/dt max 2111 mm Hg/sec. Die Herzarbeit wird mit $1,6 \cdot 10^4$ und der
Wirkungsgrad mit 24 % berechnet.

In der Abb. 1 ist die Wirkung verschiedener Dopamindosierungen anhand
von Originalregistrierungen eines einzelnen Versuches dargestellt. Unter Infusion von 2,5 µg/kg min fallen Frequenz, arterieller Druck und
Herzzeitvolumen etwas ab, unter 5 µg/kg min werden die Ausgangswerte
wieder erreicht und unter 10 µg/kg min steigen Frequenz, arterieller
Druck, Herzzeitvolumen, Coronardurchblutung und dp/dt max an, während
der enddiastolische Druck im linken Ventrikel abfällt.

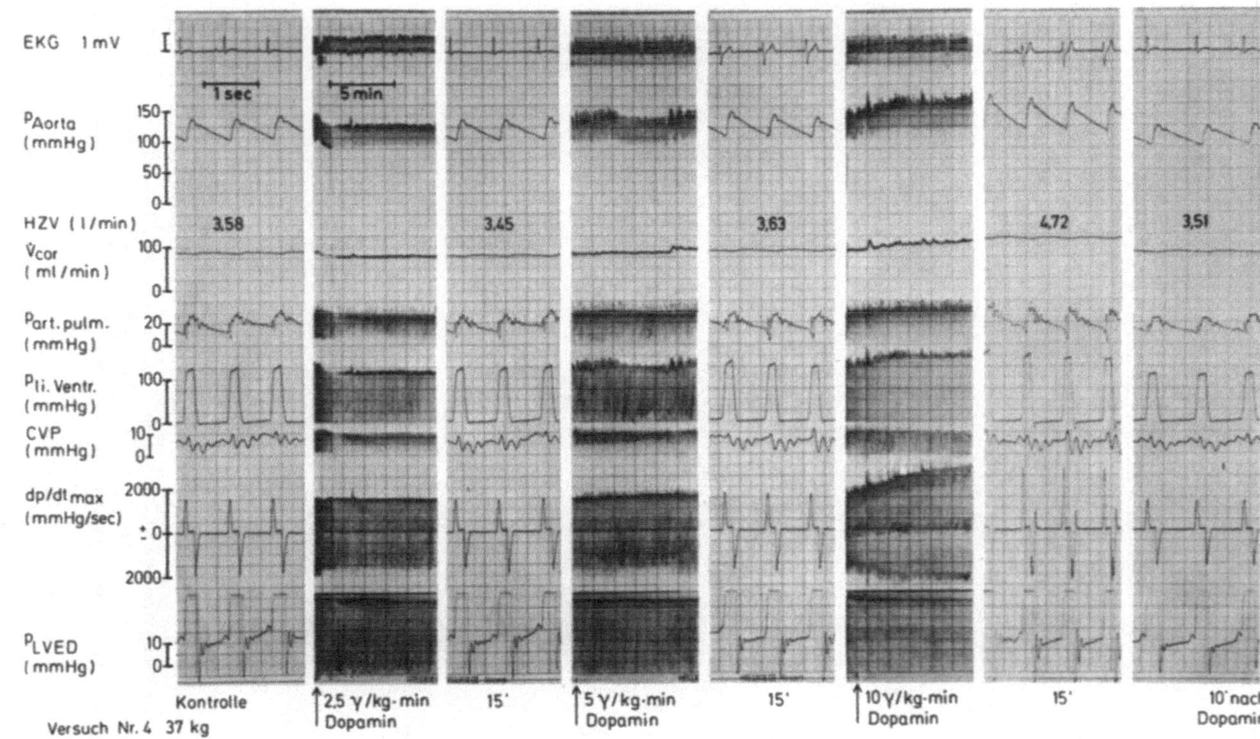

Abb. 1. Originalregistrierung, Versuch Nr. 4 (Gewicht des Hundes 37 kg), Auswirkungen einer Infusion von 2,5-, 5- bzw. 10 µg/kg min Dopamin jeweils über 15 min auf die Haemodynamik und die Coronardurchblutung, Registrierungen von oben nach unten: EKG, arterieller Druck, Herzzeitvolumen, Coronardurchblutung, Pulmonalarteriendruck, li. Ventrikeldruck, zentralvenöser Druck, Druckanstiegsgeschwindigkeit im li. Ventrikel (dp/dt), enddiastolischer Ventrikeldruck

Die Ergebnisse aus allen Versuchen sind in Abb. 2 als Mittelwerte mit
Standardabweichungen des Mittelwertes graphisch dargestellt. Erhebliche
Änderungen sind erst unter 10 µg/kg min Dopamin zu beobachten: Die Herz-
frequenz erhöht sich von 88 auf 94 Schläge pro Minute, wobei vereinzelt
Rhythmusstörungen in Form von AV Dissoziationen und ventrikulären Extra-
systolen auftreten.

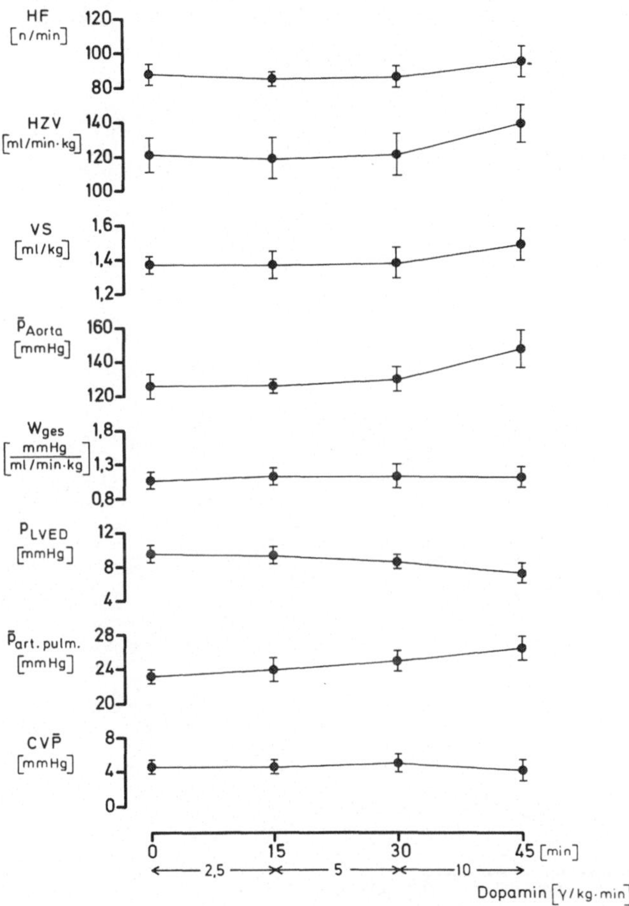

Abb. 2. Haemodynamische Veränderungen unter Dopamin bei normalen Kreislaufbedingungen, Infusion von 2,5-, 5- und 10 µg/kg min Dopamin, Parameter von oben nach unten als Mittelwerte mit Standardabweichung des
Mittelwertes: Herzfrequenz, Herzzeitvolumen, Herzschlagvolumen, arterieller Mitteldruck, Gesamtwiderstand, enddiastolischer linksventriku-
lärer Druck, Pulmonalarterienmitteldruck, zentralvenöser Mitteldruck

Herzzeitvolumen und Herzschlagvolumen steigen deutlich an. Die Zunahme
des Herzzeitvolumens um 11 % ist mit (p <0,0025) signifikant.

Bei gleichbleibendem peripherem Gesamtwiderstand steigen die Mittel-
drucke in der Aorta von 126 auf 147 mm Hg um 17 % und in der Arteria
pulmonalis von 23 auf 26 mm Hg um 11 % signifikant an (p <0,005 bzw.

p <0,01). Der zentralvenöse Mitteldruck ändert sich nicht, der enddiastolische Druck im linken Ventrikel nimmt von 10 auf 7 mm Hg signifikant ab (p <0,0025).

Wie aus der Abb. 3 ersichtlich, wird dp/dt max im linken Ventrikel
unter 10 µg/kg min Dopamin von 2111 auf 3500 mm Hg/sec um 65 % angehoben (p <0,0025). Die Coronardurchblutung steigt um 26 % signifikant
an (p <0,0125). Gleichzeitig ist der myocardiale Sauerstoffverbrauch
um 52 % von 10,5 auf 16 ml/100 g min erhöht, die arterio-coronarvenöse
Sauerstoffdifferenz wird daher um 1,7 Vol% größer. Der Coronarwiderstand sinkt um 6 % ab.

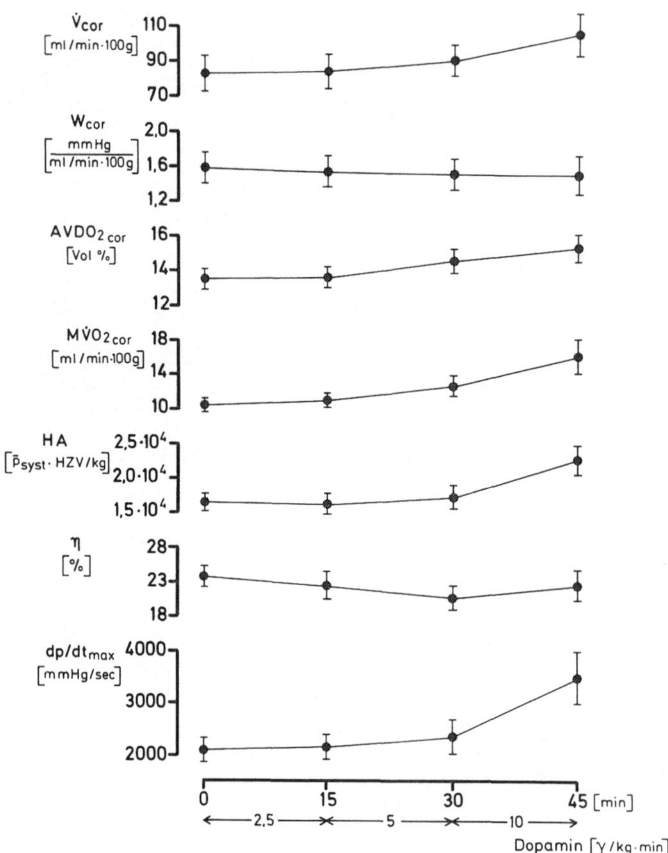

Abb. 3. Wirkung von 2,5-, 5- und 10 µg/kg min Dopamin auf die Sauerstoffversorgung des Myocards unter normalen Kreislaufbedingungen,
Mittelwerte mit Standardabweichung des Mittelwertes von oben nach
unten: Coronardurchblutung, Coronarwiderstand, arterio-coronarvenöse
Sauerstoffdifferenz, myocardialer Sauerstoffverbrauch, Herzarbeit,
Wirkungsgrad der Herzarbeit, Druckanstiegsgeschwindigkeit im li. Ventrikel (dp/dt)

Entsprechend der Zunahme des arteriellen Druckes und des Herzzeitvolumens vergrößert sich unter 10 µg/kg min auch die Herzarbeit um

35 % signifikant (p <0,0005), während sich der Wirkungsgrad der Herzarbeit nicht signifikant ändert.

In der Abb. 4 sind Originalregistrierungen von Kreislaufwirkungen unter Dopamin im progressiven haemorrhagischen Schock aufgezeichnet. Die
Kontrollwerte geben über die veränderte Kreislaufsituation Auskunft:
Herzfrequenz 133/min, Herzzeitvolumen 76,7 ml/kg min, arterieller Mitteldruck 81 mm Hg, Coronardurchblutung 63,8 ml/100 g min, myocardialer Sauerstoffverbrauch 9,25 ml/100 g min, arterio-coronarvenöse Sauerstoffdifferenz 13,8 Vol% und dp/dt max 1216 mm Hg/sec. Die Herzarbeit beträgt 6,6 · 10^3 und der Wirkungsgrad 10,4 %.

Wie aus der Abb. 5 ersichtlich, bleibt im Schock unter 5 µg/kg min
Dopamin nach 15 min die Herzfrequenz gleich, der arterielle Mitteldruck fällt bei konstantem peripherem Gesamtwiderstand signifikant
von 81 auf 70 mm Hg (p <0,025). Herzzeitvolumen und Herzschlagvolumen nehmen ab. Der zentralvenöse und der Pulmonalarterienmitteldruck
sowie der enddiastolische Druck im linken Ventrikel ändern sich kaum.

Unter 10 µg/kg min Dopamin wird nach 15 min die Herzfrequenz auf 149/
min erhöht, der arterielle Druck steigt um 7 mm Hg gering an, der periphere Gesamtwiderstand nimmt von 1,07 auf 1,4 mm Hg/ml/kg min um 29 %
zu, Herzzeitvolumen und Herzschlagvolumen fallen weiter ab.

Bei unveränderter Coronardurchblutung nimmt der Coronarwiderstand im
Schock unter 5 µg/kg min Dopamin nach 15 min signifikant ab (p <0,01)
(Abb. 6). Myocardialer Sauerstoffverbrauch, arterio-coronarvenöse Sau-
erstoffdifferenz und dp/dt max im linken Ventrikel ändern sich kaum.
Herzarbeit und Wirkungsgrad nehmen nicht signifikant ab.

Unter 10 µg/kg min Dopamin steigt dp/dt max nach 15 min signifikant
von 1210 auf 1950 an (p <0,05). Coronarwiderstand und Coronardurchblutung nehmen um 11 %, der myocardiale Sauerstoffverbrauch um 29 %
zu; die arterio-coronarvenöse Sauerstoffdifferenz wird von 13 auf
15 % vergrößert. Die Herzarbeit ändert sich kaum, der Wirkungsgrad
fällt von 9,5 auf 8 %.

Zwischen der 15. - 30. min unter Dopamin nehmen Herzzeitvolumen und
Herzschlagvolumen weiter ab. Die anderen Parameter verändern sich unter 5 µg/kg min nur unwesentlich. Unter 10 µg/kg min steigen jedoch
Herzfrequenz von 149 auf 164/min und peripherer Widerstand von 1,4
auf 1,76 mm Hg/ml/kg min um 26 % weiter an. Die übrigen Kreislaufgrößen zeigen zumeist eine fallende Tendenz, nur zentralvenöser und
enddiastolischer Druck steigen leicht an.

In der Abb. 7 wird die Wirkung des Dopamins auf den Kreislauf unter
normalen Bedingungen und im haemorrhagischen Schock vergleichend dargestellt. Unter Normalbedingungen steigen mit 10 µg/kg min Dopamin
Herzzeitvolumen, arterieller Druck, dp/dt max, Coronardurchblutung,
myocardialer Sauerstoffverbrauch und die Herzarbeit signifikant an,
peripherer Widerstand und Wirkungsgrad der Herzarbeit bleiben nahezu
unverändert.

Im Schock wird der periphere Widerstand unter 10 µg/kg min stark erhöht, dp/dt max, arterieller Mitteldruck, Coronardurchblutung, myocardialer Sauerstoffverbrauch und die Herzarbeit steigen weniger an,
während Herzzeitvolumen und Wirkungsgrad der Herzarbeit abfallen. Der
Coronarwiderstand nimmt mit 5 und 10 µg/kg min Dopamin unter Normalbedingungen etwas ab. Im Schock wird der Coronarwiderstand unter
5 µg/kg min signifikant erniedrigt und unter 10 µg/kg min steigt er
gering an.

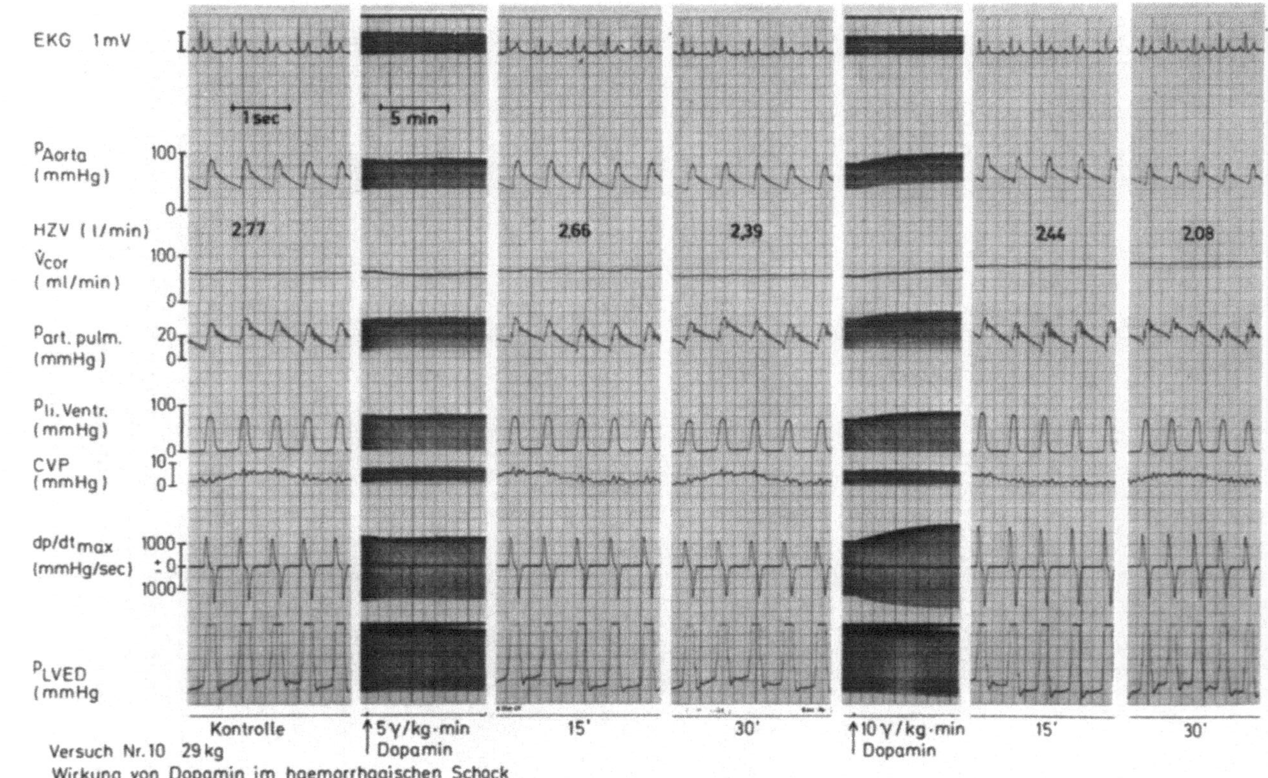

Abb. 4. Originalregistrierung, Versuch Nr. 10 (Gewicht des Hundes 29 kg), Auswirkung einer Infusion von 5- bzw. 10 µg/kg min Dopamin jeweils über 30 min auf die Haemodynamik im progressiven haemorrhagischen Schock, Registrierungen von oben nach unten: siehe Abb. 1

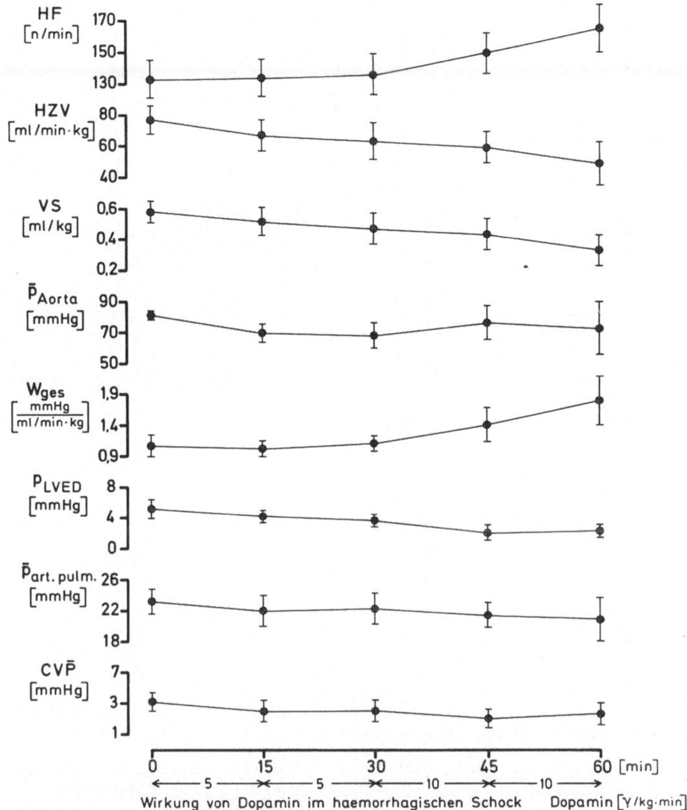

Abb. 5. Haemodynamische Veränderungen unter Dopamin im progressiven
haemorrhagischen Schock, Infusion von 5- bzw. 10 µg/kg min Dopamin
jeweils über 30 min, Kreislaufparameter als Mittelwerte mit Standardabweichung des Mittelwertes von oben nach unten: siehe Abb. 2

Diskussion

Unsere Ergebnisse zeigen, daß es bei normalem Kreislauf (Tabelle 1)
unter einer Dosis von 2,5 µg/kg · min Dopamin zu einer Abnahme der
Herzfrequenz und des Herzminutenvolumens kam, während unter 5 und 10
µg/kg · min das Herzminutenvolumen, der arterielle Druck, das Schlagvolumen, die Herzfrequenz, dp/dt max, Coronardurchblutung, myocardialer Sauerstoffverbrauch anstiegen, die arterio-coronarvenöse Sauerstoffdifferenz etwas größer wurde und der enddiastolische Druck im
linken Ventrikel abfiel. Der periphere Gesamtwiderstand und der Coronarwiderstand änderten sich kaum. Diese Befunde bestätigen die Berichte anderer Untersucher über die Kreislaufwirkungen von Dopamin
(4, 5, 6, 10, 23, 25, 26, 30, 34, 41). Nach dieser Literatur bewirkt
Dopamin im Dosisbereich bis etwa 10 µg/kg · min eine Stimulation der
α- und β-Rezeptoren. Erst oberhalb einer Dosis von 10 µg/kg · min
kommt es zu einem Überwiegen der α-Wirkung.

Die dosisabhängige Zunahme von dp/dt max unter Dopamin muß als echte
Inotropiesteigerung gewertet werden, weil durch den Anstieg des diastolischen Aortendruckes und der Herzfrequenz bei vermindertem end-
diastolischem Druck im linken Ventrikel die von uns beobachtete erhebliche Zunahme des Kontraktilitäsparameters allein nicht erklärt
werden kann (40).

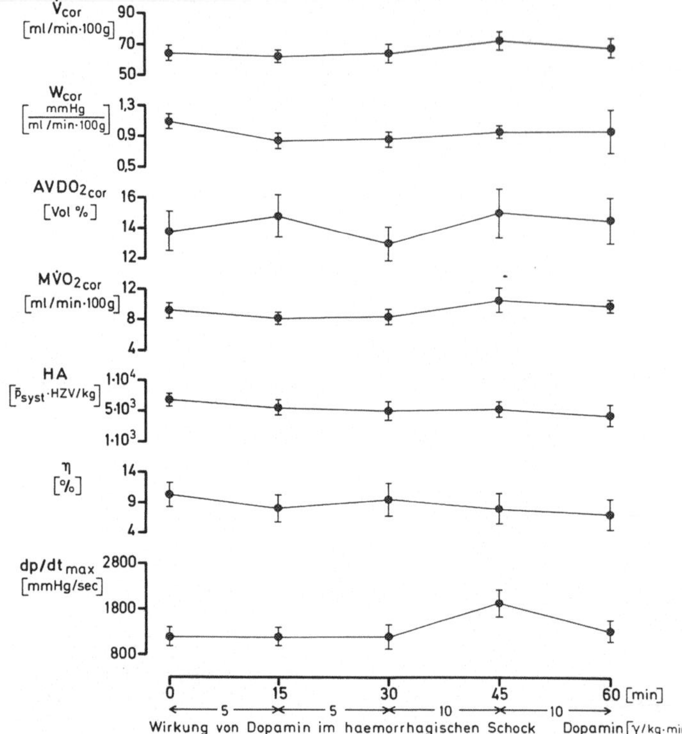

Abb. 6. Wirkung von 5- und 10 µg/kg min Dopamin auf die Sauerstoffversorgung des Myocards, die Herzarbeit und die Kontraktilität des li. Ventrikels im progressiven haemorrhagischen Schock, Parameter als Mittelwerte mit Standardabweichung des Mittelwertes von oben nach unten: siehe Abb. 3

In den von uns getesteten Dopamindosen konnte der erhöhte Sauerstoffbedarf des Myocards im wesentlichen durch eine Durchblutungssteigerung gedeckt werden. Allerdings stieg in unseren Versuchen der myocardiale Sauerstoffverbrauch dosisabhängig stärker an als die Coronardurchblutung. Die Sauerstoffextraktion, erkenntlich an der Abnahme der coronarvenösen Sauerstoffsättigung und der Zunahme der arteriocoronarvenösen Sauerstoffdifferenz, nahm leicht zu. Ein Mißverhältnis zwischen Sauerstoffbedarf und Sauerstoffangebot konnte jedoch statistisch nicht gesichert werden.

BAGWELL fand unter 5 µg/kg · min Dopamin eine Abnahme der Coronardurchblutung und des myocardialen Sauerstoffverbrauchs. Da bei seinen Untersuchungen die Herzfrequenz einen Ausgangswert von 152/min aufwies und der Sauerstoffverbrauch mit 16,1 ml/100 g Myocard sehr hoch lag, können diese Befunde nicht zur Interpretation der Kreislaufwirkungen von Dopamin bei normalen Kreislaufverhältnissen herangezogen werden. Während es bei BAGWELL nach Dopamin zu einer Frequenzabnahme und einer Verkleinerung des Aortendurchflusses kam, blieben in unseren Versuchen nach 5 µg/kg min Dopamin Herzfrequenz und Herzzeitvolumen im Vergleich zu den Ausgangswerten vor Dopamin unverändert bzw. stiegen im Vergleich zur 2,5 µg Dosis leicht an.

Im progressiven haemorrhagischen Schock (Tabelle 2) lagen vor der Applikation von Dopamin wesentlich andere Kreislaufbedingungen vor.

Tabelle 1. Dopaminwirkung unter normalen Kreislaufbedingungen

	Kontrolle $\overline{X}$; $s_{\overline{X}}$	2,5µg/kg min 15 min $\overline{X}$; $s_{\overline{X}}$	5µg/kg min 15 min $\overline{X}$; $s_{\overline{X}}$	10µg/kg min 15 min $\overline{X}$; $s_{\overline{X}}$
Hf (n/min)	88 ± 6	85 ± 4	86 ± 6	94 ± 9
HZV (ml/kg min)	121,3 ± 10,5	118,8 ± 12,1	120,8 ± 11,9	137,7 ± 11,1
Vs (ml/kg)	1,37 ± 0,05	1,37 ± 0,08	1,38 ± 0,09	1,48 ± 0,09
$\overline{P}$art (mm Hg)	125,88 ± 6,52	126 ± 4,1	130,22 ± 7,05	147,3 ± 10,57
Wges ($\frac{mm\ Hg}{ml/kg\ min}$)	1,07 ± 0,12	1,13 ± 0,13	1,13 ± 0,18	1,09 ± 0,16
LVEDP (mm Hg)	9,55 ± 1	9,33 ± 0,96	8,55 ± 0,88	7,22 ± 1,24
$\overline{P}$art pulm (mm Hg)	23,22 ± 0,79	24 ± 1,35	25 ± 1,24	26,44 ± 1,36
CVP (mm Hg)	4,55 ± 0,76	4,66 ± 0,88	5,0 ± 0,96	4,22 ± 1,2
Vcor (ml/min 100 g)	82,5 ± 9,8	84,1 ± 9,8	90 ± 8,8	104,6 ± 12,2
Wcor ($\frac{mm\ Hg}{ml/min\ 100\ g}$)	1,57 ± 0,19	1,54 ± 0,19	1,50 ± 0,18	1,48 ± 0,23
$AVDO_2$ cor (Vol %)	13,46 ± 0,59	13,63 ± 0,56	14,51 ± 0,67	15,2 ± 0,75
MVO_2 (ml/min 100 g)	10,48 ± 0,72	10,94 ± 0,87	12,6 ± 1,13	15,99 ± 2,0
Ha ($\overline{P}$syst. HZV/kg)	16642 ±1174	16273 ±1321	17353 ±1654	22492 ±1989
Wirkungsgrad (%)	23,71 ± 1,38	22,67 ± 1,91	20,64 ± 1,69	22,58 ± 1,93
dp/dt max (mm Hg/sec)	2111 ± 238	2183 ± 238	2388 ± 324	3500 ± 491

Die Herzfrequenz war erhöht, der Mitteldruck in der Aorta, Herzminutenvolumen, Schlagvolumen und dp/dt max waren erniedrigt. Trotz einer Abnahme der Herzarbeit bleibt die myocardiale Sauerstoffaufnahme gegenüber der Praeschockphase fast unverändert. Die starke Reduzierung des Wirkungsgrades der Herzarbeit zeigt die Insuffizienz der Energieversorgung des Myocards im Schock. Die Tachycardie bedeutet neben der Erhöhung des myocardialen Sauerstoffverbrauches eine Reduzierung der coronarwirksamen Diastolendauer. Die progressiv fortschreitende Senkung des Perfusionsdruckes läßt bald eine Reduzierung der Organperfusion und irreversible Schäden erwarten (18, 38). Vor der Dopaminapplikation war in unseren Versuchen somit die von GUYTON für den progressiven Schock beschriebene latente Herzinsuffizienz nachweisbar.

Eine Dopamininfusion von 5 µg/kg min im progressiven haemorrhagischen Schock führt zu einer Senkung des Aortenmitteldruckes sowie des Herz-

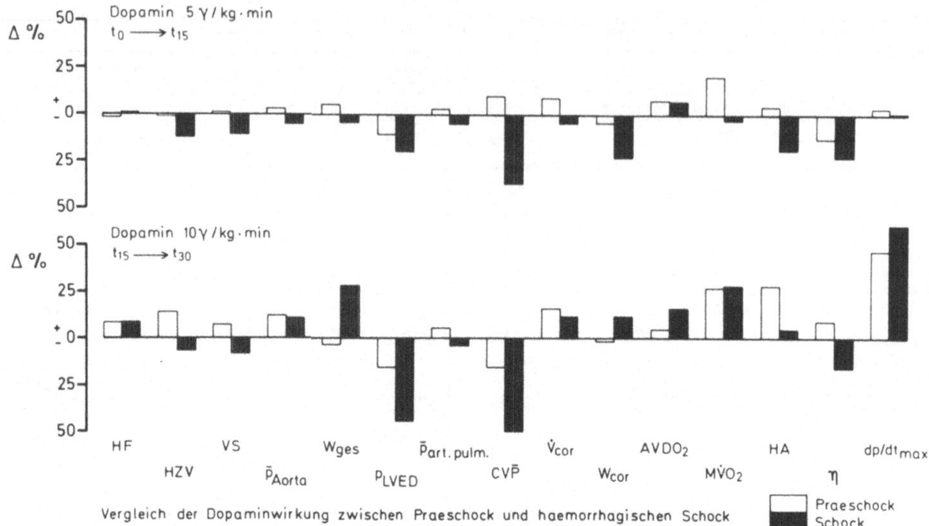

Abb. 7. Vergleich der Dopaminwirkung unter normalen Kreislaufbedingungen und im progressiven haemorrhagischen Schock; obere Abbildung: Unterschiede zwischen den Kontrollen und 15 min 5 µg/kg min Dopamin jeweils als Δ% für den Normalkreislauf und den Schock; untere Abbildung: Unterschiede zwischen 15 min 5 µg/kg Dopamin und 15 min 10 µg/kg Dopamin im Normalkreislauf bzw. 30 min 5 µg/kg Dopamin und 15 min 10 µg/kg Dopamin im Schock

zeitvolumens und Herzschlagvolumens. Die Herzfrequenz und der periphere Widerstand bleiben gleich. Der Coronarwiderstand nimmt ab. Die von uns beobachtete Senkung des Coronarwiderstandes nach Dopamin erreichte annähernd das gleiche Ausmaß wie die von GETHMANN unter maximaler Coronardilatation nach Adenosin im gleichen Schockmodell errechneten Werte. Es ist aber anzunehmen, daß die Abnahme des Coronarwiderstandes keine direkte Dopaminwirkung darstellt, sondern das Herz auf den gleichzeitig eintretenden Abfall des diastolischen Mitteldrucks mit einer Coronarerweiterung zur Sicherung der Sauerstoffversorgung reagiert.

Die Herzarbeit sinkt und da die myocardiale Sauerstoffaufnahme sich kaum veränderte, ergab sich letztlich eine Minderung des Wirkungsgrades der Herzarbeit.

Eine Dosis von 10 µg/kg min führt zu einer Steigerung der Herzfrequenz und des mittleren Aortendruckes. Der periphere Widerstand steigt an, die Coronardurchblutung und die myocardiale Sauerstoffaufnahme erhöhen sich; bei unveränderter Herzarbeit nahm der Wirkungsgrad der Herzarbeit von 9,5 auf 7 % ab.

Die nach der 10 µg/kg Dosis beobachtete Erhöhung des dp/dt max im Mittel von 1200 auf 1900 mm Hg/sec ist zu großen Teilen durch die Zunahme des afterloads und der Herzfrequenz zu erklären.

Eine günstige Beeinflussung der schlechten energetischen Situation des Herzmuskels im Schock wäre nur zu erreichen, wenn gleichzeitig die Frequenz gesenkt und der Aortendruck gleichbleibt oder ansteigt und wenn es gelingt, den Wirkungsgrad der Herzarbeit zu verbessern. Unter der Dopamininfusion wird bereits die vorhandene Coronarreserve voll ausgenutzt. Der Herzmuskel arbeitet hier an der Grenze zur Hypoxämie. Da das Myocard unter ischämischen Bedingungen den Sauerstoffbedarf nur

	Kontrolle $\overline{X}$; $s_{\overline{X}}$	15 min $\overline{X}$; $s_{\overline{X}}$	30 min $\overline{X}$; $s_{\overline{X}}$	15 min $\overline{X}$; $s_{\overline{X}}$	30 min $\overline{X}$; $s_{\overline{X}}$
HF (n/min)	132 ± 12	134 ± 12	136 ± 12	149 ± 13	164 ± 15
HZV (ml/kg min)	76,66 ± 8,54	67,45 ± 9,87	62,88 ± 11,62	58,75 ± 10,16	47,92 ± 13,98
Vs (ml/kg)	0,58 ± 0,07	0,52 ± 0,09	0,47 ± 0,1	0,43 ± 0,1	0,32 ± 0,1
$\overline{P}$art (mm Hg)	81 ± 3,41	70 ± 5,97	68,4 ± 8,44	75,66 ± 10,84	72,4 ± 16,69
Wges $\left(\dfrac{\text{mm HG}}{\text{ml/kg min}}\right)$	1,07 ± 0,18	1,03 ± 0,12	1,09 ± 0,13	1,4 ± 0,27	1,76 ± 0,4
LVEDP (mm Hg)	5,16 ± 1,19	4,16 ± 0,79	3,60 ± 0,81	2,0 ± 1	2,16 ± 0,83
$\overline{P}$art pulm (mm Hg)	23,16 ± 1,51	22 ± 1,93	22,2 ± 1,95	21,3 ± 1,52	20,8 ± 2,83
CVP (mm Hg)	3,16 ± 1,22	2,00 ± 1,31	2,0 ± 1,3	1,0 ± 1,29	1,6 ± 1,36
$\dot{V}$cor (ml/min 100 g)	63,86 ± 4,6	62,26 ± 4,02	63,52 ± 6,48	71,66 ∓ 5,71	67,4 ± 5,55
Wcor $\left(\dfrac{\text{mm HG}}{\text{ml/min 100 g}}\right)$	1,09 ± 0,1	0,84 ± 0,1	0,86 ± 0,09	0,96 ± 0,08	0,96 ± 0,25
AVDO$_2$ cor (Vol %)	13,82 ± 1,32	14,81 ± 1,37	12,98 ± 1,07	15,06 ± 1,56	14,48 ± 1,45
MVO$_2$ cor (ml/min 100 g)	9,25 ± 0,93	8,99 ± 0,39	8,33 ± 1,01	10,63 ± 1,53	9,76 ± 0,70
Ha ($\overline{P}$syst. HZV/kg)	6639 +963	5406 +1174	5108 +1533	5337 +1227	4377 +1756
Wirkungsgrad (%)	10,36 ± 1,9	8,05 ± 2,28	9,46 ± 2,82	7,98 ± 2,44	6,90 ± 2,47
dp/dt max (mm Hg/sec)	1216 +190	1216 ± 207	1210 ± 260	1950 ± 308	1530 ± 282

zu 70 % decken kann, ist schon bei einer weiteren geringeren Verschlechterung der gesamten Kreislaufsituation z. B. bei weiterer Senkung des
Aortendruckes und Erhöhung der Herzfrequenz mit einem Herzversagen zu
rechnen. So überrascht uns die Tatsache nicht, daß das Herz unter 10 μg/
kg min Dopamin nicht die gleiche Leistungssteigerung aufbringen konnte
wie unter normalen Kreislaufbedingungen und einige Tiere schon während
der 30 Minuten dauernden Infusion von 10 μg/kg min Dopamin ein Kreis-
laufversagen mit Abfall des arteriellen Mitteldruckes auf 30 bis 40 mm
Hg erlitten. Es konnten somit ähnliche Befunde erhoben werden, die andere Autoren bei Verwendung von Noradrenalin im Schock beschreiben
(1, 16).

Insgesamt kann nach unseren Ergebnissen davon ausgegangen werden, daß
die ungünstige energetische Situation des Herzmuskels im haemorrhagischen Schock durch Dopamin eher verschlechtert wird.

Bei unseren Untersuchungen ist allerdings davon auszugehen, daß das
Schocktrauma sehr schwer ist. DAGHER erzielte unter vergleichbar schweren Schockbedingungen ebenfalls keine günstige Beeinflussung der Kreislaufsituation. Es wäre aber durchaus denkbar, daß bei einem geringeren
Schocktrauma Dopamin günstiger wirkt. GIFFORD und CARVALHO berichten
so über gute Erfolge bei der Behandlung des haemorrhagischen Schocks
mit Dopamin bei einem leichteren Schocktrauma.

Der limitierende Faktor bei der Behandlung des progressiven haemorrhagischen Schocks mit Dopamin scheint an der energetisch schlechten Situation des Herzens zu liegen. Sowohl 5 als auch 10 μg/kg min Dopamin
konnten die latente Herzinsuffizienz im progressiven Schock nicht verbessern. Jene Eigenschaften des Dopamins wie z. B. die Zunahme des Herzzeitvolumens bei gleichbleibendem peripheren Widerstand, die kaum ansteigende Herzfrequenz, die Umverteilung des Blutstroms und die Ver-
hinderung des Blut-pooling im Splanchnikusgebiet, die beim cardiogenen
und endotoxinen Schock als günstig angesehen werden, scheinen im progressiven haemorrhagischen Schock nicht mehr zur Wirkung zu gelangen.

Zusammenfassung

Die Wirkung von 2,5-, 5- und 10 μg/kg min Dopamin auf die Haemodynamik
unter normalen Kreislaufbedingungen und im progressiven haemorrhagischen Schock wurde an 9 Bastardhunden untersucht. Es wurden folgende
Parameter gemessen und berechnet: Herzfrequenz, die Drucke in der Aorta, der Arteria pulmonaris, im rechten Vorhof, im linken Ventrikel,
der enddiastolische Druck im linken Ventrikel, die Druckanstiegsgeschwindigkeit dp/dt, Herzzeit- und Herzschlagvolumen, peripherer Widerstand, Coronardurchblutung, arterio-coronarvenöse Sauerstoffdifferenz, myocardialer Sauerstoffverbrauch, Coronarwiderstand, Herzarbeit
und Wirkungsgrad der Herzarbeit.

Unter normalen Kreislaufbedingungen wurden mit 2,5 und 5 μg/kg min
keine wesentlichen Kreislaufveränderungen beobachtet. 10 μg/kg min
Dopamin führen zu einem signifikanten Anstieg von Herzzeitvolumen,
arteriellem Druck, dp/dt max, Coronardurchblutung, myocardialer Sauerstoffaufnahme und der Herzarbeit.

Im haemorrhagischen Schock wurde nach 5 μg/kg min Dopamin lediglich
eine signifikante Abnahme des Coronarwiderstandes erreicht. Nach '
10 μg/kg min Dopamin stieg der periphere Gesamtwiderstand signifikant
an. Das Herzzeitvolumen fiel unter Dopamingabe weiter ab. Der schlechte Wirkungsgrad der Herzarbeit im haemorrhagischen Schock konnte nicht
verbessert werden.

Literatur

1. Van ACKERN, K., BRÜCKNER, U. B., HAKIMI, B., LEINBERGER, H., SCHMIER, J.: Irreversibler Schock durch Noradrenalin. Langenbecks Arch. Chir. Suppl. Chir. Forum 1972, 399 (1972).

2. BAGWELL, E. E., DANIELL, H. B.: Comparative effects of dopamine and norepinephrine on myocardial function and metabolism during experimental cardiogenic shock. J. Pharmacol. Exp. Ther. $\underline{173}$, No. 2, 357 (1970).

3. BLACK, W. L., ROLETT, E. L.: Dopamine induced alterations of left ventricular performance. Circ. Res. $\underline{19}$, 71 (1966).

4. BLACK, W. L., ROLETT, E. L.: Cardiovascular adrenergic activity of dopamine in the dog. Am. Heart J. $\underline{75}$, 233 (1968).

5. BROOKS, H. L., STEIN, P. D., MATSON, J. L., HYLAND, J. W.: Dopamine induced alterations in coronary hemodynamics in dogs. Circulat. Res. $\underline{24}$, 699 (1969).

6. BROOKS, H. L., STEIN, P. D., MATSON, J. L., HYLAND, J. W.: Effect of dopamine on coronary blood flow. Circulation $\underline{36}$, Supp. 2., 76 (1967).

7. BRÜCKNER, J. B., BRÜCKNER, U., EBERLEIN, H. J., GETHMANN, J. W., PATSCHKE, D., REINECKE, A.: Beeinflussung der Hypoxie-Toleranz im haemorrhagischen Schock durch Anaesthetika. In: Neuroleptanalgesie Ed. W. F. HENSCHEL, S. 5. Stuttgart - New York: F. K. Schattauer-Verlag 1972.

8. BUCHER, H. W., KROISS, G., STUCKI, P.: Über die Wirkung von Dopamin auf die Haemodynamik des linken und rechten Ventrikels. Schweiz. med. Wschr. $\underline{102}$, 414 (1972).

9. CARVALHO, M., VYDEN, J. K., BERNSTEIN, H., GOLD, H., CORDAY, E.: Hemodynamic effects of 3-hydroxytyramine (dopamine) in experimentally induced shock. Amer. J. Cardiol. $\underline{23}$, 217 (1968).

10. McCANNELL, K. L., McNAY, K. L.: Hemodynamic responses to dopamine and to isoproterenol following acute myocardial injury. Canad. J. Physiol. Pharmacol. $\underline{47}$, 25 (1968).

11. DAGHER, F. J., SEATON, J. F., HARRISON, T. S.: Lack of effect of dopamine in experimental hypovolemic shock. Surg., Gynec. a. Obstet. $\underline{131}$, 717 (1970).

12. DEDICHEN, H., SCHENK, W. G.: Hemodynamic effects of isoproterenol and noradrenalin in experimental shock. Acta Chir. Scand. $\underline{139}$, 213 (1973).

13. DÖRING, D., TRENCKMANN, H., URBASZEK, W.: Die kardiovaskulären Wirkungen von Hydroxytyramin (Dopamin) und ihre Bedeutung für die Therapie des kardiogenen Schocks beim Herzinfarkt. Zschr. inn. Med. $\underline{24}$, 881 (1969).

14. McDONALD, R. H., Jr., GOLDBERG, J. L., McNAY, J. L., TUTTLE, E. P., Jr.: Effects of dopamine in man: Argumentation of sodium excretion, glomerular filtation rate and renal plasma flow. J. Clin. Invest. $\underline{43}$, 1116 (1964).

15. McDONALD, R. H., GOLDBERG, L. I.: Analysis of the cardiovascular effects of dopamine in the dog. J. Pharmacol. Exp. Ther. $\underline{140}$, 60 (1963).

16. DRUCKER, W. R., WRIGHT, H. K.: The use of vasopressors in hemorrhagic shock. Shock and Hypotension - pathogenesis and treatment. Shock and Hypotension, the twelfth HAHNEMANN SYMPOSIUM edited by Mills., L. C., Moyer, J. H. New York and London: Grune and Stratton 1965.

17. GETHMANN, J. W.,HELLIGE, G., HENSEL, J., KNOLL, D., MARTEL, S.,
    BRETSCHNEIDER, H. J.: HZV-Messung nach der Methode von Slama und
    Piiper: besonders die Probleme der absoluten Eichung. Anäst. Inform.
    3, 96 (1972).

18. GETHMANN, J. W., BRÜCKNER, J. B., PATSCHKE, D., REINECKE, A.,
    TARNOW, J., STEINER, A.: Tierexperimentelle Untersuchungen über
    das Verhalten der Koronardurchblutung im haemorrhagischen Schock.
    Vortrag Jahrestagung der Deutschen Gesellschaft für Anaesthesie
    und Wiederbelebung, Hamburg 1972.

19. GIFFORD, R. M., McCANNELL, K. L., McNAY, J. L., HAAS, J. A.:
    Changes in regional blood flows induced by dopamine and by iso-
    proterenol during experimental hemorrhagic shock. Canad. J. Physiol.
    Pharmacol. 46, 847 (1968).

20. GUENTER, C. A.,HINSHAW, L. B.: Hemodynamic and respiratory effects
    of dopamine compared to norepinephrine and isoproterenol in septic
    shock in the monkey. Amer. J. Physiol. 219, 335 (1970).

21. GUYTON, A. C., CROWELL, J. W.: In: "Shock" S. 13. Ed- SG. Hershey,
    Boston: Little, Brown and Company 1964.

22. GOLDBERG, L. I., TALLEY, R. C., McNAY, J. L.: The potential role
    of dopamine in the treatment of shock. Progr. cardiovasc. Dis. 12,
    40 (1969).

23. HARRISON, D. C., PIRAGES, S., ROBINSON, S. C., WINTROUB, B. U.:
    The pulmonary and systemic circulatory response to dopamine infu-
    sion. Brit. J. Pharmacol. 37, 618 (1969).

24. HENSEL, J., BRETSCHNEIDER, H. J.: Pitot-Rohr Katheter für die fort-
    laufende Messung der Koronar- und Nierendurchblutung im Tierexpe-
    riment. Arch. Kreislauf. 62, 249 (1970).

25. HOLMES, J. C., FOWLER, N. O.: Direct effects of dopamine. Circu-
    lation Res. 10, 268 (1962).

26. HORWITZ, D., FOX, S. M., GOLDBERG, L. I.: Effects of dopamine in
    man. Circulation Res. 10, 237 (1962).

27. LANSING, E. J., HINSHAW, L. B.: Hemodynamic effects of dopamine
    in endotoxin shock. Proc. Soc. exp. Biol. 130, 311 (1969).

28. LOEB, H. S., WINSLOW, E. B. J., RAHIMTOOLA, S. H., ROSEN, K. M.,
    GUNNAR, R. M.: Acute hemodynamic effects of dopamine in patients
    in shock.Circulation 44, 163 (1971).

29. MARK, A. L.: Dopamine in hypotension and shock. J. Iowa Med. Soc.
    59, 522 (1969).

30. MAXWELL, G. M., ROWE, G. G., CRUMPTON, C. W., CLIFFORD, J. E.:
    Effects of 3-OH tyramine upon the systemic, pulmonary and coronary
    hemodynamics and metabolism of the intact dog. Pharmacologist 1,
    69 (1959).

31. MEYER, M. B., McNAY, J. L., GOLDBERG, L. I.: Effects of dopamine
    on renal function and hemodynamics in the dog. J. Pharmacol. Exp.
    Ther. 156, 186 (1967).

32. McNAY, J. L., GOLDBERG, L. I.: Comparison of the effects of dopa-
    mine, isoproterenol, norepinephrine and bradykinine on canine renal
    and femoral blood flow after POB. J. Pharmacol. Exp. Ther. 151,
    23 (1966).

33. McNAY, J. L., GOLDBERG, L. I.: Hemodynamic effects of dopamine
    in the dog before and after α-adrenergic blockade. Circulation
    Res. 18, (Suppl. I), 110 (1966).

34. RAMDOHR, B., BIAMINO, G., WARDA, H., SCHRÖDER, R.: Vergleichende
Untersuchungen über die Wirksamkeit von Dopamin und Orciprenalin
am gesunden Menschen: Einfluß auf die Haemodynamik und Herzkon-
traktilität. Zschr. F. Kreislauff. 61, 326 (1972).

35. RAMDOHR, B., SCHÜREN, K. P., BIAMINO, G., SCHRÖDER, R.: Der Einfluß von Dopamin auf Haemodynamik und Nierenfunktion bei der schweren Herzinsuffizienz des Menschen. Kli. Wschr. 51, 552 (1973).

36. REUTER, N., HEEG, E.: Dopamin, Noradrenalin und Noradrenalon.
Herz- und Kreislaufwirkungen vor und nach α-adrenerger Blockade.
Vortrag Pharmakologiekongreß Mainz, März 1973.

37. ROTHE, C. F.: Oxygen deficit in hemorrhagic shock in dogs. Amer.
J. Physiol. 214, 436 (1968).

38. ROTH, K.: Organstoffwechsel in Herz, Gehirn, Leber und Niere im
haemorrhagischen Schock. In: Schock S. 219, Stuttgart - New York:
F. K. Schatterauer Verlag 1970.

39. SHANBOUR, L. L., HINSHAW, L. B.: Cardiac and peripheral effects
of dopamine infusion in endotoxin shock in the dog. J. Pharmacol.
Exp. Ther. 170, 108 (1969).

40. TARNOW, J., SCHMICKE, P.: Derzeitige Möglichkeiten der Messung
der myokardialen Kontraktilität in der Anaesthesiologie und Intensivpflege. Z. prakt. Anaesth. 7, 347 (1972).

41. TARNOW, J., BRÜCKNER, J. B., EBERLEIN, J. J., PATSCHKE, D.,
REINECKE, A., SCHMICKE, P.: Experimentelle Untersuchungen zur
Beeinflussung der Haemodynamik in tiefer Halothannarkose durch
Dopamin, Glukagon, Effortil, Noradrenalin und Dextran. Anaesthe-
sist 22, 8 (1973).

42. THAL, A. P.: Shock - a physiologic basis for treatment. Year Book
Medical Publisher, Inc. P. 274, Chicago 1971.

43. TALLEY, R. C., GOLDBERG, L. I., JOHNSON, C. E., McNAY, J. L.:
Hemodynamic comparison of dopamine and isoproterenol in patients
in shock. Circulation 39, 361 (1969).

Vortrag Nr. 130

VOR- UND NACHTEILE DER STROMAFREIEN HÄMOGLOBINLÖSUNG BEIM HAEMORRHAGISCHEN SCHOCK: ERGEBNISSE TIEREXPERIMENTELLER UNTERSUCHUNGEN IM VERGLEICH MIT ALBUMIN UND BLUTRETRANSFUSION

Von H. Unseld, F. Brezger und R. Schorer

Die von BONHART (2) beschriebene stromafreie Hämoglobinlösung[+] erfüllt viele der Forderungen, die an einen künstlichen Blutersatz gestellt werden: Sie vermag die Blutviskosität zu senken (4, 8, 12), hat keinen Einfluß auf Blutgerinnung und Osmolarität (5), sie kann metabolisiert und eliminiert werden (11), die Nierenfunktion (1, 6, 9, 10) und der Säurebasenhaushalt werden nicht gestört (10). Der wichtigste Unterschied gegenüber den üblichen Plasmaersatzpräparaten besteht jedoch in der wesentlich höheren O_2-Kapazität der stromafreien Hb-Lösung. Wie Blut besitzt sie eine sigmoide O_2-Bindungskurve mit einem P_{50}-Wert von ca. 19 - 20 Torr, der somit etwas niedriger liegt als bei Blut (26 Torr). Sie erscheint daher durchaus geeignet, die Sauerstoffversorgung der Peripherie nach schweren Blutverlusten wiederherzustellen. Wir haben bei insgesamt 25 Minipigs in einem schweren haemorrhagischen Schock die Wirkung der stromafreien Hb-Lösung mit derjenigen einer Albuminlösung bzw. einer Blutretransfusion verglichen.

Methodik

In oberflächlicher Halothanenarkose und kontrollierter Beatmung (BENNETT MA 4, URAS-M), wobei der $PaCO_2$ etwa 35 Torr betrug, wurden nach entsprechender Vorbereitung die Ausgangswerte mehrerer Kreislaufgrößen und des Säurebasenstatus bestimmt. Die O_2-Sättigung wurde mittels Hellige-Oxymeter, der O_2-Druck polarographisch gemessen, der Sauerstoffgehalt des Blutes aus O_2-Sättigung und dem Hämoglobingehalt multipliziert mit 1,34 berechnet. Danach wurde durch arterielle Blutung der arterielle Mitteldruck auf 32 - 35 Torr gesenkt, wobei das mittels Thermodilution gemessene Herzzeitvolumen um mindestens 50 % des Ausgangswertes abnahm. Bei spontaner Erholung des Kreislaufes erfolgten weitere Blutentnahmen, um die erniedrigten Werte von arteriellem Mitteldruck und Herzzeitvolumen über drei Stunden konstant zu halten. Danach erhielten die Tiere eine dem entnommenen Blutvolumen entsprechende Menge der Testlösung infundiert: 10 Tiere erhielten die stromafreie Hb-Lösung, 9 Tiere 5%iges Humanalbumin und 6 Tieren wurde das vorher entnommene Blut, jetzt als ACD-Blut, retransfundiert.

Ergebnisse

Die prozentualen Veränderungen der wichtigsten Kreislaufgrößen sind in Abb. 1 dargestellt. Nach Infusion von Humanalbumin, beim haemorrhagischen Schock infundiert, wurde die Durchblutung am meisten gesteigert, das Herzzeitvolumen lag im Beobachtungszeitraum von 3 Stunden über den Ausgangswerten. Nach den beiden anderen Testlösungen, nach Blut und nach der stromafreien Hb-Lösung wurde das Herzzeitvolumen nach der Infusion eben normalisiert und fiel im weiteren Verlauf wieder ab. Der arterielle Mitteldruck dagegen konnte durch Humanalbumin nicht mehr genügend angehoben werden, es blieb eine beträchtliche Hypotonie bestehen. Die stromafreie Hb-Lösung dagegen verursachte vor

---

[+]Biotest-Serum-Institut, Frankfurt/M.

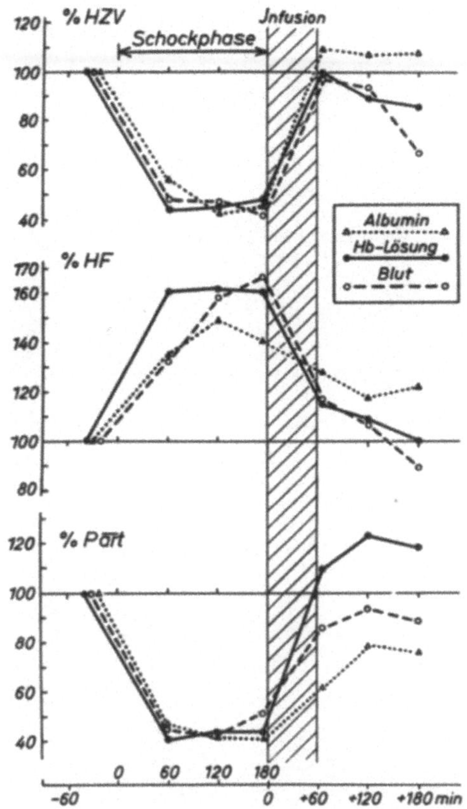

Abb. 1. Prozentuale Veränderungen des Herzzeitvolumens (HZV), der Herzfrequenz (HF) und des arteriellen Mitteldrucks (Part) im haemorrhagischen Schock und nach Infusion von Humanalbumin, stromafreier Hb-Lösung
oder einer Blutretransfusion

allem einen starken und anhaltenden Druckanstieg. Daraus errechnete
sich, zusammen mit dem leicht abfallenden Herzzeitvolumen, eine ganz
beträchtliche Zunahme des gesamten peripheren Widerstandes (Abb. 2).
Gleichzeitig nahm das Schlagvolumen wieder ab und führte bei annähernd
normaler Herzfrequenz zum Abfall des Herzzeitvolumens.

Nach Albumin hingegen fiel der periphere Widerstand stark ab, und blieb
niedrig und war wohl die Ursache der anhaltenden Hypotonie. Trotzdem
war die Durchblutung infolge Tachykardie gesteigert, allerdings nicht
ausreichend. Betrachten wir zunächst den Verlauf der Hämatokritwerte:
Albumin und die Hb-Lösung führten zu praktisch gleichen Hämatokrit-
werten, nämlich 17,2 und 17,3 %, also zum gleichen Verdünnungsgrad.
Nach Albumin ist diese Blutverdünnung auch nach 3 Stunden noch nachweisbar, nach der stromafreien Hb-Lösung nahm dagegen der Hämatokrit
wieder zu, zwar zahlenmäßig gering von 17,3 % auf 18,6 %, doch statistisch signifikant (t-Test und Wilcoxon). Die Hb-Lösung führte also
zu einer Haemokonzentration. Infolge ihrer relativ kurzen Halbwertszeit von 2 - 3 Stunden war die Hälfte des zugeführten Volumens wieder
aus der Zirkulation verschwunden, das Blutvolumen hatte wieder abgenommen. Dies entspricht unseren früheren Untersuchungen wie auch den
Ergebnissen von SIMMENDINGER (7) und SUNDER-PLASSMANN (8). Dieser

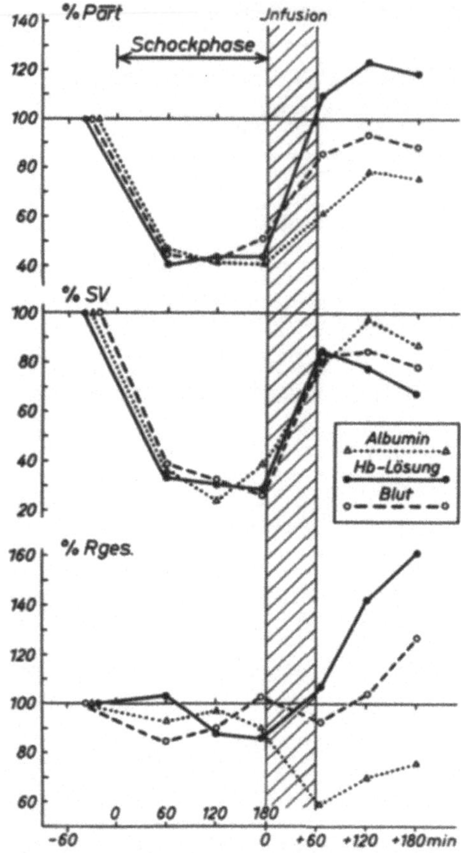

Abb. 2. Verhalten von arteriellem Mitteldruck (Part), Herzschlagvolumen (SV) und gesamtem peripherem Widerstand (Rges) im haemorrhagischen
Schock und nach Infusion von Humanalbumin, stromafreier Hb-Lösung oder
einer Blutretransfusion

Volumenverlust dürfte die Hauptursache des wieder abnehmenden Herzzeitvolumens sein, welches hier von 2,8 auf 2,3 L/min abfiel, während nach
Albumin sogar ein leichter Anstieg gemessen werden konnte.

Die berechnete Sauerstofftransportkapazität war nach Infusion der stromafreien Hb-Lösung trotz einer geringeren Durchblutung etwas höher als
nach Albumin, allerdings statistisch nicht signifikant infolge des höheren Hb-Gehaltes - es wurde ja Hämoglobin infundiert. Erst nach 3 Stunden, wenn die Hälfte des zugeführten Hämoglobins bereits aus dem Plasma
eliminiert war, bewirkte die Abnahme des Herzzeitvolumens auch eine
niedrigere Sauerstofftransportkapazität als nach Infusion von Albumin.
Die arteriovenöse Differenz des Sauerstoffgehalts des Blutes folgte
im wesentlichen den Veränderungen des Herzzeitvolumens, d. h. bei abnehmendem Herzzeitvolumen wurde die $avDO_2$ wieder größer, wodurch die
Sauerstoffaufnahme konstant gehalten werden konnte.

Ob nun die Sauerstoffaufnahme für alle Zellen ausreichend ist, kann
man bekanntlich, im Modell eines Kroghschen Gewebszylinders, am Sauerstoffdruck am venösen Ende der Kapillare erkennen. Fällt hier der

PO$_2$ unter einen kritischen Grenzwert ab, so ist der Diffusionsdruck für Sauerstoff nicht mehr groß genug, um auch die von der Kapillare entfernter liegenden Zellen zu erreichen, es besteht hier bereits eine Hypoxie. Auf den Gesamtorganismus bezogen, würde also der Sauerstoffdruck im venösen Mischblut der A. pulmonalis einen gewissen Anhalt über den Zustand der Sauerstoffversorgung ergeben. In der Abb. 3 ist im oberen Teil das Verhalten des PO$_2$v im venösen Mischblut dargestellt. Nur nach der Bluttransfusion bestand 3 Stunden später ein normaler, dem Ausgangswert entsprechender PO$_2$, während nach Albumin und nach der Hb-Lösung jetzt gleich stark erniedrigte Werte gefunden wurden. Sofort nach der Infusion wurde immerhin der Ausgangswert nach der stromafreien Hb-Lösung fast wieder erreicht, nach Albumin dagegen nicht. Im unteren Teil der Abb. 3 sind die pH- und Basenüberschußwerte ebenfalls im gemischtvenösen Blut dargestellt (die arteriellen Werte hatten denselben Verlauf). Hier zeigte es sich, daß die während des Schocks entstandene metabolische Azidose durch Blut und durch die stromafreie Hb-Lösung im Verlauf der Beobachtungszeit von 3 Stunden vollständig ausgeglichen wurde, während nach Albumin eine metabolische Azidose bestehen blieb.

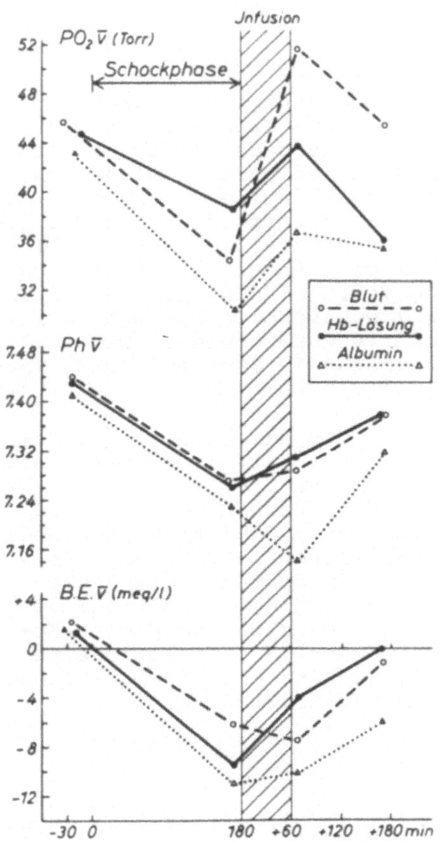

Abb. 3. Verhalten des Sauerstoffdrucks (PO$_2\bar{v}$), des pH-Wertes (pH$_{\bar{v}}$) und des Basenüberschusses (B.E.$\bar{v}$) im gemischtvenösen Blut der A. pulmonalis nach einem haemorrhagischen Schock und Infusion von Albumin, stromafreier Hb-Lösung oder einer Blutretransfusion

Daraus läßt sich folgern, daß beim schweren haemorrhagischen Schock durch Infusion von Humanalbumin das Herzzeitvolumen zwar über den Ausgangswert anstieg, daß aber trotzdem die Durchblutung nicht ausreichend gesteigert werden konnte, um den Sauerstoffbedarf mit Hilfe der noch vorhandenen Erythrozyten zu decken. Um dies bei dem kritisch niedrigen Hb-Gehalt von 5,3 g % zu erreichen, müßte das Herzzeitvolumen noch mehr gesteigert werden, was offensichtlich durch Albumin allein nicht erzeugt werden konnte. Die persistierende metabolische Azidose und der niedrige PO_2 im venösen Mischblut weisen darauf hin, daß noch ein Sauerstoffmangelzustand bestand, die Tiere wohl nie richtig aus dem Schock herausgekommen waren. Auch der weitere Verlauf sprach für diese Interpretation, da 2 Tiere schon innerhalb 1 Stunde, 4 Tiere innerhalb von 5 - 10 Stunden nach der Albumininfusion verendeten, und nur 3 Tiere langfristig überlebten.

Die Blutretransfusion auf der anderen Seite führte zu hohen PO_2-Werten im venösen Mischblut, hauptsächlich infolge der hohen Sauerstoffkapazität des Blutes, und zum Verschwinden der metabolischen Azidose. M. a. W., die Verhältnisse hatten sich wieder normalisiert und alle Tiere überlebten.

Die Infusion der stromafreien Hb-Lösung bewirkte ebenfalls eine völlige Korrektur der metabolischen Azidose, sowohl der pH-Wert als auch der Basenüberschußwert waren am Ende des Beobachtungszeitraumes von 3 Stunden von den Ausgangswerten nicht mehr signifikant verschieden. Der PO_2 im venösen Mischblut erreichte sofort nach der Infusion der Hb-Lösung den Ausgangswert, fiel aber im weiteren Verlauf wieder ab. Dies bedeutet, daß durch die Infusion der Hb-Lösung der Kreislauf seine eigentliche Funktion, die ausreichende Sauerstoffversorgung der Peripherie, auch ohne exzessive Steigerung des Herzzeitvolumens erfüllen konnte. Erst nach Ablauf von 3 Stunden kam es infolge der relativ raschen Elimination des Hämoglobins und dem damit einhergehenden Volumenverlust zu einem kritischen Abfall des gemischtvenösen PO_2 und damit begann auch die Sauerstoffversorgung wieder unzureichend zu werden. 8 von 10 Tieren verendeten innerhalb der ersten 12 Stunden, nur 2 Tiere überlebten.

Zusammenfassend ließ sich somit feststellen, daß die stromafreie Hb-Lösung beim haemorrhagischen Schock initial mehr zur Sauerstoffversorgung der Pheripherie beitrug als Humanalbumin. Da dieser günstige Effekt etwa nach 3 Stunden wieder nachläßt, müßte dann eine endgültige Therapie in Form einer Bluttransfusion einsetzen. Geklärt werden sollte die Frage, ob auch durch wiederholte Infusionen stromafreier Hb-Lösung oder durch Kombination mit Plasmaersatzpräparaten die Sauerstoffversorgung der Peripherie auch über einen längeren Zeitraum gewährleistet werden könnte. Da seit Abschluß dieser Versuche eine Erhöhung des P_{50}-Wertes der stromafreien Hb-Lösung (3) und somit eine weitere Funktionsverbesserung möglich ist, scheint die Verwirklichung der Idee eines "idealen" Blutersatzes näher gerückt zu sein.

Literatur

1. BIRNDORF, N. J., LOPAS, H.: Effects of red cell stroma-free hemoglobin solution on renal function in monkeys. J. Appl. Physiol. 29, 573 - 578 (1970).

2. BONHARD, K.: Preparation and examination of an infusable hemoglobin solution. In: H. MARTIN, L. NOWICKI: Synthese, Struktur und Funktion des Hämoglobins. S. 285, München: J. F. Lehmann 1972.

3. BONHARD, K.: Persönliche Mitteilung.

4. COKELET, G. R., MEISELMANN, H.: Rheological comparison of hemoglobin solutions and erythrocyte suspensions. Science 162, 275 -
   277 (1968).

5. RABINER, S. F., HELBERT, J. R., LOPAS, H., FRIEDMAN, L. H.: Evaluation of stroma-free hemoglobin solution for use as a plasma
   expander. J. exp. Med. 126, 1127 - 1142 (1967).

6. RELIHAN, M., LITWIN, M. S.: Effects of stroma-free hemoglobin
   solution on clearance rate and renal function. Surgery 71, 395 -
   399 (1972).

7. SIMMENDINGER, H. J., HERRMANN, R., LÖBELENZ, J., RÜCKER, U.:
   Tierexperimentelle Untersuchungen zur Wirkung einer stromafreien
   Hämoglobinlösung im haemorrhagischen Schock. Jahrestagung der
   DGAW 1972, Hamburg.

8. SUNDER-PLASSMANN, L., JESCH, F., DEIFERT, J., GROHMANN, W.,
   MESSMER, K.: The hemodynamic and hemorrheological effects of a
   stroma-free hemoglobin solution. Preliminary report. 7. International Conference of the European Society for Microcirculation,
   Aberdeen 1972.

9. UNSELD, H.: Der Einfluß einer stromafreien Hämoglobinlösung auf
   den Kreislauf und die Nierenfunktion im haemorrhagischen Schock.
   Langenbecks Archiv Chir. Suppl. Chir. For. 1972, S. 403 - 406.

10. UNSELD, H.: Der Einfluß einer stromafreien Hämoglobinlösung auf
    den Kreislauf, die Sauerstoffaufnahme und die Nierenfunktion von
    Zwergschweinen. Im Druck. (Anaesthesiologie und Wiederbelebung).

11. UNSELD, H., KLUMPP, F., HEMPEL, V., ANGER, H., BONHARD, K.: Ganz-
    körperszintigraphische Untersuchungen zur Frage der Verteilung
    und Elimination von infundiertem [131]Jod-Hämoglobin. In Vorbereitung.

12. USAMI, S., CHIEN, S., GREGERSEN, M. J.: Hemoglobin solution as a
    plasma expander: Effects on blood viscosity. Proc. Soc. Exper.
    Biol. Med. 136, 1232 - 1235 (1971).

Vortrag Nr. 131

Untersuchung über die Wirkung von Hydroxyäthylstärkelösung auf
Kreislauf und Nierenfunktion von hypovolämischen Patienten

Von V. Hempel, G. Metzger, H. Unseld und R. Schorer

Die Behandlung einer Hypovolämie mit Plasmaersatzstoffen zielt auf
eine Normalisierung der Kapillardurchblutung und eine Wiederherstellung der Kompensationsfähigkeit des Kreislaufs hin. Die Verbesserung
der Kapillardurchblutung ist durch zwei Mechanismen erklärbar:

1. Gesteigerter venöser Rückfluß bessert die diastolische Füllung der
   Ventrikel und erhöht somit das Schlagvolumen. Nach dem Straub-Star-
   ling-Mechanismus arbeitet das Myokard mit erhöhter Faservorspan-
   nung ($\underline{4}$). Der dadurch erhöhte Perfusionsdruck führt zur Steigerung
   der Perfusion.

2. Senkung des Hämatokritwertes und evtl. der Plasmaviskosität bewirkt
   eine Verminderung des Kreislaufwiderstandes, eine Verminderung der
   zur Vermeidung der Stase in den Kapillaren und postkapillaren Venolen erforderlichen Scherkräfte und eine Verminderung des enddiastolischen Restblutes im Ventrikel ($\underline{3}$).

Beide Mechanismen führen zu einer Erhöhung des Herzzeitvolumens, der
gesteigerte venöse Rückfluß auch zu einem Anstieg des zentralen Venendrucks.

Falls eine Hypovolämie bereits die Nierenfunktion beeinträchtigt hat,
so erwartet man von der verbesserten Kapillarperfusion auch eine Wiederherstellung der Nierenleistung.

Um die Wirkung des Plasmaersatzstoffes Hydroxyäthylstärke auf die erwähnten Größen unter klinischen Bedingungen zu prüfen, wurde bei einem
Kollektiv von 12 chirurgischen Patienten, die primär kreislaufgesund
waren, und bei denen postoperativ der Verdacht auf eine Hypovolämie
bestand, Messungen einiger Kreislaufparameter und Nierenfunktionswer-
te vor und nach der Infusion von 1000 ml Hydroxyäthylstärkelösung (HÄS)
durchgeführt.

Methode

Verwendet wurde die 6% (isooknotische) HÄS-Lösung in 0,9 % NaCl. Die
Blutvolumenbestimmungen wurden mit Cr_{51}-markierten Erythrozyten vorgenommen (Volemetron, Signette-Methode, Entnahmen nach 10, 20 und 30 min).

Die Patienten waren unfallchirurgischen Eingriffen unterzogen worden,
in deren Verlauf keine kolloidalen Lösungen infundiert worden waren.

Die Meßwerte des Erythrozytenraums wurden mit den Sollwerten nach der
Tabelle von ALBERT ($\underline{1}$) verglichen. Eine erneute Bestimmung des Erythrozytenraums wurde vor und nach der schnellen Infusion (Dauer 30 -
45 min) der 1000 ml HÄS durchgeführt (Abb. 1).

Vor und nach der Infusion wurden Messungen des Herzzeitvolumens (Abb. 2)
mit der Thermodilutionsmethode mit Hilfe eines direkt anzeigenden Rech-
ners (Fa. A. Fischer, Göttingen) vorgenommen ($\underline{5}$, $\underline{6}$). Gleichzeitig wurde

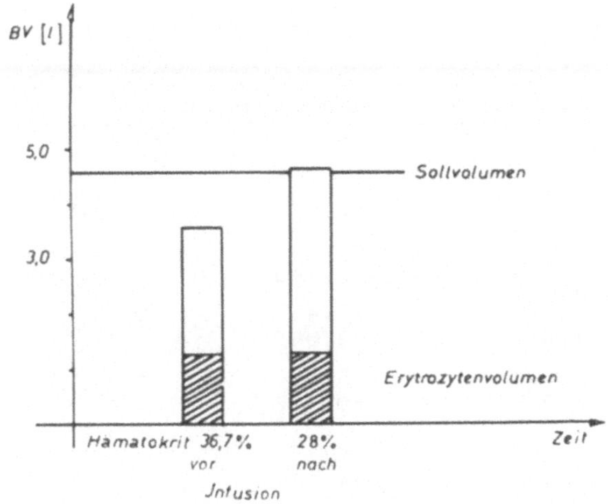

Abb. 1. Blutvolumen vor und nach Infusion von 1000 ml HÄS

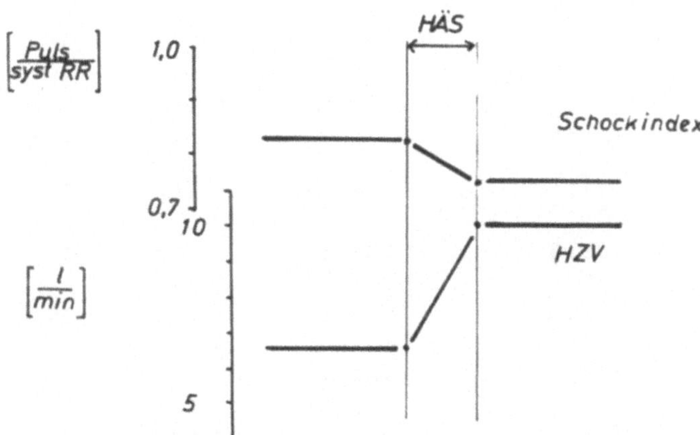

Abb. 2. Verhalten von Schockindex und Herzzeitvolumen vor und nach
Infusion von 1000 ml Hydroxyäthylstärke

über einen zentralen Venenkatheter der Venendruck in Höhe des rechten
Vorhofs bestimmt sowie der arterielle Blutdruck über einen Statham
SP 37 blutig gemessen. Vor der Infusion wurde über eine Periode von
60 - 90 min, danach über 90 min Katheterurin gesammelt zur Bestimmung
der endogenen Kreatininclearance, der osmolaren Clearance und der Elektrolytausscheidung. Die entsprechenden Blutproben wurden jeweils in
der Mitte einer solchen Sammelperiode entnommen. Bestimmungen des Hämatokrit und des Gesamteiweiß vor und nach der Infusion sollten einen
Anhalt für die Blutverdünnung geben. Aus dem HZV und der jeweils gemessenen Pulsfrequenz wurde das Schlagvolumen errechnet. Der periphere
Widerstand ergab sich aus dem arteriellen Mitteldruck und dem HZV.

Als einfaches klinisches Kriterium für den Kreislaufzustand wurde der
Schockindex nach ALLGÖWER in die Untersuchung einbezogen. Differenzen
der Mittelwerte vor und nach der Infusion wurden mit dem Student-Test,
im Falle der Kreatininclearance mit dem Wilcoxon-Test auf Signifikanz
geprüft.

Die Ergebnisse bzw. das Verhalten der einzelnen Parameter vor und nach
der Infusion von 1000 ml Hydroxyäthylstärke sind in Tabelle 1 dargestellt

Tabelle 1	vor Infusion	nach Infusion	
Erythrozytenraum (% des Sollwertes)	77	103	
ZVD (cm H_2O)	2,77	6,97	p < 0,01
Schockindex	0,834	0,740	p < 0,01
HZV (l/min)	6,56 s= 1,67	10,4 s=2,06	p < 0,01
Herzindex l/min)	3,66 s= 0,274	5,59 s=0,572	p < 0,01
Herzfrequenz	101	110	
Schlagvolumen (ml)	65,1	94,1	p < 0,001
Arterieller Mittel- druck (mm Hg)	83,2	93,4	
Peripherer Widerstand (dyn. s. cm^{-5})	1070 s=232	767 s=210	p < 0,05
Hämatokrit (%)	36,7	28,0	
Gesamteiweiß H (g%)	5,85	4,28	
Diurese (ml/min)	1,67	2,26	p < 0,05
Kreatininclearance (ml/min)	85,2	133,4	p < 0,01
Osmol. Clearance (ml/min)	4,03	5,29	p > 0,05
Na^+-Ausscheidung (mol. 10^{-6}/min)	160	284	
Cl^--Ausscheidung (mol^- .10^{-6}/min)	191	293	

Diskussion

Die Blutvolumenbestimmungen zeigten Defizite, die von mäßiger Hypovolämie bis zu Schockwerten reichten (-10 bis -39 % des Sollvolumens).
Daß die HZV-Messungen meist Werte ergaben, die über den Normwerten für
Ruhezustand lagen, muß mit einem gesteigerten Sympathicotonus in der
postoperativen Phase erklärt werden (2). Die kritische Kreislaufsituation zeigt sich am niedrigen zentralen Venendruck als Ausdruck eines
verminderten venösen Rückstroms. Hämatokrit und Gesamteiweiß waren
schon vor der Infusion erniedrigt, was als Hinweis auf bereits einge-
tretene Kompensationsvorgänge (Einstrom von Extrazellulärflüssigkeit
in die Blutbahn) hinweist. Die Patienten boten somit eine typische
Indikation zur Gabe eines Plasmaersatzmittels.

Die Nierenfunktion war entsprechend dem nicht verminderten HZV nur
mäßig beeinträchtigt, allerdings bestand bei einem der Patienten eine
komplette Anurie.

Nach der Infusion von 1000 ml HÄS zeigte sich erwartungsgemäß eine Zunahme des Erythrozytenraums (im Mittel um 1070 ml). Für die Abweichung
vom theoretischen Wert von 1000 ml bieten sich eine Reihe von Hypothe-
sen an: ein weiterer Einstrom von Extrazellulärwasser, Mobilisierung
von sequestriertem Blut, Ablesefehler am Volemetron usw. Der signifikante Anstieg des ZVD (Abb. 3) entspricht den Erwartungen und ist Ausdruck des durch die HÄS gesteigerten venösen Rückflusses. In keinem
Fall stieg der ZVD auf kritische Werte.

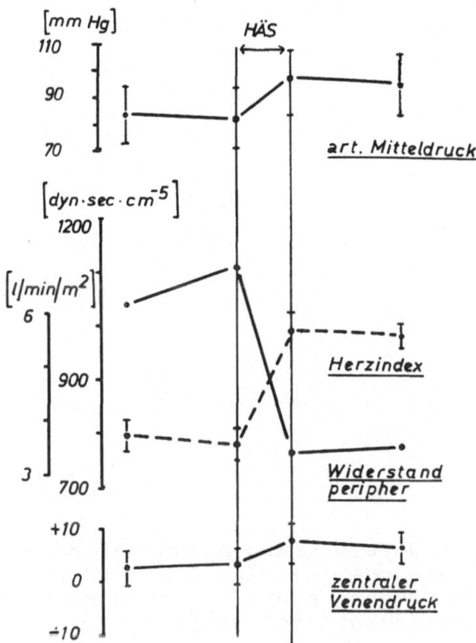

Abb. 3. Verhalten von arteriellem Mitteldruck, Herzindex, peripherem
Widerstand und zentralem Venendruck vor und nach Hydroxyäthylstärke-
gabe

Der Anstieg des HVZ resultiert aus der normalisierten diastolischen
Füllung und der Verminderung des endsystolischen Restblutes, also aus
einer Steigerung des Schlagvolumens infolge gesteigerten venösen Rückstroms und verminderten peripheren Gesamtwiderstands.

Die Viskosität des Vollbluts ist in vivo bei niedrigen Strömungsge-
schwindigkeiten, wie sie vor allem in den postkapillaren Venolen auftreten, fast ganz abhängig vom Hämatokrit (8). Da die Viskosität in
den Kreislaufwiderstand mit eingeht, dürfte die HZV-Steigerung teilweise auf eine Viskositätssenkung durch Blutverdünnung zurückgeführt
werden. Darauf weist der signifikant gesenkte Gesamtwiderstand hin.

Die Kreatininclearance besserte sich ebenfalls signifikant, auch der
erwähnte Patient mit der Anurie zeigte danach einen normalen Wert
(137 ml/min). Wie STEINHAUSEN (7) an Dextranen zeigen konnte, senken
hyperonkotische Kolloidlösungen die glomeruläre Filtration. Dieser
Nachteil scheint der isoonkotischen HÄS-Lösung zu fehlen.

266

Die Elektrolytausscheidung (Abb. 4) zeigte außer einem nicht signifikanten Anstieg der Na^+- und Cl^--Ausscheidung keine wesentliche Änderung. Wir haben den Anstieg der NaCl-Ausscheidung als Folge einer etwas überschießenden Beladung (Zufuhr über die HÄS-Lösung 154 mval,
über die Ringerlösung zur Thermoinjektion weitere 15 - 20 mval
Na^+ und Cl^-) aufgefaßt.

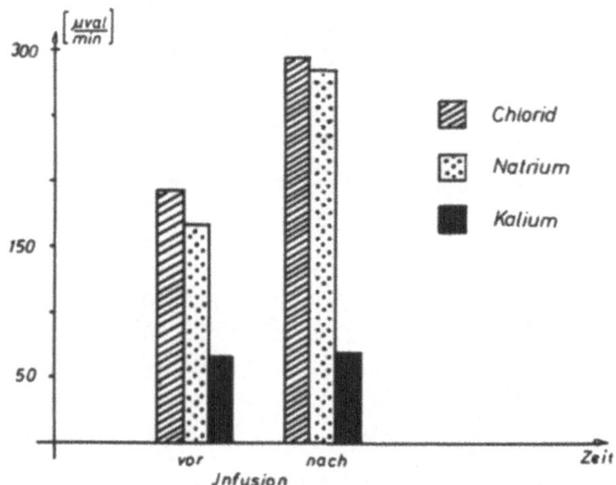

Abb. 4. Elektrolytausscheidung im Urin

Die 6%ige HÄS entsprach somit in unserer Untersuchung allen Anforderungen an ein Plasmaersatzmittel. Die Tatsache, daß der Rohstoff
(Maisstärke) in beliebigen Mengen zur Verfügung steht, weist darauf
hin, daß dieses anderen künstlichen Plasmaersatzstoffen in keiner
Hinsicht unterlegene Mittel Beachtung verdient.

Literatur

1. ALBERT, S. N.: Blood volume and extracellular fluid volume. Second
   Edition, Thomas, Springfield/Ill. 1971.

2. EISELE, R.: In: Der postoperative Verlauf, Stuttgart: Thieme 1969.

3. MURRAY, J., ESCOBAR, E., RAPAPORT, E.: Effects of blood viscosity
   on hemodynamic responses in acute normovolemic anemia. Amer. J.
   Physiol. 216, 318 (1969).

4. RACE, D., DEDICHEN, H., SCHENK, G., Jr.: Regional blood flow during
   dextran induced normovolemic hemodilution in dog. J. thorac. cardio-
   vasc. Surg. 53, 578 (1967).

5. SCHORER, R.: Technik der Thermodilutionsmethode mit direktanzeigen-
   dem Rechengerät zur Bestimmung des HZV. Z. Prakt. Anaesthesie u.
   Wiederbelebung 2, 28 (1967).

6. SLAMA, H. J., PIIPER, J.: Direkt anzeigendes Rechengerät zur Bestimmung des HZV mit der Thermodilutionsmethode. Z. Kreislaufffor-
   schung 53, 322 (1967).

7. STEINHAUSEN, M.: Dextran und tubulärer Harnstrom. In: O. JUST und
   H. LUTZ: Genese und Therapie des haemorrhagischen Schocks. Stuttgart: Thieme 1966.

8. SUNDER-PLASSMANN, I., KLOEVEKORN, W. P., MESSMER, K., BRENDEL, W.:
   Veränderungen der Hämodynamik und Fließeigenschaften des Blutes
   bei Anwendung künstlicher Kolloide. In: Akute Volumen- und Substitutionstherapie, Schriftenreihe Klin. Anaesthesie Bd. $\underline{1}$, 139 (1972).

Vortrag Nr. 132

Vergleich von Serum-Natrium, Serum-Osmolarität und mittlerer corpusculärer Hämoglobinkonzentration in ihrer Bedeutung für die Beurteilung verschiedener Hydratationszustände[+]

Von K. Strasser, H. Krian und H. P. Siepmann

Von zahlreichen Autoren wird zur Beurteilung des Wasser- und Elektrolythaushaltes die mittlere corpusculäre Hämoglobinkonzentration (MCHC), der Quotient $\frac{\text{Hämoglobin x 100}}{\text{Hämatokrit}}$, als ein brauchbarer Parameter angesehen.

Wir haben die Berechtigung zu dieser Annahme an einem Kollektiv von 23 Patienten geprüft, die sich einer Operation mit der Herz-Lungen-Maschine unterziehen mußten. Insbesondere ging es um die Beantwortung folgender Fragen:

1. Erlaubt die aus Hämoglobin und Hämatokrit berechnete mittlere corpusculäre Hämoglobinkonzentration Rückschlüsse auf die Tonizität des Blutes?
2. Kann bei Bestimmung der MCHC auf eine Messung der Serum-Natrium-Konzentration und Serum-Osmolarität verzichtet werden?

Jeweils vor Operationsbeginn, während und nach Beendigung des Bypass wurden Hämoglobin und Hämatokrit, außerdem in der gleichen Blutprobe die Serum-Natrium- und Glukose-Konzentration sowie die Osmolarität bestimmt.

In Abb. 1 ist die starke Korrelation von Hämoglobin und Hämatokrit dargestellt. Die mittlere corpusculäre Hämoglobin-Konzentration beträgt für das aufgezeigte Kollektiv vor Bypass 33,1 +/-1,0, wobei hier die Standardabweichung der Einzelwerte angegeben wurde.

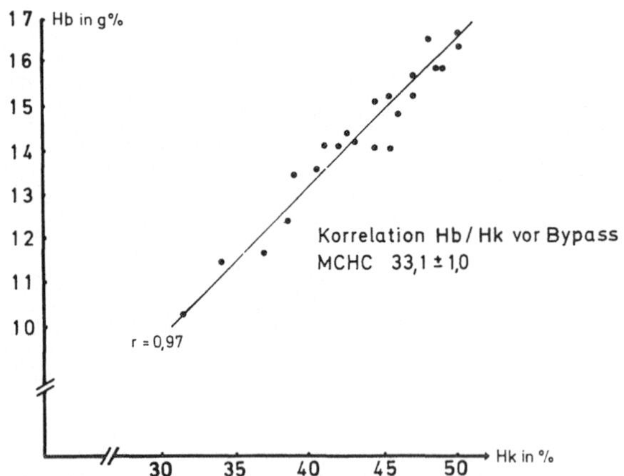

Abb. 1. Darstellung der deutlichen Korrelation von Hämoglobin und Hämatokrit

---

[+]Mit Unterstützung der Deutschen Forschungsgemeinschaft Sonderforschungsbereich Kardiologie Düsseldorf

Eine ebenfalls entsprechend gute Korrelation (Abb. 2) findet sich für
das Kollektiv während und nach Bypass. Auffallend ist die enge Nachbar-
schaft der Geraden, in der die geringfügige Änderung der MCHC zum Ausdruck kommt.

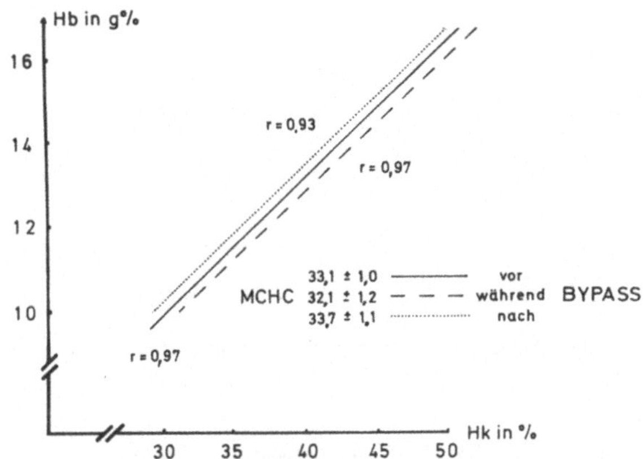

Abb. 2. Gute Korrelation von Hämoglobin und Hämatokrit auch während
und nach dem Bypass

Noch deutlicher wird das Verhalten der MCHC in Abb. 3. Trotz des signifikant hohen Unterschiedes der Mittelwerte erkennt man, daß die
mittleren Fehler der Mittelwerte dicht beieinander liegen, was die
Aussagekraft der mittleren corpusculären Hämoglobinkonzentration
schmälert.

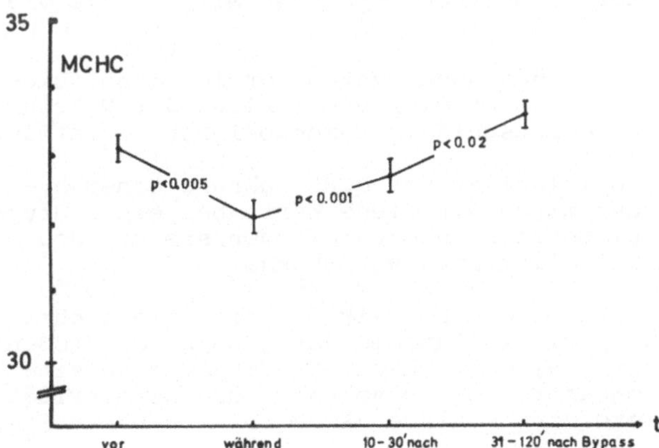

Abb. 3. Verhalten der mittleren corpusculären Hämoglobinkonzentration
(MCHC)

Demgegenüber zeigt sich auf Abb. 4 eine erheblich stärkere Veränderung
der Natrium-Konzentration. Hier sind die Standard-Abweichungen der Mittelwerte weit voneinander entfernt. Der Abfall der Natrium-Konzentration ist wesentlich auffälliger als der der mittleren corpusculären
Hämoglobinkonzentration.

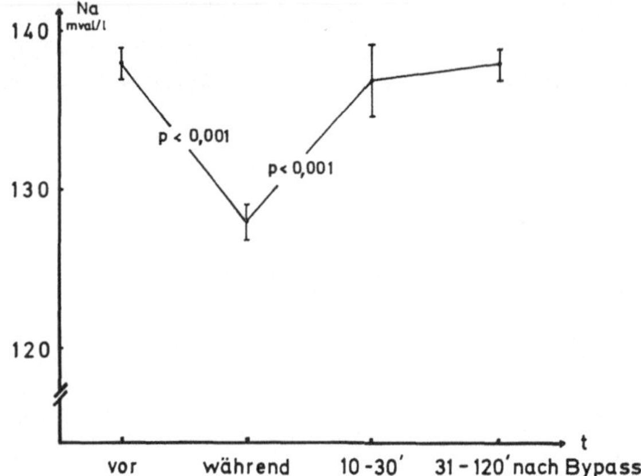

Abb. 4. Darstellung der Natriumkonzentration vor, während und nach
dem Bypass

Gegenläufig verhält sich die Gesamtosmolarität des Serums, wie der
oberen Kurve der Abbildung 5 zu entnehmen ist. An dieser Stelle ein
Wort zur Perfusionsflüssigkeit: Sie bestand aus 5%iger Glukose und
Elektrolytzusätzen. Die mittlere Osmolarität der Maschinenfüllung betrug 400 mosmol/l, die mittlere Natriumkonzentration 94 mval/l. Die
durch die Perfusionsflüssigkeit bedingte Hyperglycämie während Bypass
von 650 mg% bedingt den Anstieg der Osmolarität. Das zu Natrium und
MCHC gegesätzliche Verhalten kehrt sich in ein gleichsinniges um, wenn
der Anteil des Blutzuckers an der Osmolarität nach der Relation 100 mg
Blutzucker entsprechen 5,5 mosmol/l berücksichtigt wird. Bekanntlich
diffundiert Glukose frei durch die Erythrozyten-Membran. Der Erythro-
zyt befindet sich also nicht in einem hypertonen, wie die unkorrigier-
te Osmolarität vortäuscht, sondern in einem hypotonen Milieu, wie die
Natrium-Werte beweisen.

Die untere Kurve zeigt den Verlauf der sogenannten korrigierten Osmolarität. Er unterscheidet sich nun nicht mehr vom Verlauf der Natrium-
Konzentration und der mittleren corpusculären Hämoglobinkonzentration.

Um das Verhalten von Natrium, Osmolarität und MCHC während einer hypertonen Phase aufzuzeigen, bestimmten wir diese Werte bei einer Gruppe von hyperton dehydrierten Diabetikern und verglichen sie mit den
entsprechenden Zahlen des Normalkollektives vor Bypass.

In Abb. 6 bedeuten die leeren Säulen das Normalkollektiv, die gepünk-
telten Säulen die Diabetikergruppe. Die Zunahme der gemessenen Größen
in der Diabetikergruppe sind in % eingezeichnet. Es findet sich eine
stark erhöhte Serum-Natrium-Konzentration, eine sehr hohe Osmolarität
und eine gering erhöhte mittlere corpusculäre Hämoglobinkonzentration.

Aus diesen Untersuchungsergebnissen lassen sich folgende Schlußfolgerungen ziehen:

1. Die ausgezeichnete Korrelation von Hämoglobin und Hämatokrit bedeutet, daß man in der Regel auf einen der beiden Werte verzichten
   kann, sofern keine Bluterkrankung vorliegt.
2. Die mittlere corpusculäre Hämoglobinkonzentration ändert sich in
   der Tendenz, d. h. qualitativ, wie die Serum-Natrium-Konzentration
   bzw. wie die korrigierte Osmolarität. Quantitativ sind die Änderungen

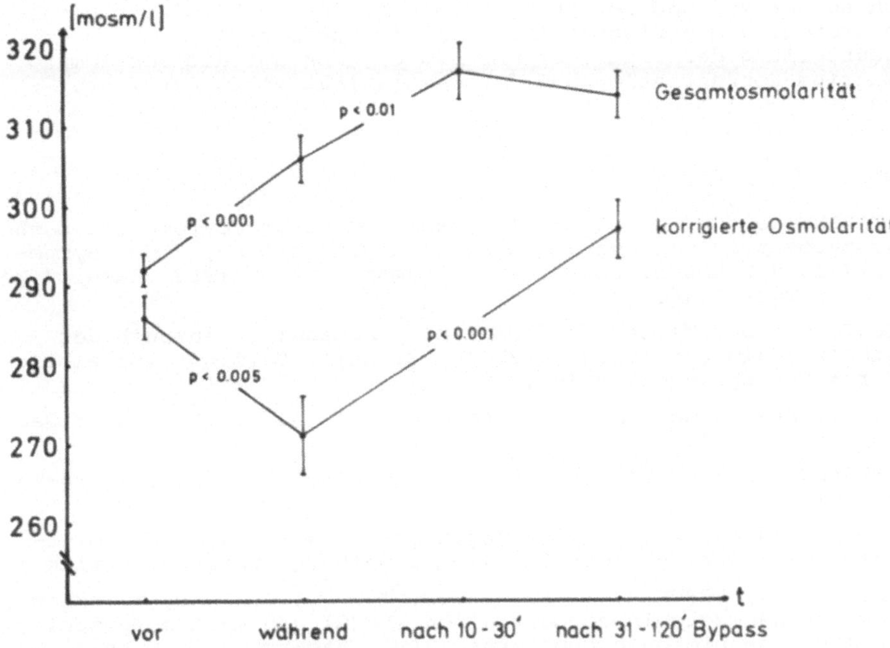

Abb. 5. Verhalten der Gesamtosmolarität des Serums

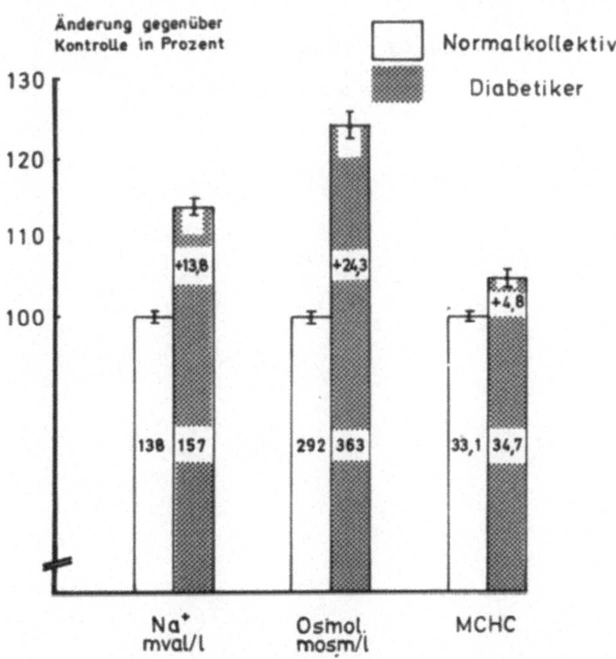

Abb. 6. Verhalten der gemessenen Parameter beim Normalkollektiv und bei Patienten mit Diabetes mellitus

jedoch so gering, daß der MCHC, verglichen mit den anderen gemessenen Größen, die geringste Aussagekraft zukommt.
3. Zur Beurteilung der Tonizität des Blutes kann auf die Bestimmung der Natrium-Konzentration und der Osmolarität nicht verzichtet werden.

<u>Literatur</u>

1. BOROVICZÉNY De, Ch. G.: General remarks on erythrocytometric methods. Erythrocytometric methods and their standardization, Proc. Symposium XVIII, 9th Congr. Europ. Soc. Haemat. Lisbon 1963, Basel / New York: S. Karger 1964.

2. HALMAGYI, M.: Der Wasser- und Elektrolythaushalt. Lehrbuch der Anaesthesiologie und Wiederbelebung, 2. Aufl. Berlin - Heidelberg - New York: Springer-Verlag 1971.

3. LAWIN, P.: Praxis der Intensivbehandlung, 2. Aufl. Stuttgart: Georg Thieme Verlag 1971.

4. SIEGENTHALER, W.: Klinische Pathophysiologie. Stuttgart: Georg-Thieme Verlag 1970.

5. SCHWAB, M., KÜHNS, K.: Die Störungen des Wasser- und Elektrolytstoffwechsels. Berlin - Göttingen - Heidelberg: Springer-Verlag 1959.

6. STENGLE, J. M., STRUMIA, M. M., LIDDY, Th. J., BRECHER, G.: Mean corpuscular haemoglobin concentration (MCHC) and mean corpuscular volume (MCV) as biologic constants. Bibl. haemat. <u>21</u>, 4. Basel - New York: Karger 1965.

7. STREETEN, D. H. P., THORN, W.: Use of changes in the mean corpuscular hemoglobin concentration as an index of erythrocyte hydration. J. Lab. & Clin. Med. <u>49</u>, 661 (1957).

8. Documenta Geigy Wiss. Tabellen 7. Aufl. 1968, S. 601.

Vortrag Nr. 133

Allergische Reaktionen nach Plasma-Ersatzmitteln

Von K.-J. Oberschuir, W. Dietzel und R. Müller

Die Tatsache, daß besonders in letzter Zeit gehäuft über allergische
Reaktionen nach Plasma-Ersatzmitteln, gemeint sind damit die heute
bedeutsamen Dextrane und Gelatinepräparate, berichtet wurde, hat uns
veranlaßt, das Thema noch einmal aufzugreifen und auf diese Nebenwirkungen einzugehen. Neben den allergischen Reaktionen verfügen diese
Plasma-Ersatzmittel bekannterweise über eine Reihe weiterer Nebenwirkungen, die hier in Kürze erwähnt werden sollen. Es handelt sich
dabei um Störungen der Hämostase, Beeinträchtigung der Nierenfunktion
sowie Hemmung der Proteinsynthese und die Beeinflussung der Tumoraus-
saat durch Dextrane, die aber noch sehr umstritten ist.

Unsere Ausführungen sollen nun keineswegs dazu angetan sein, durch
Hinweise auf die Nebenwirkungen den unumstrittenen Wert der Plasma-
Ersatzmittel zu schmälern, sondern wir wollen vielmehr auf die Möglichkeit besonders der allergischen Reaktionen und der damit verbundenen Komplikationen hinweisen.

Die Angaben in der Literatur über die Häufigkeit allergischer Reaktionen schwanken in einem sehr weiten Bereich, nämlich von 1 auf 2 Millionen bis zu 8 auf Hundert der vorgenommenen Infusionen. Der klinisch
relevante Prozentsatz, nämlich der lebensbedrohlicher Komplikationen,
die BAUER mit einer Häufigkeit von 1 : 40 000 Infusionen angibt, entspricht der klinischen Erfahrung wohl am besten.

Auch nach Gabe von Gelatinepräparaten wurden vereinzelt allergische
Reaktionen beobachtet. SCHMIDT und PFLÜGER rechnen mit einer Gesamt-
häufigkeit von etwa unter 1 %. Über die Häufigkeit lebensbedrohlicher
Reaktionen konnten allerdings keine Angaben gefunden werden. Aller-
dings wurden in letzter Zeit häufiger Fallberichte von bedrohlichen
Reaktionen nach Gelatinepräparaten publiziert.

Auch wir beobachteten in unserer Abteilung im Verlaufe der letzten
zwei Jahre neben einigen harmlosen urticariellen Reaktionen einen
schweren allergischen Zwischenfall nach Infusion von Haemaccel[R], einem
mit Harnstoff vernetzten Plasma-Ersatzmittel auf Gelatinebasis.

Es handelt sich dabei um einen 56-jährigen Patienten, bei dem eine
offene Thrombarteriektomie beider Aa. femorales durchgeführt wurde.
Bei dem Patienten bestand eine bekannte allergische Disposition. Es
konnte jedoch durch Hautteste kein spezifisches Antigen nachgewiesen
werden.

Die Operation wurde in Neuroleptanalgesie in typischer Weise vorgenommen. Eine mit der Eröffnung des Gefäßes verbundene stärkere Blutung sollte durch Gabe von Haemaccel[R] kompensiert werden. Im Verlaufe
der nächsten Minuten kam es zu einer Tachyarrhythmie mit ventrikulären und supraventrikulären Extrasystolen, der Blutdruck sank auf nicht
meßbare Werte, der periphere Puls war über ca. 7 Minuten nicht tastbar.

Die Kreislaufdepression wurde zunächst auf den Blutverlust zurückgeführt und die Volumensubstitution mit dem gleichen Präparat verstärkt.

274

Es kam dann zu einem generalisierten Exanthem sowie zur Quaddelbildung
an den oberen Extremitäten und im Gesicht. Erst nach Absetzen der Haemaccelinfusion und Gabe von Calziumchlorid und Suprarenin gelang es
allmählich, den Blutdruck wieder zu stabilisieren. Das Exanthem bilde-
te sich zurück. Nach Beendigung der Operation war der Patient wach und
voll orientiert.

Wegen des engen zeitlichen Zusammenhangs mit der Haemaccelinfusion und
dem Auftreten der Schocksymptomatik haben wir als Ursache dieses Zu-
standes die Applikation des Plasma-Ersatzmittels für am wahrscheinlich-
sten gehalten. Als der Patient wegen Rethrombosierung zwei Tage später
erneut operiert werden mußte, verzichteten wir auf die Gabe von Gelatinepräparaten und ersetzten sie durch Gabe von Dextranen. Der Opera-
tionsverlauf war komplikationslos. Um die Diagnose zu sichern, führten
wir eine Woche nach dem allergischen Schock zunächst einen Intracutantest mit O,5 ml Haemaccel^R durch. Im Bereich der Injektionsstelle war
nach 20 Stunden keine Reaktion nachweisbar. Erst nach Infusion von etwa 100 ml der gleichen Plasma-Ersatzlösung war eine typische allergische Reaktion mit Hitzegefühl, Dyspnoe und Blutdruckabfall festzustellen.

Welche Ursachen können für das allergische Geschehen sowohl nach Dextranen als auch nach Gelatinepräparaten verantwortlich gemacht werden?
Es werden im wesentlichen die folgenden Mechanismen diskutiert.

Bei den Dextranen mit einem Molekulargewicht zwischen 90.000 und
100.000 treten nach Untersuchungen von KAPAT und MAURER schon bei
Erstinfusion bei bis zu 50 % der Patienten Reaktionen auf, wobei ge-
kreuzte Reaktionen mit bakteriellen Polysacchariden besonders der Stoff-
wechselprodukte von Pneumokokken und Staphylokokken möglicherweise
zu einer Sensibilisierung geführt hatten. Die Nebenwirkungen nehmen
ab, je niedriger das mittlere Molekulargewicht ist, wobei jedoch das
potentiell antigene Molekül mit etwa 20 % des Kolloidgehaltes auch in
den heute verwendeten Infusionen vorhanden ist. Der andere bedeutende
Faktor ist der Verzweigungsgrad des Moleküls. Je geringer dieser ist,
umso schwächer ist seine Antigenität. Nach Untersuchungen von KAPAT
und Mitarbeitern sowie einigen anderen Autoren sind aber im menschlichen Serum auch bei einem geringen Verzweigungsgrad der Moleküle spezifische Antikörper vorhanden, die vom Antigen sehr wirksam ausgefüllt
werden.

Auch natürliche Dextran-Antikörper sollen im Serum ohne vorherige Sensibilisierung nach JACOBSON und anderen Autoren bei 4 - 5 % aller Untersuchten vorhanden sein und als auslösende Ursache für allergische
Reaktionen verantwortlich gemacht werden können.

Nach SCHWICK und Mitarbeitern konnten auch Gelatine-Antikörper bei gesunden, nicht mit Gelatinepräparaten vorbehandelten Patienten nachgewiesen werden. Derartige Gelatine-Antikörper sind bei den Patienten
mit Kollagenosen, wie z. B. PCP-Patienten, auffallend häufig. Durch
die Infusion von Gelatine-Präparaten bei solchen Patienten konnten die
Autoren ein Absinken des Antikörperspiegels im Sinne einer Desensibi-
lisierung induzieren. Durch die Gelatinepräparate werden also Gelatine-Antikörper abgebunden ohne zu einer Neubildung von Antikörpern zu
führen. Daraus kann geschlossen werden, daß die Gelatinepräparate
nicht die Eigenschaft eines kompletten Antigens besitzen, vielmehr
entspricht ihr Verhalten dem eines inkompletten Antigens. Wenn es
nach Gelatinepräparaten trotzdem zu einem schweren anaphylaktischen
Schock kommt, ist folgender Mechanismus denkbar: durch Verbindung mit
körpereigenem Protein entwickelt sich die infundierte Gelatine zum
kompletten Antigen und löst dann eine Antigen-Antikörperreaktion aus.

Als weiterer pathogenetischer Mechanismus ist in jüngster Zeit von
verschiedenen Autoren wie MESSMER und LORENZ die Histaminliberation
diskutiert worden. Durch Dextrane werden Mastzellen und Thrombozyten
zerstört, wodurch es zu einer Freisetzung von Histamin bzw. Serotonin
kommen kann. LORENZ und andere fanden einen Anstieg des Histaminspie-
gels bei Verwendung von Gelatinepräparaten bei gesunden Probanden auf
das Fünffache des Ausgangswertes. Allergische Reaktionen traten dabei
nicht auf. Es kann jedoch nicht ausgeschlossen werden, daß unter Umständen eine massive Histaminfreisetzung zum klinischen Bild des
Schocks führt.

Die Möglichkeiten, eine allergische Disposition auf Plasma-Ersatzmittel festzustellen, sind im klinischen Alltag gering. Es liegt nahe,
eine mögliche Überempfindlichkeit durch einen Intracutantest zu ermitteln, doch kann man aus den gemachten Beobachtungen und der eigenen Erfahrung sagen, daß ein negativer Hauttest nicht den Schluß zuläßt, daß nach intravenöser Verabreichung von Plasma-Ersatzmitteln
nicht doch allergische Reaktionen auftreten. Wegen der Unsicherheit
dieses Testes erscheint der damit verbundene Aufwand als nicht sehr
sinnvoll.

Um so wichtiger ist es, im Rahmen der Prämedikationsvisite eine allergische Diathese zu ermitteln. Ist eine solche bekannt, sollte man mit
kolliodalem Volumenersatz zurückhaltend sein, bzw. ist an die Möglichkeit einer allergischen Reaktion nach Plasmaersatzmittel zu denken.
Erholt sich ein Patient im hypovolämischen Schock auch nach adäquatem
Volumenersatz mit Plasma-Ersatzmittel nicht, so ist immer daran zu
denken, daß jetzt die Kreislaufinsuffizienz durch einen anderen, nämlich einen allergischen Mechanismus aufrecht erhalten wird. Bei Patienten mit einer bestehenden Kollagenose sollte wegen der Möglichkeit
einer Erhöhung der Gelatine-Antikörper auf Dextrane ausgewichen werden.

Offensichtlich bietet auch eine tiefe Narkose keinen ausreichenden
Schutz gegen schwere allergische Kreislaufdysregulationen nach Volumensubstitution mit Plasmaersatzmitteln. Erfahrungsgemäß laufen Anti-
gen-Antikörper-Rekationen durch den intraoperativ erhöhten Katechol-
amin- und Cortisonspiegel sowie durch die zentrale Dämpfung der Anaesthesie abgeschwächt ab. Es erscheint uns deshalb wahrscheinlicher,
daß allergische Reaktionen in Narkose in erster Linie auf die Freisetzung von Histamin zrückzuführen sind.

Die Behandlung von Zwischenfällen nach Infusion mit Plasma-Ersatzmitteln richtet sich nach den allgemeinen Richtlinien der Behandlung
eines allergischen Schocks. Spezifische therapeutische Methoden sind
nicht bekannt.

Vortrag Nr. 134

Gehäufte allergoide Hautreaktionen und Schock nach Schnellinfusion von Haemaccel[R] in Narkose

Von B. Schöning, H. Krahl und H. Koch

Die bisherige Diskussion der Plasmaersatzstoffe auf Gelatinebasis behandelte vorwiegend ihren auffüllenden Effekt, die Verbesserung der Rheologie und die durch sie beeinflußbare Urinproduktion (3, 23).

Bei der Applikation von Haemaccel[R] in Allgemeinanaesthesie beobachteten wir aber bereits seit 10 Jahren immer wieder auch verschiedene Nebenwirkungen: 10 - 20 min nach Infusionsbeginn, sobald etwa 100 ml schnell eingeflossen waren, traten plötzlich Hauteffloreszenzen auf, die vom Aspekt her Histaminquaddeln entsprachen (Abb. 1).

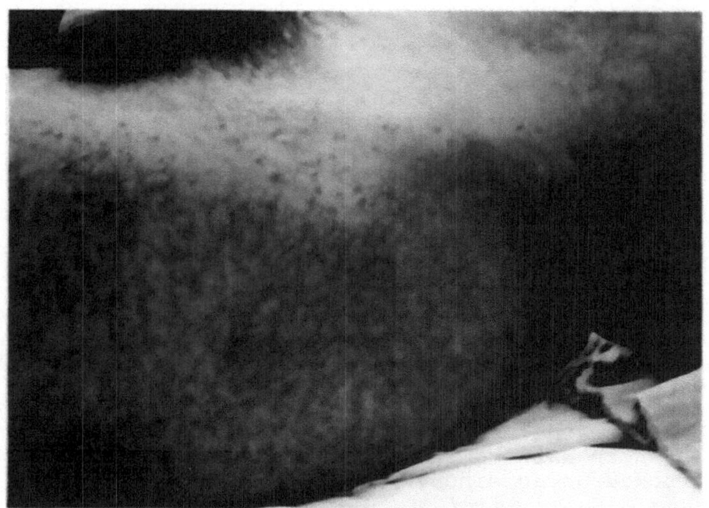

Abb. 1. Ausgebildete Haemaccel[R]-Effloreszenzen bei jugendlichen Pat.: Nestförmige Anordnung der Quaddeln in handflächengroßen Hautbezirken. ♂ 27 Jahre, traumatische Meniskusläsion rechtes Knie, 20 min nach Infusionsbeginn (500 ml)

1970 bildeten sich bei zwei Patienten generalisierte Exantheme aus, mit Parotisschwellung und Lidoedem sowie einem Blutdruckabfall, wie man ihn vom allergischen Schock her kennt. Die arterielle Hypotension erreichte Werte von 50 - 60 mm Hg und dauerte 40 bzw. 85 min (Abb. 2 und 3).

Die o. g. Exantheme finden sich meist disseminiert am Stamm und im Gesicht und liegen in drei Erscheinungsbildern vor:

1. Die weitaus häufigste Form besteht aus isolierten, linsenförmigen Quaddeln, die zentral abgeblaßt sind und nach einigen Minuten Pfenniggröße erreichen. Sie werden immer von einem Erythem wechselnden Ausmaßes umgeben (Abb. 4).

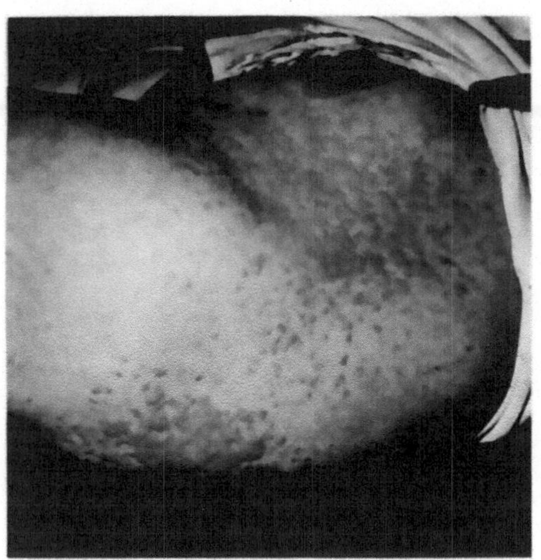

Abb. 2. Ausgebildete Haemaccel-R-Effloreszenzen bei jugendlichen Pat.:
Nestförmige Anordnung der Quaddeln in handflächengroßen Hautbezirken.
♀ 25 Jahre, Hüftdysplasie, 30 min nach Infusionsende (500 ml)

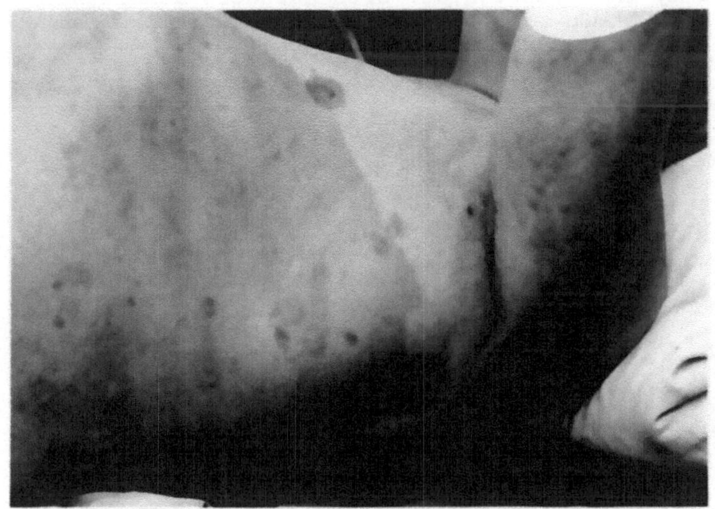

Abb. 3. Ausgebildete HaemaccelR-Effloreszenzen beim älteren Pat.:
Streifenförmige Erytheme, in deren Verlauf sich Quaddeln ausbilden.
♂ 81 Jahre, Coxarthrose, 25 min nach Infusionsbeginn

2. Oft gruppieren sich diese solitären Quaddeln zu Nestern von Hand-
   flächengröße (Abb. 5), deren Exantheme im weiteren Verlauf kon-
   fluieren und dieser Primäreffloreszenz ein landkartenförmiges

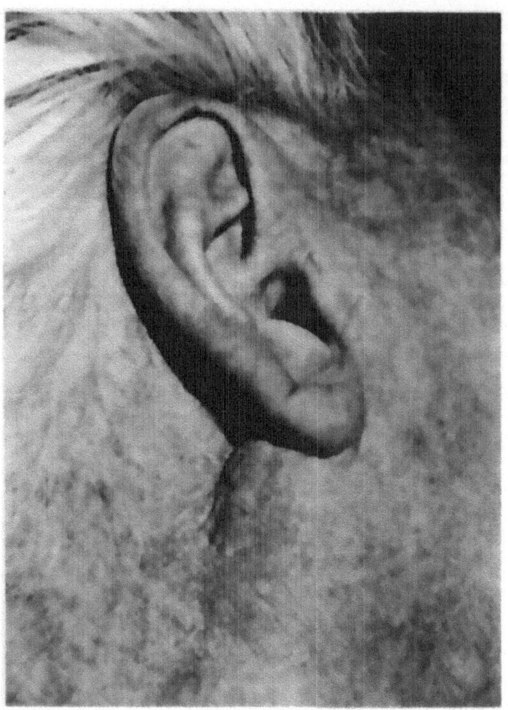

Abb. 4. Ausgebildete Haemaccel[R]-Effloreszenzen beim älteren Pat.:
Streifenförmige Erytheme, in deren Verlauf sich Quaddeln ausbilden.
♀ 75 Jahre, Coxarthrose, 22 min nach Infusionsbeginn, Detailaufnahme:
geschwollene Parotis und untere Hälfte der Ohrmuschel

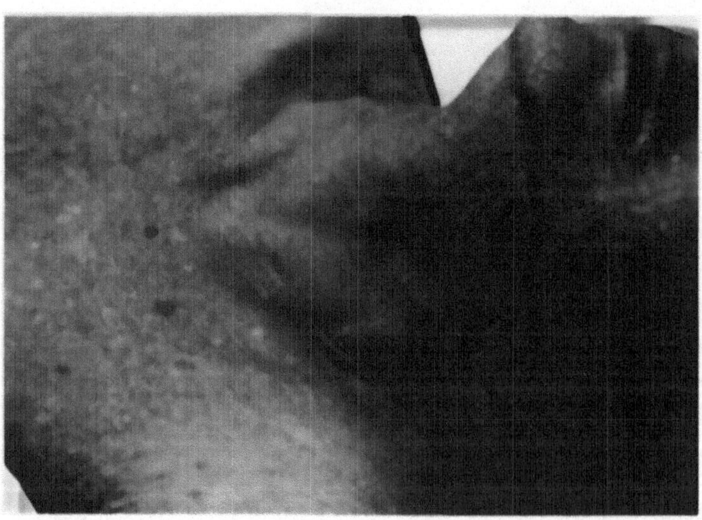

Abb. 5. Generalisation der Haemaccel[R]-Pathergie 10 min nach Infusionsende (500 ml) mit Purpurverfärbung der Haut. Türke, 27 Jahre, Panari-
tium ossale. Detailaufnahme: Handflächengroße Partie vor der linken
Schulter anämisiert, beetartig vorspringend (während der Infusion vermehrte Nasensekretion, Nasenatmung beengt)

Aussehen verleihen. Tritt diese Form im Gesicht auf, schwellen Augenlider, Ohrmuscheln und Kieferdrüsen oedematös an.

3. In verschiedenen Fällen wird flushartige Ausbreitung über den Gesamtkörper beobachtet. Etwa 15 min später sind dann große Gebiete der Haut in anämisierte, oedematöse Beete verwandelt und die oben genannten Organe der Kopfpartie wie beim Quincke'schen Oedem monströs geschwollen.

Die beschriebenen Hauteffloreszenzen sind meist passager; isolierte klingen nach Absetzen des Präparates in 60 - 90 min ab, gruppierte in 50 - 150 min. Bei der generalisierten Form wurden aber Nasensekretion (!) und intensive Hautrötung mit Lippencyanose noch nach 3 Stunden beobachtet.

Die relative Häufigkeit der verschiedenen Effloreszenzen über die einzelnen Körperregionen zeigt Tabelle 1.

Tabelle 1. Häufigkeiten der Haemaccel[R]-Exantheme über Körperregionen bei 57 narkotisierten Patienten (BZ 1.1.70 - 31.7.73, Abteilung für Anaesthesie der Orthopädischen Klinik der Universität Heidelberg)[a]

Körperregion	Erscheinungsbilder I - III der Exantheme		
	I Solitäre Quaddeln n = 32	II Quaddel-Nester n = 19	III Urticaria generalisiert n = 6
Gesicht/Hals	+++	++	+++
Thorax vorn	+	+	++
Thorax seitlich	++	+++	+++
Abdomen vorn	+	$\emptyset$	++
Abdomen seitl.	++	+++	+++
Rücken	+	++	+++
Schulter	+	++	+++
Hüfte/Gesäß	++	++	+++
Oberarm	+	+	+++
Unterarm	$\emptyset$	$\emptyset$	$\emptyset$
Hand	$\emptyset$	$\emptyset$	$\emptyset$
Oberschenkel	+	+	+++
Unterschenkel	$\emptyset$	$\emptyset$	$\emptyset$
Fuß	$\emptyset$	$\emptyset$	$\emptyset$

[a]Symbole der Häufigkeiten: $\emptyset$ = < 25 %, + = 26 - 50 %
++ = 51 - 75 %, +++ = > 75 %

Zur Abklärung der Beobachtungen waren drei Fragen zu beantworten:

1. Wie oft und wodurch tritt "Allergie bei orthopädischen Patienten in Narkose" auf?
2. Sind die geschilderten Effloreszenzen spezifisch für Haemaccel[R]?
3. Sind diese Effloreszenzen Produkte einer Antigen-Antikörper-Reaktion (= AAR)?

280

Zur Untersuchung der ersten Frage erfaßten wir 1972 das Ereignis "Allergie bei narkotisierten Patienten" in einer prospektiven Studie (n = 2593): Jeder Fall wurde am gleichen Tag aus den Narkoseprotokollen herausgesucht und die interessierenden Parameter auf eigene Erhebungsbogen übertragen. Am Jahresschluß wurden die Protokolle Monat für Monat erneut auf das Ereignis Allergie durchgesehen. Es zeigte sich, daß bei 3,2 % aller Narkosen pathergische Hautreaktionen nach verschiedenen Stoffen auftraten (Tabelle 2).

Tabelle 2. Häufigkeiten pathergischer Hauterscheinungen bei 2593 narkotisierten Patienten (BZ 1.1.72 - 31.12.72, Abteilung für Anaesthesie der Orthopädischen Klinik der Universität Heidelberg)

1. Häufigkeit der Exantheme/Medikamente

Ereignis Exanthem	Haemaccel	Epontol	Ketanest	Lysthenon	Macrodex	Blut	
absolute Häufigkeit b	35	24	11	5	4	4	83
relative Häufigkeit p	0,422	0,289	0,133	0,06	0,048	0,048	

2. Häufigkeit der Exantheme/Gesamtkollektiv

b	p	n
83	0,032	2593

3. Prozentuale Häufigkeit der Exantheme/Plasmaexpander

	b	p in %	n
Macrodex	4	0,6 %	712
Haemaccel	35	9,0 %	387
Gesamt	39	3,5 %	1099

42 % dieser Exantheme wurden in charakteristischer Weise durch Haemaccel[R] verursacht. Das Auftreten der Haemaccel[R]-Pathergie war reproduzierbar und unabhängig von Geschlecht und Lebensalter der Patienten (Tabelle 3).

Tabelle 3. 35 Patienten mit Haemaccel[R]-Urticaria über Altersklassen und Geschlecht (BZ 1.1.72 - 31.12.72, Abteilung für Anaesthesie der Orthopädischen Klinik der Universität Heidelberg)

Altersklassen	Männer	Frauen	Gesamt
10 - 19	2	3	5
20 - 29	4	–	4
30 - 39	4	3	7
40 - 49	2	3	5
50 - 59	2	4	6
60 - 69	4	2	6
70 - 79	–	2	2
Gesamt	18	17	35

Die Effloreszenzen waren diskreter ausgebildet als vor 1970, aber in
9 % war mit ihrem Erscheinen nach Haemaccel[R]-Applikation zu rechnen
(Tabelle 2).

Zur Analyse der zweiten Frage führten wir in Zusammenarbeit mit dem
Hersteller und drei anderen Kliniken einen Doppelblindversuch durch:

4 verschiedene Plasmaersatzstoffe wurden 210 Patienten 24 h vor Operationsbeginn streng randomisiert zugeteilt. Die mit A - D bezeichne-
ten Lösungen befanden sich in pyrogenfreien Glasflaschen. Das Ver-
suchsergebnis zeigte die Spezifität der Exantheme. Bei 8 Probanden,
die zwei Chargen von Haemaccel[R] erhalten hatten, stellten sich während
der 1 h dauernden Infusion stereotyp die geschilderten quaddelförmigen
Hauteffloreszenzen ein (Kolloid C: 7,69 %, Kolloid D: 7,55 %). Die In-
tracutanteste der Probanden waren positiv. Die beiden anderen Substanzen, Macrodex[R] und physiologische Kochsalzlösung, verursachten keine
Exantheme.

Die dritte Frage wurde im Rahmen einer Pilotstudie (n = 10) bearbeitet.
Probeexcisionen der Haemaccel[R]-Quaddeln, durch die Universitäts-Hautklinik Heidelberg untersucht[+], führten zu zwei divergenten Ergebnissen:

a) Wurde die Biopsie im akuten Stadium der Effloreszenz entnommen, ließ
   sich ihr histologisches Bild mit einer Urticaria vereinbaren (n=10).
b) Wurden die Haemaccel[R]-Quaddeln am 2., 3., 5. und 7. postoperativen
   Tag in toto exzidiert und in Serie geschnitten, ließ sich ihr histologisches Bild nicht mit einer abgelaufenen Urticaria vereinbaren.
   Es fehlte in jedem Präparat die für eine AAR, d. h., die für eine
   Urticaria s. s. beweisende Einwanderung der Eosinophilen ins Stratum
   basale (n = 9).

Eine vierte Frage, ob die bei orthopädischen Patienten gehäuft vorliegenden mesenchymalen Erkrankungen tatsächlich eine besondere "Allergie"-Disposition darstellen, wird z. Zt. noch untersucht (7, 22). Auf
die von WAWERSIK und JUST (24, 25) bereits 1970 errechnete Allergie-
quote narkotisierter Patienten des Heidelberger Klinikums (außer Gynäkologie und Orthopädie) kann als Bezugswert nicht zurückgegriffen
werden, da keine Übereinstimmung hinsichtlich der in beiden Abteilungen zur Narkose verwendeten Stoffe besteht.

Bei der Diskussion unserer Untersuchungsergebnisse ist zu berücksichtigen, daß LUTZ allergische Nebenwirkungen von Gelatine-Expandern in
seiner Monographie 1969 expressis verbis festgehalten hat (15), und
daß die s. Zt. von LUNSGAARD-HANSSEN behauptete Seltenheit ernsterer
Zwischenfälle nach den heute vorliegenden Berichten bestritten werden
muß (14).

Außer uns beobachteten Schocksymptomatik nach Infusion von Expandern
auf Gelatine-Basis eine Reihe von Autoren: BORTOLUZZI (1967), MEISEL
und ZÖCKLER (1970), SCHMIDT und PFLÜGER (1971), MÜLLER und DIETZEL
(1972) sowie LÖDING und LAWIN (1972). Sie beschrieben schwere Hypotonien, weak action des Herzens oder Bronchospasmus mit konsekutivem
Kreislaufstillstand.

Diese schweren Verlaufsbilder schienen auch uns zunächst anaphylak-
tisch determiniert zu sein. Das Auftreten der Pathergien wurde jedoch
nur nach Schnellinfusion von Haemaccel[R] beobachtet (9, 13). Zur Aus-
lösung einer echten Anaphylaxie hätte aber bereits der bloße Kontakt

---

[+]Wir danken Herrn Prof. Dr. U. W. Schnyder und Frau Dr. Bersch von
der Universitäts-Hautklinik Heidelberg für die Durchführung der hi-
stologischen Untersuchung.

mit der kritischen Schwellendosis genügt und sich im Falle einer Urticaria auch histologisch manifestiert. In den Serienschnitten der Haemaccel-Quaddeln ließ sich aber die für eine abgelaufene Antigen-Antikörper-Reaktion beweisende Einwanderung von Eosinophilen nicht beobachten. Damit läge den beschriebenen pathergischen Reaktionsformen der Haut eher ein anaphylaktoides Geschehen zugrunde.

Da unsere Pilotstudie erst durch einen geplanten Versuch (n = 100) verifiziert werden müßte, räumen wir ein, daß Untersuchungen der Komplementfraktion zu konträren Ergebnissen führen könnten. Pharmakologisch gesichert ist aber bisher lediglich, daß auch die hochpolymeren Verbindungen der handelsüblichen Plasmaexpander beim Menschen Histamin direkt freisetzen (4, 9, 10, 13).

Bei der Therapie Haemaccel^R-bedingter Störungen des kardiopulmonalen Systems ist die Entscheidung dieser Frage vorläufig nur von theoretischem Interesse. Für die anaesthesiologische Praxis ist wesentlicher, daß der Histaminspiegel mancher Menschen normalerweise bis auf das Zehnfache erhöht sein kann (12). Tritt bei diesen Fällen akuter Blutverlust mit Hypotension auf, so wäre damit zu rechnen, daß Druckinfusion mit Haemaccel^R durch Histaminfreisetzung zu weiterer und u.U. deletärer Kreislaufdepression führt. Da durch die molekulare Struktur des Dextran 60 seltener und auch weniger Histamin beim Menschen freigesetzt wird als durch die kleinmolekularen Gelatineabkömmlinge (10, 13, 19), bliebe Macrodex^R in diesen Situationen z. Zt. das Mittel der Wahl.

Literatur

1. BORTOLUZZI, E., CARRERA, F., TINOZZI, C. C., GALETTI, P., LONGONI-BORTOLUZZI, S.: Nota su di un caso di shock anafilattico da polimero della gelatina (Haemaccel^R). Anesth. e Rianim. 8, 73 (1967).

2. DOENICKE, A., LORENZ, W.: Histaminfreisetzung und anaphylaktoide Reaktionen bei i. v. Narkosen. Anaesthesist 19, 413 (1970).

3. Haemaccel^R: Klinische und experimentelle Erfahrungen, Bd. I - IV (1960 - 1970), Hrsg. Behring-Werke, Marburg/Lahn.

4. HANSEN, K.: Allergie, S. 143 ff. Stuttgart: G. Thieme 1957.

5. HEIM, F.: S. HANSEN, K.

6. HORATZ, K.: Plasmaersatzpräparate auf Gelatinebasis. Stuttgart: G. Thieme 1968.

7. LÖDING, H. W., LAWIN, P.: Anaphylaktischer Schock in Narkose durch Oxypolygelatine. Z. prakt. Anaesth. 7, 283 (1972).

8. LORENZ, W., DOENICKE, A., FEIFEL, G., MESSMER, K., MEYER, R., BENESCH, L., BARTH, H., KUSCHE, J., HUTZEL, M., WERLE, E.: Histaminfreisetzung beim Menschen durch Epontol^R, Haemaccel^R, Histalog, Pentagastrin und Insulin. Naunyn-Schmiedeberg's Arch. Pharmakol. 266, 396 (1970).

9. LORENZ, W., DOENICKE, A., MESSMER, K., REIMANN, I. H.: Histamine Release in Man and Dog by Plasma Substitutes. Acta pharm. et tox. scan. 29, Suppl. 4, 31 (1971).

10. LORENZ, W.: Histamine release in man and dog by plasma substitutes. Intern. Pharmakol. Kon. Kopenhagen, 1971 (Vortrag).

11. LORENZ, W., REIMANN, H. J., BARTH, H., KUSCHE, J., MEYER, R., DOENICKE, A., HUTZEL, M.: A sensitive and specific method for the determination of histamine in human whole blood and plasma. Hoppe-Seyler's Z. Physiol. Chem. 353, 911 (1972).

12. LORENZ, W., DOENICKE, A., MEYER, R., REINEMANN, H. J., KUSCHE, J.,
    BARTH, H., GEESING, H., HUTZEL, M., WEISSENBACHER, B.: Histamine
    release in man by propanidid and thiopentone. Brit. J. Anaesth.
    $\underline{44}$, 355 (1972).

13. LORENZ, W., DOENICKE, A., REIMANN, H. J., Thermann, M., TAUBER,
    R., SCHMAL, A., DORMANN, D., HENSEL, H., HAMELMANN, H., WERLE, E.:
    Plasma histamine concentration in man and dog following the in-
    fusion of plasma substitutes: models for histamine release under
    pathophysiological conditions. Vortrag auf d. Tagung d. Ges. f.
    Histaminforschung, Marburg/Lahn, Mai 1973.

14. LUNDSGAARD-HANSSEN, P.: Nebenwirkungen von Plasmaersatzmitteln
    Praxis $\underline{58}$, 103 (1969).

15. LUTZ, H.: Plasmaersatzmittel, Stuttgart: G. Thieme 1969.

16. MAURER, P. H.: J. Exp. Med. $\underline{100}$, 497 (1954).

17. MAURER, P. H.: Immunologische Untersuchungen von Plasmaersatzmit-
    teln. Klin. Wschr. $\underline{38}$, 417 (1960).

18. MEISEL, G., ZÖCKLER, H.: Anaphylaktische Reaktionen nach der Gabe
    von Plasmaexpandern auf Gelatinebasis. Bibl. haemat. $\underline{11}$, 348.
    Basel: Karger 1971.

19. MESSMER, K., LORENZ, W., SUNDER-PLASSMANN, L., KLOEVEKORN, W.,
    HUTZEL, M.: Histamine Release as Cause of Acute Hypotension Follow-
    ing Rapid Colloid Infusion. Naunyn-Schmiedeberg's Arch. Pharmakol.
    $\underline{267}$, 433 (1970).

20. MÜLLER, R., DIETZEL, W.: Bericht über einen allergischen Schock
    nach Infusion von Haemaccel[R]. Anaesth. Inform. $\underline{8}$, 335 (1972).

21. SCHMIDT, H., PFLÜGER, H.: Nebenwirkungen bei Volumensubstitution
    mit Gelatinepräparaten. Med. Welt $\underline{22}$, 1073 (1971).

22. SCHWICK, H. G., FREUND, U.: Immunologische Untersuchungen mit
    Haemaccel[R]. Dt. Med. Wschr. $\underline{87}$, 737 (1962).

23. Symposion über Plasmaersatzpräparate auf Gelatinebasis, Bern
    19. - 21.10.1967: Kurzinformation Behringwerke, Marburg/Lahn.
    D. div. 548 - 628 (09 584).

24. WAWERSIK, J., JUST, O. H.: Jahresbericht d. Abt. f. Anaesthesio-
    logie an der Chir. Univ.-Klinik Heidelberg, 1970.

25. WAWERSIK, J., KÖHLER, C., WAGNER, G.: Beitrag zur Datenverarbei-
    tung in der Anaesthesie. Meth. Inform. Med. 12, Okt. 1973 (im
    Druck).

26. JOHNSON, H. H.: Histamine levels in human skin. Arch. Derm. $\underline{76}$,
    726 (1957).

27. ZACHARIAE, H.: Histamine in human skin. Acta derm.-venereol.
    (Stockh.), $\underline{44}$, 431 (1964).

28. SCHWICK, H. G., HEIDE, K.: Immunochemistry and Immunology of
    Collagen and Gelatine. Bibl. Haemat. $\underline{33}$, 111. Basel: Karger 1969.

29. MEYER-BURGDORFF, C., SEIDEL, G., SCHLÜTER, F. J.: Freisetzung
    von Histamin und Serotonin bei extrakorporaler Zirkulation.
    Anaesthesist $\underline{22}$, 212 (1973).

Vortrag Nr. 135

ANAPHYLAKTOIDE REAKTIONEN IN DER ANAESTHESIE

Von C. Meyer-Burgdorff und G. Seidel

Als anaphylaktoid werden Überempfindlichkeitsreaktionen bezeichnet,
die der Anaphylaxie ähnlich sind, aber unabhängig von vorheriger Sensibilisierung auftreten und auf einer Freisetzung von Histamin, möglicherweise auch anderer vasoaktiver Substanzen beruhen (PATON 1957).
Der Begriff der Anaphylaxie sollte jenen Reaktionen vorbehalten bleiben, die nach wiederholter parenteraler Fremdeiweißzufuhr auftreten
(Reallexikon der Medizin).

Im Zusammenhang mit der Anaesthesie haben bisher zahlreiche Substanzen zu derartigen Reaktionen geführt. Diese Substanzen sind in Tabelle
1 zusammengefaßt.

Tabelle 1. Anaphylaktoide Reaktionen auslösende Substanzen

i.v.-Narkotika	Epontol[R]
	Thiopental
	Althesin[R]
Plasmaersatzstoffe	Gelatine-Präparate
	Dextran-Präparate
	Polyvinylpyrrolidon
Muskelrelaxantien	Succinylcholin
	Alloferin
	Curare
Opiumalkaloide	Morphin

Von den i.v.-Narkotika hat Epontol[R] die meisten schwerwiegenden Zwischenfälle ausgelöst. Es liegen hierüber nahezu 60 detaillierte Fallberichte und Beobachtungen vor (BECK, 1965; BRADBURN, 1970; DANNEMANN
und LÜBKE, 1970; DUDZIAK und ZINDLER, 1969; EICHLER, 1969; EVANS, 1971;
JOHNS, 1970; KAY, 1969; KRÜGER, 1970; LARARD, 1970; LAWIN, 1968; LORENZ
et al., 1972; MANZ und FANK, 1969; MEYER-BURGDORFF et al., 1971; MICHEL,
1965; MILUSCHEWSKY und CERVENKOVA, 1970; PODLESCH, 1968; PRINZHORN,
1965; RADNEY, 1965; SCHMIDT und PFLÜGER, 1971; SPIESS und DOENICKE,
1968; SPREADBURY und MARRETT, 1971; STOVNER und ENDRESEN, 1971;
THORNTON, 1971; TURNER et al., 1972; WALDHAUSEN, 1972).

Barbiturate scheinen solche Reaktionen sehr viel seltener auszulösen.
Bisher sind nur 8 Zwischenfälle nach Thiopental-Injektion bekannt geworden (ANDERTON und HOPTON, 1968; CLARK und COCKBURN, 1971; CURRIE
et al., 1966; FOX et al., 1971; SARGENT, 1971; STRUNK, 1962). Andere
Barbiturate, wie auch das Methohexital, verhalten sich offenbar in dieser Beziehung unauffällig.

Das Steroid-Präparat Althesin[R] hat bisher nur in einem einzigen Fall
zu einem solchen schwerwiegenden Zwischenfall geführt (WALDHAUSEN,
1972; HEMPELMANN, 1973).

Auch Plasmaersatzstoffe haben solche Reaktionen ausgelöst, am häufigsten Dextran in etwa 70 Fällen (BAILEY und STRUB, 1967; BAUER und

ÖSTLING, 1970; CARLSSON et al., 1972; MADDI, 1969; MALTBY, 1968; SHEPHARD und VANDAM, 1964), seltener Gelatine-Präparate (BORTULOZZI et al., 1967; GRUBER, 1968; LÖDING und LAWIN, 1972; MÜLLER und DIETZEL, 1972; SCHMIDT und PFLÜGER, 1971) und Polyvinylpyrrolidon (WALTON et al., 1959).

Vereinzelte Reaktionen werden nach Applikation von Muskelrelaxantien beschrieben, so nach Succinylcholin vorwiegend mit bronchospastischer Komponente (BELE-BINDA und VALERI, 1971; EUSTACE, 1967; FELLINI et al., 1963; JERUNS et al., 1967; KEPES und HAIMOVICI, 1959; SMITH, 1957), nach Curare (PATON, 1959) und in einem einzigen Fall nach Alloferin (CHAN und YEUNG, 1972). Auch unter Morphin ist es zu solchen Reaktionen gekommen (JAFFE, 1970).

Die Symptomatik der von diesen Substanzen induzierten anaphylaktoiden Reaktion ist in Tabelle 2 zusammengefaßt.

Tabelle 2. Klinische Symptome bei anaphylaktoiden Reaktionen

Haut-Schleimhaut	"Flush", Erythem, Urticaria, Cyanose, Oedeme (generalisiert, Augenlider, Larynx, Lippen, Ohren, Kopfschwarte), Salivation, Schwitzen, "Gänsehaut"
Herz-Kreislauf	Tachycardie, Hypotension → Kreislaufstillstand, Konstriktion der arteriellen Lungengefäße ("Lungensperre")
Respirationstrakt	Dyspnoe, Bronchospasmus
Verdauungstrakt	Erbrechen, Darmkoliken, Diarrhoe
Subjektiv	Beklemmungs- und Hitzegefühl, Brechreiz, Übelkeit, Kopfschmerzen

In den meisten Fällen traten die Reaktionen etwa 5 min nach Applikation der Substanzen auf, wechselnd miteinander kombiniert gingen sie zum Teil mit schwerer Hypotension und Kreislaufstillstand einher und endeten in einigen Fällen letal.

Das Auftreten von Flush, Erythem und Oedemen vorwiegend im Gesichtsbereich ist in sofern im Sinne einer Histamin-Liberation zu deuten, als von allen Bezirken der menschlichen Haut der Gesichtsbereich am histaminreichsten ist (JOHNSON, 1957; ZACHARIAE, 1964).

Von den 36 gut dokumentierten Epontol^R-Zwischenfällen waren 21, also etwa 2/3, erst nach der zweiten oder Mehrfachinjektion aufgetreten, davon bei 9 Patientinnen nach einer Radium-Einlage.

Die Zwischenfälle nach Infusion von Plasmaersatzstoffen, insbesondere Dextran, traten überwiegend in der praeanaesthetischen Phase auf, d. h. bei Kreislaufauffüllung vor Narkoseeinleitung bzw. Anlegen einer Regional-Anaesthesie (CARLSSON et al., 1972; BAUER und ÖSTLING, 1970).

Einen solchen Fall haben wir selbst beobachtet. Bei einem 21-jährigen Patienten, bei dem in Peridural-Anaesthesie eine urologische Operation vorgenommen werden sollte, traten etwa 10 min nach Infusion von Schiwadex^R Lidoedeme, Urticaria und ein schwerer Bronchospasmus ohne Kreislaufalteration auf (Abb. 1 und 2). Trotz sofortiger Injektion von Tavegyl^R, Monocortin^R und Alupent^R bildeten sich die Symptome erst etwa 1 Stunde später langsam zurück.

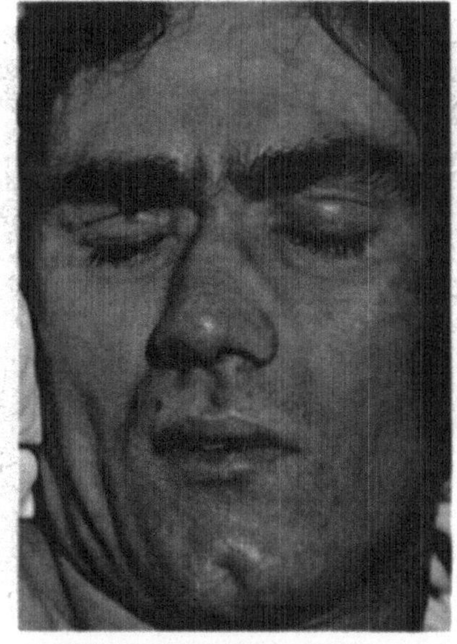

Abb. 1

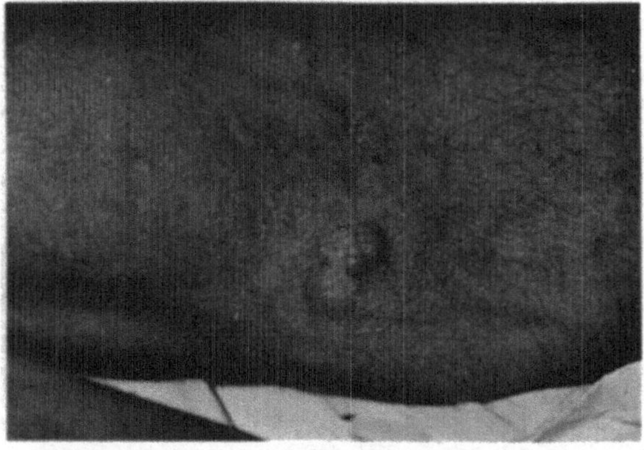

Abb. 1 und 2. Anaphylaktoide Reaktion nach Infusion von Schiwadex^R mit Lidoedemen und Urticaria

Daß diese Reaktionen sehr selten in Narkose auftreten, entspricht der Beobachtung, daß die Anaesthesie per se dem histaminliberierenden Effekt entgegenwirkt (PATON, 1957), wenn Narkotika nicht selbst als Histaminliberatoren wirksam sind.

Bemerkenswert ist, daß bisher kein anaphylaktoider Zwischenfall bekannt geworden ist bei Behandlung eines Schocks mit einem Dextran-Präparat (BAUER und ÖSTLING, 1970). ROUSELL (1968) schreibt den im Schock in erhöhter Konzentration zirkulierenden Glucocortikoiden eine protektive Wirkung zu.

Man muß annehmen, daß diese anaphylaktoiden Reaktionen histaminbedingt sind, da das Symptomenmosaik dem Wirkungsspektrum des Histamins entspricht und alle genannten Substanzen nachweislich Histamin freisetzen.

Für Alloferin[R] konnte die Histaminfreisetzung zwar nicht in vivo (WASER und HARBECK, 1962), aber in vitro durch Mastzelldegranulation nachgewiesen werden (SEEGER, 1970).

Nach Epontol[R]-Injektion findet man einen signifikanten Anstieg der Histaminkonzentration im Plasma von 0,7 auf 3,0 ng/ml mit einem Maximum nach 6 min (Abb. 3). Dieses Ergebnis bestätigt die Befunde von LORENZ et al. (1972). Daß für die regulären Kreislaufwirkungen das Plasmahistamin sicherlich keine Rolle spielt, beweist die zeitliche Dissoziation zwischen der initialen und gleichzeitig maximalen Kreislaufwirkung und dem wesentlich später liegenden Maximum der Histaminkurve.

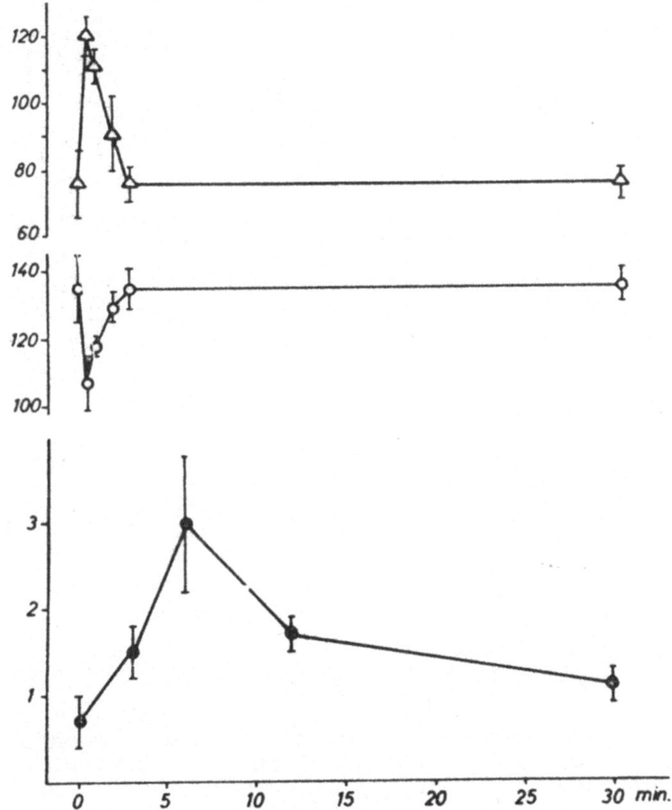

Abb. 3. Δ Pulsfrequenz, o systolischer Blutdruck, ● Histamin in ng/ml Plasma nach Propanidid (7 mg/kg) i. v. bei 5 Probanden. Mittelwerte ± Standardabweichung

Eine ähnliche Histaminfreisetzung ist mit spezifischen Untersuchungsmethoden auch für Thiopental, Brevimytal[R], Althesin[R] und die Plasmaersatzstoffe Haemaccel[R] und Dextran nachgewiesen worden (LORENZ et al., 1972, 1973).

Wird Epontol[R] und Succinylcholin kombiniert gegeben, wird der Plasmaspiegel zwar nicht mehr erhöht als durch Epontol[R] allein, liegt jedoch

30 min nach Injektion signifikant höher als nach alleiniger Epontol[R]-Injektion (p < 0,01). Das weist auf die Histaminliberierende Wirkung von Succinylcholin hin (Abb. 4).

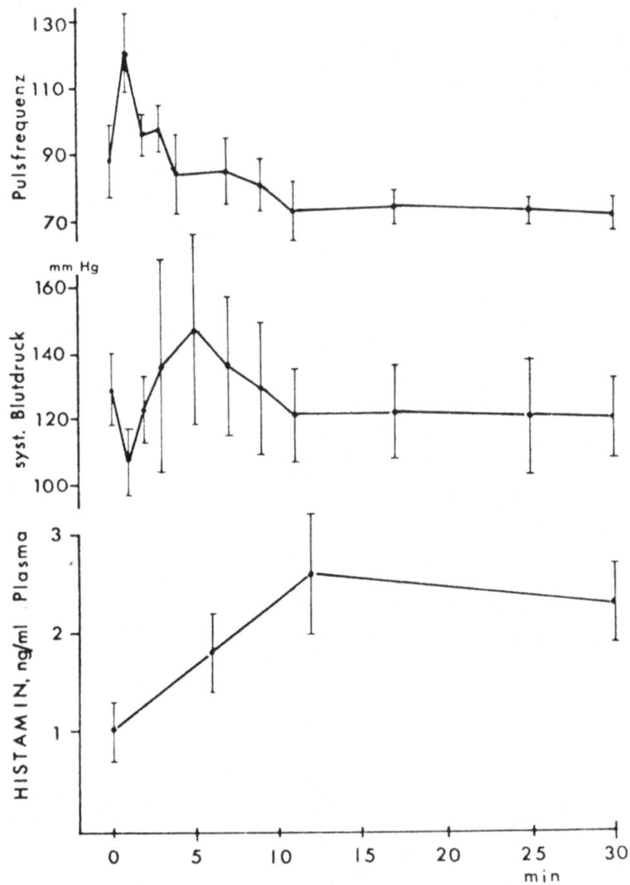

Abb. 4. Kreislaufwerte und Histaminspiegel nach Injektion von Propanidid (7 mg/kg) und Succinylcholin (0,5 mg/kg) i. v. bei 5 Probanden. Mittelwerte ± Standardabweichung

Nach Applikation von Ketamine, Halothane und Lachgas wurden weder eine Histaminfreisetzung noch anaphylaktoide Reaktionen beobachtet.

Insgesamt läßt sich aus diesen Untersuchungen entnehmen, daß diese Histaminfreisetzung im Regelfall keine klinisch gravierende Effekte hervorruft. Anaphylaktoide Reaktionen jedoch werden möglicherweise durch überschießend freigesetztes Histamin ausgelöst. Dafür sprechen die Befunde von LORENZ et al. (1972), die bei Patienten mit schweren Reaktionen sehr viel höhere Plasmaspiegel gemessen haben. Dabei fand sich nicht nur eine Korrelation der Schweregrade der Symptome zur Höhe des Plasmaspiegels, sondern auch eine zeitliche Parallelität zum symptomatischen Ablauf dieser Komplikation.

Der Mechanismus einer exzessiven Liberation allerdings ist bislang unklar und möglicherweise nicht einheitlich. Der überwiegend negative Ausfall der Allergentestungen spricht gegen einen allergischen Mechanismus. Trotzdem wird eine Sensibilisierung diskutiert z. B. bei den gehäuft aufgetretenen Epontol[R]-Zwischenfällen nach Zweit- oder Mehrfachinjektion, aber auch wenn es sich um Erstapplikationen der Substanzen handelte. Die Sensibilisierung kann nämlich durch Paragruppen im Sinne einer Gruppenallergie erfolgen (DUDZIAK und ZINDLER, 1969) oder es kann sich um kreuzimmunologische Reaktionen zwischen parenteral zugeführtem Dextran und von bestimmten Bakterienstämmen (Strepto- und Pneumokokken) produzierten bzw. alimentär aufgenommenem Dextran handeln (MALTBY, 1968; SHEPHARD und VANDAM, 1964), gegen das der Organismus Antikörper gebildet hat.

Abgesehen davon werden abnorme Reaktionen im Komplementsystem vermutet (CARLSSON et al., 1972). So könnte es auch ohne Antigen-Antikörper-Reaktion über den sogenannten "second pathway" über eine C_3-Aktivierung (GÖTZE und MÜLLER-EBERHARD, 1971) zur Bildung von Anaphylatoxinen kommen, die dann auch noch Histamin freisetzen könnten.

Schließlich wird möglicherweise bei Zuständen, die ohnehin erhöhte Histaminspiegel aufweisen, wie Verbrennungen, Allergien, septische Prozesse, Radium- und Röntgenbestrahlung (DOENICKE und LORENZ, 1970; SUPEK und DEANOVIC, 1969; VUGMAN, 1966) unter dem Einfluß der genannten histaminliberierenden Substanzen Histamin leichter und in exzessiven Mengen freigegeben (STOVNER und ENDRESEN, 1971). Dafür spricht die Häufung von Epontol[R]-Reaktionen bei Patientinnen, die unter Radium-Bestrahlung standen.

Bei der Behandlung und Prophylaxe der Zwischenfälle kommen den Glucocortikoiden besondere Bedeutung zu. Sie verhindern die weitere Bildung von Histamin durch Hemmung der Histidindekarboxylase und wirken antagonistisch am Gefäßendothel (DOENICKE und LORENZ, 1970). Therapeutisch applizierte Antihistaminika zeigen im allgemeinen wenig Wirkung, da die Rezeptoren bei einer massiven Reaktion voll mit Histamin besetzt sind und sich vom Histamin kaum trennen lassen. Auch die prophylaktische Gabe von Antihistaminika ist problematisch, denn sie konnte in einigen Epontol[R]-Fällen eine schwere anaphylaktoide Reaktion nicht verhindern (KRÜGER, 1970; LORENZ et al., 1972). Antihistaminika haben lediglich einen abschwächenden Effekt, die gleichzeitige Gabe von Glucocortikoiden haben gelegentlich schon schwere Komplikationen verhindert (LORENZ et al., 1972).

Bei allen Zuständen, die mit erhöhten Histaminspiegeln einhergehen (Verbrennungen, septischen Prozessen, Allergien und Röntgen- bzw. Radiumbestrahlungen), muß die Prämedikation ein Antihistaminikum und Glucocortikoid enthalten. Bei diesen Patienten halten wir Epontol[R] für kontraindiziert, ebenso bei Zweit- und Mehrfachinjektionen.

Im Zusammenhang mit der Anaesthesie muß vor allem bei Verwendung von Epontol[R] und den Plasmaersatzstoffen Dextran- und Gelatine-Präparaten mit solchen zwar seltenen aber fast immer lebensbedrohlichen Zwischenfällen gerechnet werden, die sich unter Berücksichtigung der Kontraindikationen und bei geeigneter Prophylaxe vermeiden lassen. Der Prophylaxe sollte in Zukunft mehr Aufmerksamkeit geschenkt werden, da die Therapie dieser Zwischenfälle problematisch ist und selten den gewünschten Erfolg zeigt.

290

Literatur

1. ANDERTON, J. M., HOPTON, D. S.: Thiopentone anaphylaxis: Hazard of
multiple cystocopic examinations under general anaesthesia. Survey
of Anesthesiology 12, 571 (1968).

2. BAILEY, G., STRUB, R.: Dextran induced Anaphylaxis. JAMA 200, 185
(1967).

3. BAUER, A., ÖSTLING, G.: Dextran induced anaphylactoid reactions
in connection with surgery. Acta Anaesth. Scand. Suppl. 37, 182
(1970).

4. BECK, L.: Erfahrungen mit dem Kurznarkotikum Propanidid in der Geburtshilfe. In: HORATZ, FREY, ZINDLER (Eds.): Die intravenöse Kurznarkose mit dem neuen Phenoxyessigsäurederivat Propanidid (Epontol^R).
Anaesthesiologie und Wiederbelebung 4, p. 223, Berlin - Heidelberg -
New York: Springer-Verlag 1965.

5. BELE-BINDA, N., VALERI, F.: A case of bronchospasm induced by
succinylcholine. Canad. Anaesth. Soc. J. 18, 116 (1971).

6. BORTOLUZZI, E., CARRERA, F., TINOZZI, C. C., GALETTI, P., BORTO-
LUZZI, L.: Nota su di un caso di schock anafilattico da polimero
della gelatina (Emagel). Studio clinico ed immuno-ematologico.
Anesth. e Rianim. 8, 73 (1967).

7. BRADBURN, C. C.: Severe hypotension following induction with
propanidid. Brit. J. Anaesth. 42, 362 (1970).

8. CARLSSON, C., GUSTAVSSON, I., NILSSON, E., NORDSTRÖM, L. O. et
al.: Anafylaktoid reaktion pa dextran. Läkartiduingen 69, 3690
(1972).

9. CHAN, C. S., YEUNG, M. L.: Anaphylactic reaction to alcuronium.
Brit. J. Anaesth. 44, 103 (1972).

10. CLARK, M. M., COCKBURN, H. A.: Anaphylactoid response to thiopentone. Brit. J. Anaesth. 43, 185 (1971).

11. CURRIE, T. T., WHITTINGHAM, S., EBRINGER, PETERS, J. S.: Severe
anaphylactic reaction to thiopentone: case report. Brit. M. J. 1,
1462 (1966).

12. DANNEMANN, H., LÜBKE, P.: Komplikationen während Narkosen mit
Epontol. Z. prakt. Anaesth. 4, 273 (1970).

13. DOENICKE, A., LORENZ, W.: Histaminfreisetzung und anaphylaktoide
Reaktionen bei i. v. Narkosen. Anaesthesist 19, 413 (1970).

14. DUDZIAK, R., ZINDLER, M.: Gefahren und Komplikationen der Propa-
nididnarkose. Z. prakt. Anaesth. 4, 1 (1969).

15. EICHLER, J.: Die Anwendung von Epontol in Klinik und Poliklinik.
Vortrag auf dem Epontol-Symposion in Moskau, 5. - 6. Juni 1969.

16. EUSTACE, B. R.: Suxamethonium induced Bronchospasm. Anaesthesia
22, 638 (1967).

17. EVANS, A.: Reaction to propanidid. Brit. J. Anaesth. 43, 802
(1971).

18. FELLINI, A. A., BERNSTEIN, R. L., ZAUDER, H. L.: Bronchospasm due
to Suxamethonium. Brit. J. Anaesth. 35, 657 (1963).

19. FOX, G. S., WILKINSON, R. D., RABOW, F. I.: Thiopental anaphylaxis:
A case and a method for diagnosis. Anesthesiology 35, 655 (1971).

20. GÖTZE, O., MÜLLER-EBERHARD, H. J.: The C_3-Activator system: an
alternate pathway of complement activation. J. exp. Med. 134, 90
(1971).

21. GRUBER, U. F.: Blutersatz. Berlin - Heidelberg - New York:
Springer-Verlag 1968.

21a. HEMPELMANN, G., HELMS, U., DALICHAU, E., WALTER, P., PIEPENBROCK,
S.: Kreislaufuntersuchungen über CT 1341, einem Steroid-Anaesthe-
ticum, bei Patienten mit angeborenen und erworbenen Herzfehlern.
Anaesthesist 22, 345 (1973).

22. JAFFE, J. H.: Narcotic analgesics. In: L. S. GOODMAN and A. GILMAN
(Eds.): The Pharmacological Basis of Therapeutics, p. 237. New
York: The McMillan Company 1970.

23. JERUMS, G., WHITTINGHAM, S., WILSON, P.: Anaphylaxis to suxamethonium. Brit. J. Anaesth. 39, 73 (1967).

24. JOHNS, G.: Cardiac arrest following induction with propanidid.
Brit. J. Anaesth. 42, 74 (1970).

25. JOHNSON, H. H.: Histamin levels in human skin. Arch. Derm. 76, 726
(1957).

26. KAY, B.: Hypotensive reaction after propanidid and atropin. Brit.
Med. J. 3, 413 (1969).

27. KEPES, E. R., HAIMOVICI, H.: Allergic reaction to succinylcholine.
J. Am. Med. Ass. 171, 548 (1959).

28. KRÜGER, H. W.: Anaphylaktischer Schock nach Epontol-Kurznarkosen.
Geburtsh.-Frauenheilk. 30, 37 (1970).

29. LARARD, D. G.: Cardiac arrest following induction with propanidid.
Brit. J. Anaesth. 42, 652 (1970).

30. LAWIN, P.: Stellungnahme zur Frage: "Sind Komplikationen nach Kurznarkosen mit Epontol bekannt?" (Anfragen aus der Praxis). Z. prakt.
Anaesth. 3, 341 (1968).

31. LÖDING, H.-W., LAWIN, P.: Anaphylaktischer Schock in Narkose durch
Oxypolygelatine. Z. prakt. Anaesthesie 7, 283 (1972).

32. LORENZ, W., DOENICKE, A., MEYER, R., REIMANN, H. J., KUSCHE, J.,
BARTH, H., GEESING, H., HUTZEL, M., WEISSENBACHER, B.: Histamine
release in man by propanidid and thiopentone: pharmacological
effects and clinical consequences. Brit. J. Anaesth. 44, 355
(1972).

33. LORENZ, W., DOENICKE, A., REIMANN, H.-J., THERMANN, M. et al.:
Plasma histamine concentration in man and dog following the infusion of plasma substitutes: models for histamine release under
pathophysiological conditions. Vortrag, 2. Jahrestagung d. europ.
Histaminclubs, Marburg, Mai 1973.

34. MADDI, V. I.: Dextran anaphylaxis. Angiology 20, 243 (1969).

35. MALTBY, J. R.: Anaphylactic reaction to dextran. Brit. J. Anaesth.
40, 552 (1968).

36. MANZ, R., FRANK, G.: Zur Frage allergischer Reaktionen nach Epontol. Anaesthesist 18, 223 (1969).

37. MEYER-BURGDORFF, Ch., OPITZ, A., MEYER, G.: Epontol et arret
cardiaque. Cahiers d'Anesthésiologie 19, 605 (1971).

38. MICHEL, C. F.: Die Anwendung von Propanidid in der Gynäkologie.
In: HORATZ, FREY, ZINDLER (Eds.): Die intravenöse Kurznarkose
mit dem neuen Phenoxyessigsäurederivat Propanidid (Epontol^R).
Anaesthesiologie und Wiederbelebung 4, p. 225. Berlin - Heidelberg - New York: Springer-Verlag 1965.

39. MILOSCHEWSKY, D., CERVENKOVA, M.: Cardiovascular collapse following induction with propanidid. Brit. J. Anaesth. 42, 833 (1970).

40. MÜLLER, R., DIETZEL, W.: Bericht über einen allergischen Schock nach Infusion von Haemaccel. Anaesth. Inform. 8, 335 (1972).

41. PATON, W. D. M.: Histamine release. Pharmac. Rev. 9, 335 (1972).

42. PATON, W. D. M.: The effect of muscle relaxants other than muscular relaxation. Anesthesiology 20, 453 (1959).

43. PODLESCH, I.: Zur Frage: "Sind Komplikationen nach Kurznarkosen mit Epontol bekannt?" Z. prakt. Anaesth. 3, 343 (1968).

44. PRINZHORN: Allergische und anaphylaktische Reaktionen. In: HORATZ, FREY, ZINDLER (Eds.): Die intravenöse Kurznarkose mit dem neuen Phenoxyessigsäurederivat Propanidid (Epontol^R). Anaesthesiologie und Wiederbelebung 4, p. 307. Berlin - Heidelberg - New York: Springer-Verlag 1965.

45. RADNAY, P. A.: Allergic and anaphylactic reactions. Acta anaesth. scand. Suppl. 17, 79 (1965).

46. ROUSSELL, R.: Anaphylactic reaction to dextran. Brit. J. Anaesth. 40, 863 (1968).

47. SARGENT, N. W.: Anaphylactoid reaction to thiopentone. Brit. J. Anaesth. 43, 591 (1971).

48. SCHMIDT, H., PFLÜGER, H.: Nebenwirkungen bei Volumensubstitution mit Gelatinepräparaten. Med. Welt 22, 1073 (1971).

49. SEEGER, R.: Degranulation von Rattenmastzellen als Ausdruck der Histaminfreisetzung durch verschiedene Muskelrelaxantien. Z. prakt. Anaesth. 5, 116 (1970).

50. SHEPHARD, D. A. E., VANDAM, L. D.: Anaphylaxis associated with the use of dextran. Anesthesiology 25, 244 (1964).

51. SMITH, N. L.: Histamine release by suxamethonium. Anaesthesia 12, 293 (1957).

52. SPIESS, W., DOENICKE, A.: Moderne Kombinationsnarkose. Z. prakt. Anaesth. 2, 1 (1968).

53. SPREADBURY, T. H., MARRETT, H. R.: Cardiovascular collapse after propanidid. Brit. J. Anaesth. 43, 925 (1971).

54. STOVNER, J., ENDRESEN, R.: Repeated propanidid in cancer. Brit. J. Anaesth. 43, 207 (1971).

55. STRUNK, H. A.: Reaction to thiopental (current comment). Anesthesiology 23, 271 (1962).

56. SUPEK, Z., DEANOVIC, Z.: Freisetzung biogener Amine und Ausscheidung ihrer Metabolite in strahlenbiologischem Experiment und radiologischer Klinik. In: G. B. GERBER, H.-A. LADNER, L. RAUSCH, Chr. STREFFER (Eds.): Biochemisch nachweisbare Strahlenwirkungen und deren Beziehungen zur Strahlentherapie, p. 97. Stuttgart: Thieme-Verlag 1969.

57. THORNTON, H. L.: Apparent anaphylactic reaction to propanidid. Anaesthesia 26, 490 (1971).

58. TURNER, K. J., KEEP, V. R., BARTHOLOMAEUS, N.: Anaphylaxis induced by propanidid and atropine. Brit. J. Anaesth. 44, 211 (1972).

59. VUGMAN, I.: Release of histamine by noxious physical agents, organic compounds and by metals. In: O. EICHLER and A. FARAH (Eds.): Histamine and Antihistaminics. Handbuch der experimentellen Pharmakologie, XVIII/1, p. 367. Berlin - Heidelberg -New York: Springer-Verlag 1966.

60. WALDHAUSEN, E.: Unerwartete Nebenwirkungen von Narkotika. Vortrag, Jahrestagung der Niedersächsischen Anaesthesisten, Hannover 1972.

61. WALTON, P. R., RICHARDSON, J. A., THOMPSON, W. L.: Hypotension and histamine release following intravenous injection of plasma substitutes. J. Pharm. exp. Ther. 127, 39 (1959).

62. WASER, P. G., HARBECK, P.: Pharmakologie und klinische Anwendung des kurzdauernden Muskelrelaxans Diallyl-nor-Toxiferin. Anaesthesist 11, 33 (1962).

63. ZACHARIAE, H.: Histamine in human skin. Acta derm.-venereol. (Stockh.) 44, 431 (1964).

DIE EINWIRKUNG VON MALTOSE AUF DEN OPERIERTEN PATIENTEN

Von T. Momose

Maltose oder Malzzucker (Abb. 1) ist ein natürliches Produkt der Disaccharide und eine α-1,4-Verbindung zweier D-Glucose-Moleküle. Bekanntlich wird ein Kohlehydrat von Enzymen, die im Verdauungskanal existieren, zu Monosacchariden verändert und dann dem Stoffwechsel zugeleitet. Bisher konnte man sich nicht vorstellen, daß Disaccharide im lebenden Organismus verarbeitet werden.

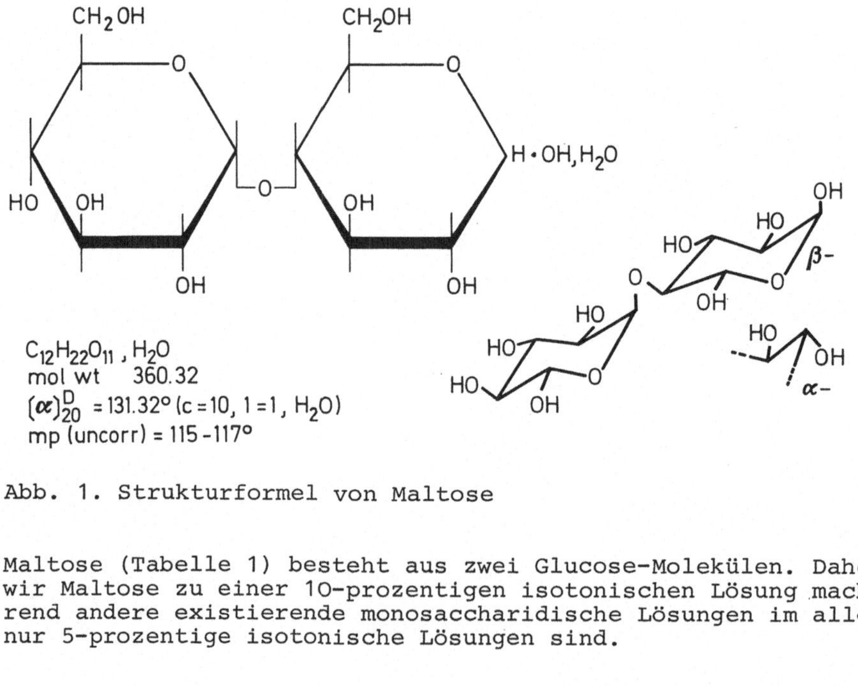

$C_{12}H_{22}O_{11}$, H_2O
mol wt 360.32
$(\alpha)_{20}^{D}$ = 131.32° (c = 10, 1 = 1, H_2O)
mp (uncorr) = 115 - 117°

Abb. 1. Strukturformel von Maltose

Maltose (Tabelle 1) besteht aus zwei Glucose-Molekülen. Daher können wir Maltose zu einer 10-prozentigen isotonischen Lösung machen, während andere existierende monosaccharidische Lösungen im allgemeinen nur 5-prozentige isotonische Lösungen sind.

Tabelle 1. Osmotischer Druck von Maltose- oder Glucoselösung

Konzentration	Maltose	Glucose
	mOs	
5 %	150	293
10 %	297	597
20 %	607	1209
Salz	295	

In Japan haben schon viele Studien gezeigt, daß Maltose weniger giftig ist als Glucose. Eine der interessantesten Eigenschaften der Maltose dürfte aber sein, daß Maltose sozusagen nicht von Insulin angegriffen

wird, obwohl Maltose ein Disaccharid aus zwei Glucose-Molekülen ist.
Die Tatsache, daß Maltose unabhängig von Insulin in die Zellen transportiert werden kann, ist bereits gesichert.

Stoffwechsel der Maltose

Der Stoffwechsel der Maltose ist in Abb. 2 dargestellt. Maltose dürfte
durch Hydrolyse von einer Maltase zu zwei Glucose-Molekülen abgebaut
werden und so in den Glucose-Stoffwechsel eingehen. Wird Maltose intravenös gegeben, wird sie direkt, ohne Zersetzung zu den Geweben
transportiert, weil im menschlichen Blut keine Maltase wirkt (wie
etwa beim Hasen, beim Kaninchen oder beim Affen). Wenn daher Maltose
in das Blut gelangt, so steigt der Wert des Blutzuckers nicht außer-
gewöhnlich an. Klinisch gesehen kann der Gebrauch von Maltose an Stelle von Glucose eher angeraten sein in Fällen von Insulinmangel oder
bei einer Störung des Zuckerstoffwechsels, was häufig nach einer Operation eintritt.

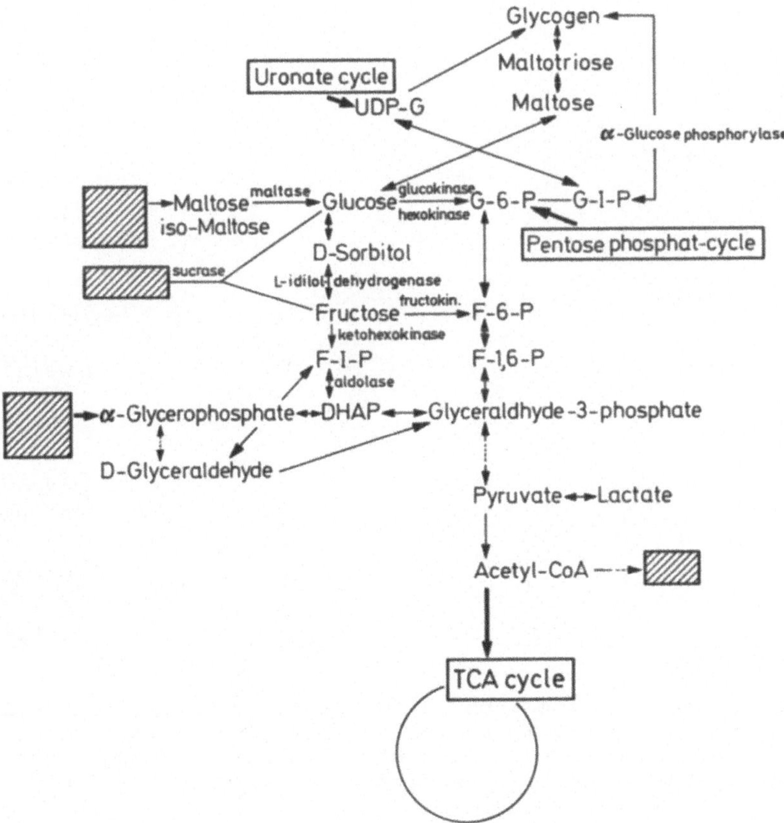

Abb. 2. Stoffwechsel der Maltose

Es ist auch bekannt, daß Maltose beim Schock besser als Glucose ver-
tragen wird.

Um auf dem Gebiet der Anaesthesie weitere Auswirkungen von Maltose kennenzulernen, wurde der klinische Effekt einer raschen Infusion einer großen Menge von Maltose in 60 Fällen untersucht. In 30 Fällen (Tabelle 2) wurden 1000 ml 10-prozentige Maltose, in 10 Fällen 1000 ml 5-prozentige Glucose und in weiteren 10 Fällen 1000 ml 5-prozentiges Xylit verabreicht. Als Kontrollversuch erhielten 10 Fälle 1000 ml Ringer-Lactat. Es wurden zwei Gruppen untersucht, bei der ersten wurden schwere Operationen, bei der anderen leichtere Operationen durchgeführt.

Tabelle 2. Fälle

	I. Gruppe Fälle von Oberbauch- Operationen (Magenresektion)	II. Gruppe Fälle von anderen Kleinoperationen	Total
10 % Maltose 1000 ml-Gruppe	23	7	16 männl. 14 weibl. 30 total
5 % Glucose 1000 ml-Gruppe	2	8	10 weibl. 10 total
5 % Xylit 1000 ml-Gruppe	2	8	4 männl. 6 weibl. 10 total
Ringer-Lactat 1000 ml-Gruppe	5	5	2 männl. 8 weibl. 10 total

Nach Stabilisierung der Narkose (Abb. 3) wurde mit der Infusion, die eine Stunde dauerte, begonnen. Zu Beginn der Infusion, sofort nach der Infusion und nach einer weiteren Stunde wurden Blut- und Harnproben entnommen. Die Gesamtmenge des eingespritzten Zuckers betrug 100 g Maltose und je 50 g Glucose und Xylit.

Blutzuckerkonzentrationsänderung

Die Maltose wurde mit der Maltase-Glucose-Oxydase-Methode, das Xylit mit der Formaldehyd-Farbvergleichs-Methode und die Glucose mit der Glucose-Oxydase-Methode bestimmt (Abb. 4).

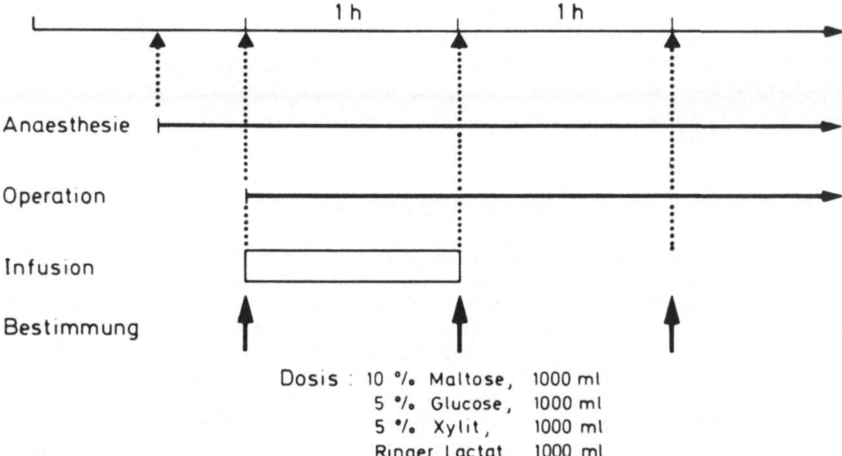

Abb. 3. Zeitlicher Zusammenhang zwischen Anaesthesie-, Operations- und Infusionsdauer der einzelnen Lösungen und den Blut- und Harnprobenentnahmen

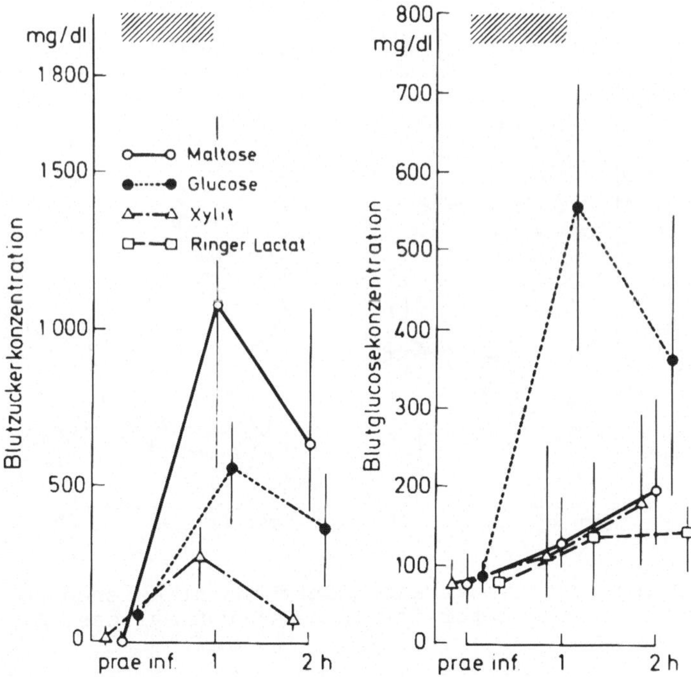

Abb. 4. Blutzuckerkonzentrationsänderungen vor, eine und zwei Stunden nach Infusion der einzelnen Lösungen

Die Zuckerkonzentration erreichte in allen Fällen am Ende der Infusion ihren Höhepunkt und sank dann relativ schnell. Auf der anderen Seite war der Wert des Blutzuckers in der Glucose-Gruppe natürlich am höchsten. Die Verarbeitung der Glucose muß wohl langsam vor sich gegangen sein, da eine Stunde nach Beendigung der Infusion der Zuckerwert noch ziemlich hoch war.

Die Maltose-, Xylit- und Lactat-Gruppen zeigten eine steigende Tendenz,
aber bei einem statistischen Vergleich war keine bemerkenswerte Differenz festzustellen. Bei der Lactat-Gruppe war die Tendenz gering. Das
Resultat ist also in beiden Gruppen gleich und auch statistisch ohne
bemerkenswerte Differenz.

Milchsäure- und Brenztraubensäurekonzentrationen

Mit dem Einfluß aller Zucker auf das Zuckerstoffwechselsystem veränderte
sich die Konzentration der Milchsäure (Abb. 5) und BTS. Hier ist bemerkenswert, daß in der Xylit-Gruppe der Wert der Milchsäure stieg, der
Wert der BTS jedoch nicht parallel dazu anstieg. Diese Tatsache konnte
in der Veränderung von L/P bemerkt werden, das heißt, die L/P-Verände-
rung in der Xylit-Gruppe konnte als statistische Differenz gedeutet
werden. In anderen Gruppen jedoch gab es keine L/P-Veränderung, das
heißt, in der Maltose-, Glucose- und Lactat-Gruppe veränderten sich
die Milchsäure und die BTS gleichmäßig und hielten die Balance. Nur
in der Xylit-Gruppe zeigte sich diese Balance nicht. Dieses Resultat
war in beiden Gruppen gleich.

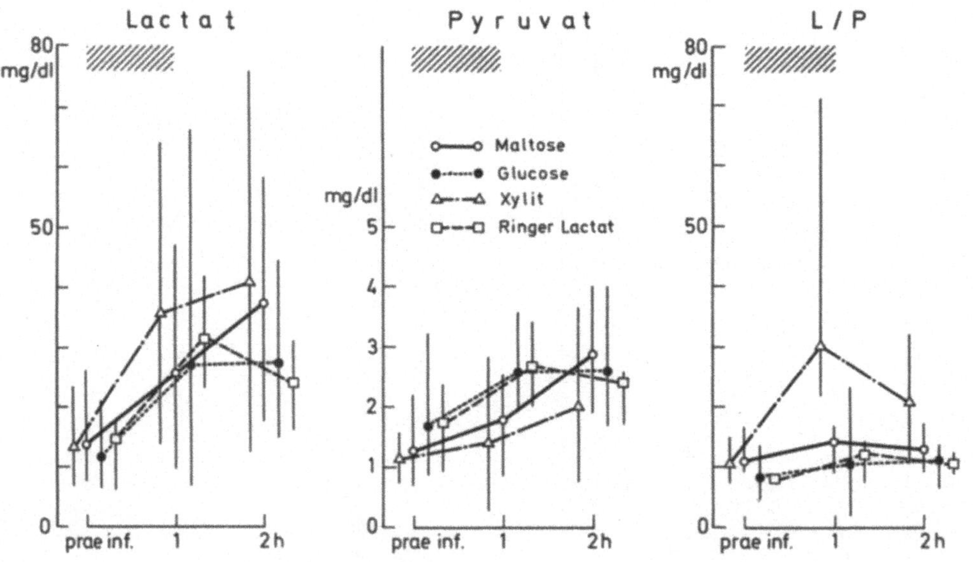

Abb. 5. Verhalten der Milch- und Brenztraubensäurekonzentrationen sowie des Lactat-Pyruvat-Quotienten unter der Infusion von Maltose, Glucose, Xylit und Ringer-Lactat

Leberfunktion

In Abb. 6 sind die Ergebnisse der Gruppe I dargestellt. Sie zeigt den
Vergleich der Maltose-Gruppe (23 Fälle) mit der Lactat-Gruppe (5 Fälle).
In der Gruppe mit schweren Operationen sieht man Fälle von bemerkens-
wertem Ansteigen von GOT, GPT und Totalbilirubin. Eine Tendenz zum Ansteigen von GOT sieht man in der Maltose-Gruppe und Lactat-Gruppe, während GPT keine große Veränderung aufweist. Bilirubin zeigte in der Lactat-Gruppe eine ansteigende Tendenz.

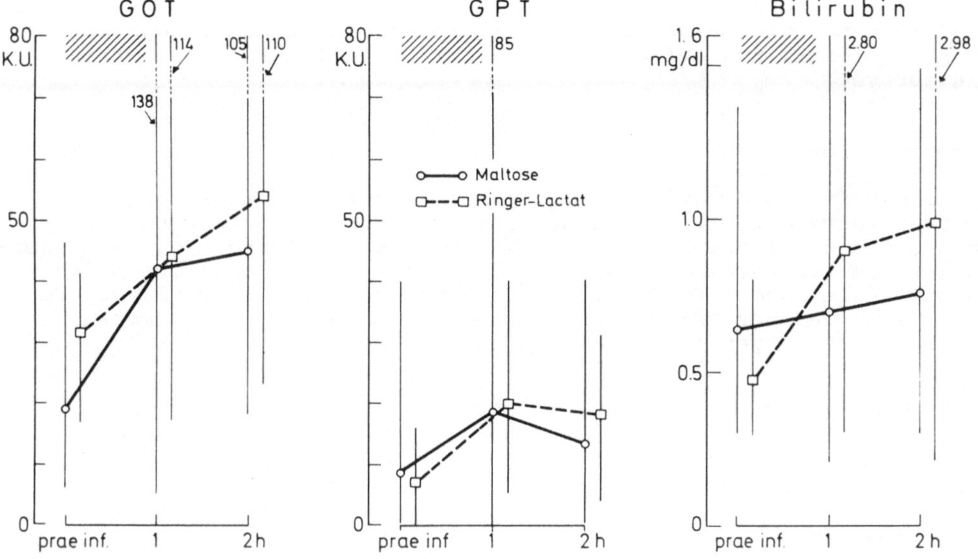

Abb. 6. Beeinflussung der Leberfunktion (Gruppe I) durch Maltose und Ringer-Lactat

In der zweiten Gruppe (Abb. 7) fanden sich in allen Fällen keine Veränderungen von GOT, GPT und Totalbilirubin, außer in der Xylit-Gruppe, wo eine ansteigende Tendenz von Totalbilirubin deutlich wurde.

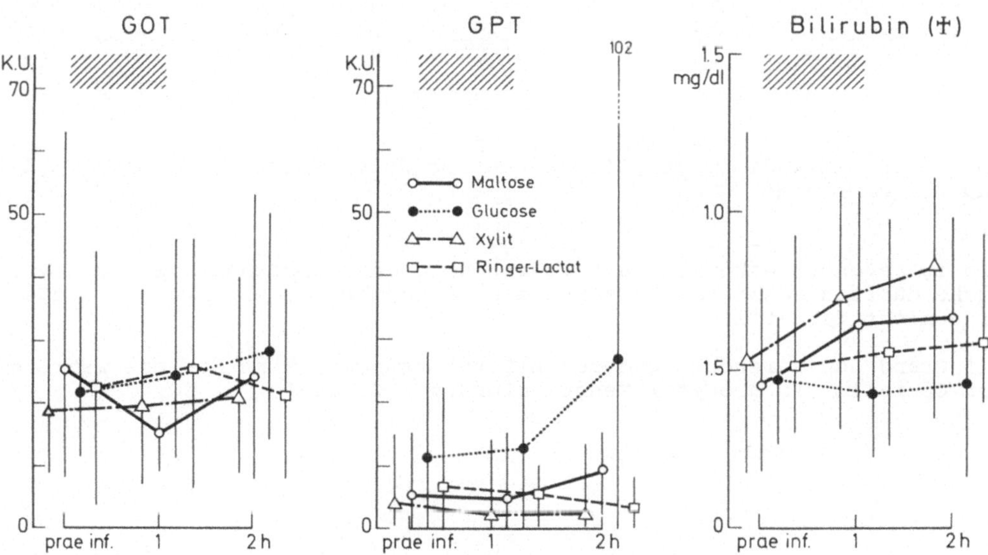

Abb. 7. Beeinflussung der Leberfunktion (Gruppe II) durch Maltose, Glucose, Xylit und Ringer-Lactat

300

Vergleicht man die beiden Gruppen, so waren die Veränderungen in der
Gruppe I größer, was auf den Einfluß der Operation zurückzuführen
sein dürfte.

Nierenfunktion

Blutharnstoff und Kreatinin zeigten keine große Veränderung (Abb. 8).
Einen Harnsäurekonzentrationsanstieg zeigte die Xylitol-Gruppe. Aber
schon bei der Entnahme vor der Infusion fand sich eine erhöhte Konzentration. Deshalb wies der Durchschnitt keine bemerkenswerten Differenzen auf. Dies fand sich in beiden Gruppen gleich. Die Bestimmung der
Elektrolyte und der Harnzuckerausscheidung ergaben keine bemerkenswerten Veränderungen.

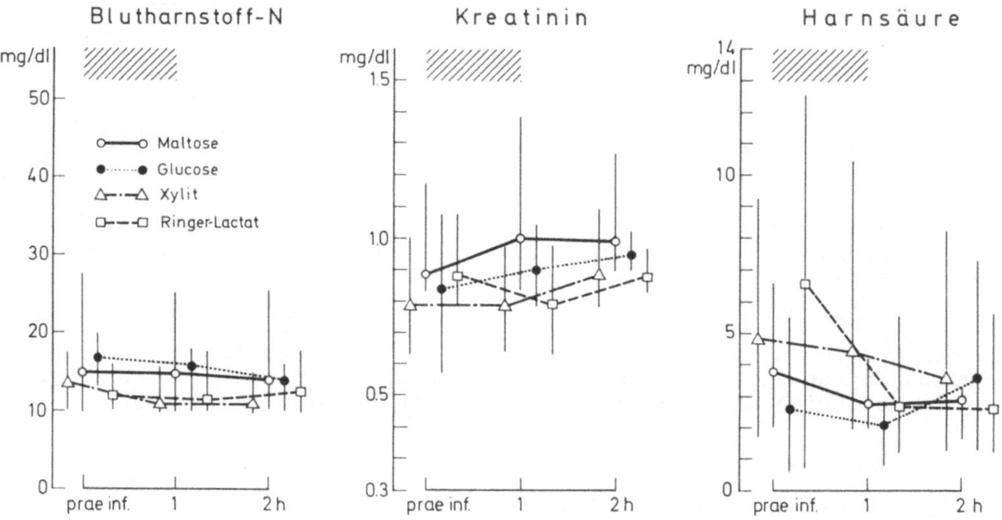

Abb. 8. Beeinflussung der Nierenfunktion durch Maltose, Glucose, Xylit
und Ringer-Lactat

Die intravenöse Gabe von Maltose ist noch eher unbekannt, weitere Versuche dürften daher interessant sein. Besondere Nebenwirkungen ließen
sich nicht feststellen.

Auf Grund des Versuches und der Literaturangaben kann Maltose während
der Operation in größerer Menge infundiert werden.

Vortrag Nr. 137

PROBLEME DER KONTINUIERLICHEN POSTOPERATIVEN INFUSIONSTHERAPIE

Von R. Dölp, F. W. Ahnefeld und H. Reineke

Die Situation des Patienten in der postoperativen Phase wird von mannigfachen Einflüssen geprägt, die ihn - unabhängig von seinem Grundleiden - bedrohen.

Zu den Einwirkungen (Abb. 1) zählen Gewebetrauma, Schmerz, Blutung und Infektion ebenso wie die Veränderungen im Wasser-Elektrolythaushalt und die reduzierte Fähigkeit Glucose zu verwerten. Postoperativ überwiegt die Katabolie. Dabei betragen die Stickstoffverluste z. B. nach einer Magenresektion über 15 g/Tag. Bis heute ist es nicht möglich, alle negativ einwirkenden Faktoren zu eliminieren, wir sind aber in der Lage, symptomatisch zu behandeln und die Auswirkungen zu reduzieren. In einer Phase äußerster Belastung - geprägt durch Dysregulationen und gestiegenen Verbrauch - ist eine adaptierte parenterale Ernährung, nicht aber die immer noch übliche Null-Diät mit Wasser und Salzen erforderlich. Zur postoperativen Infusionstherapie gehört obligatorisch die Substitution von Aminosäuren und Kalorien.

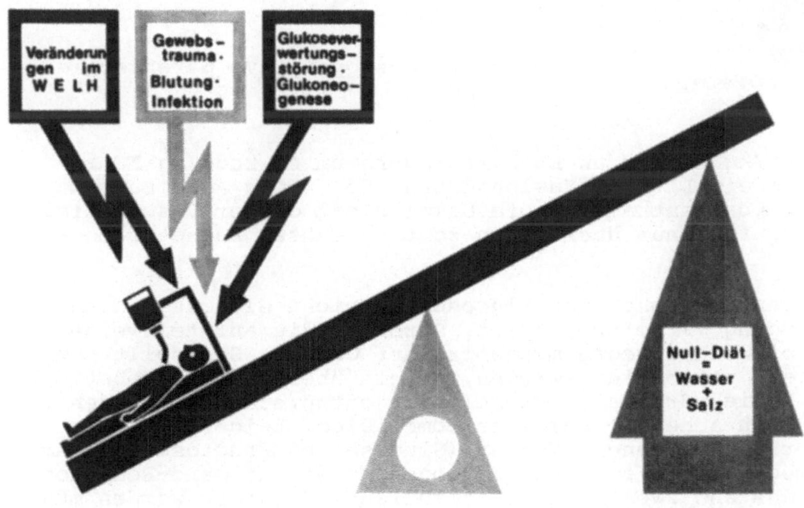

Abb. 1. Postoperative Einflüsse

In der Planung der postoperativen parenteralen Ernährung ergeben sich Probleme, den errechneten Bedarf so zu applizieren, daß neben der Sicherung der Verträglichkeit eine optimale Utilisation des Angebotenen erfolgen kann.

Legen wir für eine ausreichende parenterale Ernährung (Abb. 2) einen täglichen Flüssigkeitsbedarf von etwa 40 ml/kg KG, den Bedarf an Amino-

POSTOPERATIVE PARENTERALE ERNÄHRUNG

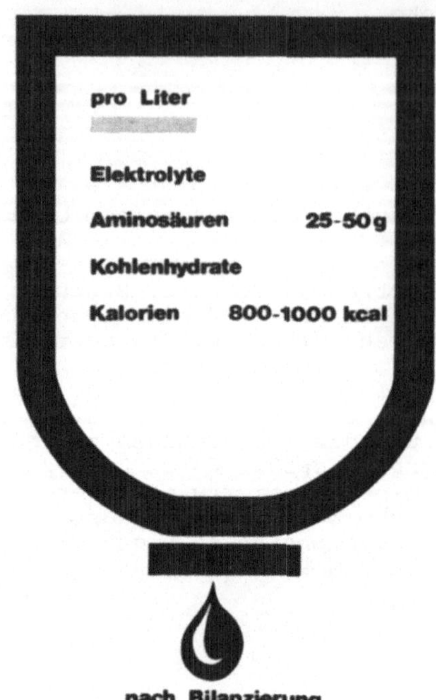

Abb. 2. Postoperative parenterale Ernährung

säuren von 1 - 2 g/kg KG und an Energieträgern um 40 kcal/kg KG zugrunde, dann müßte ein Liter Infusionslösung 25 - 50 g Aminosäuren und ungefähr 1000 kcal enthalten. Die Osmolarität dieser Lösung liegt so hoch, daß die Zufuhr nur über einen zentralvenösen Katheter möglich wird.

Als Energielieferanten stehen uns Glucose und nicht-Glucose-Kohlenhydrate zur Verfügung (Fructose, Xylit, Sorbit), die auf teilweise verschiedenen Stoffwechselwegen metabolisiert werden. Sie sollten miteinander kombiniert verabreicht werden, um ein überhöhtes Angebot eines einzelnen Kohlehydrates zu vermeiden - entsprechend auch den Empfehlungen der deutschen Arzneimittelkommission. Leider ist eine Sterilisation der reduzierenden Zucker (Glucose und Fructose) mit Aminosäuren nicht möglich, da es dann zur sogenannten Maillard-Reaktion käme, so daß mindestens zwei Flaschen simultan infundiert werden müssen, wenn man die Aminosäuren mit allen verfügbaren Kohlehydraten kombiniert zuführen will. Das gleichzeitige und gleichmäßige Angebot sämtlicher Substituenten über 24 Stunden ist aus mehreren Gründen anzustreben:

1. Die Aminosäuren werden nur dann nicht im Rahmen der möglichen isodynamen Vertretung für die Energiedeckung verstoffwechselt, sondern stehen dem Baustoffwechsel zur Verfügung, wenn gleichzeitig ausreichende Mengen energieliefernder Substrate verabreicht werden.
2. Bestimmte genau definierte Utilisationsraten der Substanzen bestimmen die Zufuhrquoten und verbieten die Applikation in kurzer Zeit.
3. Einige Nährstoffe führen bei zu hohem Konzentrationsanstieg im Blut zu Unverträglichkeits- oder gar toxischen Reaktionen (z. B. Glutaminsäure).

Die technischen Möglichkeiten einer gleichzeitigen Substitution (Abb.
3) verschiedener Lösungen sind bisher begrenzt und die Infusionsständer tragen häufig eine verwirrende Vielfalt unterschiedlicher Infusi-
onsflaschen. Heute überlicherweise verwendete Infusionsbestecke mit
mechanischen Durchflußreglern und Y-Stücke können eine kontinuierliche
Zufuhr der Infusionslösungen auch bei guter Überwachung auf einer Intensivstation nicht garantieren; die eben aufgestellten Forderungen
lassen sich nicht erfüllen.

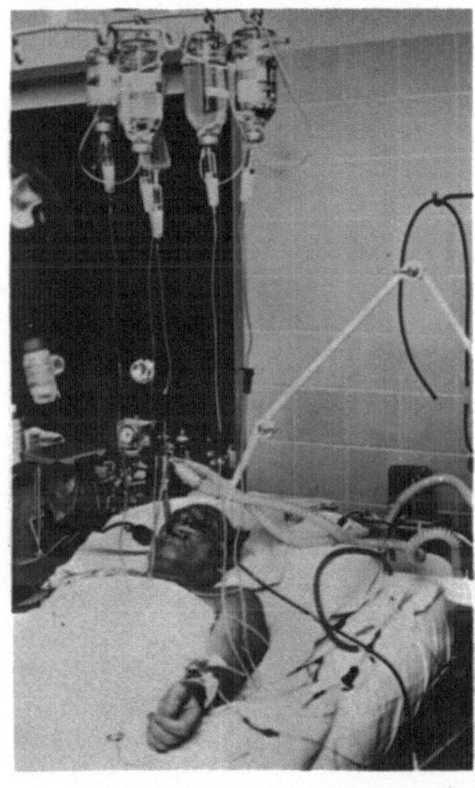

Abb. 3. Infusionsständer

Wir haben deshalb versucht, mit Drosselspiralen (Abb. 4), die eine definierte Widerstandserhöhung im Infusionsleitungssystem erzeugen, eine
gleichmäßige Infusionsgeschwindigkeit zu erreichen. Durch Vertikalver-
schiebung der Infusionsflasche und dadurch bedingte Veränderung des hy-
drostatischen Druckes kann man eine bestimmte gewünschte Tropfenzahl
erreichen, allerdings nur bei offenem Infusionsleitungssystem. Unterschiedliche Durchgängigkeit der Katheter bei Lageveränderungen des
Patienten und Schwankungen des zentralvenösen Druckes stehen einem kontinuierlichen Flow entgegen, sie machen dieses an sich preiswerte Gerät in der Regel unbrauchbar.

Gute Erfahrungen haben wir dagegen mit den auf dem Markt erhältlichen
Infusionspumpen (Abb. 5) gemacht, wobei wir den Braun-Infusomaten unter Berücksichtigung von Preis und Leistung bevorzugen. Letztlich wird
sich aber eine Anwendung auf breiter Basis, d. h. bei jedem Patienten
der parenteral ernährt wird, wegen der relativ hohen Anschaffungskosten
nicht durchsetzen. Das umso mehr, als notwendigerweise für jede laufende

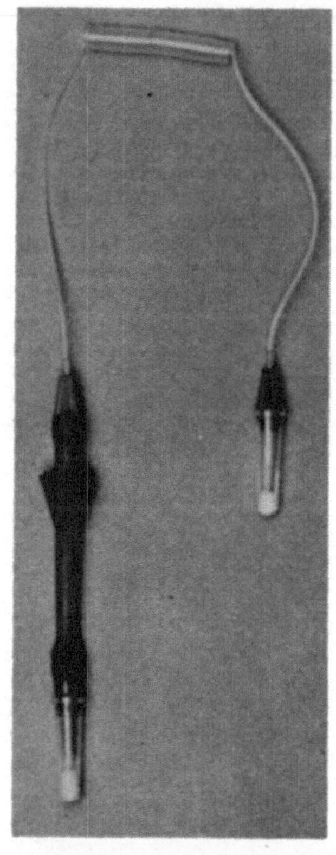

Abb. 4. Drosselvorsatz

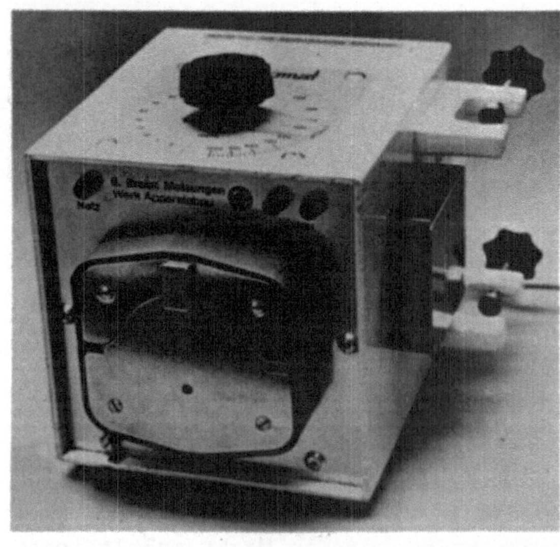

Abb. 5. Infusionspumpe

Infusionsflasche eine Pumpe zur Verfügung stehen sollte, da bei Anschluß der Pumpe jenseits des Y-Stückes, also hinter dem Zusammenfluß
der Lösungen, die Infusionsflüssigkeiten - entsprechend ihrer unterschiedlichen Oberflächenspannung - verschiedene Tropfenvolumina aufweisen und damit verschieden schnell aus der Flasche laufen. Die Viskosität der Lösung hat keinen Einfluß auf die Tropfenvolumina.

Zur Optimierung der technischen Durchführung einer vollständigen parenteralen Ernährung sind folgende Forderungen an die Industrie zu
stellen:

1. Lieferung der Infusionslösungen in Zwillingsflachen (Abb. 6), die
   getrennt sterilisierbar sind. Ein entsprechendes Infusionsbesteck
   muß so beschaffen sein, daß die Lösungen beider Flaschen trotz
   unterschiedlicher Oberflächenspannung etwa gleich schnell auslaufen.
   Denkbar wäre auch ein gemeinsamer Auffangbehälter, in dem sich die
   Lösungen durchmischen. Aus organisatorischen Gründen, d. h. zur
   Entlastung der Schwestern sollten Infusionslösungen nur noch in
   Literflaschen hergestellt werden.

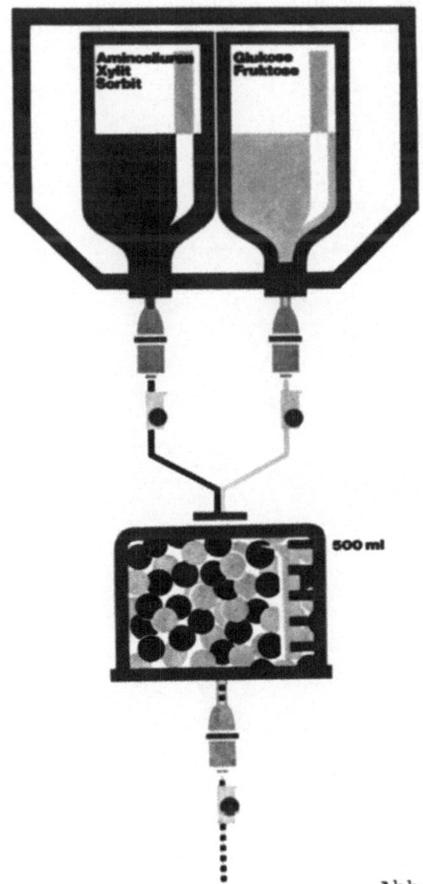

Abb. 6. Zwillingsflasche

2. Bereitstellung von Infusionspumpen, die neben den Vorzügen der einfachen Bedienbarkeit, ausreichenden Genauigkeit und großen Sicherheit auch noch preiswert sein sollen.

Abgesehen von den technischen Problemen der vollständigen parenteralen Ernährung glauben wir, daß Patienten in gutem Allgemeinzustand mit absehbarer postoperativer Rekonvaleszenz das Risiko eines Vena-Cava-Katheters während der postoperativen Phase nicht zugemutet werden kann. Das bedeutet zwar eine Beschränkung der applizierbaren Dosis an Stickstoff und Energie, da die Osmolarität der Infusionslösungen an die Gefäßwandverträglichkeit peripherer Venen gebunden ist, bedeutet aber gleichzeitig einen geringeren Aufwand an technischer Ausrüstung und personeller Überwachung.

Durch eine solche Lösung (Abb. 7) - über deren klinische Anwendung an anderer Stelle berichtet wurde - erhält der Patient in einer Flasche bei einem täglichen Angebot von 40 ml/kg KG: 0,6 g Aminosäuren/kg KG und 19 kcal/kg KG - entsprechend einer Minimaldiät. Die Lösung ist sowohl allgemein als auch lokal gut verträglich, wobei die Gleichmäßigkeit der Zufuhr nicht die Rolle spielt wie bei der totalen parenteralen Ernährung. Unseres Erachtens stellt diese Lösung einen brauchbaren Kompromiß dar zwischen der ausschließlichen postoperativen Substitution von Wasser und Salz und der mit hohem Aufwand zu betreibenden vollständigen parenteralen Ernährung.

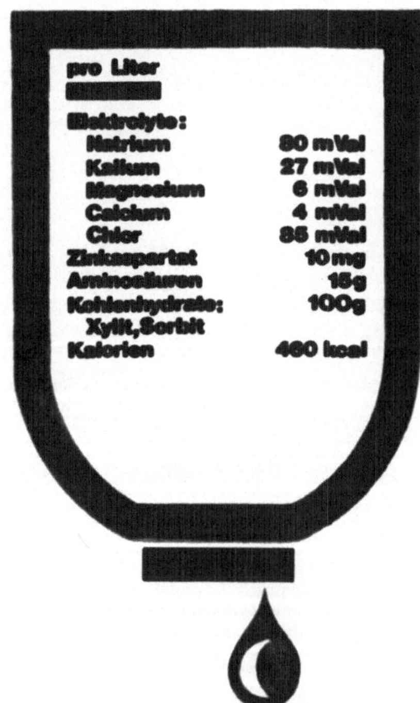

Abb. 7. Postoperative Infusionstherapie

Literatur

1. AHNEFELD, F. W., DÖLP, R.: Der Basisbedarf im Wasser- und Elektrolytstoffwechsel zur Erhaltung der Homöostase. In: Schriftenreihe
   "Klinische Anaesthesiologie" Bd. 3, München: Lehmanns Verlag 1973.

2. BURRI, C., GASSER, D.: Der Vena-cava-Katheter. Anaesth. u. Wiederbelebung 54, 132 (1971).

3. DÖLP, R., AHNEFELD, F. W., FODOR, L.: Differenzierte postoperative
   Substitution - Bedingungen und Konzeption - II. internationales
   Symposium über "Bilanzierte Ernährung in der Therapie". Erlangen,
   April 1973.

4. SCHYRA, B.: Abschaltautomatik für Infusionen. Dtsch. Ges. Wes. 30,
   1406 (1970).

5. STRACKHARN, K.: Probleme der intravenösen Infusionstechnik. Inaugu-
   ral-Dissertation Universtität Erlangen - Nürnberg 1972.

6. WIETHOFF, E. O.: Infusionstechnik. Med. Klin. 61, 1552 (1966).

Freie Themen

Varia, Klinische Berichte

Vorsitz: W. Henschel, Bremen
P. Frey, Zürich

Vortrag Nr. 155

ANAESTHESIOLOGISCHE ERFAHRUNGEN MIT Ro 05-4200
IN DER NEUROLEPTANALGESIE

Von P. Kurka

Die Überlegung, den komplexen Begriff der Narkose in seine einzelnen
Komponenten wie Analgesie, Schlaf, Dämpfung des vegetativen Nervensystems und Muskelrelaxation aufzulösen, führte zur Entwicklung der
Neuroleptanalgesie. Die von JANSSEN aus dem Promazin- bzw. Morphin-
molekül entwickelten Substanzen üben ihre rezeptorspezifische Wirkung
weitgehend selektiv aus. Da auch ihre therapeutische Breite sehr groß
ist und ihre Nebenwirkungen antagonisierbar sind, ist die Verbreitung
der Neuroleptanalgesie seit der Veröffentlichung der ersten klinischen
Erfahrungen durch DE CASTRO und MUNDELEER (3) im Jahre 1959 leicht erklärbar.

Doch konnte sie trotz ihrer eminenten Vorteile die anderen Anaesthesie-
methoden und Mittel nicht ganz ersetzen. Auch die deutliche Tendenz,
die reine Neuroleptanalgesie wieder mit anderen Mitteln, wie Halothane
(STOFFREGEN), Methohexital (LEHMANN, 7) oder Propanidid sowie Ketamine
(5) zu kombinieren, ist nach Ansicht von ETSCHENBERG (6) nicht ziel-
führend.

Einer der wesentlichen Gründe für diese Entwicklung der Neuroleptanalgesie ist wohl der, daß das Droperidol wie die meisten Butyrophenonde-
rivate nur eine geringe schlafanstoßende Wirkung hat, wogegen die kata-
leptische Wirkung sehr ausgeprägt ist. Da dieses Präparat manchmal
keine Amnesie hervorruft, kann man nach Durchführung der klassischen
Neuroleptanalgesie gelegentlich Patienten finden, die sich an die Prozedur der Intubation erinnern. Dies ist sicher der Grund, warum viele
Anaesthesisten bei der Einleitung Barbiturate oder andere Narkotika
verwenden.

Die Langzeitanaesthesie sowie die Narkose bei Risikopatienten ist auch
heute noch für viele Anaesthesisten die Domäne der Neuroleptanalgesie.
Bei Kurzzeitnarkosen werden die Mittel der Neuroleptanalgesie meist
nur als Zusatz verwendet. Diese an sich bedauerliche Tatsache wird vielleicht dadurch verständlich, daß die Operationszeiten oft nicht abge-
schätzt werden können und die Wirkungzeit des Droperidol etwa 7 Stunden beträgt. Auch das an sich nicht häufige Auftreten extrapyramidaler
Nebenwirkungen veranlaßt viele Anaesthesisten, die Dosierung des Neu-
rolepticums zu Gunsten anderer Narkotika herabzusetzen. Nach Ansicht
von GEMPERLE und SCHMIDT (6) kann dies jedoch unerwünschte Nebenwirkungen hervorrufen und außerdem kommen die wirklich großen Vorteile
der Neuroleptanalgesie nicht voll zum Ausdruck. Es wäre daher wünschenswert, über eine Substanz zu verfügen, die ganz spezifisch in
der Lage ist, die mangelnde schlafanstoßende Wirkung bzw. geringe Am-
nesiewirkung des Droperidol zu ergänzen, unter der Voraussetzung, daß
diese Substanz nicht schlaferzwingend wie die Barbiturate wirkt, sondern so wie Droperidol und Thalamonal^R eine rezeptorspezifische Blok-
kade im Bereich der Stammhirnareale hervorruft. Dies scheint auf Grund
bisheriger Erfahrungen mit Ro 05-4200 möglich zu sein. Ro 05-4200,
Flunitrazepam$^+$, ist ein Tranquillizer der Benzodiazepingruppe (Abb. 1)
(Strukturformeln). Der Vorteil der Neuroleptica und der Tranquillizer

---

$^+$vorgesehener Markenname ROHYPNOL^R, Firma Hoffmann-La Roche AG, Basel

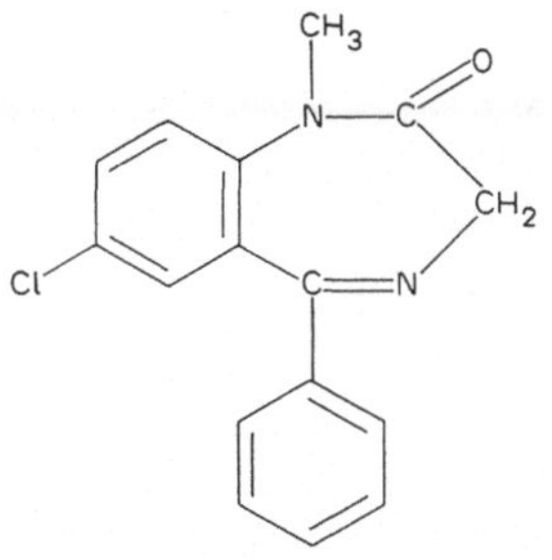

D I A Z E P A M

(VALIUM)

7-Chlor-1,3-dihydro-1-methyl-

5-phenyl-2 H-1,4-benzodiazepin-2-on

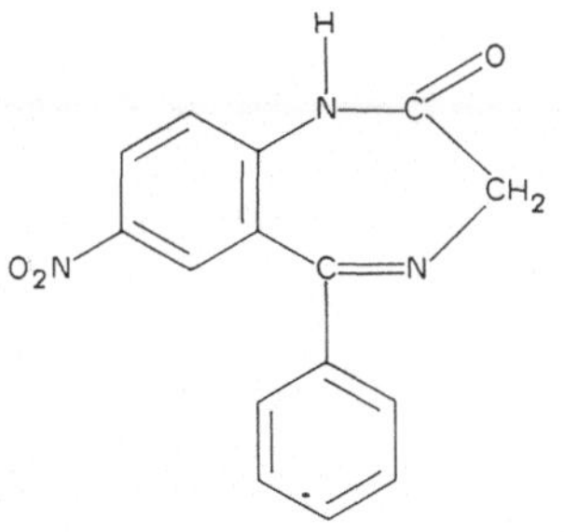

N I T R A Z E P A M

(MOGADON)

1,3-Dihydro-7-nitro-5-phenyl-

2 H-1,4-benzodiazepin-2-on

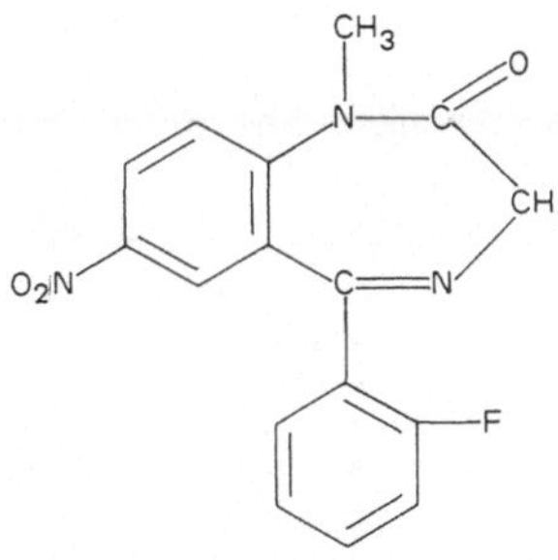

F L U N I T R A Z E P A M

(ROHYPNOL)

1,3-Dihydro-5-(2-fluorophenyl)-

1-methyl-7-nitro-2 H-1,4-benzo-

diazepin-2-on

Abb. 1. Strukturformel von Diazepam, Nitrazepam und Flunitrazepam

ist es, daß sie den Schlaf nicht durch eine Totalnarkose hervorrufen, sondern durch eine chemische Abschirmung der Reize, die auf den Menschen einwirken. Abb. 2 zeigt schematisch vereinfacht die vermutlichen Hauptangriffsorte schlafanstoßender Pharmaka. Während die Barbiturate eine Totalnarkose hervorrufen (li. oben), wirken die Neuroleptica über die Formatio reticularis (re. oben) und die Tranquillizer über den Thalamus und das limbische System (unten). Den Wirkungsmechanismus zeigt die Abb. 3 (8). Die Neuroleptica schirmen die Formatio reticularis durch eine Rezeptorenblockade an den Synapsen ab (oben), während die Tranquillizer das limbische System abschirmen (Mitte). Die Antidepressiva hingegen steigern die Erregbarkeit im Bereich der limbischen Gebiete (unten). Als "limbisches System" wird eine Reihe von Neuronenschleifen bezeichnet, die die Hirnrinde mit dem Mittelhirn verbindet. Es ist nach BIRKMAYER (2) die Schaltstelle zwischen vegetativ-hormonalem und affektiv-kortikalem Funktionskreis. Auch er bezeichnet die Benzodiazepine als "limbische Blocker", die in der hierarchischen Gliederung höher angreifen als die typischen reticulären Blocker. Aus diesem Grunde betrachte ich Ro 05-4200 nicht als Ersatz des Droperidols, sondern als ideale Ergänzung der Neuroleptanalgesie. Hingegen ersetzt DE CASTRO in der von ihm angegebenen Atar-Analgesie (4) das Droperidol völlig durch Ro 05-4200. Bei dieser Technik (Tabelle 1) besteht das Anaesthesie-Equipment nur mehr aus drei Spritzen, einem Beatmungsgerät und einer Sauerstoff-Flasche. Die für diese Technik notwendige Dosierung von Fentanyl^R (1 mg) scheint mir zumindest für kurze Narkosen zu hoch. Ro 05-4200 hat eine sehr starke schlafanstoßende Wirkung. Es wirkt ataraktisch, antiepileptisch und erzeugt eine deutliche Amnesie. Außerdem potenziert es die Wirkung der Neuroleptica, der Analgetica und des Stickoxydul. In einer Dosierung von 1 - 2 mg/Patient ersetzt es die Barbiturate und andere für die Narkoseeinleitung verwendete Mittel. Nach guter präoperativer Vorbereitung, entsprechender Muskelrelaxation und Beatmung mit einem Stickoxydul-Sauerstoff-Gemisch (3 : 1) sind 1 - 2 mg Ro 05-4200 nach unserer Erfahrung auch für stundenlange Narkosen ausreichend. Bei einer Injektionsgeschwindigkeit von etwa 1 ml/min beeinflußt das Präparat die

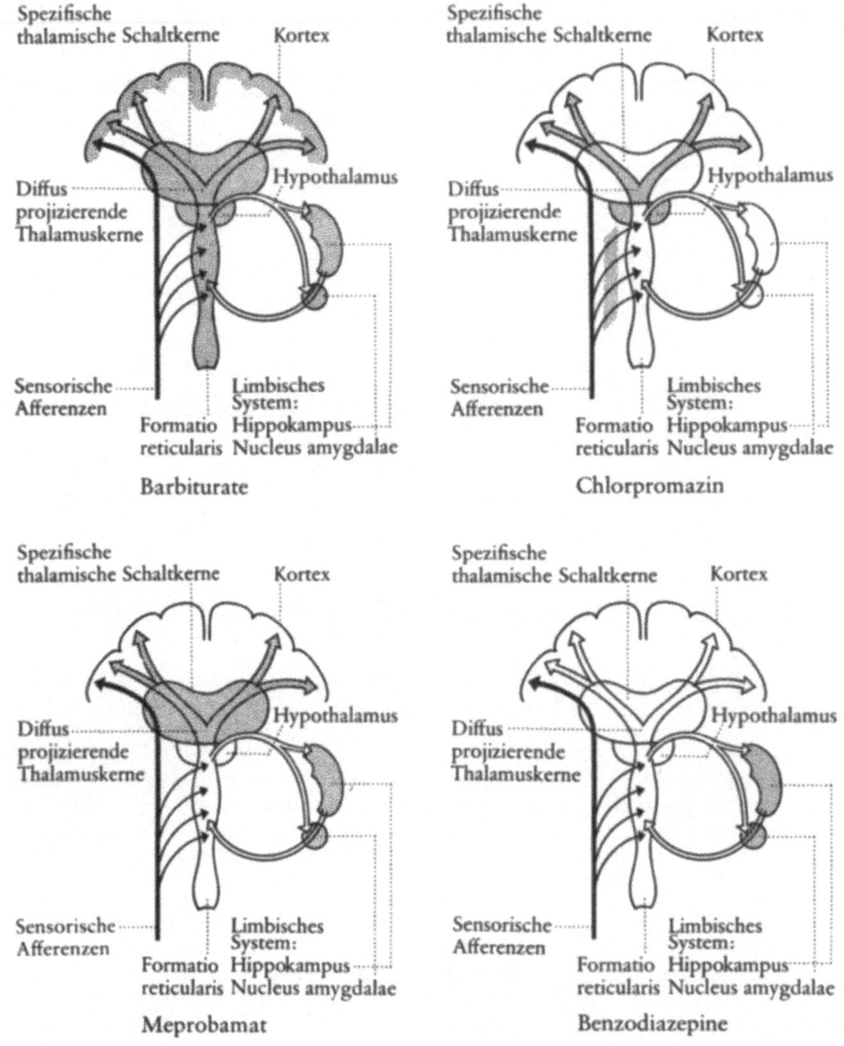

Abb. 2. Schematische, vereinfachte Darstellung der vermutlichen Hauptangriffsorte verschiedener schlafanstoßender Pharmaka in Dosen mit
eben nachweisbarem Effekt auf das Zentralnervensystem (die Hauptangriffsorte sind punktiert dargestellt). (LUBAN-PLOZZA und PÖLDINGER, 8)

Atmung der Patienten kaum. Die Patienten schlafen nach 1 - 2 Minuten
ruhig und ohne Exzitation ein. Das Einschlafen erfolgt so unauffällig,
daß man den Beginn des Schlafes oft übersieht. Enge Pupillen und die
Beendigung eines leichten Nystagmus sind oft die einzigen Zeichen dafür. Wesentlich ist das Abwarten der Zeit (1 - 2 Minuten). Durch eine
raschere Injektionsgeschwindigkeit oder eine höhere Dosierung gewinnt
man weder Zeit noch Narkosetiefe, da es sich ja um kein Narkotikum
handelt, bei dem der Blutspiegel eine wesentliche Rolle spielt, wie
etwa bei den Barbituraten. Ro 05-4200 entwickelt keinen negativ inotropen Effekt und der geringe Blutdruckabfall nach Beginn des Schlafes
(systolisch etwa 8 %, diastolisch etwa 3 %), der häufig mit einer

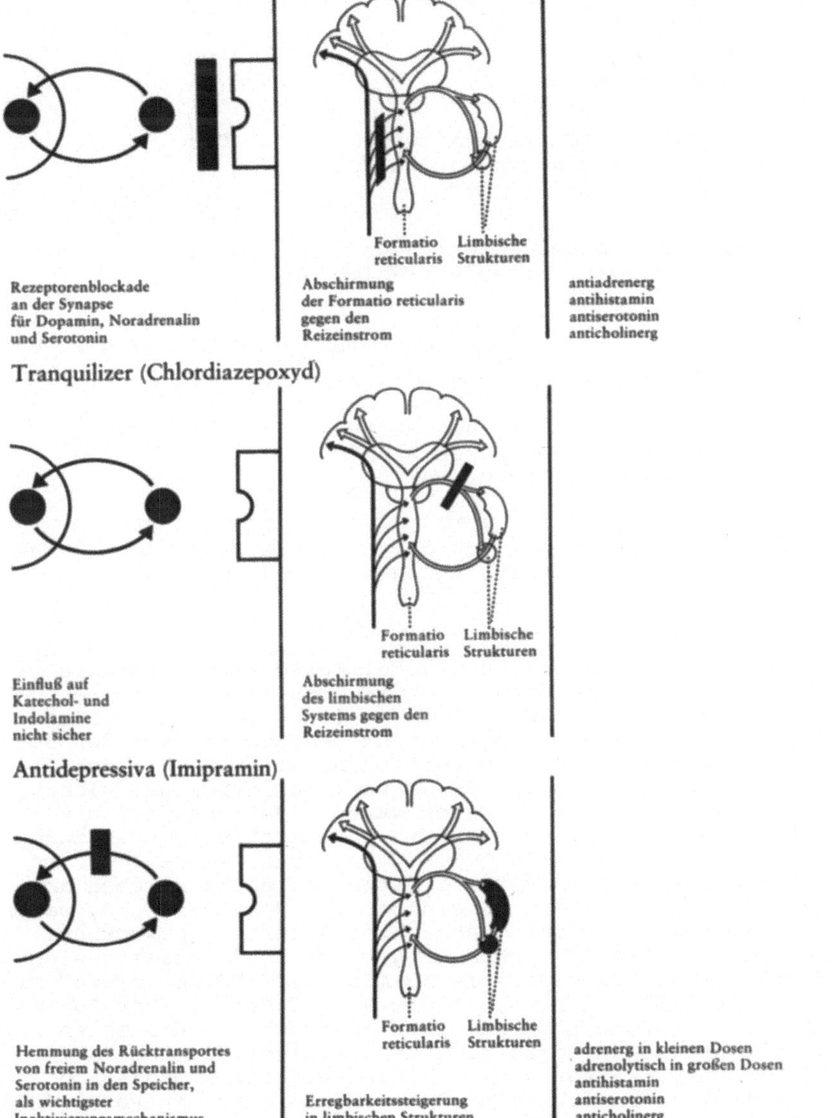

Abb. 3. Wirkungsmechanismen der Psychopharmaka (LUBAN-PLOZZA und PÜLDINGER, <u>8</u>)

leichten Tachycardie verbunden ist, wird von allen Autoren als Zeichen einer peripheren Vasodilatation beurteilt. Unabhängig von der Dauer der Narkose sind die Patienten nach Absetzen des Stickoxydul noch am Tisch ansprechbar. Auch das postoperative Verhalten wird seitens des

314

Tabelle 1. Technik der Atar-Analgesie (bei Erwachsenen mit 70 kg Gewicht und guter physischer Kondition)

Prämedikation	nicht erforderlich oder Ro 05-4200 1 - 2 h vor Anaesthesie	1 mg i. m.
Einleitung	Ro 05-4200	2 mg i. v.
	Pancuronium	0,08 mg/kg i.v.
	O_2 mit Maske, 3'	100 %
Intubation	O_2-Luft, Endotrachealtubus mechanische Normoventilation (BIRD f. e.)	40 %
	Fentanyl	1 mg i. v.
Erhaltung	O_2-Luft, Endotrachealtubus mechanische Normoventilation (BIRD f. e.)	40 %
	nach 90' bis 120' Fentanyl	0,5 mg i. v.
	Pancuronium	0,02 mg/kg i. v.
Abschluß	Langzeitbeatmung des Patienten oder, falls nötig, Gabe von Antidota zur Behebung der Folgen der analgetischen Atemdepression und/oder Rest-Curarisation	

Schlußfolgerung:	Zur üblichen Anwendung kann diese neue Technik ohne ernsthafte Einschränkungen empfohlen werden.
(nach DE CASTRO)	

Pflegepersonals als auffallend ruhig und komplikationslos bezeichnet.
Allergische Reaktionen, Veränderung der Stoffwechsellage, eine Beein-
flussung des Säure-Basen- bzw. Elektrolythaushaltes oder lokale Reaktionen nach i.v.- oder i.m.-Gabe wurden nicht beobachtet. Von den 300
Narkosen, die ich mit Ro 05-4200 eingeleitet und durchgeführt habe
(Alter der Patienten zwischen 12 und 86 Jahre), schliefen nur sieben
nach Gabe von Ro 05-4200 nicht ein. Davon waren 2 Patientinnen mit
Antidepressiva vorbehandelt. Als günstigste präoperative Vorbereitung
erwies sich Thalamonal (1 - 2 ml) mit 0,5 mg Atropin, sowie 1 - 2 mg
Ro 05-4200 intramuskulär. Die so vorbereiteten Patienten blieben am
druckstabilsten und schliefen fast alle schon vor der Operation, waren
aber ebenso wie beim postoperativen Nachschlaf jederzeit erweckbar.
Tabelle 2 zeigt, daß Ro 05-4200 auch sehr gut für kurze Anaesthesien
verwendet werden kann. Narkosedauer bis 30 min : 127 Fälle, bis 60 min:
99 Fälle, bis 120 min : 53 Fälle, bis 180 min : 12 Fälle, über 180 min:
9 Fälle. Alle Patienten waren noch am Tisch ansprechbar. Empfohlen wird
Intubation und Relaxation, da Ro 05-4200 kein Analgeticum ist (4).
Dennoch ist interessant, daß von den 12 Patienten, deren Operation
2 - 3 Stunden dauerte, 11 Patienten nach der Einleitung mit Ro 05-4200
außer Stickoxydul keine anderen Mittel erhielten. Bei 9 Operationen,
die über 3 Stunden dauerten,war es nur dreimal notwendig, während der
Operation geringe Mengen Thalamonal bzw. Fentanyl zuzusetzen. Alle
diese Fälle wurden mit Droperidol (5 - 10 mg) vorbereitet. Tabelle 3
zeigt die enorme Einsparung von Droperidol und Fentanyl bei Einleitung
durch Ro 05-4200 im Vergleich zur klassischen NLA. Bei der Einleitung
werden im Durchschnitt 8,28 ml Thalamonal (20,7 mg Droperidol + 0,4 mg
Fentanyl) durch 1,61 mg Ro 05-4200 ersetzt, bei praktischer Gleich-
wertigkeit der Anaesthesie (74 % : 72 %).

Tabelle 2. Anzahl der Narkosen: 300; Alter: 12 - 86 Jahre

		Dauer der Narkose (Minuten)				
Vorbereitung	Fallzahl:	-30	-60	-120	-180	180
Thalamonal (1-2 ml) + Atropin	170	80	64	20	5	1
Droperidol (5-10 mg) + Atropin	32	4	5	14	3	6
Alodan (50-100 mg) + Atropin	53	21	20	12	-	-
andere (inkl. Ro 05-4200 i.m.-Fälle)	45	22	10	7	4	2
Total	300	127	99	53	12	9

Tabelle 3. Ersatz der Thalamonal-Komponente der klassischen Neurolept-analgesie durch Ro 05-4200 in der i.v.-Einleitung der Narkose

	A) Klassische Neurolept-analgesie	B) Einleitung mit Ro 05-4200 i. v.
Anzahl der Fälle	50	25
Vorbereitung (i.m.)	Droperidol 5-10 mg (∅ 8 mg) 0,5 mg Atropin	Droperidol 5-10 mg (∅ 7,6 mg) 0,5 mg Atropin
Einleitung (i.v.)	Thalamonal 4-10 ml (∅ 8,28 ml = 20,7 mg Droperidol + 0,4 mg Fentanyl)	Ro 05-4200 1-2 mg (∅ 1,61 mg)
Narkose	N_2O/O_2 3 : 1	N_2O/O_2 3 : 1
ausreichend (ohne zusätzliche Mittel)	37 Fälle = 74,0 %	18 Fälle = 72,0 %
Zusatz erforderlich	zur Einleitung 13 Fälle = 26,0 %	zur Erhaltung 7 Fälle = 28,0 %
Präparat	Thiopental 9x 300 mg 2x 150 mg 3x 100 mg 4x Valium 3x 5 mg 2x 2,5 mg 1x Thiopental 150 mg + Valium 2,5 mg 1x	Thalamonal 5x 1 ml 4x 2 ml 1x Ro 05-4200 1x Thalamonal 4 ml + Fentanyl 2,5 ml + Ro 05-4200 4 mg 1x
Dauer der Narkose (durchschnittlich)	118,8 Minuten	105,2 Minuten

Durch seine spezifische stark schlafanstoßende Wirkung kann Ro 05-4200 andere bisher zur Narkoseeinleitung verwendete Mittel ersetzen, es vermag auch die den Neuroleptica fehlenden Eigenschaften zu ergänzen und deren Dosierung wesentlich zu verringern. Die von BERGMANN (1) mit Recht als inkonsequent bezeichnete Verwendung der NLA nur für Langzeitnarkosen oder Risikofälle wird durch Ro 05-4200 hinfällig. Mit Thalamonal in der Vorbereitung und Ro 05-4200 zur Narkoseeinleitung

können auch für kurze Narkosen Mittel verwendet werden, die echt selektiv und spezifisch auf das ZNS wirken, ohne den Körperstoffwechsel
zu beeinflussen.

<u>Literatur</u>

1. BERGMANN, H.: Aus HENSCHEL, W. F., Round-Table-Gespräch über kli-
   nische Fragen der Neuroleptanalgesie, 2. Bremer Neuroleptanalgesie-
   Symposium, 1964. In: Die Neuroleptanalgesie 163 - 203. Berlin -
   Heidelberg - New York: Springer-Verlag 1966.

2. BIRKMAYER, W., PILLERI, G.: Die reticuläre Formation des Hirnstam-
   mes und ihre Bedeutung für das vegetativ-affektive Verhalten, S.
   102. Basel: Wissenschaftlicher Dienst 'Roche' 1965.

3. DE CASTRO, J., MUNDELEER, P.: Anesthésie sans barbituriques: La
   neuroleptanalgésie. Anesth. et analg. <u>16</u>, 1022 (1959).

4. DE CASTRO, J.: L'utilisation en anesthésiologie du Ro 05-4200.
   Premières observations cliniques. Ars Medici <u>27</u>, 8, 1233 - 1268
   (1972).

5. ERBGUTH, P. H.: Psychopharmaka verbessern Ketaminausleitung nicht.
   Medical Tribune Nr. <u>18</u> (1972).

6. ETSCHENBERG, E.: Anaesthesie mit Droperidol und Fentanyl, S. 131.
   (GEMPERLE und SCHMIDT). Aulendorf i. Württ.: Editio Cantor KG 1973.

7. FINK, Ch., MEIER, Ch.: Methohexital und Neuroleptanalgesie. Aus
   CHARLOTTE LEHMANN: Das Ultrakurznarkotikum Methohexital S. 81.
   Berlin - Heidelberg - New York: Springer-Verlag 1972.

8. LUBAN-PLOZZA, B., PÖLDINGER, W.: Der psychosomatische Kranke in
   der Praxis, S. 202, Abb. 13, 14. Basel: Editiones 'Roche' 1972.

Vortrag Nr. 156

Neuroleptanalgesie bei der chirurgischen Behandlung
der toxischen Struma

Von O. Schmatera, J. Nowak und J. Skrzypek

Ein schwieriges Problem stellen für den Anaesthesiologen wie auch für
den Chirurgen Kranke mit einer Hyperthyreose dar, die während der Hyperthyreose operiert werden müssen, besonders aber, wenn die Struma-
resektion wegen fehlendem Effekt einer konservativen Behandlung den
einzigen Weg zum Erreichen einer Euthyreose darstellt. Bei solchen
Kranken kann der operative Eingriff das Enststehen einer thyreotoxischen Krise bewirken.

In letzter Zeit findet die Neuroleptanalgesie (NLA) immer größere Beachtung bei der konservativen wie auch bei der chirurgischen Behandlung des hyperthyreoten Kropfes. Die vereinte Wirkung von Dehydrobenzperidol (DHBP) und Fentanyl (FE) hat eine Reihe von Vorzügen:

1. Verringerung des vegetativen Tonus,
2. Stabilisierung des Kreislaufsystems (Verminderung des peripheren
   Gefäßwiderstandes mit gutem Gewebsdurchfluß durch Blockierung der
   peripheren alfa-Rezeptoren),
3. Verminderung der endogenen Katecholaminausscheidung,
4. Schmerzlosigkeit und psychomotorische Ruhe.

Infolge der Vorteile findet die NLA immer größere Anwendung bei der
Behandlung von Kranken mit einem erhöhten Operationsrisiko. Der Wir-
kungseffekt von DHBP und FE steht im Gegensatz zu den Störungen, die
bei Kranken mit einer Hyperthyreose oder gar mit hyperthyreoter Krise
auftreten. Einige Autoren sind der Meinung, daß DHBP und FE auch gezielt thyreostatisch wirken.

Eigene Beobachtungen

In der Abteilung für Schilddrüsenchirurgie unserer Klinik wurde ab
1.1.71 bis 30.6.73 bei 192 Kranken mit hyperthyreoter Struma eine
Struma-Resektion durchgeführt. Bei 51 dieser insgesamt 192 Operierten
wurde die Basedowsche Krankheit, bei den restlichen 141 eine Struma
nodosa toxica festgestellt. Bei 32 der Operierten konnten wir vor der
Operation im Verlauf einer klassischen thyreostatischen Behandlung
keine volle Euthyreose erzwingen. Aus diesem Grunde wurden bei diesen
Kranken DHBP und FE angewandt. Die Dosierung unterschied sich nicht
von den Regeln, die im Schrifttum zu finden sind. Unter den 32 Kranken
waren 30 Frauen und 2 Männer im Alter von 19 bis 66 Jahren. Bei 12 dieser Kranken wurde die Basedowsche Krankheit, bei den 20 restlichen
eine Struma nodosa toxica festgestellt.

Schon vor der Operation wurde DHBP und FE bei 9 dieser Kranken angewandt. Der erste Kranke, ein Mann im Alter von 66 Jahren mit einer
Struma nodosa toxica, bei dem während seines Aufenthaltes in einer
internistischen Abteilung und während einer konventionellen thyreostatischen Therapie eine Krisen-Gefährdung auftrat, erhielt aus diesem Grunde eine NLA-Therapie verbunden mit kleinen Dosen von Methyl-
thiouracil 5 Wochen vor dem Operationstermin. Nach 3 Wochen Behandlung und nachdem eine Remission der Hyperthyreose erreicht war, wurde
diese Therapie abgebrochen. Wieder begonnen damit wurde am Vortage

der Operation, ebenfalls zur unmittelbaren Operationsvorbereitung, während der Operation und dann über zwei Tage nach der Operation weiterhin angewandt. Über sieben Tage nach der Operation beobachteten wir bei diesem Kranken eine Pulsbeschleunigung bis 120/min ohne andere Komplikationen. Bei weiteren acht Kranken wurde NLA 2 bis 12 Tage vor der geplanten Operation und dann zur unmittelbaren Prämedikation und während der Operation (zusammen mit O_2 und N_2O) angewandt. Der Grund dafür war, daß bei diesen Kranken trotz intensiver thyreostatischer Behandlung stark ausgeprägte Symptome einer Hyperthyreose erhalten blieben: Bei acht Kranken eine Pulsbeschleunigung, bei vier Patienten große psychomotorische Übererregbarkeit, bei fünf Kranken übermäßiges Schwitzen und fehlende Gewichtszunahme bei vier Kranken. Außer klassischen Thyreostatika und der NLA wurden bei diesen Kranken auch Nebennierenhormone (NNH) und Inderal in üblicher Dosierung angewandt. Bei vier von diesen acht Patienten traten weder bei der Operation selbst noch während des postoperativen Verlaufs irgendwelche Komplikationen auf. Bei einem Kranken (eine Frau im Alter von 39 Jahren mit einer Struma nodosa toxica) entwickelte sich am 1. Tage nach der Strumaresektion das Bild einer drohenden thyreotoxischen Krise. Dieser Zustand dürfte sich u. a. infolge des Entstehens eines großen Hämatoms im Operationsgebiet mit Kompression der Trachea entwickelt haben. Die Revision der Wunde mit Unterbinden der blutenden Gefäße erfolgte auch in NLA. Über weitere 24 Stunden wurde eine Krisen-Therapie geführt, auch mit Anwendung von DHBP und FE. Am zweiten Tage nach der zweiten Operation erweckte der Zustand dieser Kranken keinerlei Bedenken, und es traten keine zusätzlichen Komplikationen hinzu. Symptome einer drohenden Krise traten auch bei der nächsten Kranken dieser Gruppe (eine 37-jährige Frau mit einer Struma nodosa toxica) am zweiten Tage nach der Strumaresektion auf und wurden binnen einer 48-stündigen Behandlung (DHBP, FE, Bluttransfusion, Jod-Infusion, NN-Hormone, Abkühlung der Kranken) beseitigt. Bei den zwei letzten Kranken dieser Gruppe, denen wir NL-Analgetica schon vor der Strumaresektion applizierten, stellten wir nach der Operation lediglich eine Pulsfrequenzbeschleunigung von 110 bis 140/min fest, die zwei Tage dauerte.

Bei den übrigen 23 Kranken wurde DHBP und FE zwecks Krisenprophylaxe erst am Operationstage verabreicht: Zur Prämedikation, während der Operation in Kombination mit N_2O und O_2 und bis zu 8 bis 20 Stunden postoperativ. Trotz intensiver und langdauernder konservativer thyreostatischer Behandlung verblieben bei diesen Kranken zur Zeit der Operation restliche Symptome einer Hyperthyreose: Psychomotorische Übererregbarkeit bei dreizehn Kranken, beschleunigte Pulsfrequenz bei elf Patienten, übermäßiges Schwitzen bei acht und erhöhter Blutdruck bei einem Kranken. Außerdem wurde bei einer Kranken ein Vorhofflimmern, bei einer anderen Anfälle einer paroxysmalen Tachycardie festgestellt. Nach Prämedikation mit NLA und unmittelbar vor der Operation stellten wir bei allen Kranken dieser Gruppe eine volle Stabilisierung der Herztätigkeit und des Blutdruckes wie auch psychomotorische Ruhe fest. Auch während des operativen Eingriffes beobachteten wir keinerlei Störungen. Nach der Strumaresektion waren 19 der insgesamt 23 Kranken dieser Gruppe frei von Symptomen einer gestörten Schilddrüsentätigkeit. Es scheint uns besonders bemerkenswert, daß diese auch bei einer Kranken im Alter von 46 Jahren mit Basedowscher Struma und toxischer Herzmuskelschädigung nicht auftraten, obwohl bei dieser Kranken nach der Operation eine starke Blutung auftrat. Tracheakompression und Bewußtseinsverlust erforderten eine sofortige Revision der Wunde, Entfernung des Hämatoms und Blutstillung. Trotz dieser zusätzlichen schweren Belastung traten auch bei dieser Kranken keinerlei Störungen der Schilddrüsentätigkeit, insbesondere keine Krisenbedrohung auf. Bei zwei Kranken dieser Gruppe betrug die Pulsfrequenz zwei bzw. vier Tage lang nach der Operation 90 bis 130/min ohne andere Störungen und Komplika-

tionen. Bei den zwei letzten Kranken dieser Gruppe wurde am ersten Tag
nach der Operation eine drohende Krise festgestellt: Pulsfrequenz bis
130/min, Temperaturanstieg sowie Unruhe. Drei Tage lang wurde bei diesen Kranken eine Krisen-Therapie durchgeführt unter Mitanwendung der
NLA. Am vierten Tage nach der Operation war der Zustand dieser Kranken
ohne Bedenken und sie wurden am 12. bzw. 13. Tage nach der Operation
entlassen.

Zusammenfassend kann gesagt werden, daß sich insgesamt 32 Patienten wegen einer Struma mit Hyperthyreose einer Struma-Resektion unterziehen
mußten. Es handelte sich um ein Krankheitsbild, bei welchem das Risiko
einer Krisenkomplikation und überhaupt das Operationsrisiko besonders
groß waren. Dabei wurde die NLA angewandt. Störungen der Schilddrüsentätigkeit traten bei neun der Operierten auf, bei vier Patienten bestand eine drohende Krise, bei fünf Kranken fand sich eine Pulsfrequenzbeschleunigung. Bei keinem der Operierten entwickelte sich eine volle
thyreotoxische Krise. Es wurden keine Sterbefälle notiert. Auch bei der
Behandlung einer drohenden thyreotoxischen Krise bewährten sich DHBP
und FE.

Schlußfolgerungen

1. Bei Kranken, die infolge einer Struma mit Hyperthyreose operiert
   werden müssen, hat sich die Anwendung von Dehydrobenzperidol und
   Fentanyl als Betäubungsmittel nützlich erwiesen.
2. Dehydrobenzperidol und Fentanyl sind wertvolle Mittel bei der Behandlung verschiedener Formen einer Hyperthyreose, die nach wie vor
   mit klassischen Methoden schwer zu behandeln ist, ebenfalls auch bei
   der Prophylaxe und Therapie einer Krisis thyreotoxica.

Zusammenfassung

In der II. Chirurgischen Klinik der Schlesischen Medizinischen Akademie
wurden 1971 - 1973 192 Kranke wegen Struma mit Hyperthyreose operiert.
Bei 32 von diesen Kranken wurden Dehydrobenzperidol und Fentanyl angewandt. Der Grund für die Anwendung dieser Pharmaka war, daß sich durch
die klassische Vorbereitung zur Struma-Resektion bei diesen Kranken
keine volle Euthyreose erreichen ließ. Bei neun Kranken wurde die NLA
schon im präoperativen Zeitraum, bei den restlichen 23 erst am Tage der
Operation angewandt. Die Struma-Resektion verlief bei allen 32 Kranken
ohne Komplikationen. Auch nach der Operation wurden bei 23 Operierten
keinerlei Störungen festgestellt. Der Zustand einer drohenden Krise entwickelte sich bei vier der Operierten, bei fünf anderen Patienten bestand als einzige Störung eine Pulsfrequenzbeschleunigung. Auch in der
Behandlung dieser Zustände bewährten sich DHBP und FE.

Auf Grund unserer Beobachtungen möchten wir feststellen, daß bei Kranken
mit verschiedenen resistenten Formen einer Hyperthyreose, bei denen es
nicht möglich war, mit klassischen Thyreostatika eine Euthyreose vor der
Struma-Resektion zu erreichen, DHBP und FE sowohl bei der Vorbereitung
zur Struma-Resektion als auch während des Eingriffs selbst und auch im
postoperativen Zeitraum Beachtung finden sollten. Die NLA hat sich auch
in der Prophylaxe und Therapie der thyreotoxischen Krise bewährt.

Vortrag Nr. 157

KOMBINATIONSANAESTHESIE FÜR DIE PROSTATACHIRURGIE MIT MINIMALEM BLUTVERLUST

Von H. Vigl und L. Pittl

Die operativen Eingriffe an der Prostata sind oft mit einer verstärk-
ten Blutung verbunden, die beim alten Patienten wegen der eingeschränk-
ten cardiovaskulären Regulationsmechanismen und Reserven ein Risiko
darstellt. Wir suchten nach einer Anaesthesiemethode, die dem Patienten die Vorteile der steuerbaren Inhalationsnarkose bietet, die ihm
das unangenehme Erlebnis einer Spinal- oder Periduralanaesthesie er-
spart und die es ermöglicht, den intra- und postoperativen Blutverlust
herabzusetzen. Dabei gingen wir von folgenden anatomischen, pathophysio-
logischen und klinischen Überlegungen aus:

Nach Angaben von LEE (1964) gelang es, postoperative Blutungen aus dem
Prostatabett durch eine therapeutische Spinalanaesthesie in Höhe von S_1
(Abb. 1) zum Stillstand zu bringen. Dies wurde auf folgende zwei Mecha-
nismen zurückgeführt:

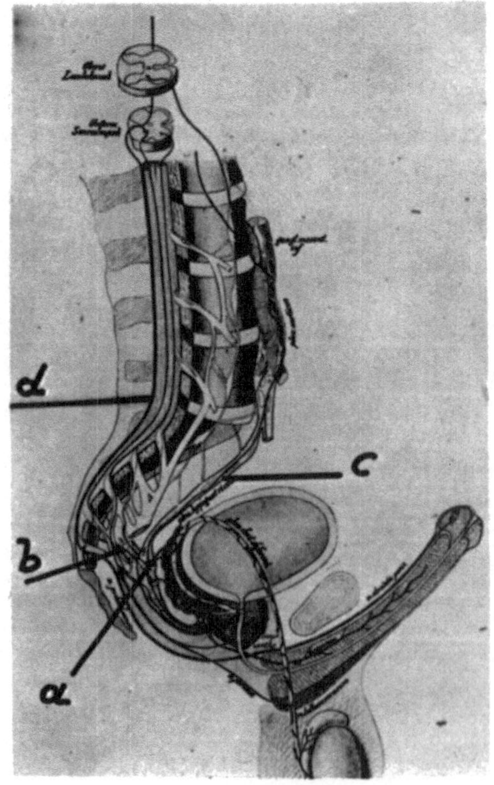

Abb. 1. Innervation der männlichen Geschlechtsorgane (nach
MÜLLER)
a) Plexus pelvicus
b) Nn. pelvici (oder Nn. eri-
   gentes)
c) Plexus hypogastricus
d) Therapeutische Spinalanaesthesie in Höhe von S_1

1. Die aus den unteren Sakralsegmenten des Rückenmarkes $S_{2,3,4}$ hervorgehenden, über den Plexus pelvicus ziehenden parasympathischen Nervenfasern, welche für die Erweiterung der Gefäße und der glatten
   Muskulatur des Prostatagewebes und der Prostatakapsel verantwortlich sind, wurden ausgeschaltet.
2. Die aus den höher gelegenen lumbalen Rückenmarksegmenten $L_{1,2}$ stam-
   menden, über den Plexus aorticus abdominalis, Plexus hypogastricus
   sup. und inf. verlaufenden sympathischen Nervenbahnen, welche für
   die Verengung der Gefäße und der Muskulatur des Prostatabettes verantwortlich sind, blieben intakt.

Aufgrund dieser Beobachtung haben wir bei 164 narkotisierten Patienten
mit suprapubischer Prostatektomie oder transurethraler Prostataresek-
tion durch eine Infiltration in den Bereich des Plexus pelvicus die aus
den Sakralnerven $S_{2,3,4}$ hervorgehenden, zur Prostata ziehenden parasympathischen Nervenfasern blockiert und konnten feststellen, daß es zu
einer auffallend verminderten intra- und postoperativen Blutung kam.

<u>Anaesthesietechnik</u>: Prämedikation mit Atropin oder Pethidin-Atropin.
Intubationsnarkose: Pentothal, N_2O/O_2, Fluothan, Alloferin. Kontrollierte Beatmung über Kreis- oder Pendelsystem, Atropin, Neostigmin.

Nach der Intubation Blockade des li. und re. Plexus pelvicus mit je
10 - 15 ml Scandicain 1%ig mit POR 8 (0,25 - 1,5 IE) über den <u>a</u>) trans-
vesicalen oder über den <u>b</u>) transperinealen Weg (Abb. 2).

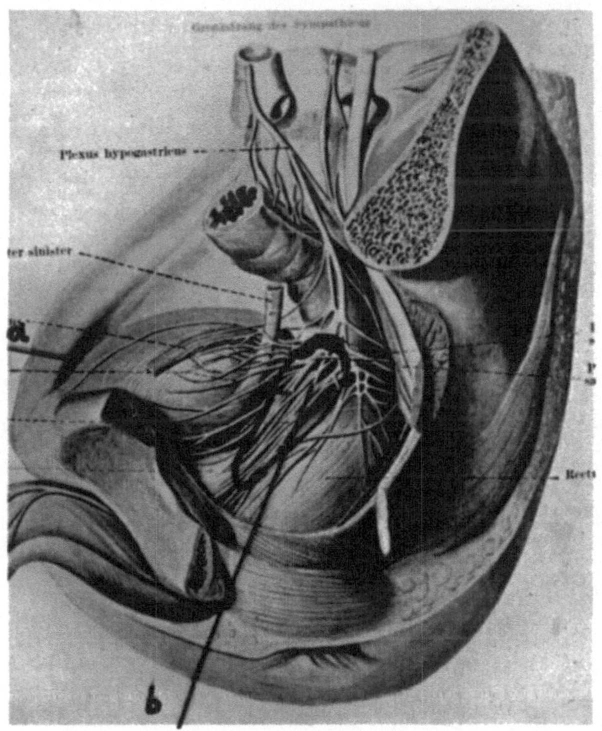

Abb. 2. Die Nerven des männlichen Beckens (nach TANDLER) Blockade-Tech-
niken des Plexus pelvicus. a) transvesikale Blockade; b) transperineale
Blockade

322

a) Transvesikale Blockade: Nach Eröffnung der Blase und Einstellung
des Blasenbodens Einstechen der 10 cm/0,8 mm-Injektionskanüle und Vor-
schieben derselben in eine Tiefe von 4 cm, einer immaginären Linie von
der Symphyse zur Übergansstelle Sacrum - Coccygeum folgend. Fächer-
förmige Infiltration unter Aspirationskontrolle.
b) Transperineale Blockade: Einstichstelle in der Medianlinie zwischen
Bulbus urethrae und Anus. Unter Leitung des im Rectum liegenden linken
Zeigefingers kontinuierliche, durch Aspiration gesicherte, fächerför-
mige Infiltration zwischen Mastdarm, Prostata und Blase mit der 15 cm/
0,8 mm-Injektionskanüle bis in eine Tiefe von 12 - 15 cm in einem Win-
kel von 15 - 20 Grad.

Operationsmethoden: Normale suprapubische transvesikale Prostatektomie
mit ausziehbaren Logennähten bzw. typische transurethrale Prostatare-
sektion mit dem Wolfschen Resektoskop.

Ergebnisse

Unsere Meß- und Schätzwerte (Tabelle 1) wurden durch prä- und postoperative Plasma- und Blutvolumenbestimmungen mit der Jod-131-Human-
albumin-Methode kontrolliert (Prim. Dr. H. FEICHTINGER).

Beobachtungen und Erfahrungen

1. Von seiten des Anaesthesisten: Scandicain erwies sich als ideales
Lokalanaestheticum, POR 8 in niederer Dosierung als brauchbarer Vaso-
konstriktor. Gelegentlich trat Hautblässe auf, Scandicain ohne POR 8
erzielte im wesentlichen denselben Erfolg. Der transperinealen Blok-
kadetechnik gaben wir bald für beide Eingriffsarten den Vorzug. Es
kam zu keinen Anaesthesiezwischenfällen.
2. Von seiten des Operateurs: Während der Operation war die Prostata-
loge auffällig kontrahiert, die arterielle und venöse Blutung waren
deutlich vermindert, bei der transurethralen Elektroresektion war das
Gewebe völlig blutleer. Es kam zu keiner postoperativen Blasentampo-
nade. Epsilonaminokapronsäure wurde kaum verwendet. Die Patienten konnten früher entlassen werden.

Schlußfolgerung

Die Verminderung der intra- und postoperativen Blutung bei der suprapubischen transvesikalen Prostatektomie und bei der transurethralen
Elektroresektion ist offensichtlich folgendermaßen zu erklären (Abb.3):
Durch die temporäre Ausschaltung der gefäßerweiternden parasympathischen Fasern, die, aus den Sakralnerven $S_{2,3,4}$ hervorgehend, als Nn.
pelvici in den Plexus pelvicus eintreten und zur Prostata ziehen,
kommt es zu einem Übergewicht der diffus breitverzweigten sympathischen
Innervation aus dem Plexus hypogastricus und aus dem Grenzstrang. Dies
führt:
1. zu einer Kontraktion des die Prostata versorgenden arteriellen Ge-
   fäßanteiles.
2. zu einer Kontraktion der glatten Muskulatur der Prostatakapsel und
   des Prostatabettes.

Durch diese beiden Komponenten kommt es einerseits zu einer Drosselung
der arteriellen Blutzufuhr und daher zu vermindertem venösem Rückstrom,
andererseits liegt eine den physiologischen Gerinnungsvorgang in den
Venen überdauernde Tamponade derselben durch die kontrahierte glatte
Muskulatur der Prostatakapsel vor.

Tabelle 1. Unsere Ergebnisse: Blutverlust bei suprapubischen transvesikalen Prostatektomien und bei transurethralen Prostataresektionen in Allgemein-Anaesthesie und Blockade des Plexus pelvicus. Prostatahypertrophien

Art der Operation	Anzahl der Fälle	Alter Jahre	Gewicht Prost. Gew. (g)	Dauer d. Op. (Min.)	intraop. Blutverl. (ml)	postop. Blutverl. (ml)	gesamt. Blutverl. (ml)	Vergleichswerte
suprap. Prostatek.	140	57-85	15-125	20-120	10-450	5-280	15-730	a) Eig. Kontr. Fälle (20 Nark. ohne Pl. P. Bl.) dschn. Ges. Bl. Verlust: 819 ml
								b) Lit: LIND, HATTELAND 1969 (70 Nark.) dschn. Ges.Bl. Verlust:
	(68,3)	(44,0)	(50,1)	(148,8)	(69,4)	(218,2) .		1.092 ml
transur. Prostat. Resekt.	24	53-85	10-40	15-70	5-250	2-100	7-350	a) Eig. Kontr. Fälle (10 Nark. ohne Pl. P. Bl.) dschn. Ges. Bl. Verlust: 520,8 ml
								b) Lit: K.MIYA-MOTO 1971 (83 Nark.) dschn. int. op. Bl. Verlust:
	(69,7)	(22,1)	(42,9)	(56,6)	(18,1)	(74,6)		299 ml

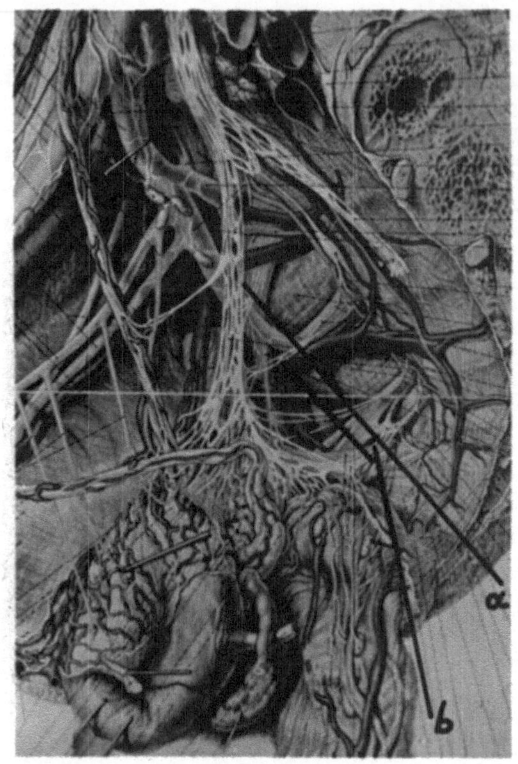

Abb. 3. Sympathische und parasympathische Innervation des männlichen
Beckens (nach PERNKOPF).
a) Plexus hypogastricus
b) Nn. pelvici

Vortrag Nr. 158

ÜBER DAS BLUTDRUCKVERHALTEN BEI ANWENDUNG VON "TRAVENOL"-GLYCINE-SPÜLLÖSUNG ZU UROLOGISCHEN EINGRIFFEN IN REGIONALANAESTHESIE

Von B. Brehmer, N. Rupieper und K. Neugebauer

Die Spinalanaesthesie hat sich als schonendes Verfahren bei transurethralen Operationen in den meisten urologischen Zentren bewährt und
wird daher immer häufiger angewendet. Bekanntlich treten dabei nicht
selten Blutdruckveränderungen auf, die besonders bei älteren Patienten zu deletären Komplikationen führen können. Berichte über Blutdruckanstiege in Zusammenhang mit dem sog. TUR-Syndrom (14) veranlaßten uns
zu der folgenden Untersuchung: Es wurde das Blutdruckverhalten während
transurethraler Elektroresektion der Prostata (TURP) in Regionalanaesthesie unter Anwendung von Glycine-Spüllösung beobachtet. Es sollte
festgestellt werden, ob infolge möglicher intravasaler Einschwemmung
von Spülflüssigkeit am Ende der Operation relevante Blutdruckveränderungen auftreten.

Eigene Beobachtungen

Bei 62 Männern im Alter von 51 bis 86 Jahren wurde in Spinalanaesthesie eine Elektroresektion der Prostata durchgeführt. Als Spülflüssigkeit verwendeten wir eine 1,5%ige Glycine-Lösung, die mit einem Irrigationsdruck von etwa 60 cm Wassersäule in die Blase einströmte.

Die Lumbalanaesthesie wurde nach der von SISE-ANTONI angegebenen Methode mit einer 22 Gauge Pitkin-Kanüle am sitzenden Patienten in Höhe
L3/L4 oder L2/L3 vorgenommen. Als Lokalanaesthetikum injizierten wir
Bupivacain 0,5 %, das in einigen Fällen mit Adrenalinzusatz in einer
Verdünnung von 1 : 200 000 gegeben wurde. Das mittlere Injektionsvolumen betrug 4 ml. Den meisten Patienten (42), bei denen das Lokalanaesthetikum keinen Adrenalinzusatz enthielt, wurde vor der Lumbalpunktion
1 Ampulle Ergotamin (Gynergen) zur Hälfte i. v. zur Hälfte i. m. appliziert. Die Prämedikation bestand in der Verabreichung von Atropin und
Atosil in üblicher Dosierung eine dreiviertel Stunde vor Operationsbeginn, zusätzlich wurde ein Vomex-A Zäpfchen als Sedativum und Antihistaminikum etwa zwei Stunden vor Operationsbeginn gegeben. Zur Volumensubstitution verwandten wir Oxygelatine-Lösung und bei Bedarf Blut-
transfusionen.

Patienten mit einem Ausgangswert von 200 mm Hg systolisch und darüber
wurden ausgeschlossen. Je nach der Dauer der Operation stellten wir
zwei Gruppen gegenüber: Gruppe I mit einer Operationsdauer bis zu 60
Minuten und Gruppe II mit einer Operationsdauer über 60 Minuten.

Bei der Auswertung der in Abständen von 10 Minuten gemessenen Blutdruckwerte wurden der Ausgangswert "A" vor, der zweite Wert "B" unmittelbar
nach und der dritte Wert "C" 20 Minuten nach der Lumbalpunktion sowie
der vierte Wert "D" am Ende der Operation zugrunde gelegt. Die verschiedenen Blutdruckwerte drückten wir in Prozent aus, indem wir sie auf die
mit 100 % gesetzten Ausgangswerte bezogen. Aus diesen relativen Blut-
drucken wurde das arithmetische Mittel gebildet. Die Signifikanzen wurden nach dem Student-t-Test berechnet.

Ergebnisse und Diskussion

Wir erwarteten, daß durch intravasale Einschwemmung der Spülflüssigkeit am Ende der Operation der Blutdruck ansteigen müßte und wurden
in Einzelbeobachtungen scheinbar darin bestärkt. Diese Annahme erwies
sich indessen als falsch. Abb. 1 zeigt auf, daß in der Gruppe I mit
22 Patienten der relative systolische Blutdruck am Operationsende mit
98,8 % dem Ausgangswert praktisch entspricht, während der relative
diastolische Druck mit 103,4 % etwas über dem Ausgangswert liegt.
Diese Unterschiede sind jedoch nicht signifikant.

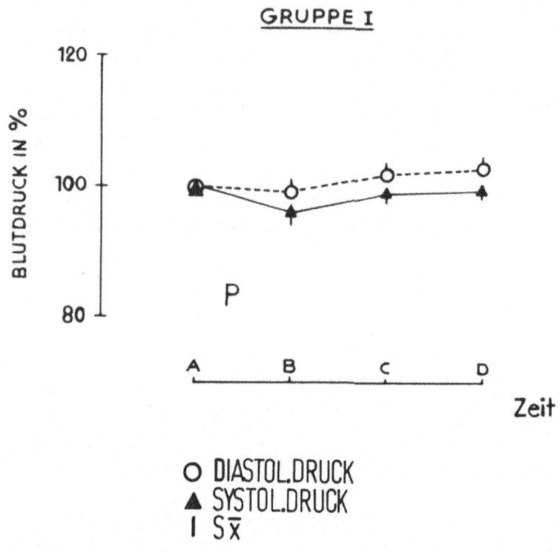

Abb. 1. Gruppe I. Blutdruckverhalten bei TURP in Spinalanaesthesie.
Operationsdauer bis zu 60 min

Nach Anlegen der Lumbalanaesthesie fällt der systolische Druck mit
96,5 % leicht ab. Die diastolischen Blutdruckwerte sind hingegen 20
Minuten nach Anaesthesiebeginn mit 102,2 % und am Ende der Operation
mit 103,4 % etwas angestiegen.

In der Gruppe II (Abb. 2) mit 40 Patienten, bei denen die Operationsdauer über 60 Minuten betrug, ist ein ähnliches Blutdruckverhalten
wie in Gruppe I festzustellen. Es zeigt sich wieder ein leichter Abfall des systolischen Druckes auf 94,9 % unmittelbar nach Anlegen der
Anaesthesie, am Operationsende beträgt er 95,5 %. Die diastolischen
Blutdruckwerte liegen zu den verschiedenen Zeitpunkten etwas über dem
Ausgangswert. Aber auch in dieser Gruppe lassen sich keine signifikanten Unterschiede im Blutdruckverhalten nachweisen.

Die Ursachen von Blutdruckschwankungen bei transurethralen Elektro-
resektionen in Spinalanaesthesie sind nicht immer vollständig abzu-
klären, da eine Reihe unterschiedlicher Faktoren zu berücksichtigen
ist. Bekanntlich tritt nach zentraler Leitungsanaesthesie infolge Ausschaltung präganglionärer sympathischer Nervenfasern mit konsekutiver
Vasodilatation eine mehr oder weniger stark ausgeprägte Hypotension
auf, die nach GRIMMEISEN (4) in 65 % und nach MALTZAN (10) in 77 % der
Fälle klinisch irrelevant ist. Weiterhin können stärkere Blutungen eine
Hypotension verursachen. Der durchschnittliche Blutverlust bei einer
TURP beträgt nach NESBIT und CONGERS (12) 330 ml.

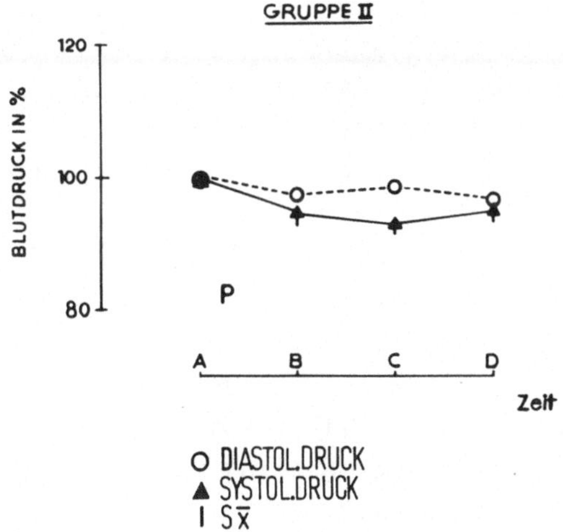

Abb. 2. Gruppe II. Blutdruckverhalten bei TURP in Spinalanaesthesie. Operationsdauer über 60 min

Von den Faktoren, die eine Hypertension bewirken können, sind u. a. die Trendelenburg'sche Lagerung des Patienten, eine ungenügende Sedierung und parenterale Medikation wie Volumensubstitution oder Verabreichung von Vasopressoren etc. zu erwähnen. Schließlich kommt die Einschwemmung von Spülflüssigkeit in Betracht, die nach MADSEN und OESTER (9) teils intravasal überwiegend jedoch ins perivesikale und retroperitoneale Gewebe erfolgt. Wenn mehrere venöse Sinus eröffnet werden, ist indessen besonders bei hohem Irrigationsdruck über 60 cm Wassersäule mit erheblicher intravasaler Einschwemmung zu rechnen, die in Einzelfällen bis zu 1250 ml gemessen wurde (11). Bei Verwendung von Wasser als Spülflüssigkeit entsteht dann sehr schnell ein sog. Resektionsschock mit den klinischen Zeichen der Nausea, Unruhe, Blutdruckanstieg und Bradykardie. Diesem water-inflow kommt indessen als Komplikation der TURP nicht mehr die Bedeutung zu wie früher (7). Wenn elektrolytfreie isotone Spüllösungen bei angemessenem Irrigationsdruck von 60 cm Wassersäule verwandt werden, hält sich die Einschwemmung in Grenzen, so daß im allgemeinen, wie unsere Ergebnisse aufzeigen, keine wesentlichen Blutdrucksteigerungen zu erwarten sind.

Zusammenfassung

62 Patienten wurden auf Blutdruckveränderungen während transurethraler Elektroresektion der Prostata in Spinalanaesthesie untersucht. Als Spülflüssigkeit wurde eine 1,5%ige Glycine-Lösung verwandt. Es war weder bei Operationen bis zu 60 Minuten noch bei Eingriffen über 60 Minuten Dauer am Ende der Operation eine signifikante Veränderung des Blutdruckes im Vergleich zum Ausgangswert festzustellen.

Literatur

1. BERGMANN, H.: In: Rückenmarksnahe Anaesthesie. Hrsg. NOLTE, H. und MEYER, J. Stuttgart: Georg Thieme 1972.

2. GERBERSHAGEN, H. U., KENNEDY, W. F., SAWYER, T. K., CUTLER, R. E., BONICA, J. J.: Anaesthesist 21, 126 (1972).

3. GORDH, T.: Atlas für Lokalanaesthesie. Stuttgart: Georg Thieme 1970.

4. GRIMMEISEN, H.: Anaesth. Inform. $\underline{6}$, 242 (1972).

5. HUTSCHENREUTER, K., LÜBKE, P.: Urologe $\underline{11}$, 189 (1971).

6. KLINGENSTRÖM, P.: Act. Anaesth. Scand. $\underline{4}$, 1960, Suppl. IV.

7. KREBS, W.: In: Urologische Operationslehre. Hrsg.: HEISE/HIENZSCH Leizpig. Stuttgart: Georg Thieme 1970.

8. LÜBKE, P., BIHLER, K., HUTSCHENREUTER, K.: Anaesthes. Inform. $\underline{4}$, 141 (1970).

9. MADSEN, P. O., OESTER, A.: Urologe $\underline{7}$, 110 (1968).

10. MALTZAN, R.: Anaesth. Inform. $\underline{8}$, 281 (1971).

11. NABER, K., MÖHRING, K., MADSEN, P. O.: Urologe $\underline{12}$, 206 (1973).

12. NESBIT, R. M., CONGERS, K. B.: J. Urol. $\underline{46}$, 713 (1941).

13. NOLTE, H.: Die Technik der Lokalanaesthesie. Berlin: Springer 1966.

14. SOMMERKAMP, H.: Anaesth. prax. $\underline{7}$, 93 (1972).

Vortrag Nr. 159

Der Einfluss von Indigocarmin auf die Hämodynamik beim Menschen[+]

Von J. Tarnow, D. Patschke, A. Weymar und H. J. Eberlein

Zusammenfassung

An neun Patienten wurden die Kreislaufwirkungen von Indigocarmin in
klinischer Dosierung (0,07 und 0,14 ml/kg einer 0,4 % Lösung i. v.)
unter den Bedingungen einer Halothanenarkose und in Neuroleptanalgesie untersucht.

Unter Halothanenarkose führte die hohe Indigocarmindosis zu einem Anstieg des arteriellen Mitteldruckes um 24 % und zu einer akuten Zunahme des peripheren Gefäßwiderstandes um 64 %. Gleichzeitig nahm das
Herzminutenvolumen um 23 %, die Herzfrequenz um 13 % und der Inotropieparameter dp/dt $_{max}$ um 5 % ab. Der tension-time-index nahm um 16 %
zu. Die niedrige Indigocarmindosis führte in Halothanenarkose und auch
unter den Bedingungen einer Neuroleptanalgesie zu qualitativ identi-
schen aber weniger ausgeprägten Kreislaufveränderungen. Die Wirkungsdauer betrug mehr als 20 Minuten.

Die Ergebnisse sprechen dafür, daß Indigocarmin unmittelbar, d. h.
nicht über eine Aktivierung von alpha-Rezeptoren, vasokonstriktorisch
auf die Arteriolenmuskulatur wirkt. Aufgrund der nur geringfügigen
Abnahme von dp/dt$_{max}$ und bei Berücksichtigung von preload, afterload
und Herzfrequenz ist eine stärkergradige Beeinträchtigung der Myokardkontraktilität durch Indigocarmin nicht anzunehmen.

Die Indikation für die Anwendung des Farbstoffes sollte eingeschränkt
werden, da insbesonders bei Hypertonikern und Patienten mit eingeschränkter Koronarreserve mit Kreislaufkomplikationen gerechnet werden muß.

Schlüsselwörter: Indigocarmin, peripherer Gefäßwiderstand, Hämodynamik,
                Hypertonus, Kontraktilität, Herzinsuffizienz, Allge-
                meinnarkose

Summary

In 9 patients the cardiovascular effects of intravenous indigocarmine
(0,07 and 0,14 ml/kg of a 0,4 % solution) were investigated under the
conditions of general anesthesia (halothane anesthesia or neurolept
analgesia). 0,14 ml/kg indigocarmine caused a marked increase in mean
arterial pressure (24 %) and total peripheral resistance (64 %). The
cardiac output decreased 23 %, heart rate 13 % and max dp/dt 5 %. The
tension-time-index increased 16 % above control level. The smaller
dose produced qualitatively the same but less marked cardiovascular
effects both in halothane anesthetized patients and in the neurolept
analgesia group. The duration of action exceeded 20 minutes.

[+]Diese Arbeit erscheint demnächst in der Zeitschrift "Der Anaesthesist";
Eine Kurzfassung wird in der Zeitschrift "Klinische Wochenschrift" veröffentlicht.

330

The results are believed to be attributable to a direct arteriolar
vasoconstriction rather than to an activation of alpha-adrenergic
receptors. Maximum dp/dt indicate that there was no major impairment
of myocardial contractility.

It is concluded that intravenous indigocarmine may be hazardous and
that its use should be restricted especially in hypertensive patients
and in the presence of coronary artery desease.

Key words: Indogocarmine, peripheral vascular resistance, hemodynamics,
           hypertension, myocardial contractility, heart failure,
           general anesthesia.

Literatur

 1. BOEMINGHAUS, H.: Urologie, Bd. II, München - Gräfelfing: Werk-
    Verlag Dr. Edmund Banaschewski 1971.

 2. BRAUN, H., LÄWEN, A.: Die örtliche Betäubung. Leipzig: Johann
    Ambrosius Barth-Verlag 1951.

 3. BRAUN, H.: Lokalanaesthesie. Leipzig: Johann Ambrosius Barth-
    Verlag 1914.

 4. CLARA, M.: Das Nervensystem des Menschen. Leipzig: Johann Ambro-
    sius Barth-Verlag 1959.

 5. EMRICH, D.: Nuklearmedizin Funktionsdiagnostik. Stuttgart: Georg
    Thieme-Verlag 1971.

 6. FREY, R., HÜGIN, W., MAYRHOFER, O.: Lehrbuch der Anaesthesiologie
    und Wiederbelebung. Berlin - Heidelberg - New York: Springer-Verlag
    1971.

 7. GRUBER, U. F., ALLGÖWER, M.: Infusionsprobleme in der Chirurgie
    (Kolloquium 11. Jun. 1964, Zürich). Berlin - Heidelberg - New York:
    Springer-Verlag 1965.

 8. HEDLUND, O.: Antifibrinolytic Therapy with Cyklokapron in Connec-
    tion with Prostatectomy. Scand. J. Urol. Nephrol. $\underline{3}$, 177 - 182
    (1969).

 9. HORATZ, K.: Anaesthesieprobleme bei urologischen Eingriffen. Prak-
    tische Anaesthesie und Wiederbelebung $\underline{2}$, 1, S. 2 - 8 (1967).

10. KILLIAN, H.: Lokalanaesthesie und Lokalanaesthetika. Stuttgart:
    Georg Thieme - Verlag 1959.

11. LEE, J. A., ATKINSON, R. S.: A Synopsis of Anaesthesia. Bristol:
    J. Wright a. sons Ltd. 1964.

12. LIND, B., HATTELAND, K.: Blutverlustbestimmungen bei Prostatekto-
    mien. Anaesthesist $\underline{18}$, 3, 133 (1969).

13. LURZ, L. H.: Eingriffe an den Harnorganen, Nebennieren und männ-
    lichen Geschlechtsorganen. Bd. 8 d. Allg. u. Spez. Chirurgischen
    Operationslehre (Begr. v. Martin Kirschner), N. Guleke u. R. Zenker.
    Berlin - Göttingen - Heidelberg: Springer-Verlag 1961.

14. MADSEN, Paul, WAGENKNECHT, O., LOTHAR, V., KNUTH, OLAF, E.: Zum
    Problem des Blutverlustes bei der transurethralen Prostataresek-
    tion. Der Urologe, A, $\underline{9}$, 3, S. 122 (1970).

15. MEYLER, L., HERXHEIMER, A.: Side Effects of Drugs, Amsterdam:
    Excerpta Medica 1972.

16. MIYAMOTO, K.: Die Anaesthesie in der Urologie. In Lehrbuch der
    Anaesthesie und Wiederbelebung v. R. Frey, W. Hügin, W. Mayrhofer.
    S. 737. Berlin - Heidelberg - New York: Springer-Verlag 1971.

17. MÜLLER, L. R.: Lebensnerven und Lebenstriebe. Berlin: Verlag von Julius Springer 1931.

18. NOLTE, H.: Die Technik der Lokalanaesthesie. Berlin - Heidelberg - New York: Springer-Verlag 1966.

19. NOLTE, H., MEYER, J.: Die rückenmarksnahen Anaesthesien (Intern. Symposium in Minden 1972). Stuttgart: Georg Thieme Verlag 1972.

20. PERNKOPF, E.: Topographische Anatomie des Menschen. II. Band, 1. Hälfte. Berlin und Wien: Urban & Schwarzenberg 1943.

21. SCHRADER, C.-P., GACA, A., BÖTTCHER, D.: Kombinierte mechanische und medikamentöse Blutstillung bei der Prostatektomie. Urologia internationalis 24: 418 - 425, 1969.

22. SCHUMACHER, S. v.: Grundriß der Histologie des Menschen. Wien: Springer-Verlag 1943.

23. SIEGLBAUER, F.: Lehrbuch der normalen Anatomie des Menschen. Berlin und Wien: Urban & Schwarzenberg 1943.

24. STORM, O.: Suprapubic Prostatectomy with peroperative Dicumarol and Epsilon - Aminocaproic Acid Prophylaxis. Scand. J. Urol. Nephrol. $\underline{1}$, 1 - 9 (1967).

25. TANDLER, J.: Lehrbuch der Systematischen Anatomie. 4. Band. Nervensystem und Sinnesorgane. Leipzig: Verlag von F. C. W. Vogel 1929.

Vortrag Nr. 160

ANAESTHESIOLOGISCHE PROBLEME BEI DEN ERSTEN 23 NIERENTRANSPLANTATIONEN
DES ESSENER TRANSPLANTATIONSPROGRAMMES

Von H.-D. Taube und H. Hartmann

Bei Patienten mit terminaler Niereninsuffizienz sind zwei Behandlungs-
möglichkeiten gegeben: Die intermittierende Hämodialyse und die Nierentransplantation. In der Zeit vom 5.7.1972 bis 27.8.1973 wurden am
Klinikum Essen insgesamt 23 Nierentransplantationen vorgenommen.

Die terminal Niereninsuffizienten stellen für Operation und Narkose
eine gefährdete Gruppe dar. Es handelt sich um Patienten in reduzier-
tem bis schlechtem Allgemeinzustand, mit Störungen im Flüssigkeits-,
Elektrolyt- und Säurebasenhaushalt, mit erheblicher Anämie und häufig
mit Hypertonus, sowie einem vorgeschädigten Herz-Kreislaufsystem. Nach
bilateraler Nephrektomie kann eine Neigung zu hypotonen Blutdruckwer-
ten vorliegen. Bei der Auswahl der Narkosetechnik sind diese Risikofaktoren und die Oligo- oder Anurie zu berücksichtigen.

Die spinale oder die peridurale Leitungsanaesthesie schienen besonders
geeignete Verfahren zu sein, weil sie den pharmakologisch kleinsten
Eingriff darstellen. Sie wurden deshalb zu Beginn der Transplantations-
ära bevorzugt angewandt (1, 55, 57, 59). Als nachteilig erwiesen sich
jedoch der obligate Blutdruckabfall und die zu seiner Kompensation notwendige große Flüssigkeitszufuhr. Ferner zwang der erhebliche psychische Streß während der Operation zu einer starken Sedierung, die häufig
einer Vollnarkose gleichkam (1, 59).

Bei der Auswahl geeigneter Anaesthetica wurde Methoxyfluran zur Nierentransplantation nur selten herangezogen. Der Hauptgrund liegt in der
mehrfach beschriebenen Nephrotoxizität, die jedoch in jüngster Zeit
wiederholt in Frage gestellt wird (1, 2, 6, 11, 12, 20, 25, 33, 35,
39, 43, 54). ALDRETE (1) hat bei einer Nachuntersuchung von 23 Fällen,
in Methoxyfluran-Narkose vorgenommener Nierentransplantation keine ungünstigen Einflüsse auf die Transplantatfunktion finden können.

Das am häufigsten bevorzugte Anaestheticum ist Halothane (1, 8, 9, 19,
24, 27, 44, 45, 52). Als nachteilig bei dieser Substanz erscheint uns
jedoch die Verminderung der myocardialen Leistung, die gelegentliche
Hepatotoxizität, die partielle renale Elimination und die passagere,
aber deutliche Einschränkung der Diurese und der Natriumausscheidung
(7, 15, 25, 33, 41, 42).

Demgegenüber ist die NLA u. E. vorteilhafter. In einer Vergleichsunter-
suchung verschiedener Narkoseverfahren bei niereninsuffizienten Patienten weist TRUDNOWSKI (53) auf die besonders stabilen Kreislaufverhältnisse in NLA hin. MOSTERT (38) hat bei Urämikern, z. T. mit manifester
Herzinsuffizienz, einen günstigen Einfluß von Droperidol und Fentanyl
auf Schlagvolumen und Sauerstoffsättigung finden können. Eine leber-
schädigende Wirkung dieser Substanzen ist nicht bekannt. Die Elimination
erfolgt bei Anurie biliär (48). Schließlich sind Funktionsänderungen
der Niere in NLA wesentlich geringer als bei den volatilen Anaesthetica
(3, 4, 5, 13, 17, 22, 23, 36). Seit der Einführung der NLA haben zahlreiche Autoren über gute Erfahrungen mit diesem Anaesthesieverfahren
bei Patienten mit Niereninsuffizienz berichtet (2, 4, 5, 18, 23, 36,
37, 38, 44, 49, 53). Zur Nierentransplantation wurde die NLA jedoch
nur vereinzelt angewandt, so von MONKS (36).

Unsere Narkosetechnik entspricht dem Vorgehen bei NLA Typ II, ohne zusätzliche intravenöse Narkoseeinleitung. Die Dosen von DHB 0,1 - 0,15 mg/kg und Fentanyl 0,006 - 0,007 mg/kg werden fraktioniert gegeben. Die Kreislaufverhältnisse waren überwiegend stabil. In 3 Fällen kam es bei Ausgangsdrucken um 200 mm Hg systolisch zu einem kurzfristigen Blutdruckabfall von mehr als 30 %, der sich unter 250 - 500 ml Oxygelatinelösung i. v. stabilisierte.

Die notwendige Relaxation bringt gelegentlich Probleme: Suxamethonium kann bei Hyperkaliämie Rhythmusstörungen provozieren. Es wurde von uns unter EKG-Kontrolle zur Intubation verwandt und führte in keinem Fall zu einer klinisch relevanten Arrhythmie. Eine Succinylabbauschwäche wurde nicht beobachtet. Es muß jedoch bei Patienten mit chronischer Hämodialyse mit einem erniedrigten Spiegel an Pseudocholinesterase gerechnet werden (14, 50, 59).

Die nicht repolarisierenden Relaxantien werden bei Nierengesunden vorwiegend renal ausgeschieden. Bei chronischer Urämie erfolgt die Exkretion, außer bei Gallamin, in verstärktem Maße biliär (9, 10, 20, 26, 51). Wir verwenden Diallyl-nor-Toxiferin, anfangs in normaler Dosierung (0,1 mg/kg). Es wird versucht, in den letzten 1 1/2 - 2 Stunden der Operation ohne Relaxansnachinjektion auszukommen, da tierexperimentelle (58) und klinische (21, 26) Untersuchungen mit tritiummarkiertem Diallyl-nor-Toxiferin den Effekt der Kumulation aufzeigen.

Ein Beispiel für die außergewöhnliche Kumulation nicht depolarisierender Relaxantien ist folgende Beobachtung: Ein muskelkräftiger, 36-jähriger Transplantationspatient, mit 75 kg KG erhielt während einer 3-stündigen Operation 12 mg Diallyl-nor-Toxiferin und war am Op.-Ende mit 2 mg Prostigmin ausreichend antagonisiert. 5 Stunden später, also 7 Stunden nach der letzten Relaxansgabe zeigte sich eine behandlungsbedürftige Recurarisierung. Diese Beobachtung verdient insofern besonderes Augenmerk, als am Vortage beim gleichen Patienten eine bereits angelaufene operative Freilegung zur Nierentransplantation wegen überraschendem Tumornachweis beim Spender abgebrochen werden mußte. Der Patient hatte am Vortag die 1 mg höhere Relaxansdosis von 13 mg ohne Erfordernis der Antagonisierung bei gleicher Anaesthesiezeit erhalten.

Bei den übrigen Patienten war die Gabe von Prostigmin nur in 6 Fällen notwendig. Bei 17 der 23 Operationen konnte postoperativ ohne Antagonisierung des Relaxans ein guter Muskeltonus und eine ungestörte Ventilation der Patienten beobachtet werden. Zweimal traten, trotz Vorgabe von 0,5 mg Atropin i. v. Prostiminnebenwirkungen auf, mit Hypersalivation und bronchialer Hypersekretion, die endotracheales Absaugen notwendig machten. Ein Patient mußte über 2 Stunden nachbeatmet werden.

Intraoperative Blutdruckabfälle waren blutungsbedingt und führten in 2 Fällen vorübergehend zu kritischen Drucken um 80 mm Hg an. Die Transfusion von gewaschenen Erythrocyten-Konzentraten erfolgt aus immunologischen Gründen sparsam und nur zum Ausgleich akuter Blutverluste. Praeoperative Transfusionen werden nur bei Hb-Werten unter 4,5 g % vorgenommen. Als Plasmaexpander verwenden wir Oxygelatinelösung.

Alle Patienten erhalten zur Immunsuppression praeoperativ 4 mg/kg Azathioprin (Imurek^R), intraoperativ 1,0 g 6-Methyl-Prednisolon. Die antibiotische Abschirmung erfolgt mit Ampicillin. Die Patienten werden postoperativ in halbsterilen Einheiten intensiv überwacht.

Zusammenfassung

Es wird über die Erfahrung mit NLA bei 23 Nierentransplantationen im
letzten Jahr berichtet. Anaesthesiebedingte Komplikationen intra- oder
postoperativ waren selten. 2 Fälle von bronchialer Hypersekretion und
Hypersalivation nach Prostigmin und 1 Fall von später Recurarisierung
werden geschildert. Eine Antagonisierung des Diallyl-nor-Toxiferins,
bei einer Gesamtdosis von 0,2 mg/kg war nur in 6 der 23 Operationen
notwendig.

Summary

23 renal transplantations were performed at the University Clinics of
Essen last year. Neuroleptanaesthesia is preferred, because of its
stabilyzing effect on the cardiovascular system and its lack of nephro-
or hepatoxicity. Diallyl-nor-toxiferin was used as relaxant. In one
case delayed recurarization occurred. Side effects of prostigmine
as hypersalivation and bronchorrhoea were seen in two cases. Other-
wise the anaesthetic management was without complication.

Literatur

1. ALDRETE, J. A., DANIEL, W., O'HIGGINS, J. W., HOMATAS, J., STARZI,
   T. E.: Analysis of Anaesthetic-Related Morbidity in Human Recepients
   of Renal Homografts. Anaesth. Analg. 50, 321 (1971).

2. AUBERGER, H., HEINRICH, J.: Methoxyflurane und Nierenfunktion. Der
   Anaesthesist 14, 202 (1965).

3. AUBERGER, H.: Neuroleptanalgesie und Nierenfunktion. In: M. GEM-
   PERLE: Fortschritte der Neuroleptanalgesie. Berlin, Heidelberg:
   Springer 1966.

4. BIHLER, K., MAY, P.: Die Neuroleptanalgesie in der Urologie und
   deren Einfluß auf die Nierenfunktion. In PAMIETNIK SYMPOZJUM
   ANESTEZJOLOGICZNEGO - NEUROLEPTANALGEZJ - Krakow 1968.

5. BIHLER, K., MAY, P.: Tierexperimentelle Untersuchungen zur lokalen
   Nierendurchblutung unter dem Einfluß von Dehydrobenzperidol und
   Fentanyl. In: W. F. HENSCHEL: Neuroleptanalgesie Schattauer 1972.

6. BLACK, G. W., KEILTY, S. R.: Renal Function following Methoxyflurane Anaesthesia. Brit. J. Anaesth. 45, 353 (1973).

7. BLACKMORE, P. K. W., ERWIN, O. F., WIEGAND, LIPSEY, R.: Renal
   and Cardiovascular Effects of Halothane. Anesthesiology 21, 489
   (1960).

8. BOLDT, C., FREIBERGER, K. U.: Zur Wahl des Anaesthesieverfahrens
   bei der bilateralen Nephrektomie und der Nierentransplantation.
   Wiederbel. u. Organersatz 5, 18 - 23 (1968).

9. BUCKLITSCH, W., NEUPERT, H., HERRMANN, E., OLTHOFF, G.: Anaesthe-
   sieerfahrungen bei Nierentransplantationen und bei bilateralen
   Nephrektomien am Menschen. Deutsches Gesundheitswesen 25, 1128
   (1970).

10. CHURCHILL-DAVIDSON, H. C., WAY, W. L., De JONG, R. H.: The Muscle
    Relaxants and Renal Excretion. Anesthesiology 28, 540 (1967).

11. CRANDELL, W. B., PAPPAS, S. G., McDONALD, A.: Nephrotoxicity
    Associated with Methoxyflurane Anesthesia. Anesthesiology 27,
    591 (1966).

12. CRANDELL, W. B., McDONALD, A.: Nephropathy associated with Methoxyflurane Anaesthesia. J. Amer. med. Ass. 205, 797 (1968).

13. CSASZAR, J., WÖLFER, E., MIHALECZ, K.: Unsere Erfahrungen mit der
Neurolept-II-Analgesie unter besonderer Berücksichtigung der Nie-
renfunktionsveränderungen. Der Anaesthesist 16, 107 (1967).

14. DESMOND, J. W., GORDON, R. A.: The Effect of Hemodialysis on Blood
Volume and Plasma Cholinesterase Levels. Canad. Anaes. Soc. J.
16, 292 (1969).

15. DEUTSCH, S., GOLDBERG, M., STEPHEN, G. W., WU, W.-H.: Effects of
Halothane Anesthesia on Renal Function in Normal Man. Anesthesiology 27, 793 (1966).

16. DEUTSCH, S., BASTRON, R. D., PIERCE, E. C., VANDAM, L. D.: The
Effects of Anaesthesia with Thiopentone, Nitrous Oxide, Narcotics
and Neuromuscular Blocking Drugs on Renal Function in normal Man.
Brit. J. Anaesth. 41, 807 (1969).

17. DOBKIN, A. B., BYLES, P. H., CHO, M. H.: Neuroleptanalgesics:
3. Effect of Innovar-Nitrousoxide Anaesthesia on Blood Levels of
Histamine, Serotonin, Epinephrine and Norepinephrine and on Urine
Excretion. Canad. Anaes. Soc. J. 12, 349 (1965).

18. DROST, R., BÖHMERT, F.: Zur Anwendung der Neuroleptanalgesie in
der Urologie. In W. F. HENSCHEL: Neuroleptanalgesie. Schattauer
1967.

19. ECKART, J., PERAZIC, M., NAGEL, R.: Anaesthesie bei homöioplasti-
schen Nierentransplantationen. Der Anaesthesist 15, 93 (1966).

20. FRASCINO, J. A., VENEMEE, P., ROSEN, P.: Renal oxalosis and azo-
temia after methoxyflurane anaesthesia. New Engl. J. Med. 283,
676 (1970).

21. FREY, P., HOSSLI, G., RONCO, A., RAAFLAUB, J.: Blutspiegel und
Ausscheidung von N, N-Diallyl-bis-nor-toxiferindichlorid (Alloferin[R]) beim Menschen. Vortrag, II. Europäischer Anaesthesie-Kon-
greß, Prag 1970.

22. GEMPERLE, M.: Einfluß von Droperidol auf Hirn- und Nierendurchblutung. In: M. GEMPERLE: Fortschritte der Neuroleptanalgesie,
Springer 1966.

23. GORMAN, H. M., CRAYTHORNE, N. W. B.: The Effects of a New Neuro-
lept-Analgesic Agent (Innovar) on renal Function in Man. Acta
Anaesth. Scand. Suppl. 24, 111 (1966).

24. GOZON, F. X.: Anaesthetic Aspects of Kidney Transplantation in Man.
In: Progress in Anaesthesiology. Proceedings of the 4th World
Congress. In BRYCE-SMITH et al. 1970.

25. GRANBERG, P. O., WAHLIN, A.: The Effect of Methoxyflurane (Penthrane) on the Renal Function with special Reference to Tubular
Rejection of Sodium. Acta Anaesth. Scand. 4, 216 (1972).

26. HÖFER, R., KRENN, J., PFEIFFER, G., STEINBEREITHNER, K.: Untersuchungen von Diallyl-nor-Toxiferin bei Nierentransplantation.
Der Anaesthesist 18, 304 (1969).

27. HOMI, J., SMITH, E. R.: Anaesthetic Management for Renal Transplantation. Some Controversal Aspects. In: Progress in Anaesthesiology. Proceedings of the 4th World Congress. BRYCE-SMITH et
al. 1970.

28. KATZ, J., KOUNTZ, S., COHN, R.: Anesthetic considerations for
renal transplant. Anesth. Analg. Curr. Res. 46, 609 (1967).

29. KATZ, J., LYNNE, C. M.: Rejection of Renal Homografts. Anesthesiology 37, 440 (1972).

30. KAY, B.: Antidiuretic Effects of Anaesthesia and Neuroleptanal-
    gesia. In: W. F. HENSCHEL: Neuroleptanalgesie, Schattauer 1972.

31. KENNEDY, W. F., SAWYER, T. K., GERBERSHAGEN, H. U., CUTLER, R. E.,
    ALLEN, G. D., BONICA, J. J.: Systemic Cardiovascular an Renal
    Hemodynamic Alterations during Peridural Anesthesia in Normal Man.
    Anesthesiology 31, 414 (1969).

32. KENNEDY, W. F., SAWYER, T. K., GERBERSHAGEN, H. U., EVERETT, G. B.,
    CUTLER, R. E., ALLEN, G. D., BONICA, J. J.: Simultaneous Systemic
    Cardiovascular and Renal Hemodynamic Measurements during High
    Spinal Anaesthesia in Normal Man. Acta Anaesth. Scand. Suppl.
    27, 163 (1970).

33. MAZZE, R., SCHWARTZ, F. D., SLOCUM, H. C., BARRY, K. G.: Renal
    Function During Anaesthesia and Surgery. Anesthesiology 24, 279
    (1963).

34. MAZZE, R., TRUDELL, J. R., COUSINS, M. J.: Methoxyflurane Meta-
    bolism and renal dysfunction: clinical correlation in man. Anes-
    thesiology 35, 247 (1971).

35. MESSICK, J. M., WILSON, D. M., THEYE, R. A.: Canine renal function
    and V_{O2} during Methoxyflurane Anaesthesia. Anaesth. Analg. Curr.
    Res. 51, 933 (1972).

36. MONKS, P. S., LUMLEY, J.: Anaesthetic Aspects of Renal Transplan-
    tation Annals of the Royal College of Rurgeons of England, London,
    50, 354 (1972).

37. MOSTERT, J. W., EVERS, J. L., HOBIKA, G. H., MOORE, R. H., KENNY,
    G. M., MURPHY, G. P.: The Hemodynamic Response to chronic Renal
    Failure as studied in the Azotaemic State. Brit. J. Anaesth. 42,
    397 (1970).

38. MOSTERT, J. W., EVERS, L., HOBIKA, G. H., MOORE, R. H., MURPHY,
    G. P.: Circulatory Effects of Analgesic and Neuroleptic Drugs in
    Patients with Chronic Renal Failure undergoing Maintenance Dialysis.
    Brit. J. Anaesth. 42, 501 (1970).

39. OYAMA, T., KIMURA, K.: The Effect of Methoxyflurane Anaesthesia
    and Surgery on Postoperative Renal Function in Man. Der Anaesthe-
    sist 21, 366 (1972).

40. PANNER, B. J., FREEMAN, R. B., ROTH-MOYO, L. A.: Toxicity following
    methoxyflurane anaesthesia. Clinical and pathological observations
    in two fatal cases. JAMA 214, 86 (1970).

41. PAPPER, S., PAPPER, E. M.: The effects of preanesthetic, anesthe-
    tic and postoperative drugs on renal function. Clin. Pharmaco. and
    Ther. 5, 205 (1964).

42. RHEDER, K., van DYKE, R. A.: Der Metabolismus flüchtiger Anaesthe-
    tica. In: Lehrbuch der Anaesthesie und Wiederbelebung. R. FREY,
    W. HÜGIN, O. MAYRHOFER, Springer 1971, S. 117 ff.

43. ROBERTSON, G. S., HAMILTON, W. F. D.: Methoxyflurane and Renal
    Function. Brit. J. Anaesth. 45, 55 (1973).

44. ROBERTSON, J. D., STEPHEN, G. W.: Anaesthesia for Kidney Trans-
    plantation. In: Anaesthesia in Organ Transplantation pp 14 - 30.
    Basel: Karger 1972.

45. ROLLY, G.: Anaesthesia for Renal Transplantation: First Experien-
    ces. Der Anaesthesist 18, 270 (1969).

46. SALEHI, E., MÜSSIGGANG, H., LYMBEROPOULOS, S.: Erfahrungen mit der
    Neuroleptanalgesie bei urologischen Operationen und ihre Auswir-
    kungen auf die Nierenfunktion. Der Urologe 5, 141 (1966).

47. SALEHI, E.: Dehydrobenzperidol bei Patienten mit terminaler Niereninsuffizienz. In: W. F. HENSCHEL: Neuroleptanalgesie, Schattauer
1967.

48. SHEPHARD, N. W. (ed.): Proc. 1st Brit. Sympos. Neuroleptanalgesia
pp 7 and 23. London: Pergamon Press 1965.

49. SLAWSON, K.: Anaesthesia for the Patient in Renal Failure - Brit.
J. Anaesth. 44, 2-7 (1972).

50. STEINBEREITHNER, K.: Disk. Bem. Spezialsitzung Exp. Chir. 84.
Tagung Dtsch. Ges. Chir. 31. März 1967, München. Langenbecks
Archiv klin. Chir. 319, 1040 (1967).

51. STOECKEL, H., NOLD, W.: Pharmakokinetic von ^{14}C-Dimethyl-d-Tubocu-
rarin bei Nierengesunden und terminaler chronischer Niereninsuffizienz (einschl. anephrischen Patienten). Prakt. Anaesthesie und
Wiederbel. 7, 185 (1972).

52. STRUNIN, L.: Some Aspects of Anaesthesia for Renal Homotransplantation. Brit. J. Anaesth. 38, 812 (1966).

53. TRUDNOWSKI, R. J., MOSTERT, J. W., HOBIKA, G. H., RODOLFO, R.:
Neuroleptanalgesia for Patients with Kidney Malfunction. Anaesth.
and Analg. 50, 679 (1971).

54. URGENA, R. B., GERGIS, S. D.: Nephrotoxicity from Methoxyflurane
Anaesthesia. A 6-year Retrospective Study. Brit. J. Anaesth. 45,
358 (1973).

55. VANDAM, L. D., HARRISON, J. H., MURRAY, J. E., MERRILL, J. P.:
Anaesthetic Aspects of Renal Homotransplantation in Man. Anesthesiology 23, 783 (1962).

56. LEVINE, D. S., VIRTUE, R. W.: Anaesthetic Agents and Techniques
for Renal Homotransplants. Cand. Anaesth. Soc. J. 11, 425 (1964).

57. VIRTUE, R. W.: Anaesthesia for patients involved in renal homotransplantation. Experience in Renal Transplantation. Edited by
Starzl, T. E., Philadelphia, W. B. Saunders Company 1964, pp.63-67.

58. WASER, P. G., LÜTHI, J.: Verteilung, Metabolismus und Elimination
von H-Diallyl-nor-Toxiferin (Alloferin) bei Katzen. Helv. physiol.
pharmakol. Acta 3, 54 (1966).

59. WYANT, G. M.: The Anaesthetist looks at Tissue Transplantation.
Three Years' Experienca with Kidney Transplantation. Canad.
Anaesth. Soc. J. 14, 255 (1967).

Vortrag Nr   161

KLINISCHE ERFAHRUNGEN MIT DEM NEUEN STEROIDANAESTHETIKUM ALTHESIN

Von D. Patschke, J. B. Brückner, J. W. Gethmann, J. Tarnow, A. Weymar
und H. J. Eberlein

Einleitung

Zu den neuen intravenösen Kurzanaesthetika gehört das Steroidanaesthetikum Althesin (1, 2, 3, 4, 5, 21). Die Wirkung von Althesin auf das
cardiovaskuläre System haben wir zunächst im Tierexperiment (17, 18)
und in seinem Einfluß auf die Hämodynamik und das Elektro-Encephalo-
gramm im Selbstversuch geprüft. Wir wollen nun über die Ergebnisse
einer zweiteiligen klinischen Untersuchung berichten, die zur Klärung
folgender Fragen beitragen sollte:

1. Wie eignet sich Althesin als Einleitungsanaesthetikum im klinischen
   Routinebetrieb?
2. Wie beeinflußt Althesin die Hämodynamik und die Myokardkontraktilität des Menschen?

Methodik

Die Untersuchungen wurden an 180 Patienten - 78 Frauen und 102 Männer -
durchgeführt. Die Auswahl der Patienten erfolgte zufällig ohne Rück-
sicht auf Praemedikation, Alter, Allgemeinzustand und Art des Eingriffes. 118 Patienten waren individuell mit Pethidin, Promethazin und
Atropin praemediziert, während 62 Patienten ohne Praemedikation anaesthesiert wurden.

Die Einleitung der Narkose erfolgte durch Injektion von 75 µl/kg Althesin der handelsüblichen Lösung (1 ml = 12 mg) innerhalb von 15 Sekunden in eine periphere Vene. Nach Verlust des Lidreflexes wurden 70 Patienten mit einem Lachgas-Sauerstoff-Gemisch im Verhältnis 2 : 1 und
1,0 bis 1,5 Vol% Halothane assistiert über eine Maske beatmet. Bei 110
Patienten, von denen 104 praemediziert waren, war für den operativen
Eingriff eine Intubationsnarkose notwendig. Diese Patienten wurden 2
bis 3 Minuten nach Narkosebeginn nur mit reinem Sauerstoff und 1,0 bis
1,5 Vol% Halothane bis zur Intubation beatmet, die nach Relaxierung
von 2 mg Diallylnortoxiferin (Alloferin[R]) und 100 mg Succinylbischolin
(Succinyl-Asta[R]) erfolgte. Anschließend wurde die Narkose unter kontrollierter Beatmung mit Lachgas-Sauerstoff-Halothane fortgeführt.
Nach vorangegangenen Kontrollmessungen wurde nach Einleitung der Narkose in Abständen von jeweils einer Minute die Pulsfrequenz ausgezählt
und der systolische und diastolische Blutdruck nach RIVA-ROCCI gemessen. Die Meßergebnisse und die beobachteten Nebenwirkungen wurden genau
protokolliert.

In einer zweiten Untersuchungsreihe wurden detaillierte Kreislaufuntersuchungen an neun männlichen Patienten im Alter von 38 bis 69 Jahren
(mittleres Alter = 60 Jahre) vorgenommen. Die Patienten waren anamnestisch und klinisch (normaler EKG-Befund, Normotonie) kreislaufgesund
und zeigten normale spirographische und röntgenologische Lungenbefunde.
Die Untersuchungen wurden in einer flachen Allgemeinnarkose unmittelbar vor einem operativen Eingriff durchgeführt. Nach einer Praemedikation von 50 mg Pethidin, 50 mg Promethazin und 0,5 mg Atropin, die etwa eine Stunde vor Narkosebeginn i. m. verabreicht wurde, erfolgte die

Einleitung der Narkose mit einer intravenösen Injektion von 3,0 mg/kg Thiopental (Trapanal[R]). Anschließend wurden die Patienten mit reinem Sauerstoff und einer Halothane-Beimischung von 1,0 Vol% bis zur Intubation, die nach Gabe von 2 mg Diallylnortoxiferin (Alloferin[R]) und 100 mg Succinylbischolin erfolgte, assistiert über die Maske beatmet. Die Narkose wurde dann mit einem Lachgas-Sauerstoff-Gemisch im Verhältnis von 2 : 1 und 0,3 Vol% Halothane sowie mit kleineren, fraktionierten Gaben von Diallylnortoxiferin unterhalten.

Alle Patienten wurden mit einem Engström-Respirator (ER 311) mit einem nach dem Engström-Nomogramm ermittelten Atemminutenvolumen kontrolliert beatmet. Die Normoventilation und der Säure-Basen-Haushalt wurden durch Blutgasanalysen (Astrup-Methode) kontrolliert und bei Abweichung von der Norm entsprechend korrigiert.

Zur Messung verschiedener hämodynamischer Kreislaufgrößen wurden unter sterilen Kautelen folgende Gefäße percutan punktiert.
1. Zur Messung des systolischen, diastolischen und arteriellen Mitteldruckes die Arteria radialis mit einer Braunüle Nr. 1.
2. Zur Messung des zentralvenösen Druckes die Vena subclavia sinistra infraclaviculär mit einem Intracath, der unter Röntgenkontrolle bis in die cava superior vorgeschoben wurde. Über diesen Katheter wurde außerdem mit Hilfe eines Dreiwegehahns ein Kältebolus einer sterilen 0,9 %igen und etwa 0 - 3°C kalten Kochsalzlösung zur HZV-Messung injiziert.
3. Mit einer Braunüle Nr. 2 wurde die Arteria femoralis dextra punktiert. Nach Entfernen der Metallführungsnadel wurde durch die Plastikkanüle eine sterile Thermosonde zur Temperaturmessung in die Aorta descendens hochgeschoben.
4. Mit Hilfe einer modifizierten Seldinger-Technik erfolgte die Punktion der linken Arteria femoralis. Durch eine Plastik-Hohlnadel wurde nach Entfernen des Führungsdrahtes ein Katheter-Tip-Manometer (Millar PC 350) in den linken Ventrikel zur Messung des linksventrikulären Druckes vorgeschoben.

Die korrekten Katheterlagen wurden entweder röntgenologisch und/oder über die Form der Druckkurven kontrolliert. Zur Messung der zentralvenösen und arteriellen Drucke dienten Druckwandler (Bell & Howell CEC) und Trägerfrequenzverstärker (Hellige MA 83). Die Meßimpulse des Katheter-Tip-Manometers verstärkte ein Druckverstärker (Statham Modell SP 2200), in den ein Differentiator (RC-Glied) zur kontinuierlichen Bestimmung der ersten Ableitung der linksventrikulären Druckkurve - dp/dt - eingebaut ist. Die Messung des HZV's erfolgte mit der Thermodilutionsmethode in der Modifikation nach SLAMA-PIIPER (25) (Gerät BN 6560, Fa. Fischer, Göttingen). Alle Drucke, dp/dt und eine EKG-Standardableitung zeichnete ein 8-Kanal-Pigmentschreiber (Hellige EK 21) fortlaufend auf.

Im Kreislauf steady-state der Basisnarkose und nach vorangegangenen Kontrollmessungen erfolgte eine Injektion von 75 µl/kg Althesin in eine periphere Vene innerhalb von 15 Sekunden.

Das Verhalten des Kreislaufs wurde ein, drei, fünf und zehn Minuten nach Injektionsbeginn registriert. Der periphere Gesamtwiderstand wurde aus den registrierten Kreislaufgrößen wie folgt errechnet:

$$\frac{\text{Arterieller Mitteldruck}}{\text{HZV}} \times 79,9 \; (dyn \cdot sec/cm^5)$$

Zur Bestimmung des Herzindex und Schlagvolumenindex wurde das Herzzeitvolumen und das Schlagvolumen auf die Körperoberfläche bezogen. Die statistische Prüfung der Ergebnisse erfolgte mit dem paarigen Wilcoxon-Test oder mit dem t-Test für paarige Beobachtungen.

Ergebnisse

In Abb. 1 ist die Alters- und Gewichtsverteilung aller Patienten dargestellt. Das vorwiegend ältere Patientengut - 37 % aller Patienten waren älter als 60 Jahre - hatte zu 35 % cardiovaskuläre und zu 13,9 % pulmonale Erkrankungen (Tabelle 1).

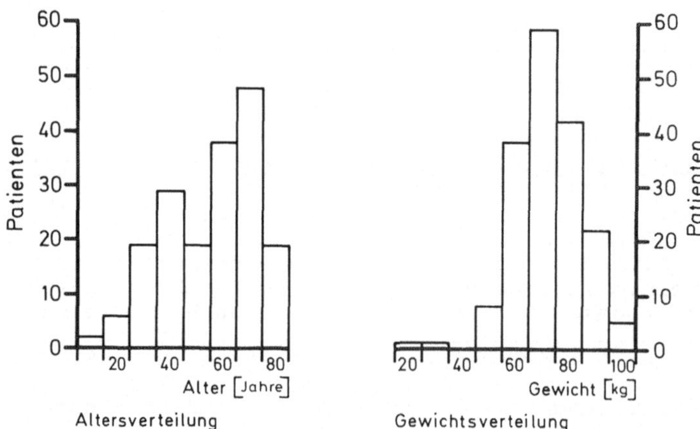

Abb. 1. Alters- und Gewichtsverteilung von 180 Patienten, bei denen die Narkose mit 0,075 ml/kg Althesin eingeleitet wurde

Tabelle 1. Präanaesthetische Komplikationen der 180 Patienten (n = 180)

Herz und Kreislauf	63 Patienten =	35,0 %
Lunge	25 Patienten =	13,9 %
Allergie	12 Patienten =	6,6 %
Endokrines System	11 Patienten =	6,1 %
Leber	6 Patienten =	3,3 %
Niere	6 Patienten =	3,3 %
ZNS	3 Patienten =	1,7 %

Die Einleitungszeit, die als Zeit zwischen Ende der Injektion von Althesin bis zum Verlust des Lidreflexes definiert ist, betrug in der Regel 20 bis 25 sec und war nur bei den Patienten mit 30 bis 40 sec verlängert, bei denen bereits vor der Narkose aufgrund kardialer Komplikationen eine verlängerte Kreislaufzeit zu erwarten war.

Die Pulsfrequenz aller Patienten stieg im Mittel von 88 auf 100 Schläge/min an. In Abb. 2 ist die Streuung der Pulsfrequenzänderungen für die Gruppe der praemedizierten und unpraemedizierten Patienten in Form eines Säulendiagramms dargestellt. Die Säulen repräsentieren in 10 %-Intervallen die Änderungen der Pulsfrequenz zum Kontrollwert, während die Höhe der Säule den prozentualen Anteil am Patientengut anzeigt. Gewertet wurden nur die Änderungen, die in den ersten zwei Minuten nach Narkosebeginn auftraten, da anzunehmen ist, daß eine Modifizierung der Althesinwirkung durch Einsetzen der Halothanenarkose bis zu diesem Zeitpunkt noch nicht eingetreten war. Über die mittlere Frequenzzunahme von 14 % nahm die Pulsfrequenz bei 19 % der nichtpraemedizierten Patienten um 20 bis 30 % und bei 18 % um mehr als 30 % zu, während bei insgesamt 11 % die Pulsfrequenz sogar abnahm. Ein

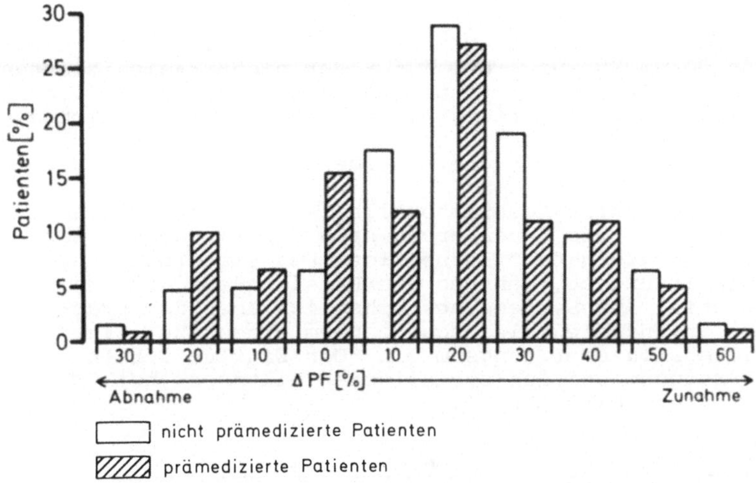

Abb. 2. Änderung der Pulsfrequenz bei den prämedizierten (n = 118) und nicht prämedizierten Patienten (n = 62) ein bis zwei Minuten nach Narkoseeinleitung mit Althesin. Zum besseren Vergleich zwischen der prämedizierten und nicht prämedizierten Patientengruppe wurde für jedes 10 % - Änderungs-Intervall der jeweilige Anteil am Patientengut in % angegeben

statistisch signifikanter Unterschied im Verhalten der Pulsfrequenz zwischen der praemedizierten Gruppe und nichtpraemedizierten Gruppe bestand nicht.

Der systolische Blutdruck sank im Mittel von 136 mm Hg auf 114 mm Hg ab. In Abb. 3 ist das Verhalten des systolischen Druckes ähnlich wie in Abb. 2 dargestellt.

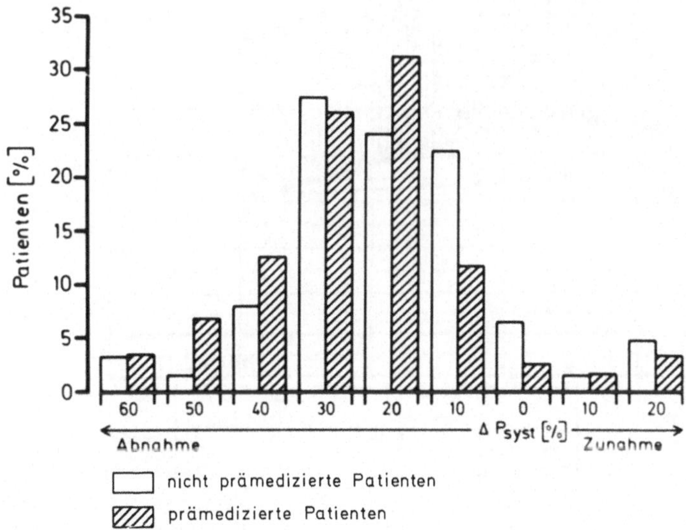

Abb. 3. Verhalten des systolischen Blutdruckes nach Althesin; siehe Legende zu Abb. 2

342

Bei 27 % der nichtpraemedizierten Patienten fiel der Druck bis zu 30 %
ab und bei 13 % der Patienten sogar um mehr als 30 %. Ein Blutdruckabfall auf Werte unter 60 mm Hg wurde bei 1,6 % der nichtpraemedizierten
und bei 6,8 % der praemedizierten Patienten gemessen und machte eine
Injektion eines Kreislaufmittels erforderlich. Ein unterschiedliches
Verhalten des systolischen Blutdruckes zwischen beiden Patientenkol-
lektiven konnte auch hier nicht gesichert werden.

Ein Ausschnitt eines Originalnarkoseprotokolls (Abb. 4) zeigt einen
typischen Verlauf der Puls- und Druckkurven nach Einleitung der Narkose mit Althesin und nachfolgender Intubation. Der Blutdruck sank
unter der Althesineinwirkung ab, während die Pulsfrequenz anstieg.
Nach der Intubation stieg der Systemdruck erheblich über den praeanaesthetischen Wert an und die Pulsfrequenz nahm erneut zu. Eine
Normalisierung stellte sich erst langsam ein. Den Einfluß der Intubation auf die Pulsfrequenz und den systolischen Blutdruck bei 104
praemedizierten Patienten zeigt Abb. 5.

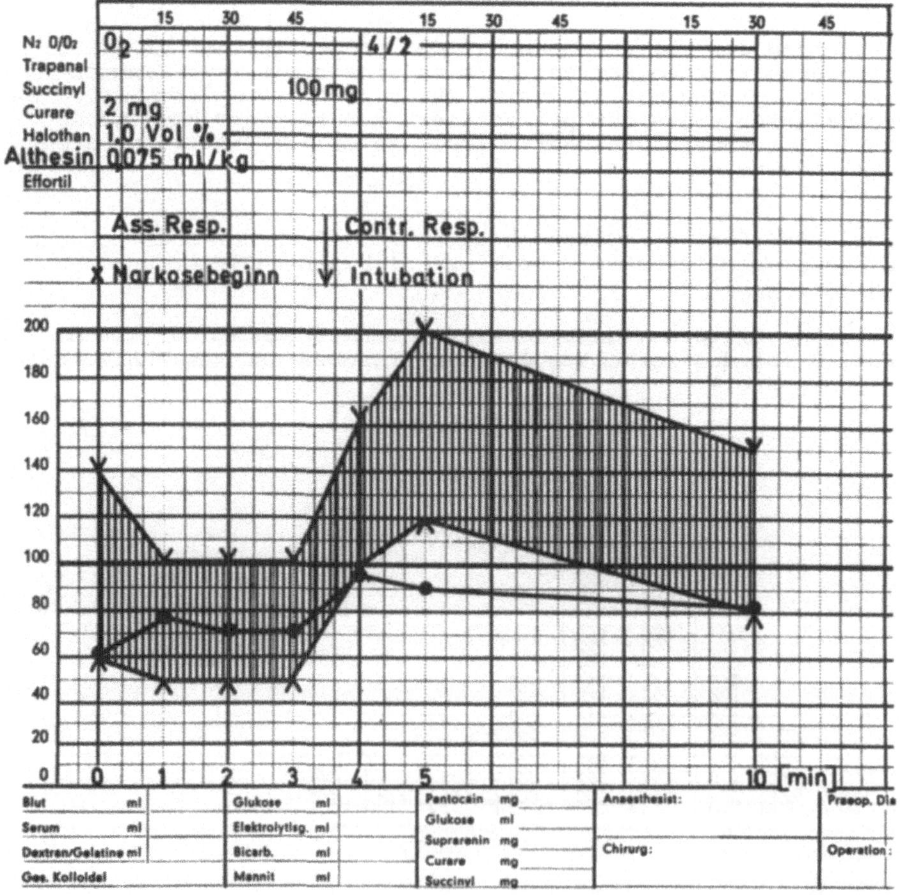

Abb. 4. Verhalten der Pulsfrequenz und des Blutdruckes nach Narkoseeinleitung mit Althesin und nachfolgender Intubation (Originalnarkose-
protokoll)

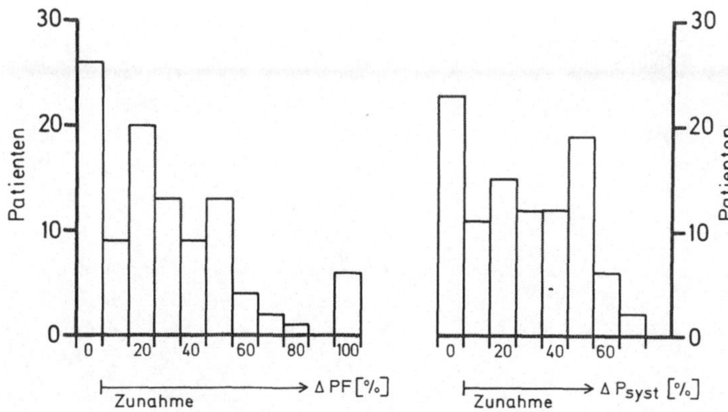

Abb. 5. Verhalten der Pulsfrequenz und des systolischen Blutdruckes
nach der Intubation in Althesin-Narkose. Aufgetragen sind die Änderungen in 10 %-Intervallen zum präanaesthetischen Kontrollwert

Die Herzfrequenz überschritt bei 30 % und der systolische Druck bei
32 % der Patienten den Kontrollwert vor der Narkose nicht oder nur unwesentlich, während eine Zunahme von Pulsfrequenz und Blutdruck um 30
bis 40 % bei 9 bzw. 12 % gemessen wurde. Hochgradige Tachycardien konnten bei 25 % der Pateinten beobachtet werden, wobei 6 % sogar eine
Steigerung um 100 % aufwiesen. Anstiege des systolischen Druckes über
40 % des praeanaesthetischen Kontrollwertes wurden bei 26 % der Patienten gemessen.

Als auffällige Nebenwirkungen wurden unmittelbar nach Injektion von
Althesin weite, auf Licht sehr träge reagierende Pupillen beobachtet.
Unkoordinierte Muskelzuckungen, Muskelzittern traten gehäuft auf und
erschwerten zusammen mit erhöhtem Muskeltonus, Husten und Singultus
gelegentlich eine assistierte Beatmung. Die beschriebenen Nebenwirkungen traten bei den nichtpraemedizierten Patienten häufiger und ausgeprägter auf (Tabelle 2).

Tabelle 2. Registrierte Nebenwirkungen nach der Narkoseeinleitung mit
Althesin bei der prämedizierten und nicht prämedizierten Patientengruppe

Weite Pupillen	47,4 %	59,2 %
Tonisch-klonische		
Muskelbewegungen	40,0 %	43,4 %
Muskelzittern	5,1 %	27,4 %
Singultus	6,0 %	22,6 %
Husten	4,2 %	9,7 %
Arrhythmie	4,2 %	1,6 %
Allerg. Exanthem	0,9 %	–
	Prämed. Gruppe (n = 118)	nicht prämed. Gruppe (n = 62)

In Abb. 6 ist das Verhalten des Kreislaufs nach 75 µl/kg Althesin bei
einem Patienten in oberflächlicher Halothanenarkose anhand einer Originalregistrierung dargestellt. Bereits 30 Sekunden nach Injektionsbeginn fiel der arterielle Blutdruck deutlich ab, dagegen blieb der
Inotropieparameter dp/dt max zunächst konstant und fiel erst im wei-

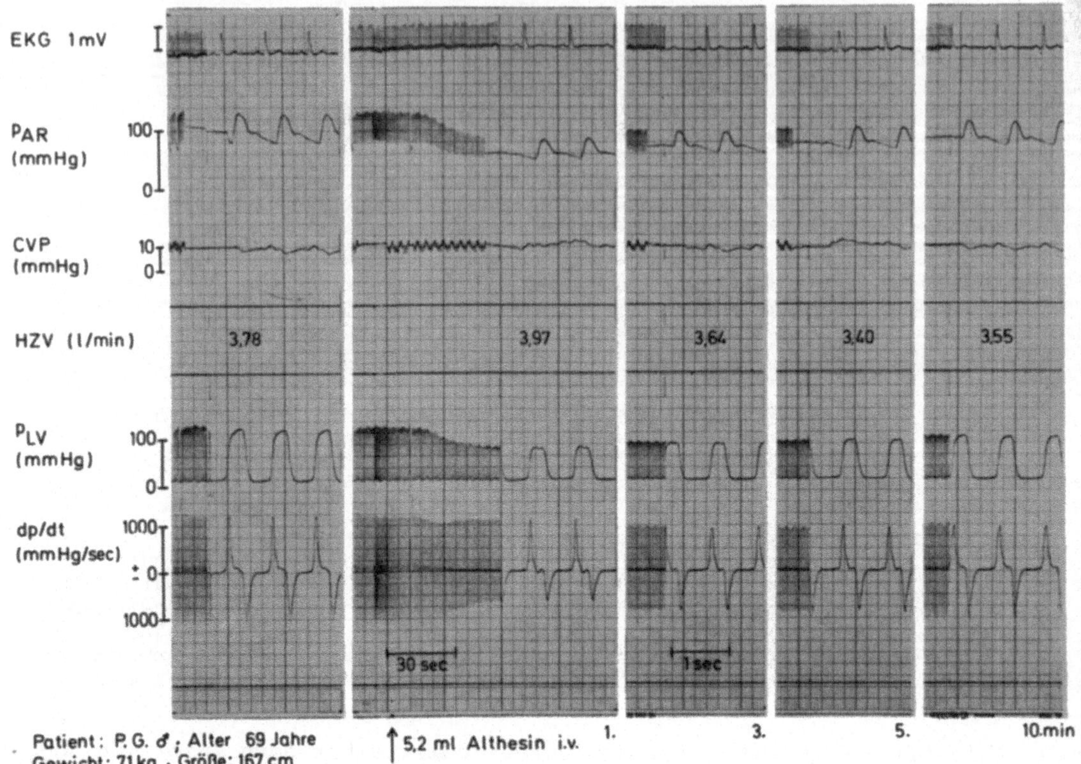

Abb. 6. Originalregistrierung der Althesinwirkung auf den Kreislauf
in flacher Halothanenarkose. Aufgezeichnet sind von oben nach unten:
EKG, arterieller Druck (P_{AR}), zentralvenöser Druck (CVP), Herzzeitvolumen (HZV), Druck im linken Ventrikel (P_{LV}), linksventrikuläre
Druckanstiegsgeschwindigkeit (dp/dt)

teren Verlauf (3. Minute) stärker ab. Die Herzfrequenz, das Herzzeitvolumen und der zentralvenöse Druck änderten sich nur wenig. Rhythmusstörungen traten während des Beobachtungszeitraumes nicht auf. Die
praeanaesthetischen Kontrollwerte sind nach 10 Minuten noch nicht wieder erreicht.

In Abb. 7 und 8 ist das Kreislaufverhalten aller 9 Patienten synoptisch
dargestellt. Der mittlere arterielle Blutdruck sank im Mittel innerhalb
der ersten Minute von 91 auf 69 mm Hg ab (p < 0,0005) und stieg im weiteren Verlauf nur langsam wieder an. Der systolische und diastolische
Blutdruck verliefen nahezu parallel. Nach einem initialen Anstieg von
4,45 auf 4,76 l/min nahm das HZV im Mittel bis zur 3. Minute auf 3,85 l/
min ab. Eine Normalisierung wurde erst zur 10. Minute gemessen. Der
periphere Gesamtwiderstand sank von 1690 kurzfristig auf 1140 dyn ·
sec · cm^{-5} (p < 0,0005) ab und stieg bis zur 3. Minute wieder an, ohne jedoch den Kontrollwert zu erreichen. Der zentralvenöse Druck blieb
während der gesamten Beobachtungszeit konstant. Die Zunahme der Herz-

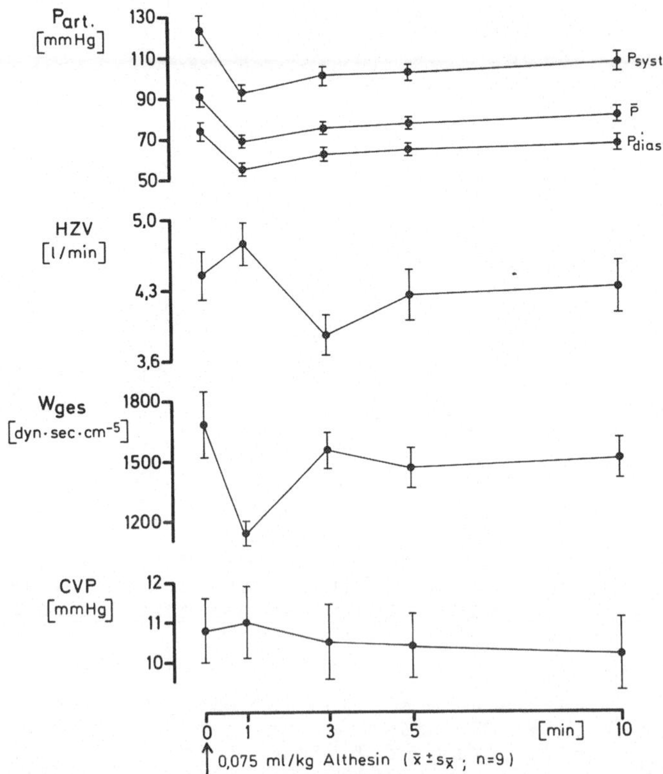

Abb. 7. Verhalten des arteriellen Blutdruckes ($P_{art.}$), des Herzzeit-volumens (HZV), des peripheren Gesamtwiderstandes ($\dot{W}_{ges}$) und des zen-tralvenösen Druckes (CVP) nach 0,075 ml/kg Althesin bei neun Patien-ten in flacher Halothanenarkose

frequenz von 64 auf 71 Schläge/min (p < 0,01) und die fortschreitende Abnahme des Schlagvolumenindex von 37,6 auf 30,2 ml/m^2 (p < 0,0125) in der 3. Minute bedingten das beschriebene Verhalten des Herzzeit-volumens bzw. Herzindex. Parallel zum Abfall des Schlagvolumenindex verhielt sich der Inotropieparameter dp/dt max, der von 860 bis zur 3. Minute stetig auf 700 mm Hg/sec (p < 0,0005) abfiel. Die Kreislauf-wirkungen waren 10 Minuten nach der Injektion von Althesin noch nicht abgeklungen.

Diskussion

Nach den pharmakologischen Untersuchungen von CHILD (3) besitzt Al-thesin eine große therapeutische Breite. Negative Wechselwirkungen zwischen Althesin und Inhalationsnarkotika wie Halothane und Trichlor-aethylen, sowie den Muskelrelaxantien Tubocurarin, Pancuronium und Suxamethonium bestehen nicht. Die Kombination von Althesin und Meth-oxyfluran soll dagegen eine Sinustachycardie bewirken (1). Auch haben HEALY et al. (13) eine Potenzierung der muskelrelaxierenden Wirkung von Suxamethonium durch Althesin gefunden.

CLARK (4, 5) gibt den klinisch nutzbaren Dosisbereich zwischen 40 und 150 µl/kg der handelsüblichen Lösung an und empfiehlt 60 µl/kg als

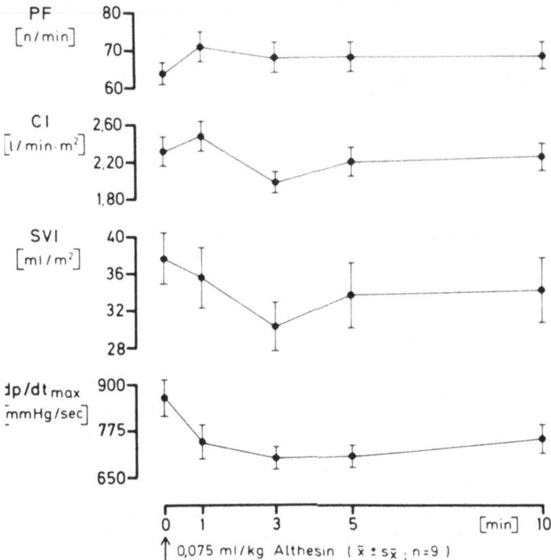

Abb. 8. Verhalten der Pulsfrequenz (PF), des Herzindex (CI), des Schlagvolumenindex (SVI), und der maximalen linksventrikulären Druckanstiegsgeschwindigkeit (dp/dt$_{max}$) nach 0,075 ml/kg Althesin bei neun Patienten in flacher Halothanenarkose

optimale Dosis. CAMPBELL (2) hält eine Dosis von 100 bis 150 µl/kg bei gesunden Patienten für angemessen. Für unsere klinischen Untersuchungen wählten wir eine Dosis von 75 µl/kg, weil diese Dosis vom Hersteller empfohlen wird und sich bei unseren Selbstversuchen als praktikabel erwies.

Die Kreislaufwirkungen von Althesin wurden bereits von verschiedenen Untersuchern (1, 5, 6, 31) geprüft. In einer Dosierung von 50 bis 100 µl/kg fanden SAVAGE und Mitarbeiter (21, 23) bei einem kleineren Patientenkollektiv einen Anstieg der Pulsfrequenz zwischen 14 und 37 % in Abhängigkeit von der Dosis und der Injektionsgeschwindigkeit. Als Ursache diskutierten die Autoren eine zentrale Stimulation, während CAMPBELL (2) eine reflektorische Antwort der Barorezeptoren auf den Abfall des Systemdruckes annimmt. Auch hypoxische Einflüsse (12, 15), die als Folge der beobachteten Atemdepression auftreten können (33), wurden ebenfalls in Erwägung gezogen. Die zitierten Autoren berichteten weiter für den von uns gewählten Dosisbereich über einen mittleren Abfall des systolischen und diastolischen Blutdruckes von 12 bis 18 %. Diese Ergebnisse korrelieren gut mit den Befunden unserer größeren klinischen Untersuchung. Einschränkend muß aber festgestellt werden, daß die Änderungen der Pulsfrequenz und des Blutdruckes weit um den errechneten Mittelwert streuten. So beobachteten wir ausgeprägte und therapiebedürftige Blutdruckabfälle. Bei über 20 % der praemedizierten und 12 % der nicht praemedizierten Patienten fiel der systolische Druck um mehr als 30 % ab und bei 5 % aller Patienten mußte ein Kreislaufmittel gegeben werden, weil der systolische Druck auf Werte unter 60 mm Hg abgefallen war. Bei der Beurteilung unserer Ergebnisse ist jedoch zu berücksichtigen, daß die Untersuchungen vorwiegend an älteren Patienten mit cardiovasculären und pulmonalen Komplikationen vorgenommen wurden.

Als Ursache für eine narkosebedingte Kreislaufdepression kommt eine Minderung der Myokardkontraktilität und/oder eine Beeinträchtigung der peripheren Regulationsmechanismen in Frage. Der Blutdruckabfall nach Althesin wird bisher in der Literatur meist mit einer peripheren Vasodilatation erklärt (2, 10, 21). Nach den Ergebnissen tierexperimenteller Untersuchungen muß aber auch eine negative Beeinflussung der Herzinotropie in Betracht gezogen werden. Zwar fand GORDH (10) bei der Katze eine im Vergleich zu Thiopental und Propanidid nur geringe mittels pneumopericardialer Plethysmographie gemessene Herzvolumenzunahme und deutete den beobachteten Blutdruckabfall in erster Linie als Folge einer Vasodilatation. Dagegen sprechen für eine Myokarddepression die Befunde von FOEX und PRYS-ROBERTS (9), die bei der Ziege eine deutliche Minderung der maximalen Blutbeschleunigung in der Arteria Pulmonalis registrierten, sowie die Ergebnisse von HALL (12) und unserer Arbeitsgruppe (17, 18), die beim Schaf bzw. Hund einen erheblichen Abfall des Inotropieparameters dp/dt max beobachteten. Am Menschen haben als erste SOGA und BEER (26, 27) in einer klinischen Untersuchungsreihe versucht, für die beiden Anaesthetika Methohexital und Propanidid, den Anteil der Myokarddepression an der beobachteten Kreislaufdepression zu ermitteln und gegen den der peripheren Vasodilatation abzugrenzen. Die Untersucher bedienten sich dabei neben der Bestimmung des Herzzeitvolumens, des arteriellen und venösen Drukkes auch des von VERAGUT und KRAYENBÜHL (16, 34) inaugurierten Kontraktilitätsindex (dp/dt max / JP). Unter methodisch ähnlichen Bedingungen haben wir bei neun Patienten in einer flachen Halothanenarkose den Einfluß von Althesin auf die maximale linksventrikuläre Druckanstiegsgeschwindigkeit - dp/dt max - untersucht. Unter der Voraussetzung, daß der linksventrikuläre enddiastolische Druck (preload), die Herzfrequenz und der diastolische Aortendruck (afterload) konstant bleiben, stellt dp/dt max eine geeignete Größe zur Beurteilung der Herzinotropie dar (24, 28, 35). Bei unseren Untersuchungen am Menschen fiel dp/dt max nach einer klinischen Dosis von 75 µl/kg Althesin anfänglich um 14,6, später um 19,3 % ab. Gleichzeitig erhöhte sich jedoch die Herzfrequenz initial um 11 %, während der afterload um 26 % abfiel. Da eine Zunahme der Herzfrequenz und eine Abnahme des afterloads dp/dt max gegensinnig beeinflussen ohne daß sich die Kontraktilität im engeren Sinne ändert, ist die Beeinträchtigung der Herzinotropie nach Althesin quantitativ schwer zu erfassen. Den linksventrikulären enddiastolischen Druck haben wir bei unseren Untersuchungen nicht gemessen. Aus dem Verlauf der linksventrikulären Druckkurve ging jedoch hervor (Abb. 6), daß dieser Parameter während des Beobachtungszeitraums konstant blieb und wir deshalb auf die Bildung von preloadunabhängigen Kontraktilitätsindizes, wie dp/dt max durch IP verzichten konnten. Auch sind letztere Einflüssen von Herzfrequenz und des afterloads unterworfen (20, 30). Eine zahlenmäßige Korrektur von dp/dt max durch Bildung anderer Kontraktilitätsindizes, die alle Störgrößen gleichzeitig berücksichtigen, ist bis heute nicht möglich. Wir glauben jedoch unter Berücksichtigung der zeitlich unterschiedlichen Änderungen von Herzfrequenz, afterload und dp/dt max allein anhand von dp/dt max Rückschlüsse auf das Inotropieverhalten des Herzens ziehen zu können. Während die maximalen Änderungen der Herzfrequenz und des afterloads bereits zur 1. Minute nach Applikation von Althesin auftraten und bis zur 3. Minute schon wieder weitgehend behoben waren, sank dagegen dp/dt max nach der 1. Minute noch weiter bis zur 3. Minute ab und blieb auch noch bis zur 10. Minute signifikant unter dem Kontrollwert. Es ist daher zu vermuten, daß Althesin zumindest ab der 3. Minute nach der intravenösen Injektion eine negative Wirkung auf die Herzinotropie besitzt, die auch der maximale Abfall des Schlagvolumenindex um 20 % zu diesem Zeitpunkt unterstreicht. Unter Berücksichtigung des kurzfristigen, jedoch effektiven Abfalls des peripheren Gesamtwiderstandes um 33 % läßt sich das Kreislaufverhalten wie folgt interpretieren: Althesin führt beim Menschen zu einer mäßigen Kreislaufdepression, die initial durch eine Vasodilatation eingeleitet und später durch die Minderung der Herzinotropie unterhalten wird. Eine Wertung der Myokarddepression kann hier abschließend nicht gegeben werden. Zieht man jedoch die Untersuchungsergebnisse von SOGA und BEER vergleichend heran, so kann Althesin wahrscheinlich zwischen Methohexital und Propanidid - äquipotente Dosen vorausgesetzt - eingestuft werden.

Da der Lösungsvermittler des Steroidanaesthetikums im Althesin - Cremophor EL - zu den Histaminliberatoren gehört (17, 36), wäre es auch denkbar, daß eine Freisetzung von Histamin die Hämodynamik beeinflußt und somit die pharmakodynamische Wirkung der Steroidsubstanz verfälscht haben könnte. Nach neueren Untersuchungen (18, 22) mit dem Lösungsvermittler allein ist diese Hypothese aber wenig wahrscheinlich.

Die Kreislaufreaktionen nach der Intubation beweisen, daß die anaesthetischen Wirkungen von Althesin nicht ausreichen, um ein Auslösen cardiovaskulärer Reflexe zu verhindern. Bei unseren Untersuchungen stieg nach dem initialen Blutdruckabfall im Mittel von 22 % der systolische Blutdruck nach der Intubation in der Mehrzahl der Fälle weit über den Kontrollwert hinaus an. So nahm bei 1/4 der Patienten der systolische Blutdruck sogar um mehr als 40 % des praeanaesthetischen Meßwertes zu. Die Pulsfrequenz nahm unmittelbar nach der Injektion von Althesin und ein zweites Mal nach der Intubation zu. Bei 25 % der Patienten nahm die Pulsfrequenz um 40 % über dem Kontrollwert und bei 5 % sogar um 100 % zu. Offenbar war die Althesinwirkung zum Zeitpunkt der Intubation schon abgeklungen oder bot vom Anfang an keine ausreichende Anaesthesie (32). Da die Halothanenarkose noch nicht eingesetzt hatte, erfolgte die Intubation in ein "Narkoseloch" hinein. Aus den Ergebnissen der zweiteiligen klinischen Untersuchung ergeben sich für die Anwendung von Althesin folgende Schlußfolgerungen:

1. Die vasodilatatierende und myokarddepressive Eigenschaft empfiehlt nicht die Anwendung von Althesin im Schocksyndrom und bei manifester oder latenter Herzinsuffizienz.
2. Aufgrund tierexperimenteller und neuer klinischer Untersuchungen (18, 29) ist zu vermuten, daß Althesin den myokardialen Sauerstoffverbrauch erhöht. Bei hypertensiven Patienten mit eingeschränkter Koronarreserve kann ein Abfall des koronaren Perfusionsdruckes als Folge einer Vasodilatation und/oder Myokarddepression zu einem Mißverhältnis zwischen Sauerstoffangebot und -bedarf führen. In diesen Fällen würden wir in Übereinstimmung mit PRYS-ROBERTS (19) der Neuroleptanalgesie den Vorzug geben.
3. Zur Einleitung einer Intubationsnarkose erscheint uns Althesin nicht indiziert, da die exzessiven Puls- und Blutdruckschwankungen für Patienten mit Aneurysmen, intrakraniellen Prozessen, Hypertonien etc. unnötige Risiken bedeuten.
4. Ein ruhiges Operationsfeld ist oftmals Voraussetzung für einen erfolgreichen operativen oder diagnostischen Eingriff, wie z. B. für Angiographien (15). Die motorische Unruhe vieler Patienten nach Althesin stellt diesen - zumindest ohne Relaxierung - in Frage. Obwohl wir eine Kontrollgruppe mit anderen Anaesthetika vergleichend nicht untersucht haben, stimmen wir mit den neueren Untersuchungen von TAMMISTO (32) und HEINONEN (14) überein, daß Althesin gegenüber den herkömmlichen Anaesthetika keinen Vorteil bietet, jedoch in bestimmten Fällen - wie bei Allergien und Sectio-Narkosen (8) - eine geeignete Alternative darstellen kann.

<u>Zusammenfassung</u>

Bei 180 Patienten wurde die Narkose mit dem neuen Steroidanaesthetikum Althesin in einer Dosierung von 0,075 ml/kg eingeleitet und anschließend mit Lachgas-Sauerstoff im Verhältnis von 2 : 1 und 1,0 bis 1,5 Vol% Halothane fortgeführt. Pulsfrequenz, Blutdruckverhalten und Neben-

wirkungen wurden während der ersten zehn Minuten genau kontrolliert.
Die Herzfrequenz stieg ein bis zwei Minuten nach der Injektion mit Althesin im Mittel um 14 % an und der Blutdruck sank um 22 % ab. Besonders bei Hypertonikern und kardial vorgeschädigten Patienten traten
therapiebedürftige Hypotonien (5 %) auf. Muskelzittern, Singultus, erhöhter Muskeltonus und Bewegungen während der Narkose erschwerten oft
die Beatmung über eine Maske. Diese Nebenwirkungen traten bevorzugt
bei ambulanten und nicht praemedizierten Patienten auf. Auf die Intubation reagierten viele Patienten mit Abwehrbewegungen, Husten und mit
zum Teil exzessiven Blutdruck- und Pulsfrequenzanstiegen, da offenbar
die anaesthetische Wirkung des Althesins schon abgeklungen war und die
Halothanenarkose noch nicht ausreichend eingesetzt hatte.

Die Herz-Kreislaufwirkungen von 0,075 ml/kg Althesin wurden zusätzlich
bei einer Gruppe von neun Patienten in einer flachen Lachgas-Sauer-
stoff-Halothane-Narkose geprüft. Zur Bestimmung der maximalen linksventrikulären Druckanstiegsgeschwindigkeit und des Herzzeitvolumens
(Thermodilutionsmethode in der Modifikation von SLAMA-PIIPER) wurden
mit Hilfe einer modifizierten Seldinger-Technik ein Mikrokatheter-
Tipmanometer und ein Thermoelement über die Aa. femorales in den linken Ventrikel bzw. in die Aorta descendens vorgeschoben. Außerdem wurden noch der zentralvenöse Druck und der Systemdruck gemessen.

Nach der von uns getesteten Dosis kommt es zu einer mäßigen Kreislaufdepression, die durch eine periphere Vasodilatation und eine Myokarddepression verursacht wird. Die Konsequenz für die klinische Anwendung
von Althesin wird diskutiert. Die klinischen Erfahrungen mit Althesin
zeigen, daß diese neue anaesthetische Substanz keinen wesentlichen Vorteil gegenüber den bisher üblichen intravenösen Kurzanaesthetika bietet.

Summary

In a series of 180 patients 0,075 ml/kg Althesin was used for induction
of anaesthesia, which was later on maintained by nitrous oxide, oxygen
(2 : 1) and 1,0 vol% Halothane. Heart rate, blood pressure and side-
effects were registered over a period of 10 minutes. Immediately after
injection of Althesin heart rate rose by 14 % and blood pressure increased by 22 %. Especially in hypertensive patients and in myocardial
insufficiency severe hypotension (5 % of all patients) was observed.
Uncontrolled muscle movements, hick ups, increased muscle tone were
more frequently observed in unpremedicated patients. In 25 % of the
patients an intubation caused an excessive rise in heart rate and blood
pressure. It is concluded that Althesin blocks insufficiently cardiovascular reflexes induced by intubation.

In a second clinical trial the haemodynamic effect of 0,075 ml/kg Althesin was studied in 9 anaesthetized patients ($N_2O : O_2$ = 2 : 1, 0,3
vol % Halothane). Following parameters were measured and calculated
respectively: heart rate, blood pressure, central venous pressure,
cardiac output (thermodilution method), total peripheral resistance,
leftventricular pressure and max dp/dt (microcatheter-tipmanometer).
Althesin caused a light circulatory depression, which was initially
induced by vasodilation and continued by myocardial depression. The
latter was seen in a decrease of max dp/dt by 20 %.

Althesin should be used with care in cases of shock syndrome, myocardial
and coronary insufficiency. Althesin is believed to possess no real ad-
vantage over other commonly used i. v. short acting anaesthetic agents.

Literatur

1. BRADFORD, E. M. W., MILLER, D. C., CAMPBELL, D., BAIRD, W. L. W.:
   CT 1341: interaction with some anaesthetic agents. Brit. J. Anaes.
   43, 940 (1971).

2. CAMPBELL, D., FORRESTER, A. C., MILLER, D. C., HUTTON, I., KENNEDY,
   J. A., LAWRIE, I. D. V., LORIMER, A. R.: A preliminary clinical
   study of CT 1341 - a steroid anaesthetic agent. Brit. J. Anaesth.
   43, 14 (1971).

3. CHILD, K. J., CURRIE, J. P., DAVIS, B., DODDS, M. G., PEARCE, D.
   R., TISSWELL, D. J.: The pharmacological properties in animals of
   CT 1341 - a new steroid anaesthetic agent. Brit. J. Anaesth. 43,
   2 (1971).

4. CLARKE, R. S. J., MONTGOMERY, S. J., DUNDEE, J. W., BOVILL, J. G.:
   Clinical studies of induction agents XXXIX: CT 1341, a new steroid
   anaesthetic. 43, 947 (1971).

5. CLARKE, R. S. J., DUNDEE, J. W., CARSON, I. W., ARORA, M. V.,
   McCAUGHEY, W.: Clinical studies of induction agents XL: Althesin
   with various premedicants. Brit. J. Anaesth. 44, 845 (1972).

6. COLEMAN, A. J., DOWNING, J. W., LEARY, W. P., MOYES, D. G.,
   STYLES, M.: The immediate cardiovascular effects of Althesin
   (Glaxo CT 1341), a steroid induction agent and thiopentone in man.
   Anaesthesia 27, 373 (1972).

7. DOENICKE, A., LORENZ, W.: Nachweis von Histaminfreisetzung bei hypotensiven Reaktionen nach Epontol und ihre Therapie mit Corticoste-
   roiden. Anaesthesist 20, 482 (1971).

8. DOWNING, J. W., COLEMAN, A. J., MEER, G. M.: An intravenous method
   of anaesthesia for caesarean section. Part. III: Althesin. Brit.
   J. Anaesth. 45, 381 (1973).

9. FOEX, P., PRYS-ROBERTS, C.: Pulmonary haemodynamics and myocardial
   effects of Althesin (CT 1341) in the goat. Postgraduate Med. J.
   Suppl. 2, Vol. 48, 24 (1972).

10. GORDH, T.: The effect of Althesin on the heart in situ in the cat.
    Postgrad. Med. J. 48, Suppl. 2 (1972).

11. HALL, L. W.: Althesin in the larger animals. Postgrad. Med. J. Suppl.
    2, Vol. 48, 55 (1972).

12. HALL, G. M., WHITWAM, J. G., MORGAN, M.: Some respiratory effects
    of Althesin. Brit. J. Anaesth. 45, 629 (1973).

13. HEALY, T. E. J., BIRMINGHAM, A. T., CHATTERJEE, S. C.: A comparison
    of the effect induction of anaesthesia by thiopentone or Althesin
    on the duration of action of suxamethonium. Postgrad. Med. J. 48,
    Suppl. 2 (1972).

14. HEINONEN, J., ORKO, RIITTA, LOUHIJA, A.: Anaesthesia for cardio-
    version: A comparison of Althesin and thiopentone. Brit. J. Anaesth.
    45, 49 (1973).

15. HEMPELMANN, G., HEMPELMANN, W., KAHLSTORF, J., PIEPENBROCK, S.:
    Erfahrungen mit dem neuen Steroid-Anaesthetikum CT 1341. Anaesthe-
    sist 22, 142 (1973).

16. KRAYENBÜHL, H. P.: Die Dynamik und Kontraktilität des linken Ven-
    trikels. Basel - New York: S. Karger-Verlag 1969.

17. PATSCHKE, D., BRÜCKNER, J. B., REINECKE, A., SCHMICKE, P., TARNOW,
    J., EBERLEIN, H. J.: Experimentelle Untersuchungen der Kreislauf-
    wirkungen von CT 1341, einem neuen Steroid-Anaesthetikum. Anaesthe-
    sist 21, 338 (1972).

18. PATSCHKE, D., BRÜCKNER, J. B., GETHMANN, J. W., WEYMAR, A., TARNOW,
    J.: Vergleichende tierexperimentelle Untersuchungen der Herzwirkun-
    gen von Glaxo CT 1341 (Althesin), Propanidid, Cremophor EL und Hi-
    stamin. Anaesthesiologie und Wiederbelebung (1973, im Druck).

19. PRYS-ROBERTS, C., FOEX, P., BIRO, G. P.: Cardiovascular responses
    of hypertensive patients to induction of anaesthesia with Althesin.
    Postgrad. Med. J. 48, Suppl. 2 (1972).

20. PRYS-ROBERTS, C., GERSH, B. J., BAKER, A. B., REUBEN, S. R.: The
    effects of halothane on the interactions between myocardial contrac-
    tility, aortic impedance, and left ventricular performance. I.:
    Theoretical considerations and results. Brit. J. Anaesth. 44, 634
    (1972).

21. SAVEGE, T. M., FOLEY ELEANOR, I., COULTAS, R. J., WALTON, B.,
    STRUNIN, L., SIMPSON, B. R., SCOTT, D. F.: CT 1341: some effects
    in man. Anaesthesia 26, 402 (1971).

22. SAVEGE, T. M., FOLEY, E. I., SIMPSON, B. R.: Some cardiorespiratory
    effects of Cremophor EL in man. Brit. J. Anaesth. 45, 515 (1973).

23. SAVEGE, T. M., FOLEY, E. I., ROSS, L., MAXWELL, M. P.: A comparison
    of the cardiorespiratory effects during induction of anaesthesia
    of Althesin with thiopentone and methohexitone. Postgrad. Med. J.
    48, Suppl. 2 (1972).

24. SIEGEL, H. J., SONNENBLICK, E. H., JUDGE, D., WILSON, W. S.: The
    quantification of myocardial contractility in dog and man. Cardio-
    logica 45, 189 (1964).

25. SLAMA, H., PIIPER, J.: Direktanzeigendes Rechengerät zur Bestimmung
    des Herzzeitvolumens mit der Thermo-Injektionsmethode. Z. Kreislauf-
    forschung 53, 322 (1964).

26. SOGA, D., BEER, R.: Myokardkontraktilität und Narkose. Anaesthesist
    21, 165 (1972).

27. SOGA, D., BEER, R.: Myokardkontraktilität und Haemodynamik im Ver-
    lauf einer Methohexital-Narkose. Anaesthesiologie und Wieberbele-
    bung, Bd. 57, Berlin - Heidelberg - New York: Springer-Verlag 1972.

28. SONNENBLICK, E. H.,: Implications of muscle mechanics in the hart.
    Fed. Proc. 21, 975 (1962).

29. SONNTAG, H., DONATH, U., KETTLER, D., REGENSBURGER, D., SCHENK,
    H. D.: Der Einfluß von Althesin (Glaxo CT 1341) auf die Koronar-
    durchblutung und den Metabolismus des menschlichen Herzens. Vor-
    trag auf der XIII. Gemeinsamen Tagung der Deutschen, Schweizeri-
    schen und Österreichischen Ges. f. Anaesthesie u. Wiederbelebung,
    Linz 1973.

30. STRAUER, B. E.: Kriterien zur Beurteilung der Myokardkontraktili-
    tät am hypertrophierten und insuffizienten Herzen. II. Klin. Wschr.
    51, 307 (1973).

31. SWERDLOW, M., CHAKRABORTY, S. K., ZAHANGIR, M. A. M.: A trial of
    CT 1341. Brit. J. Anaesth. 43, 1075 (1971).

32. TAMMISTO, T., TAKKI, S., TIGERSTEDT, I., KAUSTE, A.: A comparison
    of Althesin and thiopentone in induction of anaesthesia. Brit. J.
    Anaesth. 45, 100 (1973).

33. TOMLIN, P. G.: The respiratory effects of Althesin. Postgrad. Med.
    J. Suppl. 2, Vol. 48, 85 (1972).

34. VERAGUT, O. P., KRAYENBÜHL, H. P.: Estimation and quantification
    of myocardial contractility in the closed-chest dog. Cardiologica
    47, 96 (1965).

35. WALLACE, A. G., SKINNER, N. S., MITCHELL, J. H.: Haemodynamic determinats of the maximal rate of rise of left ventricular pressure. Amer. J. Physiol. <u>205</u>, 30 (1963).

36. WIRTH, W., HOFFMEISTER, F.: Pharmakologische Untersuchungen mit Propanidid in: HORATZ, K., FREY, R., ZINDLER, M.: Die intravenöse Kurznarkose mit dem neuen Phenoxyessigsäurederivat Propanidid (Epontol). Anaesthesiologie und Wiederbelebung, Bd. 4, Heidelberg - Berlin - New York: Springer-Verlag 1965.

Vortrag Nr. 162

INFLUENCE OF HEAD-DOWN POSITION ON OXYGENATION AND ACID-BASE BALANCE DURING ANAESTHESIA FOR GYNAECOLOGICAL SURGERY

By L. Renders-Versichelen, G. Rolly and D. van de Kerckhove

Introduction

The head-down position is a current practice in gynaecological surgery.
Indeed, this method permits a better exposition of the organs of the
pelvis and presents an easier way to operate on them. Many graduations
are possible in this position and often the surgeon asks for an extreme
declivity even sometimes exagerated.

It was the aim of this study to examine the physiopathological incidence
of the head-down position on the respiratory and cardiovascular system.

Experimental Set-Up

1. Patients

A total of 15 patients (mean age 38 years, range 24 - 60 years; mean
weight 64 kg, range 46 - 85 kg) was investigated. All were undergoing
abdominal hysterectomy. Our criterians for the choice of patients for
the present study were as follows: 1. an age limit of 60 years; 2. ab-
sence of respiratory and cardiovascular diseases.

The head-down position employed in this study is standardized to have
an uniform repercussion on both the respiratory and cardiovascular
systems.

The degree of declivity of the table is 25° to the horizontal. The
other side of the table is 20° lower, so that the weight of the legs
does turn over the small pelvis (Fig. 1).

Ventilation Technique

Ventilation was always performed with the Engström respirator used in
an open system, with the standard humidifier and an uniform frequency
of 20/min. The total minute volume was calculated according to the ventilation nomogram for the Engström respirator (ENGSTRÖM and HERZOG,
1959), increased by 10 %. In this way we used constant volume ventilation throughout the whole procedure.

Anaesthesia Technique

Anaesthesia technique is standardized, but adapted individually to each
patient in function of his body weight. Premedication consisted of 0,5
mg atropine and 1,5 mg/kg pethidine. Anaesthesia itself was performed

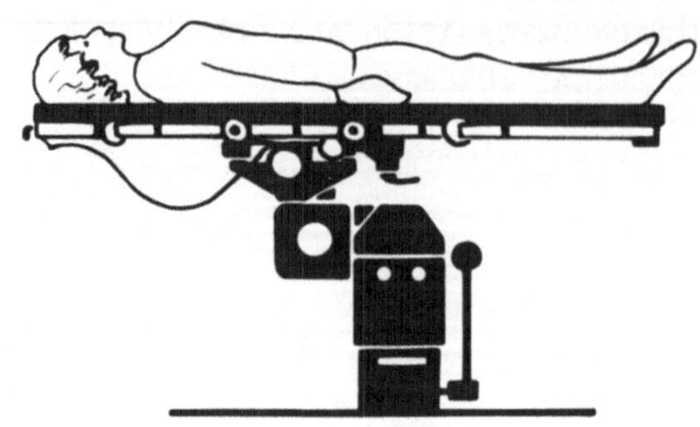

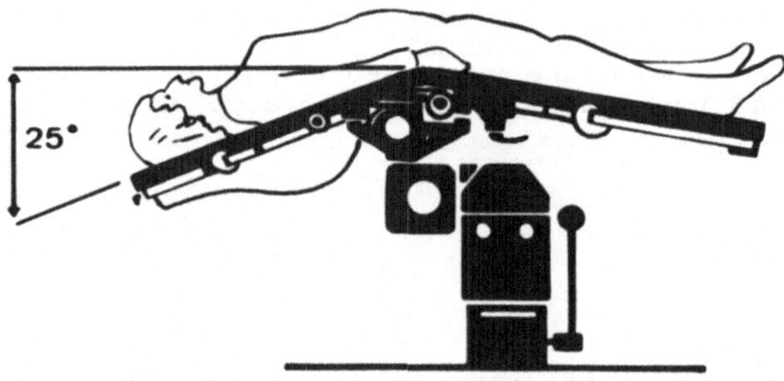

Fig. 1. Horizontal position and modified head-down (Trendelenburg) position

with halothane and pure oxygen. After the initial period of induction and a stabilisation for 10 to 15 minutes, our ame was to keep a "steady state" during the intervention. For this reason induction was done with an intravenous agent whose effects dissipated very quickly: propanidid was used in a dose of 6 mg/kg, followed by succinylcholine; intubation was done with an endotracheal tube with cuff, insufflated in such manner that there was no possibility of air leakage. Prolonged curarisation was induced and maintained with gallamine; the degree of curarisation was measured by means of a nerve stimulator. All along the intervention the patient is ventilated with the Engström respirator.

Examination Periods

The examination periods are standardized to make them comparable. After the stabilisation of the anaesthesia a first group of observations is made with the patient in horizontal position and without surgical stimulation (I). Afterwards the patient is placed in the described modified head-down position still without surgery. After an adaptation, period of 20 minutes the examinations are performed (II). In this same position but during the surgical intervention the examinations are repeated (III). Finally the patient is brought again in the horizontal position at the end of the intervention and a last group of examinations are made (IV).

Examinated Parameters

In order to examine the cardiovascular and respiratory parameters an indwelling needle was placed in all patients by the percutaneous punction technique in the femoral artery and in the internal jugular vene.

Systolic, diastolic and mean arterial blood pressure were continuously measured by means of a pressure transducer, and graphically recorded, as well as the minimal, maximal and mean central venous pressure in some patients.

Heart rate was measured by an instantaneous rate meter, attached to an E.C.G. recorder.

Samples of arterial blood were taken on regular intervals without disturbing the surgical intervention.

$PaCO_2$, pHa, Stand. Bic., B. B. and B. E. were measured using the Astrup method. PaO_2 was measured by a Clark electrode.

Alveolar PO_2 (PAO_2) was calculated using the alveolar air equation (FENN et al., 1946; RILEY and COURNAND, 1949) and the alveolar-arterial oxygen gradient (A-aDO_2) was calculated.

The alveolar PCO_2 (PA_{CO_2}) was measured with an infrared CO_2 analyzer (Godart capnograph) and the arterial-alveolar CO_2 gradient (a-ADCO_2) was calculated.

The oxygen consumption (VO_2) was measured by the E. H. N. spirometer, connected to the Engström respirator, temporarily used in closed system (ENGSTRÖM et al., 1961; ROLLY, 1965). The oxygen consumption is expressed under conditions of standard temperature and pressure dry (S. T. P. D.).

Lung compliance was calculated from pressure and volume measurements which were made at the point when no gas was flowing, namely at the endinspiratory "no flow" point ($C_L = \frac{V}{Pei}$). The points of "no flow" were detected with a pneumotachograph. The apparatus is described in detail previously (ROLLY and MALCOLM-THOMAS, 1973).

Physiological dead space was determined with the classical formula (Bohr equation with substitution of arterial PCO_2 for alveolar PCO_2) (NUNN, 1969), and by using a special valve for sampling the expired gas.

$$\frac{VD}{VT} = \frac{\text{arterial } PCO_2 - \text{mixed expired } PCO_2}{\text{arterial } PCO_2}$$

Results

The individual and mean results of systolic and diastolic bloodpressure are given in table 1. A small decrease is noticed during the Trendelenburg periods (II and III) compared to the periods I and IV.

The individual and mean results of pHa, $PaCO_2$, B. E. and standard bicarbonate are given in table 2. As shown in Fig. 2, base excess and standard bicarbonate are practically not influenced along the different examination periods I, II, III and IV. After a minimal elevation during the period of Trendelenburg (II), pHa is decreasing slightly afterwards (tables 3 and 4).

Table 1. Individual values, mean and S. E. M. of systolic and diastolic blood-pressure during the different examination periods

Examination Periods			I		II		III		IV	
Para- meters	Age y.	Weight kg	Arterial Blood Press. Systolic mm Hg	Diastolic mm Hg	Arterial Blood Press. Systolic mm Hg	Diastolic mm Hg	Arterial Blood Press. Systolic mm Hg	Diastolic mm Hg	Arterial Blood Press. Systolic mm Hg	Diastolic mm Hg
Pt. 1	24	52	12,5	8	8,5	5	8,5	3	14	6
Pt. 2	36	59	10	4	8	4	11	5	12	6
Pt. 3	44	64	9	5	12,5	7	11	6	15	8,5
Pt. 4	44	78,5	12	6	10	5	11	6	12	6,5
Pt. 5	34	65	10	5	9,5	5	10,5	6	10	6
Pt. 6	41	70	9	5,5	10	6	9	4,5	12	7
Pt. 7	60	65	16	10	13	8	10	6	14	9
Pt. 8	50	85,5	12	6,5	14	7,5	13	6,5	14	8
Pt. 9	34	68	12	7,5	8	4,5	10	6	10	5,5
Pt. 10	26	70	12	7	10	6	9	6,5	9,5	7
Pt. 11	29	60	13	8	11	6	13	8	13,5	8,5
Pt. 12	28	46	11	7	9	5,5	9	5,5	11,5	6,5
Pt. 13	35	64	10,5	6	8	4	9	5,5	10	6
Pt. 14	27	58	12	6,5	10,5	6,5	8,5	5	10,5	6,5
Pt. 15	51	55	11	5	11,5	6	12	6	15	7,5
Mean	38	64	11,5	6,5	10,4	5,7	10,3	5,6	12,2	6,9
S.E.M.	±2,7	±2,6	±0,5	±0,4	±0,5	±0,3	±0,4	±0,3	±0,5	±0,3

Table 2. Individual values, mean and S. E. M. of pHa, $PaCO_2$, B. E. and St. Bic., during the different examination periods

Examination Period	I				II				III				IV			
Para-meters	pHa	$PaCO_2$ mm Hg	B. E. mEq/l.	St.Bic. mEq/l.	pHa	$PaCO_2$ mm Hg	B. E. mEq/l.	St.Bic. mEq/l.	pHa	$PaCO_2$ mm Hg	B. E. mEq/l.	St.Bic. mEq/l.	pHa	$PaCO_2$ mm Hg	B. E. mEq/l.	St.Bic. mEq/l.
Pt. 1	7.44	31	− 2	22	7.47	31	− 1	23	7.46	36	0	24	7.43	35	− 1	23
Pt. 2	7.49	26	− 1	23	7.53	26	− 2	23	7.47	25	− 3	22	7.46	25	− 3	22
Pt. 3	7.49	26	− 2	22	7.47	26	− 4	21	7.48	26	− 3	22	7.43	27	− 4	21
Pt. 4	7.55	22	− 2	23	7.55	21	− 4	21	7.52	35	− 1	23	7.52	35	− 3	21
Pt. 5	7.49	22	− 7	18	7.54	20	− 3	21	7.48	22	− 5	20	7.38	26	− 7	19
Pt. 6	7.48	38	0	24	7.46	28	+ 1	25	7.48	23	+ 2	26	7.45	26	0	24
Pt. 7	7.49	35	+ 3	27	7.50	28	0	24	7.49	32	+ 2	26	7.46	37	+ 3	27
Pt. 8	7.45	27	0	25	7.42	26	− 1	24	7.42	32	0	24	7.40	32	+ 3	22
Pt. 9	7.50	25	− 2	28	7.49	28	0	24	7.48	25	− 4	21	7.48	26	− 4	21
Pt. 10	7.41	34	− 2	23	7.46	30	− 3	22	7.42	31	− 3	22	7.42	29	− 5	20
Pt. 11	7.44	29	− 1	24	7.47	25	0	24	7.45	29	0	24	7.41	32	− 3	22
Pt. 12	7.48	26	− 3	22	7.51	24	− 2	23	7.49	24	− 3	22	7.48	24	− 6	20
Pt. 13	7.52	27	− 1	24	7.50	25	− 1	23	7.46	28	− 1	24	7.44	29	− 2	23
Pt. 14	7.40	39	0	25	7.42	35	+ 1	25	7.42	39	+ 1	25	7.39	34	− 3	22
Pt. 15	7.45	29	− 2	23	7.46	28	− 3	22	7.41	31	− 3	22	7.37	33	− 4	21
Mean	7.47	29	− 1.5	24	7.48	27	− 1.5	23	7.46	29	− 1.4	23	7.43	30	− 2.6	22
S.E.M.	±0.01	±1.4	± 0.5	±0.6	±0.01	±1	± 0.4	±0.3	±0.01	±1	± 0.6	±0.5	±0.01	±1	± 0.7	±0.5

Table 3. Individual values, mean and S. E. M. of PAO_2, PaO_2, $A\text{-}aDO_2$, $PACO_2$ and a-A D CO_2 during the different examination periods

Examination Period	I					II				
Para-meters	PAO_2 mm Hg	PaO_2 mm Hg	A-a DO_2 mm Hg	$PACO_2$ mm Hg	a-A D CO_2 mm Hg	PAO_2 mm Hg	PaO_2 mm Hg	A-a DO_2 mm Hg	$PACO_2$ mm Hg	a-A D CO_2 mm Hg
Pt. 1	702	315	387	20	11	699	280	419	23	8
Pt. 2	702	395	307	19	7	704	360	344	17	9
Pt. 3	704	395	309	17	9	702	360	342	19	7
Pt. 4	708	290	418	17	5	707	260	447	18	3
Pt. 5	703	365	338	23	-1	710	380	330	16	4
Pt. 6	705	200	505	19	19	705	128	577	19	9
Pt. 7	710	280	430	18	17	710	301	409	18	10
Pt. 8	695	315	380	25	2	694	305	389	27	-1
Pt. 9	704	395	309	17	8	707	380	327	14	14
Pt. 10	699	395	304	22	12	702	365	337	19	11
Pt. 11	699	435	264	20	9	700	427	273	19	6
Pt. 12	687	348	339	20	6	694	391	303	13	11
Pt. 13	698	339	359	13	14	693	360	333	18	7
Pt. 14	685	306	379	29	10	687	257	430	27	8
Pt. 15	696	324	372	20	9	697	306	391	19	9
Mean	700	340	360	20	9	701	324	377	20	8
S.E.M.	± 2	±15	±18	±1	±1	± 2	±19	±19	±1	±1

Examination Period	III					IV				
Para-meters	PAO_2 mm Hg	PaO_2 mm Hg	A-a DO_2 mm Hg	$PACO_2$ mm Hg	a-A D CO_2 mm Hg	PAO_2 mm Hg	PaO_2 mm Hg	A-a DO_2 mm Hg	$PACO_2$ mm Hg	a-A D CO_2 mm Hg
Pt. 1	697	265	432	36	11	698	365	333	25	10
Pt. 2	702	380	322	25	6	701	340	361	20	5
Pt. 3	699	370	329	26	4	701	350	351	20	7
Pt. 4	710	245	465	35	20	709	240	469	16	19
Pt. 5	710	370	340	22	6	703	350	353	23	3
Pt. 6	708	134	574	23	7	702	265	437	22	4
Pt. 7	709	250	459	32	14	711	281	430	17	20
Pt. 8	695	255	440	32	6	695	315	380	26	6
Pt. 9	705	338	367	25	9	708	342	366	13	13
Pt. 10	705	405	300	31	15	704	390	314	17	12
Pt. 11	699	473	226	29	9	697	412	285	22	10
Pt. 12	694	406	288	24	11	694	350	344	13	11
Pt. 13	693	397	296	28	10	690	257	433	21	8
Pt. 14	685	283	402	39	10	684	254	430	30	4
Pt. 15	697	325	372	31	12	692	315	377	24	9
Mean	701	326	374	19	10	699	322	378	21	9
S.E.M.	± 2	±23	±23	±1	±1	± 2	±14	±13	±1	±1

Table 4. Individual values, mean and S.E.M. of $\dot{V}_{O_2}$, VT, CL and VD/VT during the different examination periods

Examination Period	I				II			
Para-meters	$\dot{V}_{O_2}$ ml/min.	VT ml	CL l/cm H_2O	VD/VT	$\dot{V}_{O_2}$ ml/min.	VT ml	CL l/cm H_2O	VD/VT
Pt. 1	151	475	0.048	0.59	186	425	0.043	0.49
Pt. 2	171	450	0.050	0.54	166	500	0.045	0.66
Pt. 3	176	525	0.066	0.50	152	525	0.048	0.53
Pt. 4	195	550	0.046	0.50	165	525	0.035	0.43
Pt. 5	142	425	0.053	0.32	142	475	0.036	0.55
Pt. 6	194	475	0.053	0.68	184	425	0.024	0.67
Pt. 7	156	475	0.048	0.74	185	425	0.030	0.68
Pt. 8	285	450	0.041	0.51	280	400	0.021	0.44
Pt. 9	169	475	0.059	0.76	164	475	0.034	0.77
Pt. 10	146	325	0.041	0.74	175	375	0.038	0.76
Pt. 11	174	500	0.050	0.73	155	425	0.040	0.65
Pt. 12	110	375	0.042	0.67	100	375	0.042	0.82
Pt. 13	148	425	0.024	0.62	158	425	0.035	0.60
Pt. 14	258	325	0.046	0.71	129	325	0.033	0.59
Pt. 15	206	375	0.053	0.65	149	350	0.029	0.66
Mean	179	442	0.0479	0.617	166	430	0.0355	0.620
S.E.M.	±12	±17	±0.1989	±0.032	±10	±16	±0.0019	±0.030

Examination Period	III				IV			
Para-meters	$\dot{V}_{O_2}$ ml/min.	VT ml	CL l/cm H_2O	VD/VT	$\dot{V}_{O_2}$ ml/min.	VT ml	CL l/cm H_2O	VD/VT
Pt. 1	158	375	0.028	0.64	186	425	0.043	0.59
Pt. 2	195	500	0.038	0.64	254	525	0.047	0.52
Pt. 3	185	500	0.042	0.50	219	525	0.044	0.66
Pt. 4	161	525	0.031	0.83	185	550	0.042	0.74
Pt. 5	161	450	0.026	0.59	181	450	0.038	0.54
Pt. 6	243	450	0.026	0.60	233	475	0.037	0.65
Pt. 7	214	425	0.025	0.82	190	450	0.025	0.84
Pt. 8	218	400	0.020	0.59	251	450	0.026	0.59
Pt. 9	164	475	0.037	0.69	145	475	0.043	0.71
Pt. 10	160	375	0.031	0.81	175	375	0.038	0.75
Pt. 11	174	400	0.029	0.70	194	325	0.027	0.73
Pt. 12	105	375	0.038	0.76	119	400	0.040	0.76
Pt. 13	168	425	0.035	0.64	191	450	0.045	0.62
Pt. 14	105	325	0.032	0.55	153	350	0.035	0.56
Pt. 15	154	325	0.023	0.66	168	350	0.035	0.64
Mean	171	422	0.0307	0.668	190	438	0.0376	0.660
S.E.M.	±10	±16	±0.0016	±0.026	±10	±18	±0.0018	±0.024

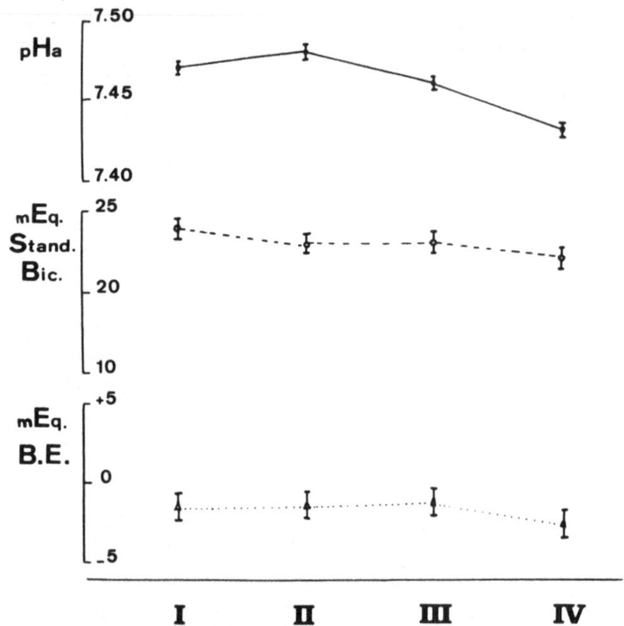

Fig. 2. Mean and S.E.M. of pHa, Stand. Bic. and B. E. during the different examination periods

The individual and mean results of PAO_2, PaO_2, A-a DO_2, $PACO_2$ and a-A D CO_2 are given in table 3. Whereas PAO_2 is nearly unchanged, PaO_2 shows a quite small not significant decline during Trendelenburg periods II and III with a rather high standard error of the mean. The A-a DO_2 are in the same sence (Fig. 3). During the different examination periods $PACO_2$ remains practically unchanged and $PaCO_2$ diminishes only very slightly during the period of Trendelenburg (II) and resumes the original values afterwards (III and IV). The a-$ADCO_2$ does the same.

The individual and mean results of $\dot{V}_{O_2}$, V_T, CL and VD/VT are given in table 4. Oxygen consumption (V_{O_2}) decreases in a non significant way during the Trendelenburg position (II) and increases afterwards at the end of the intervention (IV) (Fig. 4). VT, measured on the level of the trachea, shows a small decrease during the Trendelenburg positions II and III, nevertheless with quite high standard error of the mean. V_T comes back to its initial value in the horizontal position (IV). Lung compliance (CL) diminishes in a very pronounced way, during the position of Trendelenburg (II) and diminished even further markedly during the intervention (III). Return to the horizontal position restitues only partially lung compliance (IV). This pronounced decrease of lung compliance contrasts sharply with the small changes of oxygen gradients (Fig. 5). It contrast also with small change of the arterial alveolar gradients for CO_2 (a-$ADCO_2$) which is little influenced by this position, except a small, not significant decrease, after the institution of the Trendelenburg position (II) (Fig. 6).

VD/VT is practically uninfluenced throughout the different examination periods.

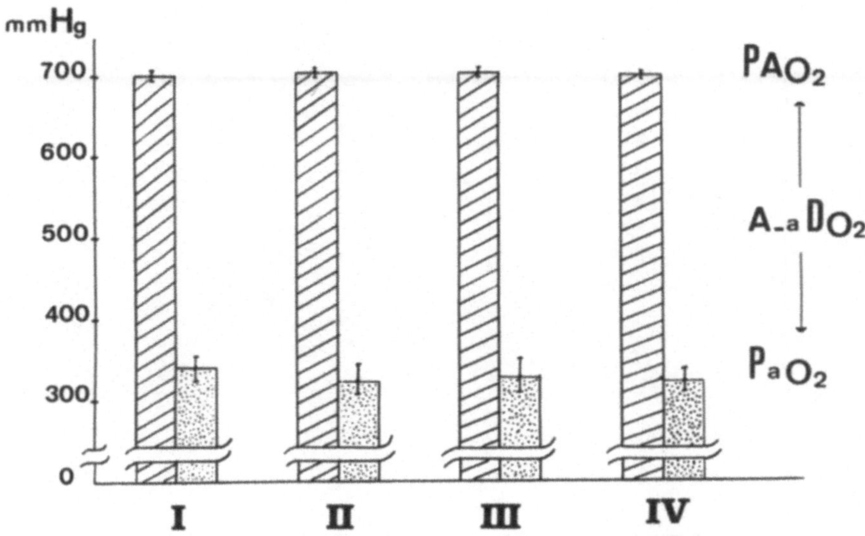

Fig. 3. Mean and S.E.M. of PAO_2, PaO_2 and A-a DO_2 during the different examination periods

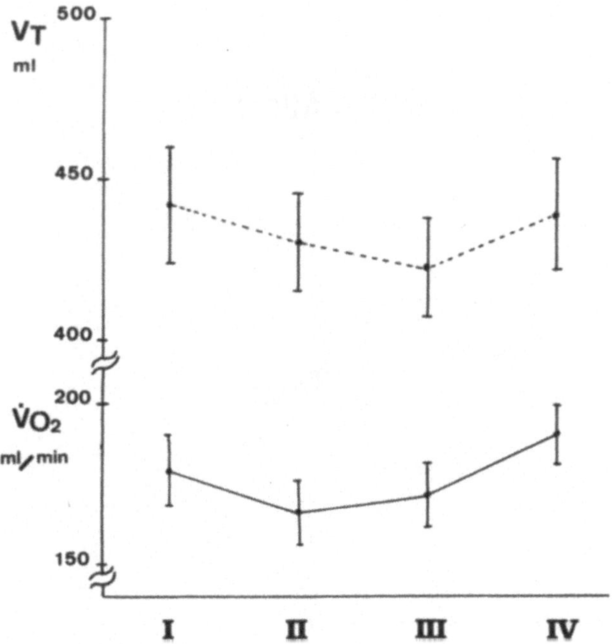

Fig. 4. Mean and S.E.M. of V_T and $\dot{V}O_2$, during the different examination periods

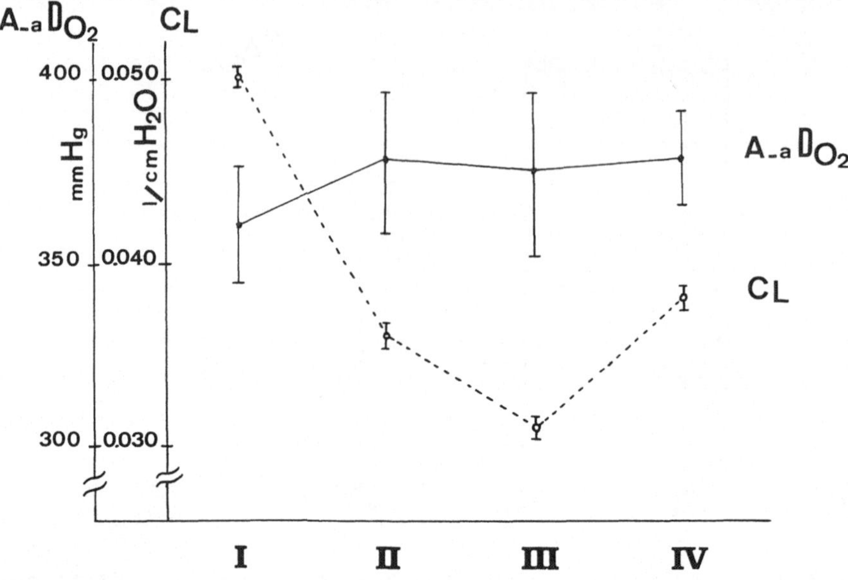

Fig. 5. Mean and S.E.M. of C_L and A-a DO_2, during the different examination periods

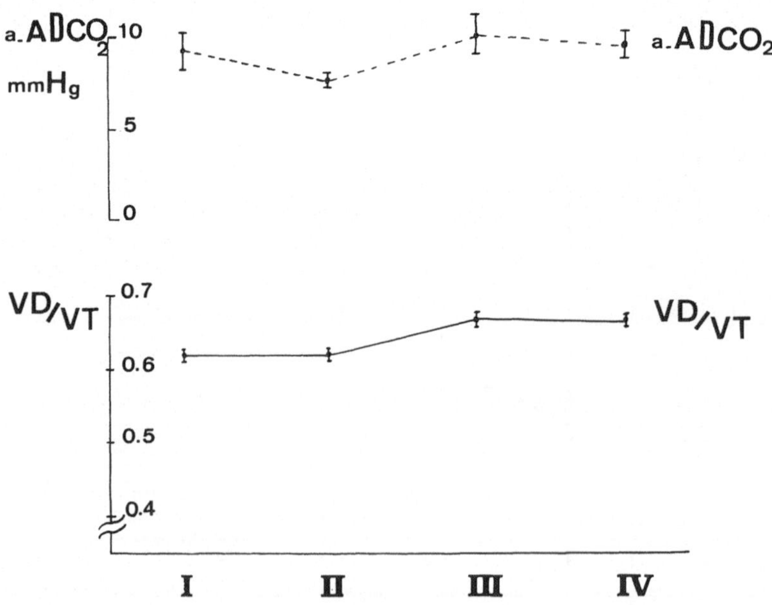

Fig. 6. Mean and S.E.M. of a-A D CO_2 and VD/VT during the different examination periods

Discussion

The most significant element of this study is certainly the pronounced
decrease of lung compliance. In fact it decreases $\pm$ 25 % in a Trendelenburg position of 25°. This drop of compliance can at least to a
great extent be attributed to the redistribution of lung perfusion
by gravity. In our opinion this decrease of lungcompliance imposes
the use of controlled ventilation in the Trendelenburg position. To
our great surprise the changes in oxygen and CO_2 gradients were nearly inexistant. Probably this can be explained by the benefit of the
controlled ventilation with the Engström respirator and the existence
of a pressure plateau (NORLANDER et al., 1968).

The values found for the VT/VD ratio are elevated. Probably this is
caused for a great deal by our measurement technique. In fact, we
measured not only the dead space of the patients but also the dead
space of the tracheal tube and separating valve. As a matter of fact
our values are comparable with those of other authors (KAIN et al.,
1969).

Summary

The physiopathological consequences on the respiratory and cardiovascular systems were studied in 15 patients during hysterectomies performed in the modified Trendelenburg positon. The patients were anaesthetized with halothane in pure oxygen after propanidid induction, and
ventilated by means of an Engström respirator. $PaCO_2$, pH, standard bicarbonate, PaO_2, A-a DO_2, a-$ADCO_2$, VD/VT, total lungcompliance and $\dot{V}O_2$
were measured during horizontal and Trendelenburg position. The most
significant changes were the tremendous decrease of C_L in Trendelenburg position whereas the PaO_2 and $PaCO_2$ values diminished only slightly, probably due to the beneficial effects of controlled ventilation.
VT/VD and V_{O_2} were nearly unchanged.

References

1. ENGSTRÖM, C. G., HERZOG, P.: Ventilation nomogram for practical use
   with the Engström respirator. Acta Chir. Scand. 245, 37 - 42 (1959).

2. ENGSTRÖM, C. G., HERZOG, P., NORLANDER, O. P.: A method for the continuous measurement of oxygen consumption in the presence of inert
   gases during controlled ventilation. Acta Anaesth. Scand. 5, 115 -
   128 (1961).

3. FENN, W. O., RAHN, H., OTIS, A. B.: A theoretical study of the
   composition of the alveolar air at altitude. Amer. J. Physiol. 146,
   637 - 653 (1946).

4. KAIN, M. L., PANDAY, J., NUNN, J. F.: The effect of intubation on
   the dead space during halothane anaesthesia. Brit. J. Anesth. 41,
   94 - 103 (1969).

5. NORLANDER, O. P., HERZOG, P., NORDEN, I., HOSSLI, G., SCHAER, H.,
   GATTIKER, R.: Compliance and airway resistance during anesthesia
   with controlled ventilation. Acta Anaesth. Scan.d 12, 135 - 152
   (1968).

6. NUNN, J. F.: Applied Respiratory Physiology. London - Butterworths, 1969.

7. RILEY, R. L., COURNAND, A.: Ideal alveolar air and the analysis of ventilation-perfusion relationships in the lungs. J. Appl. Physiol. 1, 825 - 847 (1949).

8. ROLLY, G.: Etude de la consommation d'oxygène pendant l'hypothermie modérée provoquée. Acta Anaesth. Belg. 10, 135 - 141 (1965).

9. ROLLY, G., MALCOLM-THOMAS, B.: Modern technique of measuring pulmonary ventilation. Acta Anaesth. Belg. 24, 48 - 57 (1973).

Vortrag Nr. 163

MÖGLICHKEITEN DES EINSATZES VON KETAMINE IM KRANKENHAUS

Von G. Sehhati, R. Frey, H. P. Stegbauer, W. Erdmann, K. Inoue und
W. Nix

Über die klinische Anwendung von Ketamine ist in den letzten Jahren
viel berichtet worden. Ketamine wurde 1959 von G. CHEN und Mitarbeitern als Anaesthetikum eingeführt und seit 1964 von G. CORSSEN und
Mitarbeitern in der Klinik verwandt. Seitdem hat es sich als Anaesthetikum für spezielle Anwendungsbereiche in vielen Kliniken bewährt.

Wir haben nun versucht, einen Eindruck über die Breite der therapeutischen Anwendungsbereiche zu bekommen, ausschließlich Anaesthesie
mit Ketamine durchzuführen. Unsere bisherigen Erfahrungen beziehen
sich auf etwa 4000 Ketamine-Narkosen. Hierbei lassen sich die Anwendungsmöglichkeiten (Tabelle 1) von Ketamine etwa folgendermaßen definieren:

1. als Praemedikationsmittel
2. als Ketamine-Narkose bei intramuskulärer Injektion
3. als intravenöse Kurznarkose mit einmaliger Injektion
4. als Einleitungsanaesthetikum und
5. als Langzeit-Monoanaesthetikum, wobei Ketamine fortwährend nachinjeziert oder besser in Form eines Dauertropfes appliziert wird.

Tabelle 1. Anwendungsmöglichkeiten von Ketamine

---

1. Praemedikationsmittel
2. Intramuskuläre Ketamine-Narkose
3. Intravenöses "Kurznarkotikum"
4. Einleitungsanaesthetikum
5. Langzeit-Monoanaesthetikum (Nachinjektion oder Dauertropf)
   a) bei Spontanatmung
   b) bei Relaxierung und Intubation
6. Anaesthetikum für Kombinationsnarkosen

Diese Langzeit-Monoanaesthesien können bei spontan atmenden Patienten
und auch bei intubierten Patienten durchgeführt werden.

Als 6. käme Ketamine als Anaesthetikum bei Kombinations-Narkosen mit
anderen Anaesthetika infrage, z. B. Verstärkung des analgetischen Effektes durch Zufuhr von Lachgas im Einatmungsgemisch, oder bei Nicht-
setzen einer Regionalanaesthesie.

Auf Ketamine als Praemedikationsmittel soll hier nur kurz eingegangen
werden, wir haben unsere Erfahrungen ausführlich auf dem letzten Ke-
tamine-Symposion in Mainz vorgestellt. Ketamine als Praemedikationsmittel hat sich bislang nur bei Kindern bewährt. Bei einer Dosierung
von 2 mg/kg Körpergewicht werden etwa 72 % der Kinder hinreichend se-
diert. Ein verlängerter postoperativer Nachschlag (Abb. 1) wurde nicht
beobachtet.

Bei 3 mg/kg Körpergewicht steigt die ausreichende Sedierung auf 97,8 %
der Kinder, wobei bei 0,3 % der Kinder ein verlängerter postoperativer
Nachschlaf stattfand. Bei 4 mg/kg Körpergewicht ließ sich dieser Pro-

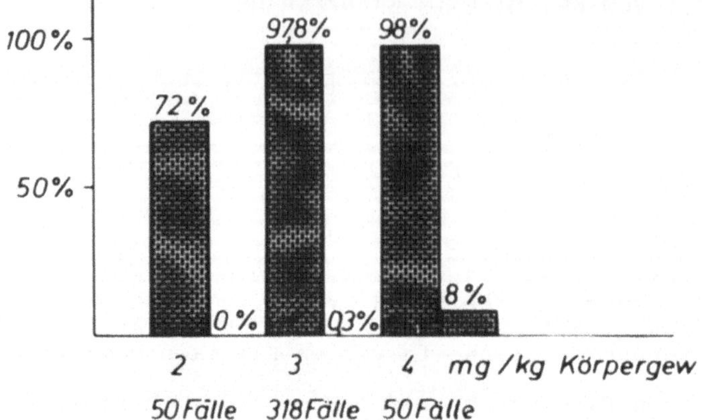

Abb. 1. Dosierung von Ketamine. Häufigkeit des Eintritts vom Toleranz-stadium in % (große Säulen). Häufigkeit von postoperativem Nachschlaf in % (kleine Säulen)

zentsatz nur unwesentlich auf 98 % erhöhen, der verlängerte postopera-tive Nachschlaf steigert sich jedoch bedeutend auf 8 %, so daß wir im allgemeinen jetzt die Praemedikation mit 3 mg/kg Körpergewicht Ketamine durchführen und zusätzlich 0,015 mg/kg Körpergewicht Atropin injezieren.

Tabelle 2. Verteilung der in unserem Krankengut durchgeführten Ketamine-anaesthesien

Praemedikation	1360
Monoanaesthesie mit einmaliger Injektion	
a) intravenös	423
b) intramuskulär	44
Einleitungsanaesthesie	937
Monoanaesthesie mit Dauertropfinfusion	
a) bei Spontanatmung	865
b) bei Relaxierung und Luftbeatmung	321
c) bei Relaxierung und Beatmung mit N_2O/O_2	281
d) bei Relaxierung und Beatmung mit N_2O/O_2 + Halothane	24

Unsere Ketamine-Narkosen (Tabelle 2) verteilen sich auf: Mono-Anaes-thesien mit einmaliger Injektion
intravenös
intramuskulär
Einleitungsanaesthesien
Mono-Anaesthesien mit Dauertropfinfusion
a) bei Spontanatmung
b) bei Relaxierung und Luftbeatmung
c) bei Relaxierung und Beatmung mit N_2O/O_2
d) bei Relaxierung und Beatmung mit N_2O/O_2 und Halothane

Unsere Mono-Anaesthesien mit einmaliger Injektion von Ketamine intra-venös zeigten bei der üblichen Dosierung von 2 mg/kg Körpergewicht analgetische Phasen von 10 bis 20 Minuten. In einigen Fällen reichten die primären Dosierungen nicht aus, und es wurde Ketamine intravenös nachinjeziert. Dabei richtete man sich nach der Symptomatik der Schmerz-reaktion.

Intramuskuläre Mono-Anaesthesien mit Ketamine führten wir nur bei Kindern, vor allem bei Geistesbehinderten durch. Hier genügte im allgemeinen eine Dosierung bis 8 mg/kg Körpergewicht tief intramuskulär, um eine ausreichende Analgesie über 20 bis 30 Minuten zu erhalten.

Als Einleitungsanaesthetikum war Ketamine sehr gut zu handhaben, da es nach der Injektion nicht zu einer Atemdepression wie nach Barbituraten kam und dem Anaesthesisten damit Zeit belassen wurde, die Intubation in Ruhe durchzuführen.

Mono-Anaesthesien mit Dauertropf-Infusionen wurden entsprechend einer angesetzten Mindestwirkzeit für 10 Minuten für Ketamine unter Einberechnung des möglichen Kumulationseffektes so durchgeführt, daß innerhalb von 10 Minuten die Hälfte der Einleitungsdosis bei 1 mg/kg Körpergewicht in einer Infusion von 500 mg Ketamine auf 500 ml Infusionslösung appliziert wurden. Diese Dosierung reichte bei spontan atmenden Patienten als Dauernarkotisierung aus. Dieselbe Dosierung wurde auch bei intubierten und relaxierten Patienten angesetzt. Als besonders vorteilhaft erschien in einigen Fällen die gute Steuerbarkeit der Narkosetiefe, die entsprechend dem Stadium des operativen Eingriffes durch Regulierung der Tropfgeschwindigkeit eingestellt werden konnte.

Schwerwiegende Komplikationen, die intraoperativ auftraten und ein sofortiges Handeln erforderten, konnten wir bei keiner der 4000 Ketamine-Narkosen feststellen. Blutdruckabfälle um mehr als 30 % traten nicht auf. Blutdruckanstiege von mehr als 30 % lagen unter 1 %. Bradycardien wurden nicht beobachtet, Tachycardien traten dagegen häufiger auf, sie gerieten aber niemals in einen Bereich, bei dem therapeutische Maßnahmen notwendig wurden.

Ein besonderes Problem stellten bei den Ketamine-Narkosen die postoperativen Traumphasen dar. Über 80 % unseres Patientengutes klagte über halluzinatorische Beschwerden mit Angstgefühl, unangenehmen Traumphasen und über das Bewußtsein, nicht wach werden zu können. Wir haben versucht, diese postoperativen Traumphasen durch Applikation von Neuroleptika und Sedativa einzuschränken.

Die Operationen (Tabelle 3) verteilen sich auf die Fachgebiete: HNO, extraabdominelle und intraabdominelle Chirurgie, Urologie, Geburtshilfe, Augenklinik und ZMK.

Tabelle 3. Verteilung auf verschiedene Fachgebiete

Chirurgie	
a) extraabdominell	1523
b) intraabdominell	1309
Urologie	823
HNO	1420
Gynäkologie	75
Augenklinik	49
ZMK	64

Die Indikation von Ketamine ist bekannt. Nach unseren Beobachtungen ist sie speziell indiziert bei:

1. Schock- und Risikopatienten bei Noteingriffen.
2. Bei Notfallpatienten mit vollem Magen zur Einleitung, die einen sofortigen chirurgischen Eingriff benötigen.

368

3. Bei geistig behinderten Kindern, die zur Encephalographie oder zur
   Zahnsanierung kommen und weder die Maske noch den Einstich für den
   intravenösen Zugang zulassen.
4. Bei Patienten im Kreißsaal, die häufig mit vollem Magen behandelt
   werden müssen, mit Geburtswidrigkeit, bei denen eine Vakuumextrak-
   tion, Zangen-Entbindung oder Sectio caesarea erforderlich ist. Hier
   ist von besonderem Interesse, daß die Wehen nicht sistieren und der
   Uterustonus erhalten bleibt.

   Die postpartale Kontraktionsbereitschaft ist gut, das Kind wird
   durch Ketanest kaum oder nur minimal beeinflußt.

   Weitere Vorteile sehen wir darin, daß die Kreißende nach Ketanest
   suffizient spontan atmet. Der oft alleinig anwesende Arzt kann unmittelbar nach der Geburt die eventuell notwendige Reanimation eines
   asphyktischen Kindes durchführen.
5. Wundversorgung bei Verbrennungen oder großflächige Decubitus.
6. Bei ausgedehnten schmerzhaften Inzisions - oder Weichteilverletzun-
   gen, z. B. bei Gasbrand-Patienten, die wegen hyperbarer Oxygenierung
   beim Einschleusen in die Überdruckkammer täglich mehrmals umgebettet
   werden müssen.
7. Polytraumatisierte Patienten mit Beteiligung der oberen Luftwege
   ohne Intubationsmöglichkeiten.

Abschließend eine kurze Zusammenfassung unserer Feststellungen:

Ketamine läßt sich in allen Bereichen der operativen Medizin einsetzen,
sowohl für Operationen, bei denen Spontanatmung erlaubt ist, als auch
für Operationen, bei denen eine Relaxation erwünscht ist. Es bietet
durch seine differenzierte Anwendungsmöglichkeiten, die wir aufgezeigt haben, einen echten Vorteil für den Anaesthesisten bei großem
Arbeitsanfall in kleinen Krankenhäusern.

Nachteile der Ketamine-Narkose sind bekannt:

1. der kontraktilitätsvermindernde Effekt bei zu rascher Injektion
   (wir injezieren grundsätzlich nicht kürzer als in einer Minute).
2. die postoperativen Traumphasen, die durch Sedativa und Neuroleptika gedämpft werden können.
3. Steigerung des Blutdruckes, was besonders bei Hypertonikern gefähr-
   lich werden könnte, jedoch durch Dehydrobenzperidol gedämpft werden kann, und
4. in einigen Fällen motorische Unruhe, die bei Ketamine-Mononarkosen
   durch einfache Lachgas-Sauerstoff-Inhalation unterdrückt werden kann.

Literatur

1. GEMPERLE, M., KREUSCHER, H., LANGREHR, D.: Ketamin, neue Ergebnisse
   in Forschung und Klinik. II. Bericht über das II. Mainzer Ketamin-
   Symposion am 7. und 8. April 1972. Berlin - Heidelberg - New York:
   Springer-Verlag 1973.

2. SEHHATI, Gh., ERDMANN, W., FREY, R., PASTHENIADES, E.: Ketamin, ein
   Praemedikationsmittel in der Kinderanaesthesie. In: Ketamin, neue
   Ergebnisse in Forschung und Klinik. Herausgeber: M. GEMPERLE, H.
   KREUSCHER, D. LANGREHR, 326 - 330. Berlin - Heidelberg - New York:
   Springer-Verlag 1973.

3. ERDMANN, W., FREY, R., PASTHENIADES, E., SEHHATI, G.: Ketamin als
   Praemedikations- und Einleitungsanaesthetikum, Erfahrungen bei hals-
   nasen-ohrenärztlichen Eingriffen an Kindern. Anaesthesist 21, 209
   (1971).

Vortrag Nr. 164

ANESTHETIC MANAGEMENT OF THE ASTHMATIC PATIENT WITH SPECIAL REFERENCE
TO THE USE OF KETAMINE

By F. R. Brosch and G. Corssen

In the course of our clinical evaluation of ketamine we have made the
observation that the administration of this drug appeared to improve
or alleviate preexisting bronchospastic conditions.

To objectivate these findings we undertook a small study (1), the
pertinent results of which are summarized.

Seventeen adult patients were divided into three groups. Seven patients
without pulmonary disease (Group A), five patients with known bronchospastic disease but presently free of clinical symptoms (Group B_1) and
five patients with manifestations of acute bronchospasm (Group B_2).

Airway resistance measurements were done using the so-called "Forced
Oscillation Method" described by GOLDMAN et al. (2).

After establishment of a baseline reading ketamine was administered
in increasing doses of 0.1 mg/lb, 0.5 mg/lb and 1.0 mg/lb.

The results are shown in Tables 1 - 4.

Table 1. Peak Effect of Various Doses of Ketamine on Airway Resistance
(cm H_2O/l/sec) in 7 Patients without Pulmonary Disease (Group A)

Patient	Control	0.1 mg/lb	0.5 mg/lb	1.0 mg/lb
1[+]	3.5	3.5	3.2	3.2
2[+]	3.2	3.2	3.2	3.2
3[+]	3.6	3.4	3.4	3.4
4	3.2	3.2	3.1	3.2
5	4.0	3.9	3.8	3.6
6	3.4	3.3	3.3	3.3
7	3.5	3.3	3.3	3.2

[+]Patients with tracheotomies

Table 2. Peak Effect of Various Doses of Ketamine on Airway Resistance
(cm H_2O/l/sec) in 5 Patients with Pulmonary Disease (Group B_1)

Patient	Control	0.1 mg/lb	0.5 mg/lb	1.0 mg/lb
1	3.1	2.6	2.4	2.4
2	6.5	6.0	5.0	4.0
3	7.0	5.5	5.0	4.2
4	31.0	14.0	13.0	-
5	8.0	6.5	5.0	-

The following conclusions can be drawn:

1. Ketamine shows practically no bronchodilatory effect in the normal
subject;

Table 3. Peak Effect of Various Doses of Ketamine on Airway Resistance (cm H_2O/1/sec) in 5 Patients with Pulmonary Disease and Acute Bronchospasm (Group B_2)

Patient	Control	0.1 mg/lb	0.5 mg/lb	1.0 mg/lb
1	9.0	5.0	3.2	–
2	10.0	8.0	6.0	4.2
3	16.0	10.0	5.0	4.0
4	175.0	100.0	30.0	25.0
5	175.0 – 200.0	175.0 – 200.0	150.0 – 200.0	150.0 – 200.0

Table 4. Continuous Effect of Various Doses of Ketamine on Airway Resistance (cm H_2O/1/sec) in one Patient with Pulmonary Disease and Acute Bronchospasm

Minutes after Ketamine	Ketamine (0.1 mg/lb)	Ketamine (0.5 mg/lb)
Control	27	25
1	20	10
1 1/2	15	6
2	12	6
3	10	8
4	12	10
5	14	10
6	16	12
7	16	12
8	16	14
9	16	15
10	16	15
20	15	not recorded

2. In the patient with bronchospastic disease the response is proportional to the degree of bronchoconstriction.

3. The effect observed appears to be dose related.

4. At no time did the administration of ketamine precipitate or aggravate bronchospasm.

5. The time course seems to parallel that of catecholamine release.

The latter observation could be strictly coincidental since EL-HAWARY et al. (3), have found that the isolated tracheal strip of the guinea pig exposed to histamine will show no response to epinephrine after beta-adrenergic blockade with propanolol whereas the effect of ketamine remains unblocked.

Based on these data plus clinical observations made by us (4) and others (5, 6, 7) we have developed the following guidelines for the management of the patient with a history or clinical manifestations of bronchospastic disease: (See Tables)

It is quite apparent that there can be no one single agent or method of choice in the management of the asthmatic patient undergoing anesthesia. However, emphasis on total patient care from the preanesthetic into the postanesthetic period with meticulous attention to the details of a smooth anesthetic conduct can significantly reduce the risks involved.

Ketamine has a definite role in the management of the asthmatic patient
and seems to offer distinct advantages as an induction agent over ultra-
short acting barbiturates.

Anesthetic Management of the Asthmatic Patient for Elective Surgery
(Asymptomatic or mild to moderate symptoms)

1. Good history and physical: How many attacks? How severe? What medi-
   cations? How effective? Remissions complete? Maintenance therapy?
   Steroids? etc.
2. Take time to establish a good doctor - patient - relationship; gain
   the patient's confidence: Strong psychological factors are involved
   in most cases of asthma
3. Laboratory: VC, TVC (before and after isoproterenol); ABG, preopera-
   tive IPPB (patient will be trained postop.) and chest physiotherapy
4. Sedate well at bedtime
5. Premedication: Avoid long preop. waiting periods (if necessary give
   100 - 200 mg of a suitable barbiturate early in am)
   A Narcotics: Controversial, best avoided (M.S.-Histamine release)
   B Belladonna: Some decrease in airway resistance, but may thicken
     already tenacious secretions
   C Barbiturates: Commonly used
   D Antihistamines: E. G. Diphenhydramine (Benadryl[R]), good sedative
     and drying effect
   E Steroids: If desired; especially if used preop.
   F Allow patient to bring inhaler to o.r. (feeling of security; if
     effective preop. may be useful to spray down ett)
6. Anesthetic
   A Regional Block: If possible (caution: High spinal or epidural can
     trigger asthmatic attack by total sympathetic blockade)
   B Di-Ethylether: Earlier agent of choice (disadvantage: Prolonged
     induction, increased secretions; flammable)
   C Methoxyflurane: Little used presently, prolonged induction
   D Fluroxene, enflurane: Little studied, but apparently useful
   E Halothane: Appears the best choice; rapid induction and emergence,
     decreased secretions, increased bronchial caliber
   F Ketamine: Apparently very useful; either as sole agent or as in-
     duction agent in place of ultrashort acting barbiturates (increase
     pharyngo-laryngeal irritability, predispose to coughing, laryngo-
     and bronchospasm)
7. Procedural considerations:
   A Gentle induction! Verbal Reassurance. Ketamine 2 mg/kg i. v., re-
     peat 1 mg/kg if necessary later
   B Avoid premature stimulation (wet sponges, diathermy plates, etc.)
   C Apply mask gently, N_2O + O_2 + slowly increasing concentrations
     of halothane (vigorous manipulation of the jaw unnecessary, air-
     way usually well maintained)
   D Avoid premature ventilatory assistance or insertion of airways
   E Endotracheal intubation: Avoid, if possible. Establish fairly
     deep inhalation anesthesia before intubation
   F Avoid d-tubo-curarine (histamine release); consider topical spray
     to minimize mechanical irritation of the trachea
   G Avoid overinflating the cuff, stimulating the carina, unnecessary
     suctioning and movement of the head (consider flexible tube) '
   H Extubate in relatively deep anesthesia; let emerge under mask
     ventilation

372

Recovery Room and Postop. Period

Effectively humidified O_2, IPPB with aerosols and chest physiotherapy
to prevent atelectasis:
Avoid narcotics, consider use of nerve blocks for pain relief (continuous epidural; intercostal, brachial plexus block, etc.)

<u>References</u>

1. HUBER, F. C., REVES, J. G., GUTIERREZ, J., CORSSEN, G.: Ketamine:
   Its Effect on Airway Resistance in Man. South. Med. J. <u>65</u>, 1176-80
   (1972).

2. GOLDMAN, M., KNUDSON, R. J., MEADE, J. et al.: A Simplified Measurement of Respiratory Resistance by Forced Oscillation. J. Appl.
   Physiol. <u>28</u>, 113 - 116 (1970).

3. EL-HAWARY, M. B., MOSSAD, B., ABD EL-WAHED, S., TOLBA, H. M.:
   Effect of Ketamine Hydrochloride on the Tracheobronchial Tree.
   M. E. J. Anaesth. <u>3</u> (6), 445 - 450 (1972).

4. CORSSEN, G., GUTIERREZ, J., REVES, J. G., HUBER, F. C.: Ketamine
   in the Anesthetic Management of Asthmatic Patients. Anesth. & Analg.
   <u>51</u>, 588 - 595 (1972).

5. SHNIDER, S. M., PAPER, E. M.: Anesthesia for the Asthmatic Patient.
   Anesthesiology <u>22</u>, 886 - 892 (1961).

6. GOLD, M. I.: Anesthesia for the Asthmatic Patient. Anesth. & Analg.
   <u>49</u>, 881 - 888 (1970).

7. GOLD, M. I., HELRICH, M.: Pulmonary Mechanics during General Anesthesia: V Status Asthmaticus. Anesthesiology <u>2</u>, 422 - 428 (1970).

Vortrag Nr. 166

Intravenöse Monoanaesthetika und ihre Einsatzmöglichkeiten in der Katastrophenmedizin

Von R. Frey, W. Erdmann, K. Inoue, W. Nix, G. Sehhati, H. P. Stegbauer und K. Stosseck

Kennzeichnend für eine katastrophenmedizinische Situation sind für den Anaesthesisten:
a) Diskrepanz zwischen Zahl der Opfer und Anzahl der Helfer,
b) Zahlenverhältnis von Ärzten zu nichtärztlichem Personal sehr ungünstig,
c) große Schwierigkeiten bei dem Antransport von Hilfsgütern (z. B. anaesthesiologisches Bedarfsmaterial),
d) Behandlungsbedürftige Patienten z. T. in äußerst ungünstigem Zustand für anaesthesiologische Maßnahmen (schwerer Schock usw.).

Nach diesen Gegebenheiten hat sich die Anaesthesie in der Katastrophenmedizin zu richten.
1. Die Narkose soll möglichst risikolos sein und den Kreislauf nicht zusätzlich belasten.
2. Das Anaesthesieverfahren sollte möglichst einfach sein, um die Möglichkeit der selbständigen Weiterführung der Narkose durch einen mangelhaft ausgebildeten Helfer zu gewährleisten.
3. Das Anaesthesieverfahren sollte einen minimalen Aufwand an Zubehör benötigen.

Grundsätzlich bestehen 3 Möglichkeiten, die anaesthesiologischen Verfahren den Bedingungen einer katastrophenmedizinischen Situation anzupassen:
1. Über eine Entwicklung kleinerer Narkosegeräte für Inhalationsanaesthesie. Narkosegeräte sind im Katastrophenfall schwierig heranzutransportieren. Wir brauchen sie aber mit ihrer Verdampfereinrichtung, wenn wir bei der Inhalationsnarkose stehenbleiben und Äther wegen seiner Nachteile (Transportschwierigkeit wegen Explosionsgefahr, Schwierigkeit der Dosierung bei Verdampfung über eine Mullvorlage, selbst jüngere Fachärzte für Anaesthesie besitzen keine Erfahrungen mehr mit der Ätheranaesthesie) ablehnen. Andererseits ist eine Halothaneverdampfung z. B. nicht ausreichend, weil eine analgetische Komponente fehlt. Lachgas als Analgetikum bringt aber wieder zusätzliche Transportschwierigkeiten mit sich.
2. Die zweite Möglichkeit besteht in der Entwicklung risikoloser intravenöser Narkoseverfahren, die den Vorteil haben, den Nachschubbedarf gering zu halten bei geringem anaesthesiologischem Grundinventar.
3. Die Entwicklung von Lokalanaesthesiemethoden, die steril und langwirkend genug sind, um in der Katastrophe anwendbar zu sein.

Wir glauben, die Zukunft liegt für den anaesthesiologischen Katastrophenfall in der Entwicklung suffizienter intravenöser Anaesthetika, die auch für Langzeitnarkosen eingesetzt werden können. Ein venöser Zugang ist in den meisten Fällen bei anaesthesiologischen Noteingriffen von vornherein anzulegen. Besonders in der Katastrophenmedizin mit vielen Formen von Schockgefährdeten. Es ist deshalb naheliegend, über diesen Zugang auch das Narkosemittel während der gesamten Operation zuzuführen.

Im Rahmen dieser Zielsetzung haben wir seit einigen Jahren i.v. -Narkotika auf ihre Anwendbarkeit für Langzeitnarkosen bei Spontanatmung

und Relaxation mit Luftbeatmung untersucht. Die Anforderung an eine risikolose i.v.-Anaesthesie im Katastrophenfall lassen sich folgendermaßen definieren:
1. Bestehenbleiben einer suffizienten Spontanatmung in der Narkose.
2. Fehlen von Nebenwirkungen, z. B. zusätzliche Depression des Herz-Kreislaufsystems, Verschlechterung der Mikrozirkulation mit Gewebshypoxischer Wirkung, Fehlen von Histaminausschüttung und Elektrolytverschiebungen.
3. Möglichkeit der Luftbeatmung bei Relaxierung.
4. Niedriger Narkosemittelbedarf selbst bei langen Operationen.
5. Frühzeitiger Schluck- und Hustenreflex nach Narkoseende.
6. Lange Lagerfähigkeit des Narkosemittels.

Unsere Erfahrungen belaufen sich auf z. Zt. über 3000 i. v. Monoanaesthesien. Zur Diskussion stehen:
1. Barbiturate (Thiopental^R, Methohexital^R, Hexobarbital^R)
2. Gammahydroxybuttersäure (Somsanit^R, Köhler)
3. Neuroleptanalgesie
4. Propanidid (Epontol^R, Bayer)
5. Ketamine (Parke Daves)
6. Althesin (Glaxo).

Barbiturate sind als Monoanaesthetika entsprechend unseren Erfahrungen für Langzeitnarkosen ungeeignet:
1. Starke Atemdepression mit arterieller Hypoxie und Hyperkapnie
2. Kreislaufdepression und Mikrozirkulationseinschränkung mit cerebraler Gewebshypoxie
3. Schlechte analgetische Wirkung in vertretbaren Dosierungen, ansonsten ist Sauerstoffzufuhr wegen der unter 2. genannten Mikrozirkulationseinschränkung notwendig, oder aber eine Lachgaszufuhr (Transportproblem)
4. Verlängerte Hypnose nach Langnarkosen mit Zurücksinken des Kiefers, u. U. hirnödematöse Symptome mit Krämpfen in der Aufwachphase
5. Schlechte Gefäßverträglichkeit bei hohen Dosierungen
6. Es entspricht den Anforderungen des Punktes 6 lediglich.

Somsanit^R (Köhler) ist als Langzeithypnotikum geeignet, hat aber keine analgetische Komponente und eine sehr lange Wirkzeit mit u. U. auftretenden motorischen Unruhezuständen in der Aufwachphase. Durch die lange Wirkzeit ist eine Steuerung der Narkose im Katastrophenfall schwierig.

Neuroleptanalgesie ist nicht durchführbar bei Operationen, die in Spontanatmung durchgeführt werden sollen. Durch den hohen Bedarf an Analgetika ist die Atemdepression stark ausgeprägt.

Propanidid (Ipontol) zeigt befriedigende Ergebnisse in Bezug auf
1. Suffiziente Spontanatmung
2. Keine Kreislaufdepressivität
3. Frühzeitiges Erwachen mit Schluck- und Hustenreflex
4. Gute Lagerfähigkeit.
Allerdings sollen schwere Kreislaufalterationen mit akutem Kreislaufstillstand vorgekommen sein. Wir führen dies auf die hohe Konzentration des Lösungsvermittlers Cremophor EL zurück und verdünnen die vorgegebene Lösung grundsätzlich auf die Hälfte. Die Lösung wird in 1 bis 2 Minuten, also relativ langsam injeziert. Wir haben ca. 174 Propanidid-Mononarkosen mit bis zu einer halben Stunde Dauertropf bzw. Nachinjektion durchgeführt und derartige Komplikationen nicht beobachtet. Die Relaxation und Luftbeatmung wurde von uns wegen der von der Firma angegebenen Grenzdosierung und der Dosierungsschwierigkeit nicht geprüft. Außerdem ist der Verbrauch verhältnismäßig groß und es wird zusätzlich Verdünnungsflüssigkeit vor der Injektion verlangt. Propanidid ist

unserer Meinung nach im Katastrophenfall als ideales Narkotikum für
extrem kurze Eingriffe geeignet.

Ketamine. Wir haben ca. 2.500 Ketamine-Narkosen durchgeführt und folgende Vorteile festgestellt:
1. Die Spontanatmung bleibt suffizient.
2. Das Medikament wirkt kreislaufstimulierend und eignet sich zur
   Applikation im Schock. Der Sauerstoffantransport an das Gewebe
   wird nicht gestört.
3. Ketamine kann auch in Dauertropfform gegeben werden bei Relaxierung.
   Eine Beatmung mit normaler Außenluft verändert die Blutgaswerte
   nicht.
4. Geringe Mengen der handelsüblichen Lösung haben eine hohe narkoti-
   sche Potenz. Die Gefäßverträglichkeit ist gut. Die Konzentration
   des Narkosemittels könnte noch höher sein.
5. Schluck- und Hustenreflex sind nach der Extubation sofort wieder
   vorhanden.
6. Gute Lagerfähigkeit. Gute Temperaturstabilität und Mischungsmög-
   lichkeit mit allen gebräuchlichen Medikamenten und Lösungen. Ketamine ist ein suffizientes i.v.-Anaesthetikum für katastrophen-medi-
   zinische Belange. Die Nachteile können teilweise wie folgt vermieden oder vermindert werden:
1. Abnahme der Kontraktilität der Herzmuskulatur durch langsame Injektion,
2. Anstieg des Blutdruckes und der Herzfrequenz durch vorherige Gabe
   von Dehydrobenzperidol,
3. Veränderung des normalen PO_2-Rhythmus im Gewebe ebenfalls durch
   Vorgabe von Dehydrobenzperidol,
4. Träumen nach der Anaesthesie, was bei etwa 80 % der Patienten auf-
   tritt (Horrortrips) durch Gabe von Valium, Benzoktamin (Tacitin)
   und andere Neuroleptika bzw. Sedativa, was ein noch unbefriedigen-
   des Ergebnis bringt. Diese negativen psychologischen Nebeneffekte
   können aber in Anbetracht des Problems risikolose Narkose unter
   ungünstigen Bedingungen durchzuführen, vernachlässigt werden.

Über Althesin liegen bisher Erfahrungen mit Monoanaesthesien bzw.
Anaesthesien unter Zugabe eines Analgetikums vor.
1. Bei vorsichtiger Dosierung des zugesetzten Analgetikums liegt suffiziente Spontanatmung vor.
2. Keine Kreislaufdepressionen oder Veränderung der Sauerstoffversorgung des Gewebes.
3. Applikationsmöglichkeit im Dauertropf, Relaxierung und Beatmung mit
   normaler Außenluft, wenn geringe Mengen eines i.v.-Analgetikums zusätzlich gegeben werden.
4. Gute Gefäßverträglichkeit.
5. Patienten wachen nach der Narkose in kürzester Zeit auf.
6. Keine Begrenzung der Lagerfähigkeit, gute Temperaturstabilität und
   Lösungsmöglichkeit in allen gebräuchlichen Infusionsmitteln.
Damit hat Althesin gegenüber Ketamine den Vorteil, daß die Patienten
keine postnarkotische Traumphase zeigen und den Nachteil, daß die benötigten Mengen größer sind als bei Ketamine und die analgetische Komponente so schwach ist, daß sie bei Luftatmung zusätzlich mit einem
anderen Analgetikum, z. B. Fortal, verstärkt werden muß.

Zusammenfassend wäre folgendes zu sagen: Wir sehen die zukünftige Alternative für eine Anaesthesie im Katastrophenfall in der i.v.-Mono-
anaesthesie. Für Kurznarkosen käme Epontol in Frage (500 mg i. v. bis
2000 mg nachinjezierbar).
Für Langzeitnarkosen wahlweise Ketamine oder Althesin. Unsere Lang-
zeit-Ketamine-Narkosen bestehen in
1. i.v.-Injektionen von 5 - 10 mg Dehydrobenzperidol
2. Narkoseeinleitung mit Ketamine 2 mg/kg Körpergewicht i. v.

3. Applikation der Ketamineinfusionen (500 mg Ketamine in 500 ml Lösung) mit einer Dosierung von 1 mg/kg Körpergewicht und 15 min
4. Am Ende der Narkose zur Reduzierung des Traumgeschehens 10 mg Valium
   oder 2 - 4 ml Tacitin i. v.

Unsere Althesindauertropfnarkosen verlaufen wahlweise nach folgendem
Schema:
1. Anlegen der Althesininfusionen (50 ml Althesin in 500 ml Infusionslösung)
2. Einleitung mit 0,5 ml Infusionslösung = 0,05 ml Althesinoriginal-
   lösung pro kg Körpergewicht im Schuß + 0,5 mg Fortral/kg Körpergewicht
3. Fortführung der Althesinnarkose mit 1 ml Infusionslösung/kg Körpergewicht und 10 Minuten
4. Abbrechen der Infusion ca. 10 min vor Operationsende.

Wir glauben, mit der vorliegenden Untersuchung, die sich auf kontinuierliche Kreislaufüberwachung und wiederholte Blutgasanalysen stützt,
eine Alternative zu der Lösung des Problems Anaesthesie im Katastrophenfall über immer wieder neue technische Entwicklungen gegeben zu
haben. Das Instrumentarium des Anaesthesisten wird klein und gut trans-
portierbar sein, es besteht aus Rubenbeutel, Maske, Tubus, Laryngoskop,
Absauger und den Narkosemitteln in Ampullenform. Zusätzlich werden lediglich noch für die Schockbehandlung notwendige Infusionen und evtl.
Relaxantien benötigt, wobei AH 8165 ein nicht depolarisierendes Muskelrelaxans (Inoue, Vortrag Nr. 69) eine gute Alternative dadurch darstellt, daß es kaum Nebenwirkungen zeigt und eine Intubation durch
kurzfristigen Wirkungseintritt möglich ist.

Vortrag Nr. 167

Anesthesia for Less Developed Areas of the World: Aboard the U.S. Hospitalship "Hope" in Brazil 1972

By F. R. Brosch

Since her first voyage to Indonesia in 1960 the S. S. "Hope" has now
completed a total of 10 missions to countries like Peru, Ecuador,
Guinea, Nicaragua, Colombia, Ceylon, Tunisia and Jamaica. Project
"HOPE" is a private foundation and is supported entirely by donations
of the American people and industry. Its purpose is to bring a fully
equipped teaching hospital to an area in need of assistance to develop
its own health care resources.

Previous programs have concentrated on scholarships for a few outstanding individuals to be trained in the United States or Europe.
The skills aquired were usually of little relevance to the conditions
prevailing back home where a complete staff of trained assistants and
adequate technical facilities do not exist. In many cases the trainee
would elect to accept a job offer in the U. S. or would return to the
country of his training after being frustrated in his efforts to im-
plement his new concepts by lack of understanding and cooperation at
home.

This phenomenon has contributed to the so-called "brain drain". In the
case of Jamaica 40 % of physicians seeking graduate training abroad
do not return.

The logical solution would be to train the entire health team in their
natural environment taking into account the special problems of the
host country.

In 1972 the ship spent 10 months in the port city of Natal in the re-
mote northeast region of Brazil.

The remarkable success of Project "HOPE" has been based on the counter-
part system, i. e. every "HOPE" physician works side by side with a
Brazilian physician of the same specialty, the American scrub nurse
with a Brazilian scrub nurse and so on through physiotherapy, public
health, bloodbanking, dietetics, hospital administration, etc.

The 15.000 ton S. S. "HOPE" carries a total of 108 beds, 3 operating
rooms, a combined recovery and intensive care unit and complete laboratory, X-ray and rehabilitation facilities as well as a library and
assorted films and other teaching aids.

Each mission lasts 10 months, 2 months are spent in port for refitting
and resupply.

The permanent staff is composed of 4 physician coordinators, 2 hospital
administrators, 60 nurses and about 50 other health professionals (laboratory technicians, therapists, etc.).

Thirty-five to forty volunteer physicians and dentists serve a 2 months
rotation without pay, then to be replaced by the next group flying in
from the United States.

378

The author established and directed the Anesthesia Service aboard the
S. S. "HOPE" during the first two months after the ship's arrival in
Natal.

It is impossible to give even a halfway complete account of this unique
experience, its successes and frustrations, or examples of the selfless
dedication and team spirit of the "Hopies" in the short time allotted
for this presentation.

The problems encountered were monumental and they were not limited to
medicine.

Within two and a half days we had to set up a functional hospital with
unknown equipment crated in the ship's hold and a crew, very few of
which had ever worked together before.

Then we had to establish contact with our local counterparts, survey
the situation in our respective specialties and decide where out efforts would be most useful, given the short time at our disposal.

I had some advance information about the status of anesthesia in Natal,
but nevertheless, there were many surprises.

There was a University Medical School but no anesthesia training program. Some of the thirteen anesthetists in town had 6 - 12 months experience in Sao Paolo or Rio de Janeiro, others, including the chief
of anesthesia at University Hospital had no formal training at all.

No anesthesia machines were in use. Those that were available, mostly
German Draegers, had been pushed into a dark corner years ago. Partly
for lack of skilled maintenance - a problem common to all underdeve-
loped areas - partly for lack of knowledge. Nitrous oxide was unavailable.

The system most commonly used was a large oxygen cylinder with a flow-
meter connected to a bubble-through vaporizer without calibration or
temperature compensation, which was used with halothane or occasional-
ly with ether and methoxyflurane. From there the hose led to a breathing
bag with a non-rebreathing valve (Ruben). With a 12 liter/min flow the
waste of halothane was remarkable, not to mention the contamination of
the rather poorly ventilated operating rooms. But neither seemed to
concern anybody.

Blood pressure cuffs - though available - were not applied and a stetho-
scope was only used for sporadic auscultation. No pulse was monitored,
respiration was mostly unassisted and the anesthetist often walked away
from the patient altogether. Not surprisingly no anesthesia record was
kept.

Intravenous fluids were limited to 5 % glucose, O.9 % Saline, Haemaccel^R
(a gelatine-based plasma substitute) and blood. The latter was type
specific but not crossmatched. Balanced salt solutions - as well as
Brasilian - made anesthesia machines and calibrated vaporizers - were
advertised in the Brasilian Anesthesia Journal but locally unavailable
due to administrative problems and lack of interest.

It became quite evident that I could not possibly expect to correct all
shortcomings within two month's time. It was further clear that my prime
objective had to be to gain the confidence of my Brasilian colleagues,
and not to hurt their pride. I had neither the mandate nor the power
to tell them what to do. I had to teach by example and by "discussion"
to allow the Brasilians to "save face". One wrong move, one contemptous
remark could spoil everything for those that came after me.

The first step was the realization that improvement was needed. And
that the improvement was more a matter of modern concepts and safe
working habits than one of sophisticated equipment. Their natural
curiosity led them aboard to see how the Norte Americanos were doing
anesthesia. We did have a brand new EKG monitor - defibrillator with
various alarms, memory-loop, etc., etc. We put it into a corner and
covered it up. We didn't want to divert their attention. Look, everything we can do, you can do. Our anesthesia machines are just as old
as yours. We just had them serviced regularly. Sure, we can take a
look at your machines. Maybe we can get two or three back in working
order. With the money you save using halothane in a low-flow semi-
closed circle system you could easily pay for the nitrous oxide. Since
you have morphine and meperidine you could do some of your cases with
balanced anesthesia and work even cheaper.

Another problem area was the practically non-existant recovery room
facilities and the lack of well trained nurses. Most were only nurse
auxiliaries with less than one year training. To complicate matters
further hospital policy required that they would rotate from one station
to the other every three months. It was not easy to get this rule sus-
pended to allow some selected nurses to be assigned to the ship's intensive care unit for a period of time so they could from the nucleus
for the intensive care unit to be set up at the local University Hospital with the assistance of "HOPE".

There were no respirators in this part of the country nor people who
knew how to use them. Some rather sophisticated and expensive monitoring units aquired several years ago were still in their original crates.
Nobody knew how to install them.

In another part of town a whole new hopsital building stood empty for
the last two years due to poor planning.

From all this it is quite evident that the main objective in improving
health care standards in less developed areas must be one of personal
involvement. Of working side by side. Of conveying concepts and ideas
from one person to the other. Not of just supplying literature, or
equipment, or financial support. This is - in most cases - a collossal
waste of taxpayers' money and is often a source of frustration to the
recipient.

Many of the shortcomings that may seem so incredible to someone who
has never bothered to look beyond the confines of his own narrow hori-
zon no longer exist - an accomplishment we "Hopies" take no small pride
in - and the fact that we did it without antagonizing our Brasilian
counterparts and became friends in the process, exemplifies the true
spirit of "HOPE".

Few of us realize how fortunate we are having been able to aquire good
specialty training in one of the most advanced countries in the world.
For everyone that has, there are dozens, no less endowed with intellec-
tual qualities, that remain behind, through no fault of their own, sometimes practicing on depressingly low levels, yet doing the best they can
to care for their patients.

It behooves us, not to look down with contempt upon our less fortunate
colleagues. Having attained knowledge is, above all, an obligation. An
obligation to share. An obligation to make this knowledge benefit the
largest possible number of people still so desperately in need.

Vortrag Nr. 168

EKG-Untersuchungen zur Frage der Blutdrucksenkung bei Hypertonikern

Von W. Büttner und L. Havers

Das Ausmaß der bei Hypertonikern meist bestehenden Coronarsklerose
ist selten ausreichend bekannt, es kann jedoch einen limitierenden
Faktor bei der Narkoseführung mit kontrollierter Blutdrucksenkung enthalten. Eine fortlaufende Überwachung des Patienten mit Hilfe des EKG
wird daher allenthalben empfohlen (ROLLASON 1969, KUCHER und EISTERER
1971, GATTIKER 1971, ROBINSON 1964 und ENDERBY 1955). Es mangelt jedoch an Hinweisen, welcher Art die EKG-Veränderungen bei dieser Technik sind und welchen pathognostischen Wert sie besitzen. Zur Klärung
dieser Frage untersuchten wir bei Hypertonikern, bei denen wir den
Blutdruck kontrolliert senkten, die aufgetretenen EKG-Veränderungen.

Material und Methodik

Wir führten die Untersuchung an 38 Patienten durch. Ihr Blutdruck betrug präoperativ mindestens 180 mm Hg systolisch und 90 mm Hg diastolisch. Ein 52-jähriger Patient hatte einen Blutdruck von 340/190 mm Hg.
Das Durchschnittsalter war 52,6 Jahre. Die Operationsindikationen waren: Adrenalektomie bei Conn-Syndrom (11 Fälle), Implantation eines
Carotis-sinus-Nerven-Stimulators (6 Fälle), Tumorexzision im Bereich
des knöchernen Beckens und der Oberschenkel (8 Fälle), Tumornephrektomie
und Tumorprostatektomie mit Lymphknotenausräumung (6 Fälle), Gefäßein-
griffe (2 Fälle) und ausgedehnte Tumorexzisionen im Bereich des Ober-
bauches (5 Fälle). Die Praemedikation erfolgte mit 0,5 mg Atropin und
bis zu 2 ml Thalamonal (Firma Janssen, Brüssel) intramuskulär. Nach
langsamer intravenöser Gabe von 2 - 4 ml Thalamonal wurde die Narkose
mit 0,3 - 0,5 g Propanidid (Firma Bayer, Leverkusen) eingeleitet. Die
Intubation mit einem nasalen Tubus erfolgte in Spontanatmung. Danach
wurde die Narkose mit Lachgas-Sauerstoff im Verhältnis 3 : 2 und Halothane fortgesetzt, wobei eine steigende Halothanedosierung bis maximal 2 Vol% verwandt wurde. Im Verlauf der ersten Stunde wurden in Abhängigkeit von erreichter Narkosetiefe und Blutdruck bis zu 6 ml Thalamonal intravenös injiziert. Weitere Gaben von je 2 ml Thalamonal
waren nur in zwei Fällen mit einer Operationsdauer von über 3 Stunden
erforderlich.

In 16 Fällen wurde der Blutdruck über einen Polyvinylkatheter in der
rechten arteria radialis über ein Statham-Element gemessen und simultan mit den Extremitätenableitungen auf einem Mehrkanalschreiber (Fa.
Hellige, Köln) registriert. In allen anderen Fällen erfolgte die Druckmessung oscillotonometrisch. Vor Beginn der Narkose wurde ein EKG mit
allen Extremitäten- und allen Brustwandableitungen angefertigt und in
der Phase der tiefsten Blutdrucksenkung vor Operationsbeginn wiederholt. Nach der Extubation wurden dieselben Ableitungen notiert. In 6
Fällen zeichneten wir zusätzlich zwei Extremitätenableitungen mit Hilfe eines Tonbandgerätes auf.

Bei allen Patienten senkten wir den Blutdruck innerhalb 30 - 40 min
soweit, daß der systolische Druck den praeoperativen diastolischen
Wert erreichte. Bei 22 Patienten senkten wir den systolischen Druck
um durchschnittlich weitere 15 mm Hg. Die Auswertung der EKG-Streifen
erfolgte ohne Wissen der Zuordnung der einzlnen EKG's zu den verschiedenen Narkosestadien. Die Operationsmortalität betrug 0.

Ergebnisse

Von den 38 Patienten zeigten 18 während der kontrollierten Blutdrucksenkung Veränderungen im EKG. Es handelt sich dabei, wie aus Abb. 1
zu entnehmen ist, um folgende Veränderungen: a - v - Dissoziation
in acht Fällen, S-T-Senkung in drei Fällen, T-Negativierung in zwei
Fällen, Q-T-Verlängerung in zwei Fällen und LSB in einem Fall. Andererseits fanden wir aber auch eine S-T-Anhebung in drei Fällen, Aufhebung
der T-Negativierung in einem Fall, Umwandlung einer Wenckebach-Periodic
in eine einfache a-v-Dissoziation in einem Fall, Verschwinden der supraventrikulären Extrasystolen in einem Fall und Aufheben von ventrikulären
Extrasystolen in einem Fall.

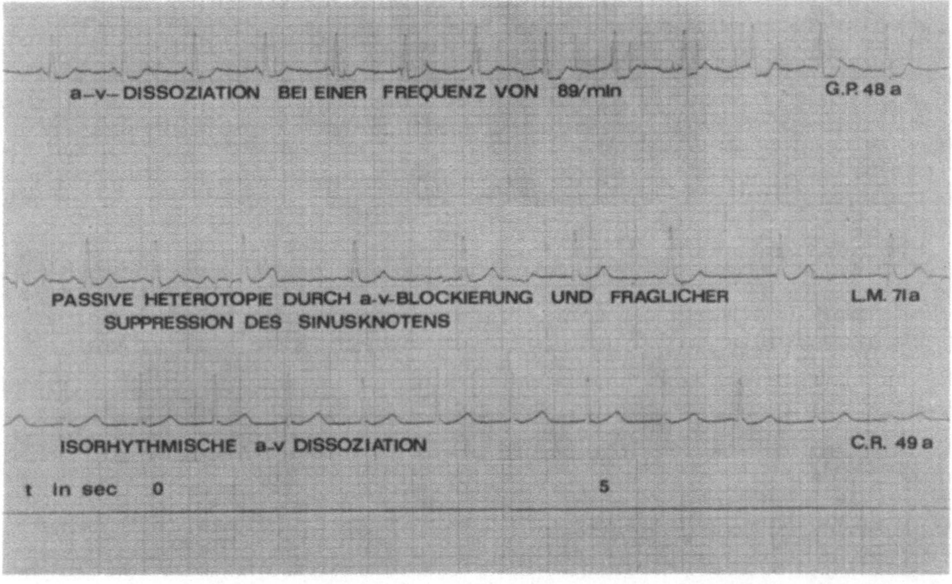

Abb. 1. Einfache a-v-Dissoziation, passive Heterotopie mit supraventrikulären Extrasystolen und isorhythmische a-v-Dissoziation bei drei
Hypertonikern während der kontrollierten Blutdrucksenkung

Da z. T. mehrere Veränderungen bei einem Patienten vorkamen, gibt diese Aufzählung ein verzerrtes Bild wieder. Wenn versucht wird, die Veränderungen pathognostisch als Verschlechterung oder Verbesserung für
den jeweiligen Patienten zu deuten, so zeigten von 38 Hypertonikern
während der kontrollierten Hypotension im EKG sieben eine Verbesserung,
acht eine Verschlechterung, drei ein wechselndes Bild, dessen Deutung
unsicher blieb, und 20 keine Veränderung.

Diskussion

Ein Nachteil unserer Methodik ist, daß sie keine kontinuierliche EKG-
Auswertung über die gesamte Narkosedauer zuläßt. Es ist daher möglich,
daß nicht alle aufgetretenen Veränderungen erfaßt sind. Die beobachteten Veränderungen waren alle reversibel und erfüllten damit eine wesentliche Voraussetzung dafür, daß sie als Zeichen einer veränderten

myokardialen Sauerstoffbilanz gedeutet werden könnten (KORTH und
SCHMIDT 1969). Dies gilt jedoch nur für die beobachteten Änderungen
der S-T-Strecke und des Verlaufes der T-Welle. Alle anderen Veränderungen betreffen die Erregungsbildung und die Erregungsausbreitung.
Diese sind zwar auch von einer suffizienten Sauerstoffversorgung abhängig, sie sind jedoch gegen hemmende und fördernde Einflüsse neu-
rogener oder pharmakologischer Genese weitaus empfindlicher. Es überrascht daher nicht, daß im Bereich des schwächsten Punktes der a-v-
Übertragung - dem a-v-Knoten - (ROSENBAUM 1970) die häufigsten Störungen zu beobachten waren, wenn man berücksichtigt, in welchem Maße
mit den angegebenen Dosen von Droperidol, Fentanyl und Halothane eine
Sympathikolyse hervorgerufen werden kann. Es muß jedoch überraschen,
daß die beobachteten Formen der a-v-Dissoziation sich bei sorgfältiger
EKG-Analyse nicht sicher als Folge der Hemmung der primären Erregungs-
zentren deuten lassen. So kam es in einem Falle bei einer Frequenz von
89/min zu einer einfachen a-v-Dissoziation mit einer gleichzeitigen
Verkürzung der Austreibungszeit auf 200 msec gegenüber 300 msec im
Ausgangsbefund. In einem anderen Falle kam es zu einer einfachen pas-
siven Heterotopie mit supraventrikulären Extrasystolen und einer frag-
lichen Suppression auch des Sinus-Knotens. Daneben war einmal eine isorhythmische a-v-Dissoziation bei einer Q-T-Verlängerung um 22 % zu beobachten. Alle anderen beobachteten a-v-Dissoziationen traten bei einer
Frequenz um 50/min auf, also eigentlich oberhalb der Frequenz, bei der
die Ventrikelautomatie erwartungsgemäß die Vorhofautomatie überholt.
Nur in einem Falle (Abb. 2) scheint die a-v-Dissoziation von der Coro-
narperfusion abhängig gewesen zu sein, wie wir bereits an anderer Stelle berichtet haben (BÜTTNER 1972). Sie trat bei einem 52-jährigen Patienten immer dann auf, wenn der systolische Blutdruck unter 175 mm Hg
sank und verschwand wieder bei Überschreiten dieser Grenze. Dabei lösten

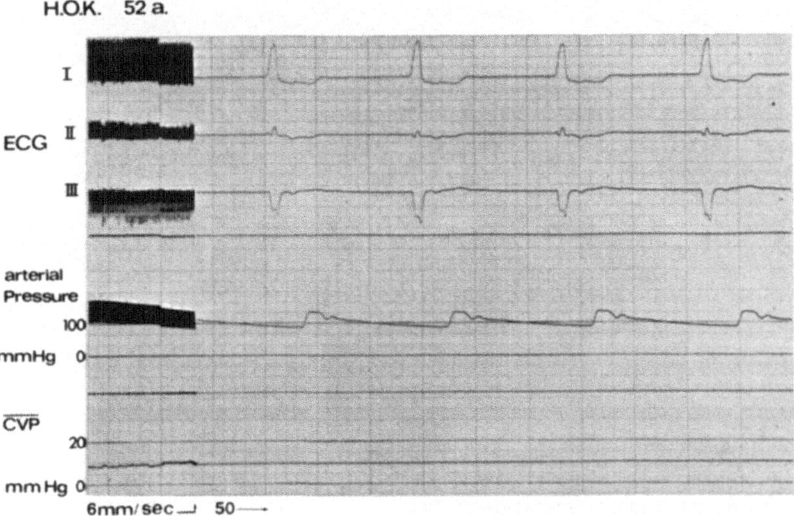

Abb. 2. 52-jähriger Patient unter kontrollierter Blutdrucksenkung. Bei
Unterschreiten von 175 mm Hg systolischem Aortendruck tritt eine a-v-
Dissoziation auf

sowohl die Blutdrucksenkung mittels Halothane als auch mittels eines
CSNS diese Erscheinung aus, wie aus Abb. 3 zu entnehmen ist. Ein direk-
ter Einfluß von Halothane auf das Reizleitungssystem ist in diesem Fall
nicht wahrscheinlich.

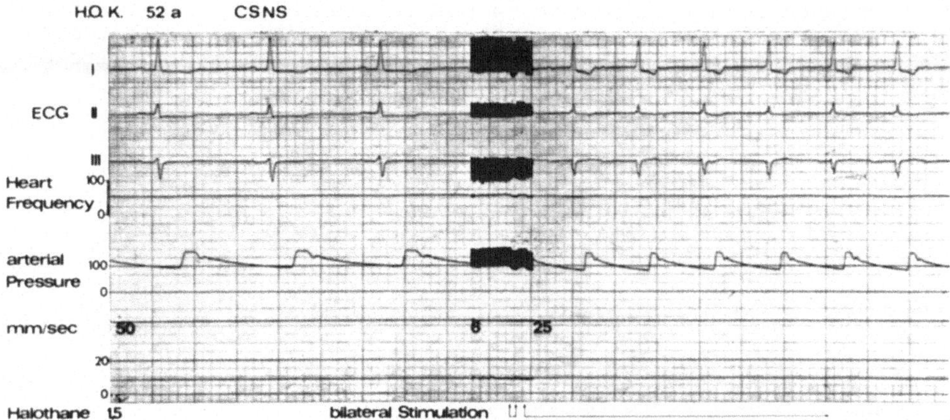

Abb. 3. Derselbe Patient wie in Abbildung 2. Auch unter der Blutdrucksenkung mit Hilfe des Carotis-Sinus-Nerven-Stimulators tritt bei Unterschreiten von 175 mm Hg systolischem Aortendruck die a-v-Dissoziation auf

Es ist daher vorläufig nicht sicher zu entscheiden, ob eine Hemmung
der Primärzentren, eine Förderung der Sekundärzentren oder beides die
Ursache für die häufigen a-v-Dissoziationen war. Es muß auch offen
bleiben, welchen pathognostischen Wert im Zusammenhang mit einer möglichen myokardialen Ischaemie diese Änderung der elektrischen Aktivi-
täten bei unseren Patienten hatte. Es ist jedoch von klinischer Relevanz, daß die während der kontrollierten Blutdrucksenkung beobachtete
a-v-Dissoziation reversibel ist und bei den beobachteten niedrigen
Frequenzen auch keinen Einfluß auf die Haemodynamik hat.

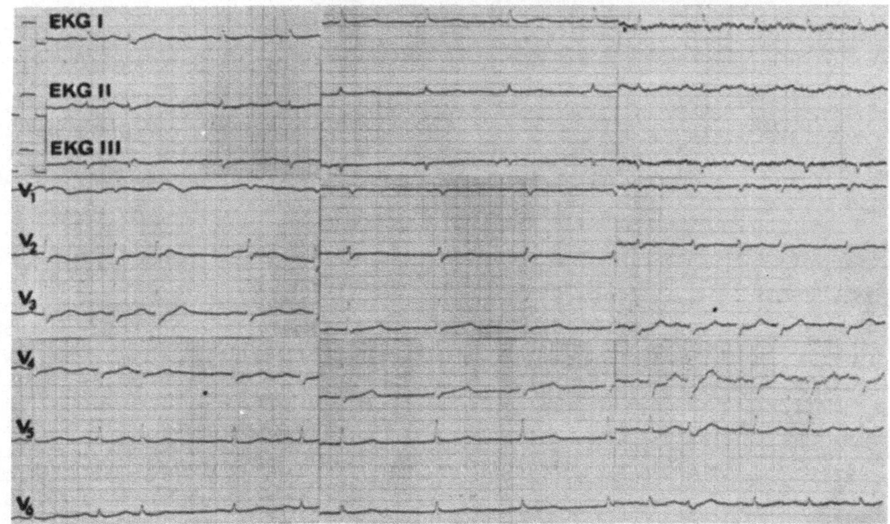

Abb. 4. 81-jähriger Patient. Unter kontrollierter Blutdrucksenkung gehen die ventrikulären Extrasystolen zurück und treten nach der Druck-
anhebung wieder auf

Die beobachteten Arrhythmien (Abb. 4 und 5) sind hingegen sicher als
Zeichen einer gestörten Sauerstoff-Ökonomie des Herzens zu deuten, so
daß ihr Rückgang oder Verschwinden einer Verbesserung der Arbeitsbe-
dingungen für den Ventrikel gleichzusetzen sind.

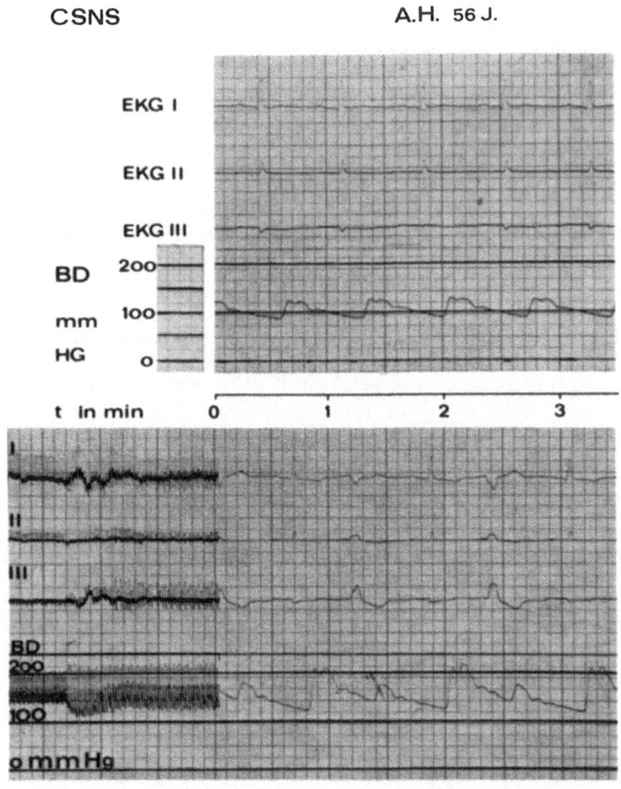

Abb. 5. 56-jähriger Patient mit therapieresistenter Angina pectoris
nach zwei Myocardinfarkten. Unter der Blutdrucksenkung sind keine
Arrhythmien zu beobachten, wohl aber nach Anhebung des Systolendruckes

Zusammenfassend ergab unsere Untersuchung keinen Hinweis, daß es ein
für Hypertoniker typisches EKG-Bild einer drohenden oder manifesten
myokardialen Ischaemie gibt. Die für jedes Herz gültigen ischaemischen
EKG-Veränderungen traten zwar bei der Blutdrucksenkung auf, doch hielten sich dabei Verbesserungen und Verschlechterung annähernd die Waage.
Eine a-v-Dissoziation scheint ein häufig auftretendes Phänomen zu sein.
Ihre Pathogenese und damit ihr diagnostischer Wert ist jedoch aus unseren Untersuchungen nicht sicher zu eruieren. Wenn das EKG zur Kontrolle
der cardialen Funktion von Hypertonikern während einer kontrollierten
Blutdrucksenkung eingesetzt werden soll, dann ist es unerläßlich, das
EKG bei Bedarf sofort einschließlich der Brustwandableitungen schreiben
zu können. Das Monitorbild einer Ableitung läßt sich zu diesem Zweck
nicht aussagekräftig auswerten.

Literatur

1. BÜTTNER, W., HAVERS, L.: Anaesthetic Management of 26 Patients undergoing implantation of CSNS. Acta anesth. Scandinav. Im Druck

2. ENDERBY, G. E., SAVETY, H.: Hypotensive Anaesthesia, Proc. World Congr. Anaesth. 227, 230 (1955).

3. GATTIKER, R.: Die Anaesthesie: allgemeine Gesichtspunkte, Vorbereitung, aus Anaesthesie in der Herzchirurgie 29, Bern: Huber 1971.

4. KORTH, K., SCHMIDT, J.: Die Ischämie des Herzmuskels, aus Klinische Elektrokardiographie, Urban und Schwarzenberg 171, 1969.

5. KUCHER, R., EISTERER, H.: Die künstliche Blutdrucksenkung, aus Lehrbuch der Anaesthesie und Wiederblebung 378 - 387. Springer-Verlag 1971.

6. ROBINSON, J. S.: Profound hypotension for radical surgery in malignant diesease of the face. Symposium on induced hypotension in surgery, Cambridge 21. November 1964.

7. ROLLASON, W. N.: Die mit speziellen Narkosetechniken verbundenen EKG-Veränderungen, aus Elektrokardiographie für den Anaesthesisten VEB-Verlag Volk und Gesundheit 76 - 81, 1969.

8. ROSENBAUM, M. B., ELIZARI, M. V., KRETZ, A., TARATUTO, A. L.: Anatomical basis of A-V-conduction disturbances, Symposium on Cardiac Arrhythmias, Elsinore 147 - 167, AB Astra 1970.

Vortrag Nr. 169

Kontinuierliche, blutige Druckmessung, EKG-Registrierung und Untersuchungen der arteriellen Blutgase bei Implantation von Hüftgelenksprothesen mit Polymethylmethacrylat

Von U. Morr-Strathmann, G. Lawin-van de Loo, H. Seidel und A. Eggert

Polymethylmethacrylat, im Handel als Palacos, wird in zahlreichen Kliniken beim operativen Ersatz von Hüftgelenken routinemäßig verwandt. Wiederholt wurden im Schrifttum Nebenwirkungen angegeben, insbesondere Blutdruckabfall, Herzrhythmusstörungen und Fettembolien (3, 5, 7, 9, 10).

An einem größeren Krankengut, an 75 Patienten, 54 weiblichen und 21 männlichen Geschlechts, im Alter von 36 bis 87 Jahren und mit einem Durchschnittsalter von 71 Jahren, wurde der Einfluß von Palacos auf die Hämodynamik des großen und kleinen Kreislaufs sowie auf die Herzrhythmik untersucht.

Als Anaesthesieverfahren wurde bei 48 Patienten eine kombinierte Halothane-Lachgasnarkose mit Barbiturateinleitung und bei 27 Patienten eine Neuroleptanalgesie gewählt. Zur Intubation wurde Succinyl-bischolin, zur Fortführung der Relaxierung Pancuroniumbromid verwandt. Alle Patienten wurden maschinell mit intermittierend positivem Druck (IPPB) kontrolliert beatmet. Während des Operationsverlaufes wurden Blutdruck und EKG kontinuierlich aufgezeichnet. Die Blutdruckmessung erfolgte mittels eines in die A. radialis eingeführten und an ein Statham Element angeschlossenen Katheters. Zusätzlich wurden vor und nach der Implantation von Palacos der zentrale Venendruck und die arteriellen Blutgase bestimmt. Der zentrale Venendruck wurde in der oberen Hohlvene gemessen, die Katheterlage wurde mittels Bildwandler kontrolliert.

Auffälligstes Ergebnis unserer Untersuchungen war der Abfall des arteriellen Mitteldrucks um im Mittel von 15 mm Hg nach Einbringung von Palacos. Maximal wurde eine Differenz bis zu 40 % des Ausgangswertes registriert. Die Ergebnisse sind nach dem Studenttest statistisch hoch signifikant (Abb. 1 und 2). Der Einbau des Acrylzementes in das Acetabulum sowie in die Markhöhle des Femurschaftes führte zu einem gleich starken Blutdruckabfall. Der arterielle Mitteldruck wurde durch die Narkoseart nicht zusätzlich beeinflußt.

Herzfrequenz und zentraler Venendruck erfuhren unter Palacos keine gerichtete Änderung. Nur in Einzelfällen sahen wir Herzrhythmusstörungen in Form von ventrikulären Extrasystolen.

Das Verhalten der arteriellen Blutgase war uneinheitlich (Abb. 3). Während der arterielle Kohlensäurepartialdruck unbeeinflußt blieb, fiel der arterielle Sauerstoffpartialdruck im Mittel um 15 mm Hg. Die Auswertung der Ergebnisse ergab dabei eine Abhängigkeit vom Anaesthesieverfahren, eine statistisch signifikante Sauerstoffpartialdruckänderung ließ sich nur unter Halothanenarkose nachweisen.

Die Ergebnisse unserer Untersuchungen finden sich im Schrifttum vielfach bestätigt (1, 3, 5, 7, 9, 10). Unbestritten ist der blutdrucksenkende Effekt von Palacos. Dabei muß ursächlich insbesondere nach Tierexperimenten diskutiert werden, daß Palacosmonomere sowie die während des Polymerisationsvorganges entstehenden Summationsprodukte über einen negativ inotropen Einfluß zu einer Herabsetzung des Herzzeitvolumens sowie direkt zu einer peripheren Vasodilatation führen

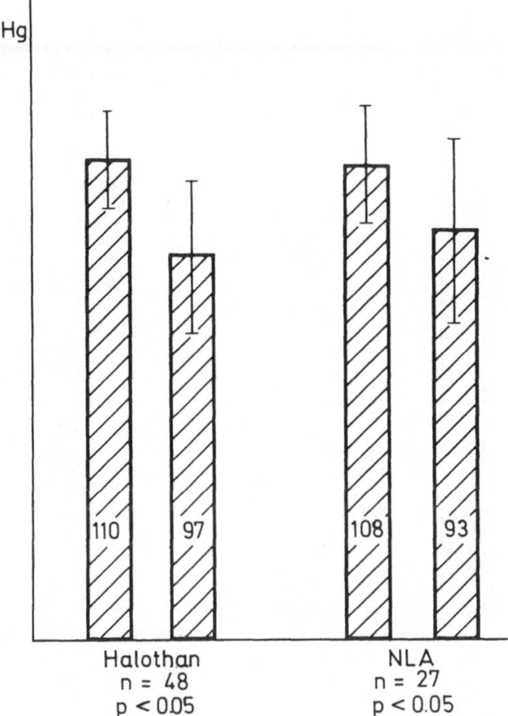

Abb. 1. Das Verhalten des arteriellen Mitteldrucks nach Implantation
von Palacos in das Acetabulum

(6, 10). Der Grad des Druckabfalls scheint abhängig von der Resorptions-
zeit der Palacosmonomere aus Hüftgelenkspfanne oder Femurschaft sowie
von der Monomerkonzentration im Serum zu sein (4). In diesem Zusammenhang fanden einzelne Untersucher einen stärkergradigen Blutdruckabfall
nach Einbau des Acrylzementes in die Markhöhle des Femurschaftes, einen
Befund, den wir nicht erheben konnten (5, 7). Dies wird zusätzlich un-
terstrichen durch gaschromatographische Messungen und Untersuchungen
mit ^{14}C markiertem Palacos, die von uns am gleichen Krankengut nach
Implantation von Acrylzement in das Acetabulum und in den Femurschaft
durchgeführt wurden und die keine differenten Serumkonzentrationen
zeigten.

Eine direkte Wirkung von Palacos auf das Reizleitungssystem des Herzens konnte bislang nicht nachgewiesen werden. Die nur vereinzelt auftretenden Herzrhythmusstörungen in Form von ventrikulären Extrasystolen müssen daher als Folge der Hypoxie im Rahmen der Kreislaufdepression angesehen werden.

Noch nicht abschließend beurteilbar sind die Auswirkungen von Palacos
auf die Hämodynamik des kleinen Kreislaufs. Bislang konnte nur an Tier-
versuchen eine Erhöhung des zentralen Venendrucks sowie ein Druckanstieg in der A. pulmonalis gezeigt werden, ausgelöst durch Mikroembo-
lien des Palacosmonomers sowie durch Fettembolien als Folge des durch
die Monomere veränderten Emulsionszustandes der Plasmalipide (2, 5, 9).
In unserem Krankengut haben wir einen Anstieg des zentralen Venendrucks
nicht beobachtet, Druckmessungen in der A. pulmonalis, die wir ver-

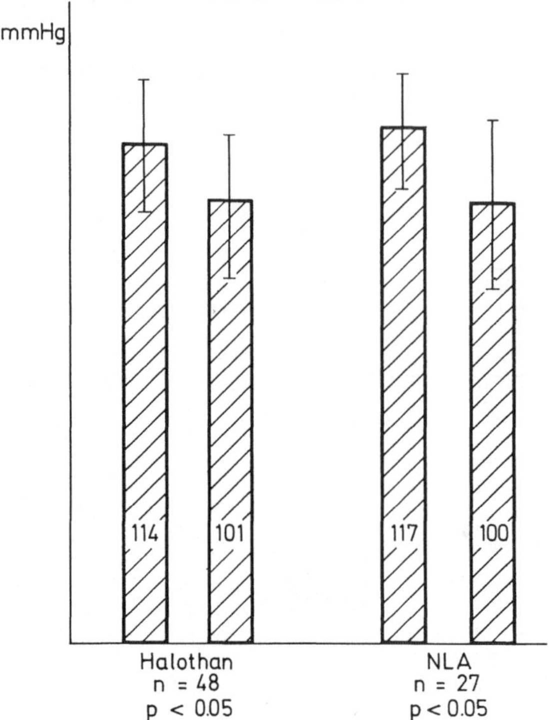

Abb. 2. Das Verhalten des arteriellen Mitteldrucks nach Implantation
von Palacos in den Femurschaft

einzelt durchführten, erlauben zur Zeit noch keine gerichtete Aussage.

Die Bestimmung der arteriellen Blutgase vor und nach Implantation von
Acrylzement geben keine eindeutigen Hinweise für eine Störung des Gas-
austausches in der Lunge. Ein Abfall des Sauerstoffpartialdrucks, wie
er bei Fettembolien in der pulmonalen Strombahn beschrieben wird, wurde zwar registriert, er kann jedoch nach unseren Ergebnissen nur den
differenten Anaesthesieverfahren zugeordnet werden, da sich lediglich
bei Halothanenarkosen ein statistisch signifikanter Abfall des arteriellen Sauerstoffpartialdrucks ergab (8).

Die Beeinträchtigung der Hämodynamik des großen und kleinen Kreislaufs
ist eine häufige und eventuell lebensbedrohende Komplikation bei Verwendung von Acrylzement beim operativen Ersatz des Hüftgelenks. Unter
Berücksichtigung, daß ein großer Teil der Patienten aufgrund des höheren Lebensalters kardio-vaskulär vorgeschädigt ist, ergeben sich daraus
für die Narkoseführung und -überwachung Konsequenzen.

EKG-Monitoring, kontinuierliche Blutdruckregistrierung, mehrfache Kontrolle des zentralen Venendrucks sowie die Bestimmung der arteriellen
Blutgase mindern die Gefahr unerwartet eintretender Kreislaufreaktionen
und erlauben schnelle und gezielte Therapiemaßnahmen.

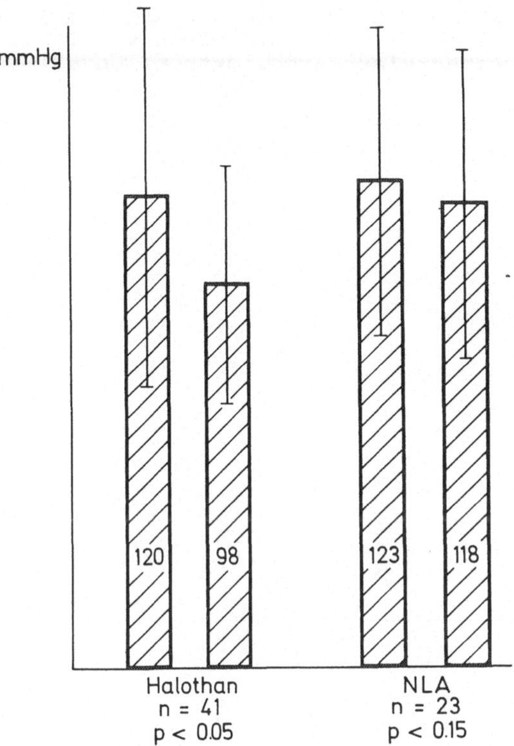

Abb. 3. Das Verhalten des Sauerstoffpartialdrucks nach Implantation des Hüftgelenks mit Palacos

Literatur

1. CHARNLEY, J.: Acrylic Cement in Orthopaedic Surgery. Edinburgh and London: E. and S. Livingstone 1970.

2. DUSTMANN, H. O., SCHULITZ, K. P., KOCH, H.: Fettembolie nach Anwendung von Knochenzement bei Hüftgelenksersatz. Arch. orthop. Unfall-Chir. 72, 114 - 121 (1972).

3. FROST, P. M.: Brit. Med. J. 3, 524 (1970).

4. HOMSY, C. A.: Physiological Sequel from Implantation of Rapid-Cure Acrylic Compounds. J. of Bone and Joint Surgery 51, 805 (1969).

5. LING, R. S. M., JAMES, M. L.: Blood Pressure and Bone Cement. Brit. Med. J. 2, 404 (1971).

6. PEEBLES, D. J., ELLIS, R. H., STRIDE, S. D. K., SIMPSON, B. R. J.: Cardiovascular Effects of Methylmethacrylate Cement. Brit. Med. J. 1, 349 - 351 (1972).

7. PHILLIPS, H., COLE, P. V., LETTIN, A. W. F.: Cardiovascular Effects of Implanted Acrylic Bone Cement. Brit. Med. J. 3, 460 - 461 (1971).

8. ROSS, A. P. J.: The fat embolism syndrome: with special reference to the importance of hypoxia in the syndrome. Ann. Roy. Coll. Surg. Eng. 46, 159 - 171 (1970).

9. SCHULITZ, K. P., KOCH, H., DUSTMANN, H. O.: Lebensbedrohliche Sofortkomplikationen durch Fettembolie nach Einsetzen von Total-endoprothesen mit Polymethylmethacrylat. Arch. orthop. Unfall-Chir. _71_, 307 - 315 (1971).

10. THOMAS, T. A., SUTHERLAND, I. C., WATERHOUSE, T. D.: Cold Curing Acrylic Bone Cement. Anaesthesia _26_, 298 (1971).

Vortrag Nr. 170

Veränderungen des Muskelstoffwechsels und metabolische Acidose während und nach temporärer Tourniquet-Ischämie

Von M. Karpf, E. Gebert, W. Stock und J. D. Kruse-Jarres

Rekonstruktive Eingriffe in der Extremitätenchirurgie werden häufig
in Blutleere durchgeführt. Diese Operationen sind in ihrer Dauer durch
die empirisch festgelegte 2-Std.-Grenze eingeschränkt. Ausgedehnte
Osteosynthesen oder handchirurgische Eingriffe erfordern jedoch längere Operationszeiten. Als Folge einer zu lange ausgedehnten Ischämie
sind neurologisch funktionelle sowie morphologische Schäden gefürch-
tet. Die ischämische Toleranz der Skelettmuskulatur wurde von STOCK
und Mitarbeitern inzwischen durch tierexperimentelle Untersuchungen
erarbeitet und mit 3 - 4 Stunden festgelegt. Ziel der vorliegenden Untersuchungen war es, unter klinischen Bedingungen Einblick in die ischä-
miebedingten Stoffwechselveränderungen zu gewinnen. Gleichzeitig sollte eine Aussage zur Gültigkeit der Zwei-Stunden-Grenze gemacht werden.

Die Untersuchungen wurden an 12 Patienten, 10 Probanden und 10 Hunden
(25 - 35 kg) in Tourniquetischämie durchgeführt. Nach Narkoseeinleitung mit Curare 0,05 mg/kg KG, Thiopental 5 mg/kg KG und Succinylcholin 1,5 mg/kg KG wurden die Patienten endotracheal intubiert und die
Narkose mit einem Sauerstoff-Lachgas-Halothane-Gemisch unter kontrollierter Beatmung weitergeführt. Die Blutproben wurden nach Punktion der
A. dorsalis pedis und der V. saphena magna an beiden unteren Extremitäten in festgelegten Abständen entnommen. Bestimmt wurden arterielle
und venöse Blutgase, Pyruvat-Lactat, Elektrolyte, Glucose, CPK, GOT,
Hb und Hämatokrit. Muskel-Biopsien wurden nach der Wollenberger-Tech-
nik durchgeführt. In diesen Gewebsproben wurden die Metaboliten des
Adenylsäure - Phosphokreatinsystems und des Glykolysecyclus bestimmt.
Entnommen wurden die Gewebsproben vor der Ischämie, nach 120 Minuten
Ischämiedauer, d. h. unmittelbar vor Öffnen der Blutleere und nach 2-
stündlicher Erholung. Während der Ischämie blieben Herzfrequenz und
Blutdruck konstant. Nach zweistündiger Ischämie ergaben sich keine
wesentlichen Veränderungen der Kreislaufparameter. Wir wollten den Grad
des ischämischen Zellschadens durch Bestimmung der energiereichen Phosphate in der Muskulatur ermitteln. Es gilt als gesichert, daß eine
Zelle irreversibel geschädigt ist, sobald sie nach einer Ischämie
nicht mehr in der Lage ist, energiereiche Phosphate zu synthetisieren.

Auf der ersten Abbildung sind die katabolen Stoffwechselveränderungen
der Tierversuche, bei denen die Ischämiedauer bis auf 5 Stunden ausgedehnt wurde, zusammengestellt. Alle Werte sind in µmol/g Feuchtgewicht
angegeben. Nach dreistündiger Ischämiedauer erfolgte ein vollständiger
Abbau der energiereichen Phosphate. Innerhalb der ersten Stunde fiel
das Phosphokreatin von 16.59 auf 1.35 µmol/g Feuchtgewicht, ATP nach
drei Stunden von 6.14 auf 0.29. Glycogen - das wichtigste Substrat
der Glykolyse im ischämischen Muskel - erreichte seine tiefsten Werte
nach drei Stunden. Zur gleichen Zeit verzeichnete Lactat - das Haupt-
produkt der anaeroben Glykolyse - sein Maximum (Abb. 1).

Die Erholung des Stoffwechsels ist hinsichtlich der Schnelligkeit und
Größenordnung umgekehrt proportional der Ischämiedauer. Nach zweistündiger Ischämie hatten alle Metaboliten mit Ausnahme des Glykogens innerhalb einer zweistündigen Erholungszeit ihren Ausgangswert wieder erreicht. Nach einer Ischämiedauer von vier Stunden war eine Erholung
der energiereichen Phosphate nicht mehr möglich (Abb. 2).

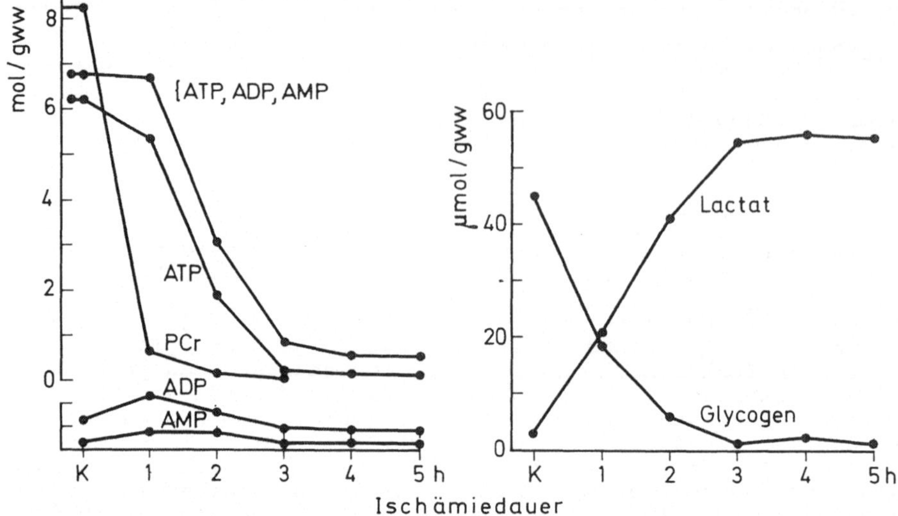

Abb. 1. Metabolische Stoffwechselveränderungen im Skelettmuskel der hinteren Extremität der Ratte während einer Ischämie von 5 Stunden Dauer

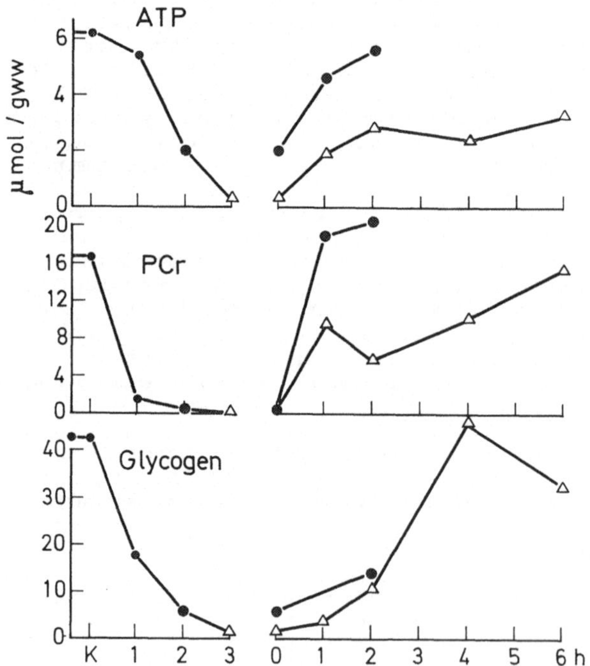

Abb. 2. Muskulatur der Ratte nach einer Ischämiedauer von zwei und drei Stunden

Unter klinischen Bedingungen fand sich nach zweistündiger Tourniquet-
Ischämie ebenfalls ein Abfall der energiereichen Phosphate (Abb. 3),
jedoch nicht so ausgeprägt wie beim Tier. Phosphokreatin fiel von
14,76 auf 3,20, ATP von 4,90 auf 4,15 und Glykogen (Abb. 4) von 75,77
auf 37,41 µmol/g Feuchtgewicht, während Lactat in dieser Zeit von 4,10
auf 15,77 signifikant anstieg.

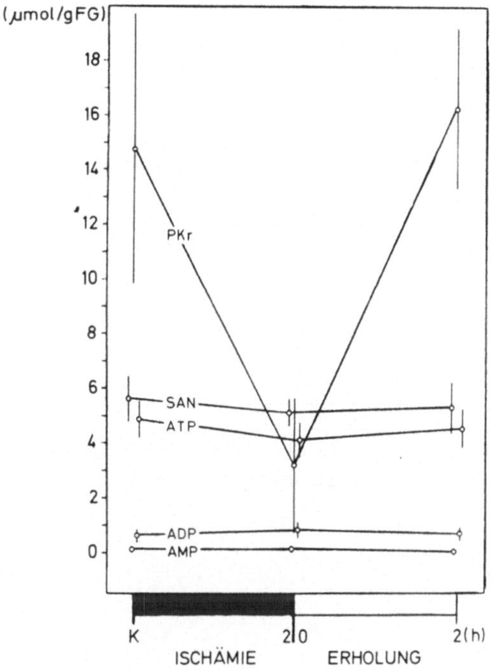

Abb. 3. ATP-, ADP-, AMP-, SAN- und PKr-Spiegel im M. vastus lateralis
des Menschen, vor, während und nach 2 Std. Ischämie

Während sich nach zweistündiger Erholung die Metaboliten des Energie-
stoffwechsels vollständig normalisierten, wurden beim Glykogen erst
70 % des Defizits wieder ausgeglichen.

Die Elektrolyte wurden im Serum und im Gewebe mit dem EPPENDORF-Photo-
meter gemessen und daraus die intrazellulären Konzentration nach der
Methode von STAIB bestimmt. Zwischen intra- und extrazellulärem Raum
besteht normalerweise eine charakteristische Ionendifferenz. Da Veränderungen in diesem System einen wichtigen Hinweis auf den vitalen
Zustand einer Zelle darstellen, interessierten uns Elektrolytverschiebungen im intra- und extrazellulären Raum. In der Ischämieextremität
blieb das extrazelluläre Natrium (Abb. 5) während der Versuchsdauer
konstant. Intrazellulär ergab sich jedoch in der Erholungsphase ein
signifikanter Anstieg von 19,05 ± 5,16 auf 32,67 ± 13.34.

Anders verhielten sich die Kalium-Werte (Abb. 6). Während das extrazelluläre Kalium in der Ischämiephase signifikant von 3,84 ± 0,35
auf 5,04 ± 0,57 anstieg, fiel das intrazelluläre Kalium in der Erholungsphase von 101,93 ± 13,34 auf 82,84 ± 16,61 ebenfalls signifikant ab. Nach Öffnen des Tourniquets kam es jedoch nicht zu der

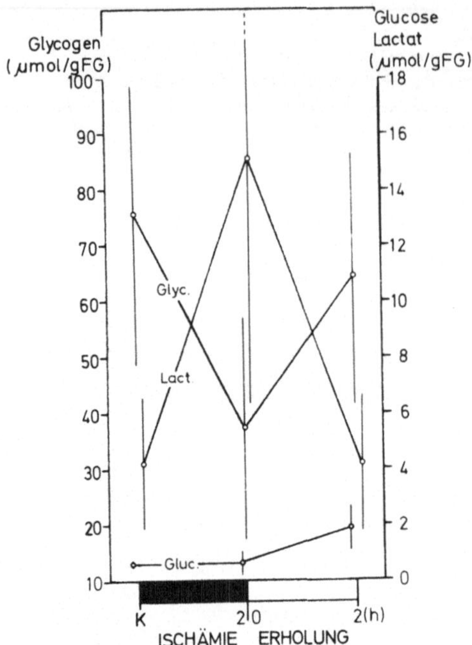

Abb. 4. Glycogen-, Glucose- und Lactat-Konzentration im M. vastus lat. des Menschen vor, während und nach 2 Stunden Ischämie

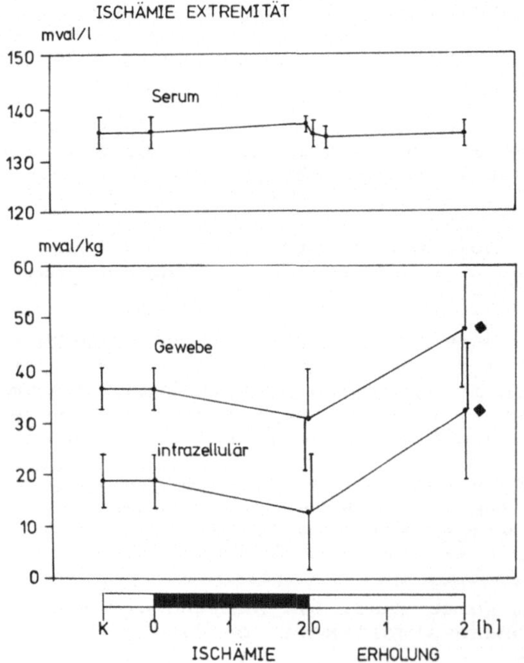

Abb. 5. Veränderungen der Natriumwerte (Mensch)

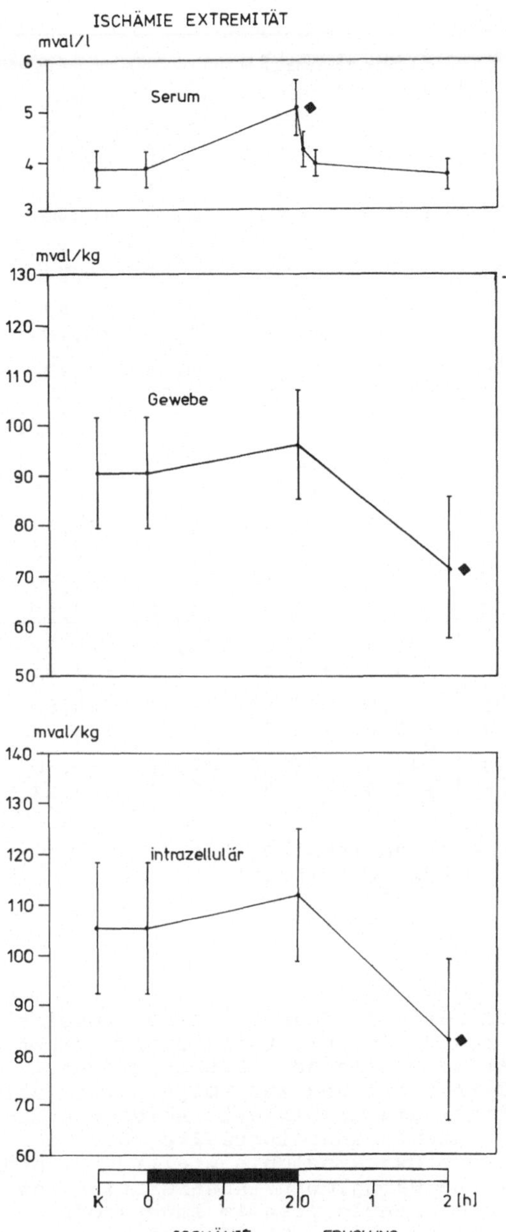

Abb. 6. Veränderungen der Kaliumwerte (Mensch)

gefürchteten Hyperkaliämie im Allgemeinkreislauf, wie das im Tourniquet-Schock nach längeren Ischämien der Fall ist.

Bei den Blutgasen resultierte während der Ischämie eine deutliche Acidose (WILGIS, DERY, DENFER u. Mitarb.) mit konstantem Abfall von pH, pO_2, Base Excess, Standard-Bicarbonat und Sauerstoffsättigung und einem Anstieg von PCO_2, Lactat und Pyruvat (s. Tabellen 1 und 2).

Tabelle 1

	Lactat mg %				Pyruvat mg %			
	art I˙	ven	art II˙	ven	art I˙	ven	art II˙	ven
I	10,84 ± 2,19	11,61 ± 2,92	10,84 ± 2,19	11,61 ± 2,92	0,85 ±0,15	1,18 ±0,18	0,85 ±0,15	1,18 ±0,18
II	102,52 ± 8,49	89,22 ±15,85	10,87 ± 1,04	11,70 ± 4,22	1,38 ±0,17	1,27 ±0,42	0,91 ±0,28	0,95 ±0,40
III	45,91 ± 4,84	57,53 ± 9,95	44,68 ± 3,43	31,29 ± 5,97	1,53 ±0,52	1,92 ±0,51	1,57 ±0,52	1,81 ±0,54
IV	36,55 ± 4,59	40,43 ± 6,11	37,82 ± 4,19	26,81 ± 5,43	1,25 ±0,53	1,47 ±0,69	1,26 ±0,06	1,42 ±0,75
V	11,15 ± 1,44	11,35 ± 1,29	11,38 ± 2,63	12,16 ± 1,71	0,85 ±0,12	1,11 ±0,48	0,84 ±0,09	1,12 ±0,08

	pO_2 (mm Hg)				pCO_2 (mm Hg)			
	art I˙	ven	art II˙	ven	art I˙	ven	art II˙	ven
I	88,66 ±11,03	52,90 ±10,72	88,66 ±11,03	52,90 ±10,72	43,70 ± 8,70	43,47 ± 7,70	43,71 ±8,72	43,47 ± 7,70
II	15,00 ± 4,27	11,10 ± 5,36	84,70 ±10,69	58,53 ±10,33	94,50 ± 2,10	86,30 ±12,37	45,21 ±4,00	45,12 ± 3,60
III	89,08 ±20,85	81,16 ±17,89	86,17 ±20,33	60,51 ± 6,56	45,46 ± 4,92	52,02 ± 5,42	44,50 ±4,10	46,52 ± 4,93
IV	83,14 ± 4,85	75,15 ±16,43	88,00 ±29,50	62,06 ±15,01	43,51 ± 2,22	44,81 ± 3,00	43,11 ±3,10	45,80 ± 4,72
V	82,43 ± 6,57	60,06 ± 7,68	79,86 ± 9,45	58,79 ±10,26	43,32 ± 2,40	46,72 ± 3,80	42,73 ±2,51	46,50 ± 4,21

```
  I = Ausgangswerte          I˙ = Ischämieextremität
 II = 2 Std. Ischämie       II˙ = Kontrollextremität
III = 5 Min. Erholung
 IV = 15 Min. Erholung
  V = 2 Std. Erholung
```

Dabei handelte es sich um eine kombinierte Acidose mit einer respiratorischen PCO_2-Erhöhung, die durch das Bicarbonat-Puffersystem nicht ausgeglichen werden konnte und einer metabolischen Lactat-Erhöhung, die eine Standard-Bicarbonat und BE-Erniedrigung zur Folge hatte. Alle Werte zeigen jedoch, daß sich arteriell die kombinierte Acidose stärker ausbildet als venös. Diese Beobachtung kann einerseits durch den Bohr-Haldane-Effekt erklärt werden. Das Oxyhämoglobin stellt eine stärker saure Valenz dar als das reduzierte Hämoglobin. Andererseits ist durch ZIMMERMANN nachgewiesen, daß die Granulocyten im sauerstofffreien arteriellen Milieu eine wesentlich höhere Stoffwechselrate haben als im weniger sauerstoffreichen venösen Milieu. So entsteht mehrgleisig durch den primär größeren Sauerstoffgehalt im arteriellen Gefäßbereich eine ausgeprägtere Acidose als im venösen Bereich.

Die Erholung der Blutgaswerte ist im allgemeinen nach 15 bis 20 Minuten abgeschlossen, betrifft aber nur die respiratorische Acidose. Metabolisch fand sich nach 15 Minuten immer noch eine signifikante Lactat- und Pyruvat-Erhöhung und damit verbunden eine noch bestehende Erniedrigung des BE und des Standard-Bicarbonat, während pH und PCO_2 zu dieser

Tabelle 2

	BE m Eq/l				Stand. Bic. m Eq/l			
	art I˙	ven	art II˙	ven	art I˙	ven	art II˙	ven
I	+ 1,27 ± 2,51	+ 0,34 ± 2,78	+ 1,27 ± 2,51	+ 0,34 ± 2,78	25,45 ±2,129	24,62 ±2,397	25,45 ±2,129	24,62 ±2,397
II	-13,01 ± 3,54	- 11,56 ± 2,94	+ 0,16 ± 3,16	- 2,04 ± 1,99	14,05 ±2,355	15,69 ±2,021	24,26 ±2,337	22,67 ±1,606
III	- 5,70 ± 1,46	- 6,03 ± 2,42	- 5,26 ± 3,27	- 3,71 ± 3,67	19,84 ±0,235	19,675 ±1,685	20,08 ±3,203	21,93 ±2,625
IV	- 5,77 ± 1,49	- 5,02 ± 3,16	- 4,26 ± 3,31	- 3,38 ± 3,05	21,67 ±1,258	20,92 ±2,148	22,62 ±2,853	21,541 ±2,136
V	- 1,86 ± 1,55	+ 0,14 ± 1,55	- 1,08 ± 2,49	- 0,70 ± 2,42	24,67 ±2,302	24,47 ±1,278	24,58 ±1,994	23,75 ±1,938

	pH				O₂-Sättigung (%)			
	art I˙	ven	art II˙	ven	art I˙	ven	art II˙	ven
I	7,395 ±0,084	7,377 ±0,082	7,395 ±0,084	7,377 ±0,082	96,33 ± 1,37	84,66 ±7,51	96,33 ± 1,37	84,66 ± 7,51
II	7,022 ±0,085	7,048 ±0,075	7,370 ±0,053	7,346 ±0,047	1,07 ± 0,96	0,45 ±0,52	95,40 ± 1,82	83,87 ± 4,75
III	7,269 ±0,007	7,252 ±0,044	7,329 ±0,139	7,307 ±0,064	96,83 ± 0,76	91,25 ±5,76	94,29 ± 2,81	86,28 ± 5,10
IV	7,305 ±0,013	7,299 ±0,058	7,319 ±0,065	7,306 ±0,050	96,83 ± 0,29	90,85 ±5,92	94,50 ± 2,67	87,36 ± 6,47
V	7,375 ±0,052	7,362 ±0,036	7,370 ±0,023	7,349 ±0,044	91,00 ± 5,35	86,45 ±8,75	92,50 ± 4,23	84,75 ± 8,99

I   = Ausgangswerte
II = 2 Std. Ischämie
III = 5 Min. Erholung
IV = 15 Min. Erholung
V   = 2 Std. Erholung

I˙ = Ischämieextremität
II˙ = Kontrollextremität

Zeit normalisiert waren. In dieser Erholungszeit fanden sich auch im venösen Blut der Ischämie-Extremität pO_2 und Sauerstoffsättigungswerte, die noch weit über dem Ausgangswert lagen. Ähnliche Befunde am isolierten Hundekopf konnten von SOBOTKA und GEBERT erhoben werden.

Im Allgemeinkreislauf ergab sich in der Erholungsphase eine deutliche acidotische Reaktion. So konnte nach 5 und 15 Minuten Wiederdurchblutung ein arterieller und venöser Abfall von pH, Standard-Bicarbonat, BE und der Puffergase sowie eine arterielle und venöse Erhöhung von Lactat und Pyruvat nachgewiesen werden. Nach 2 Stunden Erholung waren alle Werte im Allgemeinkreislauf normalisiert.

Eine von BENFER und Mitarbeitern diskutierte Stoffwechseldepression wurde durch kontinuierliche Bestimmung des venösen Glucosespiegels mit einem Autoanalyzer widerlegt. Es zeigte sich ein signifikanter Abfall der Glucose (Abb. 7) während der Ischämie von 123,25 auf 85,40 und eine Normalisierung in der 2-Stunden-Erholungsphase. Diese Hypoglycaemie war Ausdruck eines Glucoseverbrauches seitens der Zelle zur Energiegewinnung über die anaerobe Glykolyse, die sich in einer Erhöhung der Lactat-Konzentration ausdrückte.

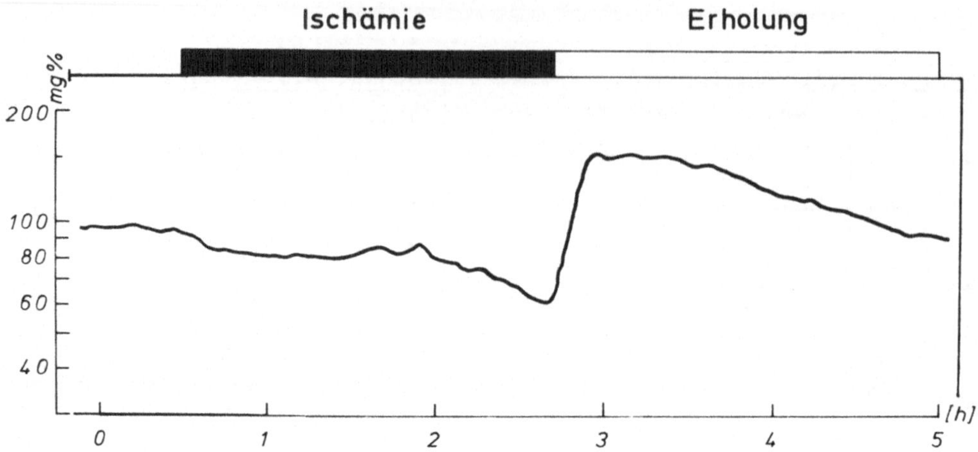

Abb. 7. Glucose-Verlaufskurve (Mensch)

Unsere Ergebnisse - unter klinischen Bedingungen gewonnen - zeigen, daß
die 2-Stunden-Ischämie von der Skelettmuskulatur gut toleriert wird und
daß die Erholung in der postischämischen Phase sehr schnell eintritt.
Der ischämisch bedingte Zellschaden hängt von der Fähigkeit zur Resyn-
these energiereicher Phosphate ab. Dieser Abbau der energiereichen Phosphate verläuft in der Muskulatur des Menschen langsamer und geringgra-
diger als bei der Ratte und beim Hund. Dieser Speziesunterschied konnte
von STOCK und Mitarbeitern deutlich gemacht werden. Die Normalisierung
der Blutgase ist ebenfalls in der Zwei-Stunden-Erholungsphase abgeschlossen, wobei die erhöhten postischämischen pO_2- und Sauerstoff-Sättigungs-
werte einmal durch den erhöhten Flow und zweitens durch die noch zunächst verminderte zelluläre Ausschöpfung bedingt sind. Mit zunehmender Reaktivierung des Stoffwechsels und wiedereinsetzender Zellfunktion
kommt es zur vermehrten O_2-Ausnutzung. Die Elektrolyt-Verschiebungen
im extra- und intrazellulären Raum zeigen jedoch nach 2-stündiger Erholungsphase noch Störungen an der Zellmembran mit Permeabilitäts-Ver-
änderungen. Hier kommt es durch die postischämische Hyperämie zu einem
signifikanten intrazellulären Kaliumverlust und intrazellulären Natrium-
anstieg als Anzeichen einer gestörten Kalium-Natrium-Pumpe.

Abschließend läßt sich sagen, daß eine Zwei-Stunden-Ischämie an der
Extremität mit Sicherheit nicht zu irreversiblen Zellschädigungen führt,
solange postischämisch eine gute Perfusion gewährleistet ist. Bisher
besteht noch Unklarheit, ob und inwieweit diese Ischämiezeit folgenlos
verlängert werden kann. Unter Berücksichtigung der modernen Methoden,
die bei der Konservierung und Transplantation von Gewebe zu Organen
benutzt werden, hoffen wir diese Grenze exakt zu definieren und gefahr-
los auszudehnen.

<u>Literatur</u>

1. BENFER, J., STRUCK, H., BAYER, H. W., SCHINK, W.: Klinische und experimentelle Untersuchungen über den Einfluß pneumatischer Blutlee-
   ren auf lokale Blutgas- und Enzymmuster. Dtsch. med. Wschr. <u>98</u>, 72
   (1973).

2. BENFER, J., STRUCK, H., BAYER, H. W., SCHINK, W.: Blutgasanalytische und enzymatische Befunde bei Torniquet-Ischämie. Handchirurgie
   <u>5</u>, 51 (1973).

3. DERY, R., PELLETIER, J., JACQUES, A., CHAVET, M., HOUDE, J. J.:
   Metabolic changes induced in the limb during Tourniquet-Ischaemia.
   Canad. Anaesth. Soc. J. 12, 367 (1965).

4. HOFFMANN, K. Th.: Zur Pathophysiologie der Extremitätenischämie
   und des Tourniquet-Schockes. Annales Universitates Saraviensis
   (1969).

5. ISSELHARD, W., BERGHOFF, W., SCHÜLER, A. W., APOSTOPOLUS, C.:
   Temperaturabhängigkeit der Änderungen im Stoffwechselstatus des
   künstlich stillgelegten anaeroben Herzens. Z. ges. exp. Med. 145,
   30 (1968).

6. KARPF, M., STOCK, W., GEBERT, E., KÖHNLEIN, H. E., THIEL, A.:
   Muscular energy metabolism, metabolic acidosis and electrolyte
   changes during and after pneumatic Tourniquet application in operations on humans. Int. congr. of plastic and reconstructive surgery. Madrid 5 (1973).

7. KARPF, M., KÖHNLEIN, H. E., STOCK, W., GEBERT, E., ZIMMERMANN,
   W. E., KRUSE-JARRES, J. D.: Muscular energy metabolism, changes of
   blood gases and biochemical changes during and after pneumatic
   tourniquet application in operation on humans. Am. Congress of
   plastic and reconstructive surgery. Hollywood-Florida, Okt. 1973.

7. KARPF, M., STOCK, W., GEBERT, E., KRUSE-JARRES, J. D., ZIMMERMANN,
   W.: Pathophysiology and muscular energy metabolism of Tourniquet-
   ischemia in operations on dogs and humans. Int. Chirurgen-Kongreß
   Barcelona 9 (1973).

9. KEUL, J., DOLL, E., KEPPLER, D.: Muskelstoffwechsel, München:
   Barth 1969.

10. LUNDBORG, G.: Ischemic nerve injury. Scand. J. of plastic and re-
    constructive Surg. Suppl. 6 (1970).

11. LUNDBORG, G.: Limb ischemia and nerve injury. Arch. Surg. 104,
    631 (1972).

12. SOBOTKA, P., GEBERT, E.: The relation of brain oxygen uptake to
    complete normothermic ischaemia. Proc. Internat. Union physiol. Sci.
    9, 524 (1971).

13. SOLONEN, K. A., TARKKANEN, L., NÄRVÄNEN, S., GORDIN, R.: Metabolic
    changes in the upper limb during Tourniquet ischemia. Acta orthop.
    Scand. 39, 20 (1968).

14. STAIB, I.: Intracelluläre Elektrolytmessungen bei mechanischem
    Ileus. Fortschr. Med. 85, 6 (1967).

15. STAIB, I., JUDT, W.: Beitrag zur Elektrolytbestimmung im Gewebe.
    Modifikation für das Flammenfotometer "Eppendorf". Prakt. Anaes-
    thesie 3, 5 (1968).

16. STOCK, W., BOHN, H. J., ISSELHARD, W.: Metabolic changes in rat
    sceletal muscle after acute arterial occlusion. Vascular Surgery
    5, 249 (1971).

17. STOCK, W., ISSELHARD, W.: Stoffwechselveränderungen während post-
    ischämischer Hyperämie nach langdauernder Unterbrechung der Blut-
    zirkulation einer Hundeextremität. Langenbecks Archiv für Chirur-
    gie Suppl. 1972.

18. STOCK, W., BOHN, H. J., ISSELHARD, W.: Die Restitution des Ener-
    giestoffwechsels der Skelettmuskulatur der Ratte nach langdauern-
    der Ischämie. Res. exp. Med. 159, 306 (1973).

19. STOCK, W., ISSELHARD, W.: Tierexperimentelle Untersuchungen zur
    ischämischen Toleranz der Skelettmuskulatur. Aus: Kalium-Magnesium-
    Aspartat. Berlin: Medicusverlag 1973.

20. WILGIS, E. F. S.: Observations on the effect of Tourniquet ische-
    mia. J. Bone Jt. Surg. 53-A, 1343 (1971).

21. WILGIS, E. F. S.: Tourniquet in reconstructive surgery. Handchirur-
    gie 4, 99 (1972).

22. WOLLENBERGER, A., RISTAN, O., SCHOFFA, G.: Eine einfache Technik
    der extrem schnellen Abkühlung größerer Gewebsstücke. Pflügers
    Arch. ges. Physiol. 270, 399 (1960).

23. ZIMMERMANN, W. E., STAIB, I.: Schock-Stoffwechselveränderungen
    und Therapie. Stuttgart - New York: F. K. Schattauer Verlag 1970.

Intensivtherapie

Vorsitz: K. Hutschenreuther, Homburg/Saar
K. Wiemers, Freiburg

Vortrag Nr. 171

ERFAHRUNGSBERICHT ÜBER EINE BEATMUNGSSTATION DER ANAESTHESIE-ABTEILUNG
DER UNIVERSITÄTSKLINIKEN HEIDELBERG
COMPUTERAUSWERTUNG EINES DOKUMENTATIONSBOGENS

Von H.-J. Simmendinger, O. H. Just, H. Stoeckel und L. Ecker

Im Berichtszeitraum vom Oktober 1970 bis Mai 1973 wurden auf der Beatmungsstation der Universitätskliniken Heidelberg, die unter anaes-
thesiologischer Leitung steht, 286 Patienten behandelt. Neben der Beatmungsstation existieren an unserer Klinik mehrere fachgebundene In-
tensiveinheiten sowie eine allgemeinchirurgische Wachstation. Unsere
Patienten sind daher ein ausgewähltes Krankengut, bei welchem die respiratorische Insuffizienz im Vordergrund steht.

Dem folgenden Erfahrungsbericht liegt die Computerauswertung eines Erhebungsbogens zugrunde, der speziell für unsere Beatmungsstation ent-
worfen wurde.

Mit dem Erhebungsbogen werden folgende Sachverhalte erfaßt: Alter, Geschlecht, Behandlungsdauer, einweisende Abteilung, Grundkrankheit, Indikation zur Intensivbehandlung, Beatmungsdauer, besondere therapeutische Maßnahmen, wesentliche Komplikationen sowie der Ausgang der Krankheit. Diese Basisdokumentation erlaubt es uns, über die Ergebnisse unserer Arbeit Rechenschaft abzulegen.

Abb. 1 zeigt die Verteilung der Patienten auf die einweisenden Abteilungen. Es dominiert die Allgemeinchirurgie inklusive Traumatologie,
gefolgt von der Herzchirurgie, der Neurochirurgie, der Kinderchirurgie
und der Urologie. Die unter sonstige zusammengefaßten Patienten wurden
uns von anderen Kliniken zugewiesen.

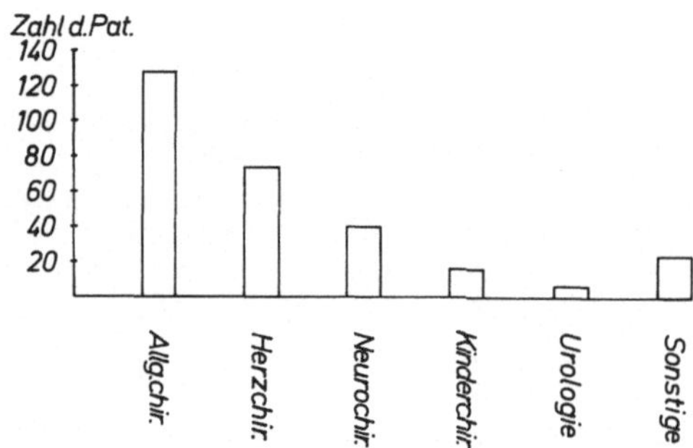

Abb. 1. Einweisende Abteilung

Abb. 2. gibt einen Überblick über die Altersverteilung unserer Patienten. Bemerkenswert ist der hohe Anteil der Patienten in den extremen
Altersgruppen. Säuglinge und Patienten über 60 Jahre stellen zusammen
über 30 % des Krankengutes. Die große Patientenzahl in der Altersklasse
1 - 9 Jahre ist durch den hohen Anteil von Patienten aus der Kinder-
cardiochirurgie bedingt. Das Durchschnittsalter unserer Patienten beträgt 34,8 Jahre, der älteste Patient war 85 Jahre, der jüngste Patient
wenige Stunden alt.

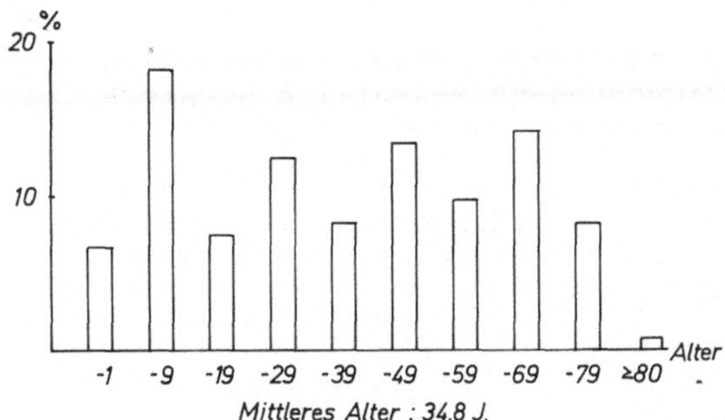

Abb. 2. Altersverteilung in %

Abb. 3 zeigt das Verhältnis von Alter zur Mortalität. Es ergibt sich
ein beinahe linearer Anstieg der Mortalität vom Kindesalter zum Grei-
senalter. Darüberhinaus ist bemerkenswert die sehr hohe Mortalität
im Säuglingsalter.

Bei der Verteilung auf die Geschlechter überwiegen die männlichen Patienten mit 70 %, was wohl durch den hohen Anteil traumatologischer
Patienten an unserem Krankengut bedingt ist.

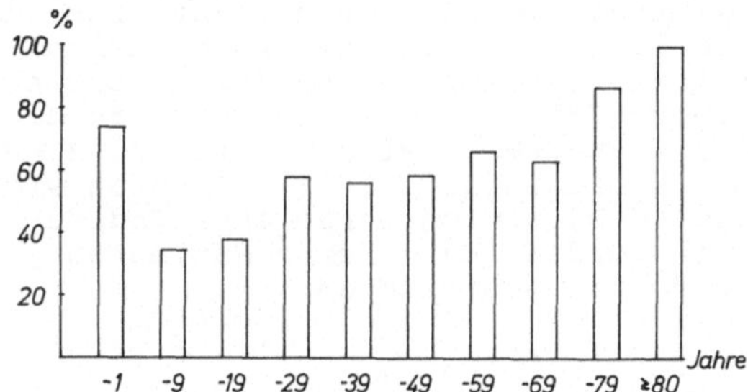

Abb. 3. Alter / Mortalität in %

Tabelle 1 gibt einen Überblick über die Zusammensetzung des Patientengutes mit der zugehörigen Mortalität. Den größten Anteil haben Patienten mit kompliziertem Verlauf nach operativem Eingriff. Diese Gruppe
weist mit 65,1 % die höchste Mortalität auf. Ein weiterer großer Anteil unserer Patienten kommt aus der Traumatologie; die Mortalität beträgt hier 58,5 %.

Tabelle 1. Zusammensetzung des Patientengutes

	n	Mort. %
Trauma	106	58,8
Kompl. Verl. n. operat. Eingriff	135	65,1
Neurologische Erkrankung	10	40,0
Obstr. der ob. Luftwege	11	18,2
Tetanus	11	45,5
Verbrennung	3	0
Sonstige	10	40,0

Es folgen neurologische Erkrankungen, Obstruktion der oberen Luftwege,
Tetanus, Verbrennung und sonstige. Aus der Tabelle geht deutlich hervor, daß die chirurgischen Erkrankungen eine wesentlich höhere Mortalität haben als nichtchirurgische Erkrankungen.

Tabelle 2 gibt einen Überblick über die Zusammensetzung der traumato-
logischen Patienten. Es überwiegen die polytraumatisierten Patienten,
also Kombinationen von Schädeltrauma, Thoraxtrauma, Bauchtrauma und
Frakturen. Die Mortalität der polytraumatisierten Patienten beträgt
58,3 %.

Tabelle 2. Traumen

	n	✠	%
Schädeltrauma	17	9	53,0
Thoraxtrauma	23	12	52,2
Bauchtrauma	2	2	100,0
Einfachtr. d. Extr.	4	2	50,0
Polytrauma	60	35	58,3
Gesamt	106	62	58,8

Aufschluß über die Indikation zur Intensivtherapie gibt Tabelle 3. Da
viele Patienten mehrere Indikationen aufwiesen, ist die absolute Zahl
der Indikationen größer als die Gesamtzahl der Patienten. Entsprechend
dem Aufgabenschwerpunkt unserer Abteilung überwiegt als Aufnahmeindi-
kation die respiratorische Insuffizienz, gefolgt von Funktionsstörungen
des ZNS und cardiozirkulatorische Insuffizienz. 30 Patienten wurden
nach Reanimation an anderer Stelle auf unsere Abteilung verlegt, 21
Patienten hatten bei der Aufnahme ein Nierenversagen. 11 Patienten wiesen eine sonstige Indikation auf und 16 Patienten waren ohne Indikation zur Intensivtherapie aufgenommen worden. Bei diesen Patienten
handelt es sich somit um Intensivüberwachungspatienten.

Tabelle 3. Indikation zur Int. Therapie

Indikation	n
Funktionsstörung des ZNS	56
Card. zirk. Insuffizienz	34
Respirat. Insuffizienz	252
Nierenversagen	21
Z. n. Reanimation	30
Sonstige	11
Ohne	16

Tabelle 4 gibt einen Überblick über die Zahl der durchgeführten besonderen therapeutischen Maßnahmen. 226 Patienten wurden beatmet. 142 Patienten wurden tracheotomiert, davon waren 24 primäre Tracheotomien,
d. h. diese Patienten wurden innerhalb der ersten 48 Stunden tracheotomiert.

Bei 96 Patienten wurde ausschließlich eine Langzeitintubation durchgeführt, d. h. diese Patienten waren länger als 48 Stunden intubiert. Bei
diesen langzeitintubierten Patienten handelt es sich überwiegend um
Kinder. Eine bronchoskopische Absaugung wurde bei 47, eine Hämodialyse
bei 20, eine Cardioversion bei 10, eine therapeutische Narkose bei 2
und ein transvenöser Schrittmacher bei 6 Patienten notwendig.

Tabelle 4. Therapeutische Maßnahmen

	n
Respiratortherapie	226
Tracheotomie	142
davon primäre Tr.	24
Langzeitintubation	96
Bronchoskop. Absaugung	47
Hämodialyse	20
Cardioversion	10
Therapeutische Narkose	2
Schrittmacher	6

Abb. 4 gibt einen Überblick über die Verteilung der Patienten auf verschiedene Behandlungsdauer. Man erkennt, daß sich das Schicksal von rund 60 % der Patienten innerhalb der ersten 9 Tage entscheidet. Die mittlere Behandlungsdauer betrug 10,9 Tage, die kürzeste wenige Stunden, die längste 256 Tage.

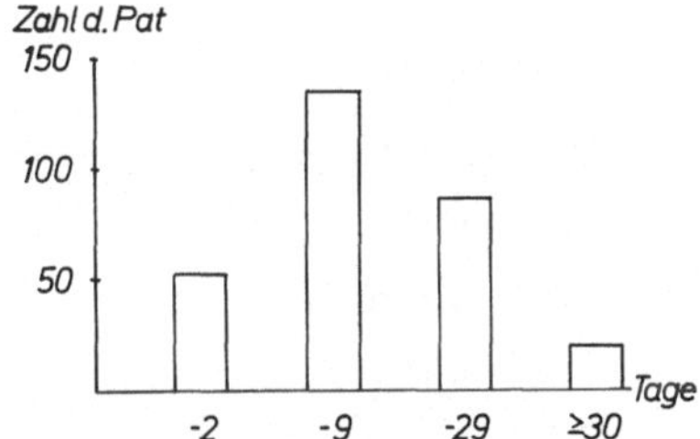

Abb. 4. Behandlungsdauer. Mittlere Behandlungsdauer: 10,9 Tage

Abb. 5 zeigt den Zusammenhang zwischen Behandlungsdauer und Mortalität. Es wird ersichtlich, daß die Mortalität mit zunehmender Behandlungsdauer abnimmt. Patienten, die 9 Tage und länger überleben, haben eine Überlebenschance von mehr als 50 %.

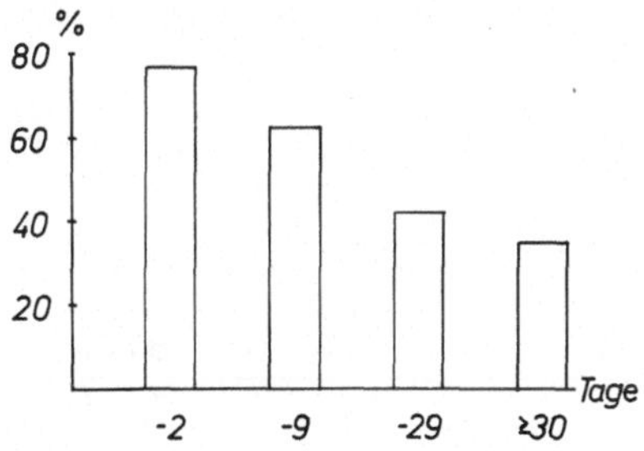

Abb. 5. Behandlungsdauer / Mortalität in %

Die Abb. 6 gibt Aufschluß über die Dauer der erforderlichen Beatmung. Die Mehrzahl der Patienten wurde nicht länger als 9 Tage beatmet. Die mittlere Beatmungsdauer betrug 6,9 Tage, die kürzeste wenige Stunden

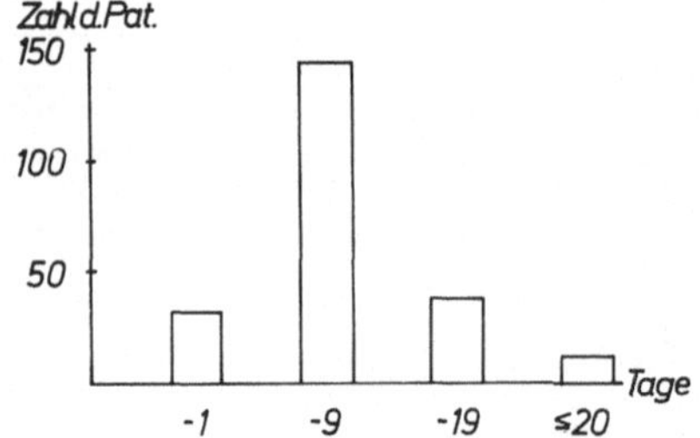

Abb. 6. Beatmungsdauer. Mittlere Bèatmungsdauer: 6,9 Tage

und die längste 56 Tage. Die Mortalität der beatmeten Patienten beträgt 73 %, die Mortalität der nicht beatmeten Patienten nur 3,3 %.

Tabelle 5 zeigt die Häufigkeit wesentlicher Komplikationen und deren Mortalität. Die Pneumonie war mit 97 Fällen die häufigste Komplikation, gefolgt von akutem Nierenversagen, Gerinnungsstörungen, Sepsis und gastrointestinaler Blutung.

Tabelle 5. Komplikationen

	n	Mort. %
Pneumonie	97	69,1
Sepsis	33	91,0
Gerinnungsstörung	39	90,0
Akutes Nierenversagen	66	99,8
Gastrointest. Blutung	23	86,0

Die insgesamt äußerst hohe Mortalität der genannten Komplikationen rührt daher, daß meist mehrere schwerwiegende Komplikationen gleichzeitig vorlagen.

In der Tabelle 6 ist die Mortalität im Zeitabschnitt 1970/71 der Mortalität im Zeitraum 1972/73 gegenübergestellt. Es ergibt sich eine Abnahme der Mortalität von 64,2 auf 51,7 %. Die Gesamtmortalität beträgt 57,5 %. Es ist schwierig zu sagen, inwieweit eine Verbesserung therapeutischer Maßnahmen bei dieser Abnahme der Mortalität eine Rolle spielt. Sicher hat auch eine strengere Patientenauswahl zu dieser Verminderung der Mortalität beigetragen.

Tabelle 6. Mortalität

	Zahl der Patienten	✝	%
Jahrgang 70/71	137	88	64,2
Jahrgang 72/73	149	77	51,7
Gesamt	286	165	57,5

Tabelle 7 gibt Aufschluß über den Reanimationserfolg. Bei 25,9 % von insgesamt 165 Verstorbenen wurde von vornherein auf einen Reanimationsversuch verzichtet, da die Prognose infaust erschien. Von 126 Reanimationsversuchen waren 63,5 % primär erfolglos, 34,1 % primär erfolgreich und nur 2,4 % endgültig erfolgreich, d. h. lediglich 3 Patienten konnten

Tabelle 7. Reanimationserfolg

	n	%
Gestorben	165	
ohne Reanimation	42	25,9
Reanim. Versuche	126	
primär erfolglos	80	63,5
primär erfolgreich	43	34,1
endgültig erfolgreich	3	2,4

nach Reanimation aus der Beatmungsstation entlassen werden. Dieser geringe Reanimationserfolg zeigt, daß die Intensivtherapie bei diesen Patienten bereits bis an die äußerste Grenze des Möglichen getrieben war.

Literatur

SIMMENDINGER, H.-J., STOECKEL, H.: Ein Erhebungsbogen zur Dokumentation in der Intensivbehandlung. Zeitschr. Prakt. Anaesthesie u. Wiederbelebung Heft 5, S. 366 - 370 (1971).

Vortrag Nr. 172.

Klinische Erfahrungen mit einer dezentralen, automatischen Bettendesinfektionsanlage in der Intensivpflege

Von O. H. Just

Die bakterielle Infektion ist heute das Hauptproblem in der Intensivtherapie. Die ständig zunehmende Infektrate ist vor allem durch drei
Kriterien begründet:
1. Durch Zunahme der Patienten in den extremen Altersgruppen, die
   zweifelsohne infektanfälliger sind.
2. Durch die Zunahme schwerster Unfälle und umfangreicher Operationen.
3. Durch die zunehmende Resistenz gegen Antibiotika und durch die häufig angewandte immunsupressive Behandlung.

Die Verminderung bzw. Ausschaltung der exogenen Infektion als Bekäm-
pfungsmaßnahme des Hospitalismus ist deshalb heute das wichtigste Problem in der bakteriologischen Spitalhygiene. In der Praxis bedeutet
dies: Exaktes, aseptisches Arbeiten und Verhalten des Pflegepersonals,
Anwendung von Einmalgeräten und Einmal-Gebrauchsartikeln bei steriler
Handhabung und absolute Keimfreimachung von Apparaten und Mobiliar.
Das Problem der Desinfektion kleinerer oder größerer Gebrauchsgegen-
stände wie Betten, Nachttische, Op-Tische, Untersuchungsliegen usw.
war bis vor wenigen Jahren fast ungelöst, ist jedoch heute durch die
Anwendung neuzeitlicher chemischer Desinfektionsmittel entweder als
wässrige Lösung oder in Form gebrauchsfertiger alkoholischer Präparate
ebenfalls zuverlässig zu erreichen. Der Erfolg mit diesen Produkten
bei dem bisher üblichen Vorgehen mit der Handsprühdose oder Sprühge-
räten ist allerdings wesentlich von der exakten Arbeit, der Zuverlässigkeit und der Belastung des Bedienungspersonals abhängig.

Aus diesen und vielen anderen Gründen wurde von uns in Verbindung mit
der Firma Schülke & Mayr und einer Herstellerfirma eine neue dezentrale,
automatische Bettendesinfektionsanlage für die chemische Desinfektion
entwickelt. Bezüglich der Effektivität dieser Anlage wurden von Prof.
Dr. Kanz, Direktor des Frauenhofer-Instituts in München, sowohl Bett-
gestell als auch Matratzen bakteriologisch überprüft und zwar derart,
daß diese Gegenstände nach experimenteller Infektion mit Testkeimen
nach einer Einwirkungszeit von 30 bzw. 60 Min. einer Shelter-Desinfektion unterzogen wurden, und dann die bakteriologische Überprüfung vorgenommen wurde. An keiner Stelle waren Testkeime nachzuweisen, so daß
von bakteriologischer Seite dieses Verfahren befürwortet und empfohlen
werden kann.

Der Shelter (Abb. 1) selbst hat eine Kabinengröße von 3 m Breite, 2,50
m Höhe und 3,50 m Tiefe und kann nachträglich in jeden beliebigen Raum
von entsprechender Größe eingebaut werden. Die Sprühzeit pro Bett beträgt 16 Sek., die Absetzzeit ca. 2 Min. und die Be- und Entlüftungszeit bzw. Auswaschzeit ebenfalls 2 Min. Die einzelnen Zeiten können je
nach Bedarf verlängert werden. Der gesamte Desinfektionsvorgang beträgt
pro Bett 6 - 8 Min. Die Innenfläche der Kammer ist in Edelstahlausfüh-
rung, der Sprühwagen mit 25 Düsen läuft auf einer Führungsschiene mit
Gleitrollen. Die Matratzen selbst werden durch eine Hubvorrichtung angehoben, die Steuerung des Desinfektions- und Lüftungsablaufs erfolgt
automatisch. Alle in der Kammer befindlichen Elektrobauteile wie Motor,
Beleuchtung usw. sind explosionsgeschützt.

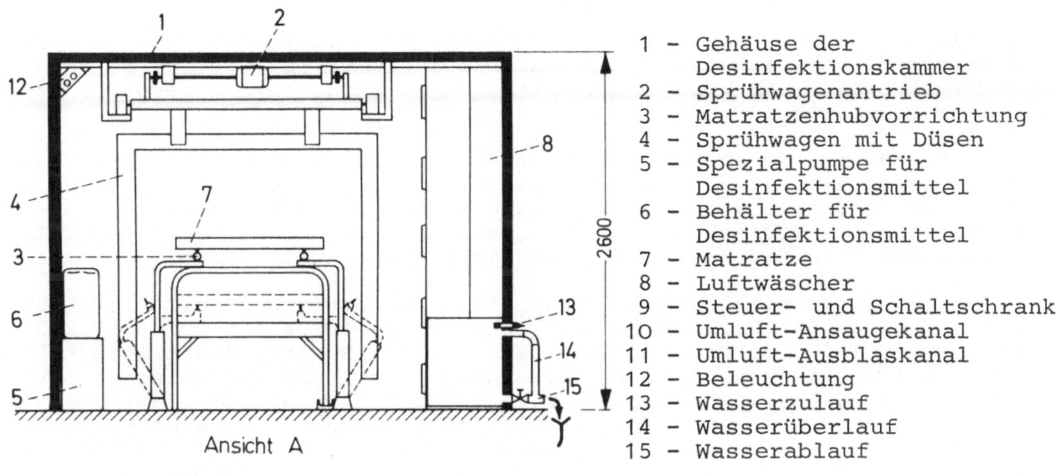

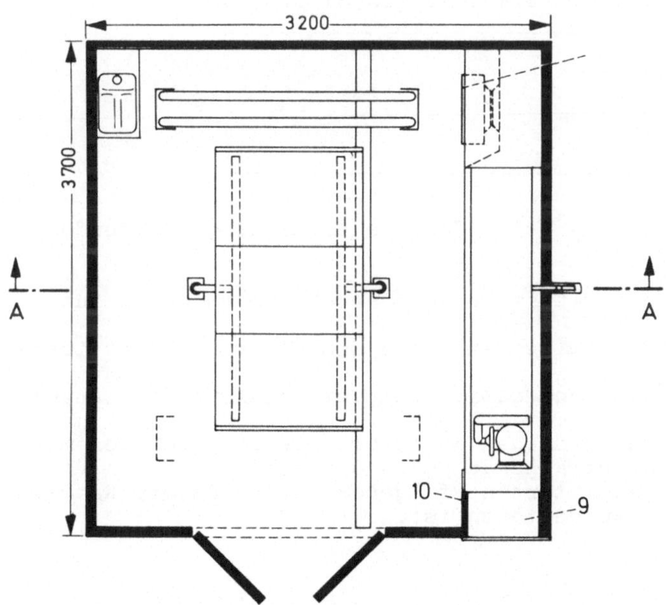

Abb. 1. Automatische Bettendesinfektionsanlage (Shelter-Desinfektion)

Die neue Bettendesinfektionsanlage ist etagengebunden, das Bett wird
demzufolge auf kürzestem Wege an den Desinfektionsort herangebracht.

Eine Keimverschleppung durch langen Transportweg in Fluren und Aufzü-
gen ist nicht möglich, ebenfalls entfällt eine Bettentransportkolonne.
Die Anlage ist von einer Person zu bedienen, die ebenfalls auch die
Abrüstung des verkeimten und Aufrüstung des desinfizierten Bettes vor-
nimmt. Die Schmutzwäsche wird in Plastiksäcken abtransportiert, die
in der Kammer aufgestellt sind. Bevor der Desinfektor zum Desinfektionsvorgang die Kammer verläßt, legt er die Schutzkleidung ab und desinfiziert seine Hände mittels Wandspender. Dann löst er außerhalb an einer

410

Schalttafel durch Knopfdruck den automatisch ablaufenden Desinfektionsvorgang aus. Während des Betriebes in der Kammer ist die Tür selbständ-
dig verriegelt. Der Düsenwagen tritt nun in Funktion und besprüht Bett
und Matratze von allen Seiten.

Nach Beendigung des Desinfektionsvorganges, d. h. nach Absetzzeit und
Entlüftungszeit entweder durch Gebläse oder Luftwäschersystem,wird in
frischer Schutzkleidung das Bett aufgerüstet und mit Bettwäsche ver-
sehen, die als Vorrat von 10 - 15 Garnituren in der Kammer lagert. Abschließend wird die Bettfläche mit einer Plastikfolie überzogen.

Der Shelter ist nach entsprechender Erprobungszeit nun seit 1 1/2 Jahren im klinischen Routinebetrieb (Tabelle 1), insgesamt wurden 7.273
Betten und 1.167 Op-Tische oder Tragen in dem Shelter desinfiziert,
wobei ein stetiger Anstieg zu verzeichnen ist. Eine sporadische, bakteriologische Testung ergab immer einwandfreie Ergebnisse, der Shelter
ist nicht nur in klinisch-bakteriologischer Hinsicht eine wesentliche
Neuerung und zwingende Notwendigkeit sondern wird auch vom examinierten Krankenpflegepersonal als wesentlicher Fortschritt bezeichnet.

Tabelle 1. Shelterdesinfektion (24.4.1972 bis 31.8.1973)

	7.273 Betten
	1.167 Op-Tische und Tragen
Total	8.440 Einheiten
Bei 320 Arbeitstagen	
	26 Einheiten pro Tag

Zusammenfassend bietet die neue Bettendesinfektionsanlage folgende
Vorteile:

1. Kurze Transportwege und damit keine Keimverschleppung und keine
   Transportkolonne.
2. Zuverlässige Desinfektion aller Teile und schneller Desinfektionsvorgang.
3. Keine Materialbeschädigung und damit kein Verschleiß an Matratzen
   und Bettgestellen.
4. Langanhaltende Nachwirkung, da das angetrocknete Desinfektionsmittel auch später noch darauffallende Keime abtötet.
5. Starke Entlastung des examinierten Pflegepersonals, da die Kammer
   von Hilfskräften leicht zu bedienen ist.

Vortrag Nr. 173

Kontinuierliche Herzzeitvolumenüberwachung bei kritischen Kreislaufsituationen in der Intensivmedizin[+]

Von R. Purschke, K. Strasser und P. Brucke

Im allgemeinen läßt sich mit der Messung von Herzfrequenz, arteriellem Blutdruck und zentralvenösem Druck die Kreislauffunktion bei Patienten ausreichend beurteilen. Wie wenig zuverlässig diese Kriterien
jedoch im Einzelfall für die Beurteilung der tatsächlichen Kreislaufverhältnisse sein können, soll an folgendem Beispiel (Abb. 1) gezeigt
werden.

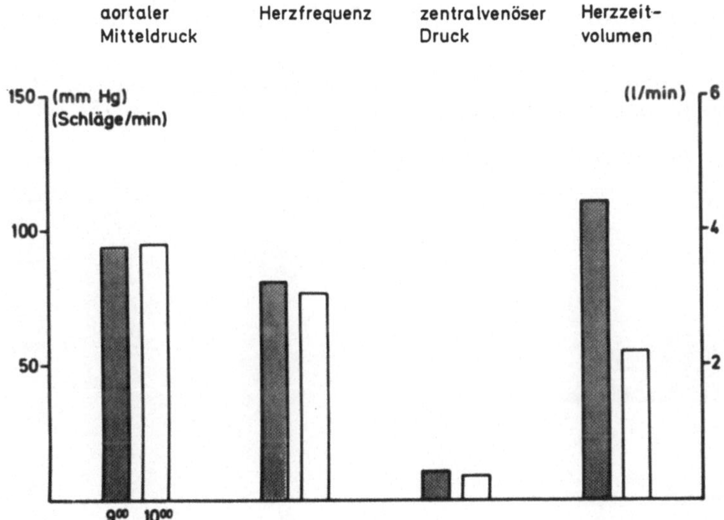

Abb. 1. Darstellung verschiedener Kreislaufparameter zu verschiedenen
Zeitpunkten bei einem Patienten

Aufgetragen sind hier einige Kreislaufparameter, die bei einem Patienten zu verschiedenen Zeitpunkten gemessen wurden. Die korrespondieren-
den Meßwerte sind jeweils in einem Säulenpaar zusammengefaßt. Die
schraffierten Säulen zeigen den aortalen Mitteldruck, die Herzfrequenz,
den zentral-venösen Druck und das Herzzeitvolumen um 9.00 Uhr, die offenen Säulen die entsprechenden Werte eine Stunde später.

Blutdruck, Herzfrequenz und zentralvenöser Druck haben sich praktisch
nicht geändert, das Herzzeitvolumen aber, eine der aussagekräftigsten
Größen für die Beurteilung der Herzkreislauffunktion, ist um mehr als
50 % auf 2,2 l pro Min. abgefallen.

[+]Mit dankenswerter Unterstützung durch die Deutsche Forschungsgemeinschaft im Rahmen des SFB Kardiologie Düsseldorf

Die routinemäßige Bestimmung des Herzzeitvolumens ist mit den zur Zeit
zur Verfügung stehenden Methoden (Fick, Indikatorverdünnung) verhältnismäßig zeit- und personalaufwendig, eine kontinuierliche Überwachung
ist ohnehin nicht möglich.

Wir haben daher die 1970 von KOUCHOUKOS und Mitarbeitern angegebene Methode zur fortlaufenden Bestimmung des Schlagvolumens aus dem zentralen Aortenpuls auf ihre Zuverlässigkeit getestet.

Tierexperimentell waren die Ergebnisse mit diesem Verfahren ermutigend,
allerdings handelte es sich um akute Versuche von 3 bis max. 6 Std.
Dauer an cardial gesunden Tieren. ·

Es sollte daher geprüft werden, ob das Verfahren auch bei Patienten
mit instabilen Kreislaufverhältnissen und Herzrhythmusstörungen über
längere Zeiträume das Schlagvolumen zuverlässig wiedergibt.

Die Untersuchung wurde ausschließlich bei Patienten nach Operationen
am Herzen durchgeführt, bei denen besonders häufig mit schweren Herz-
kreislaufveränderungen zu rechnen ist.

Die Meßperiode begann unmittelbar nach Verlegung des Patienten auf die
Intensivstation und erstreckte sich über einen Zeitraum bis zu 56 Std.

Kurz zur angewandten Schlagvolumenformel (Abb. 2):

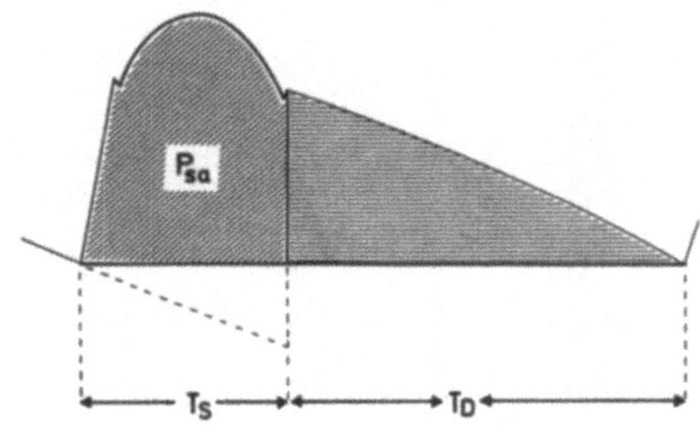

$$V_S = K \cdot P_{sa}\,(1 + T_S/T_D)$$

Abb. 2. Schlagvolumenformel (Methode nach KOUCHOUKOS und Mitarb.)

Psa, die Fläche unter dem systolischen Anteil der Aortendruckkurve,
repräsentiert das systolische Speichervolumen, der Ausdruck $(1 + T_S/T_D)$,
also das Verhältnis von Systolendauer zur Diastolendauer, schätzt das
systolische Abflußvolumen. Die Konstante K faßt eine Reihe von Unbekannten als Korrekturfaktor zusammen. K wird bestimmt, indem das Schlagvolumen mit einer unabhängigen Methode - in dieser Untersuchung mit der
Kälteverdünnung - gemessen, in die Gleichung eingesetzt und die Gleichung für K gelöst wird.

<u>Ergebnisse</u>

Die Abb. 3 zeigt auf der linken Seite in Form einer Häufigkeitsvertei-
lung die prozentuale Abweichung des mit dem Pulscontourverfahren be-

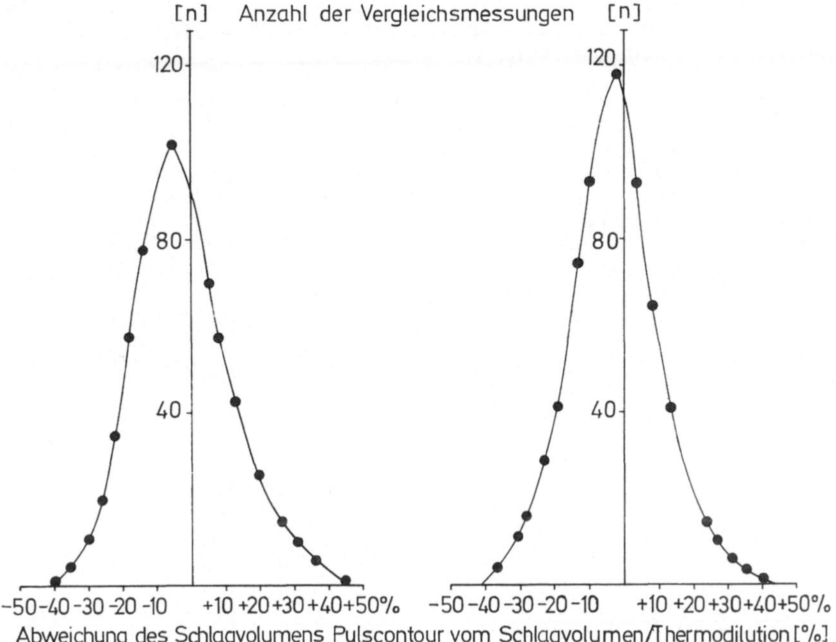

Abb. 3

stimmten Schlagvolumens von dem mit der Thermodilutionsmethode gemessenen bei insgesamt 605 Vergleichsmessungen. Der Korrekturfaktor K war
einmal am Anfang bestimmt worden und wurde bei allen nachfolgenden Messungen als Konstante benutzt.

Es fällt auf, daß insgesamt eine Linksverschiebung besteht, d. h., das
Pulscontourverfahren gibt ein im Mittel um 5 bis 10 % zu niedriges
Schlagvolumen an.

Bei der Suche nach den Ursachen für diese Unterschätzung fand sich, daß
die Messungen am ersten Tag, d. h. in der unmittelbaren postoperativen
Phase in der Tendenz eher eine Überschätzung zeigten, während am zweiten
und dritten Tage, also 15 bis 50 Stunden nach der Operation, vorwiegend
eine Unterschätzung des Schlagvolumens eintrat. Das bedeutet aber, daß
K sich aus irgendeinem Grunde zeitlich abhängig geändert haben mußte.

Wir haben daher für jeden Tag K neu bestimmt, die Methode damit täglich
neu geeicht und eine erneute Fehlerrechnung durchgeführt. Dabei zeigt
sich, daß die Verteilungskurve schlanker wird, und eine deutlich geringere Linksverschiebung resultiert. Mehr als Dreiviertel aller Messungen
liegen innerhalb einer Fehlergrenze von ± 15 %, und nur ein Zehntel
zeigt eine Abweichung von mehr als 20 %. Die mittlere Fehlerbreite liegt
bei ± 8,5 %.

Insgesamt besteht also bei täglicher Eichung des Verfahrens eine recht
gute Übereinstimmung zwischen Pulscontour- und der Kälteverdünnungs-
methode.

Wichtig war nun die Frage, ob das Pulscontourverfahren auch bei Arrhythmien anwendbar ist, denn theoretisch geht die Nutzung der Druckvolumenbeziehung zur Ableitung des Schlagvolumens zunächst einmal von statio-

nären Kreislaufbedingungen aus, d. h. von einem steady-state, das bei
Arrhythmien ständig durchbrochen wird, so daß bei Arrhythmien stärkere Abweichungen auftreten könnten.

Wie die Abb. 4 zeigt, ist aber auch bei Arrhythmien eine recht gute
Übereinstimmung zwischen Pulscontourverfahren und Kältverdünnung festzustellen. Es findet sich eine mittlere Fehlerbreite von + 12,5 %, d.
h., der Fehler liegt um 4 % höher als bei dem Gesamtkollektiv von 605
vergleichenden Messungen. Immerhin liegen aber auch bei Arrhythmien
71 % der Messungen innerhalb einer Fehlergrenze von ± 15 %, während
ein Fünftel der Vergleichsmessungen um mehr als 20 % abweicht.

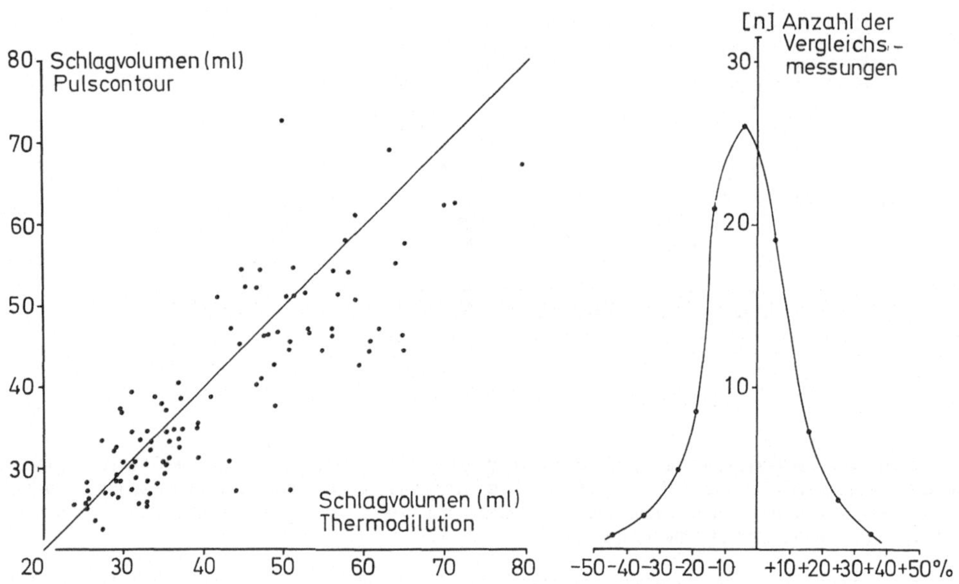

Abb. 4. Übereinstimmung zwischen Pulscontourverfahren und Thermodilutionsverfahren bei Arrhythmien

Die vorliegenden Daten der klinischen Untersuchung bestätigen weiterhin die tierexperimentellen Befunde, daß auch stärkere Änderungen von
Herzfrequenz, Systemblutdruck und Schlagvolumen die Zuverlässigkeit
des Pulscontourverfahrens nicht wesentlich beeinflussen.

Dazu folgendes Beispiel (Abb. 5): Die Untersuchung bei diesem Patienten nach Aortenklappenersatz erstreckte sich über einen Zeitraum von
54 Stunden. Das Schlagvolumen variierte von 20 bis 68 ml, die Herzfrequenz von 59 bis 145 Schläge pro Min., der Blutdruck schwankte zwischen
90 und 160 mm Hg systolisch. Dennoch zeigt sich, daß das Pulscontourverfahren die Richtung der Schlagvolumenänderung allgemein richtig angibt, mit einer mittleren Fehlerbreite von ± 8 % in diesem Fall.

Diese Genauigkeit ist für eine klinische Routineüberwachung des Herzzeitvolumens ausreichend, insbesondere wenn man berücksichtigt, daß
bei diesem Methodenvergleich das Thermodilutionsverfahren mit seiner
eigenen Fehlerbreite von ± 10 % als absolute Bezugsgröße diente.

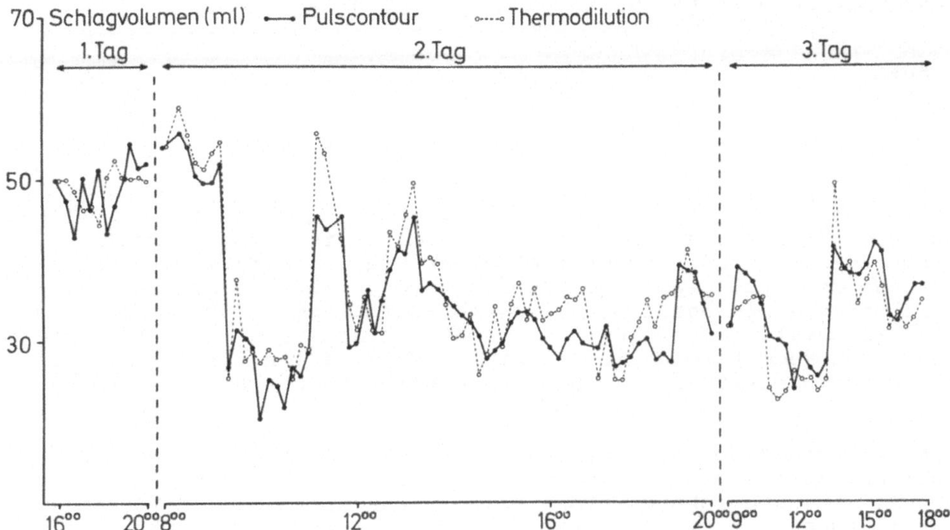

Abb. 5. Schlagvolumensmessung nach dem Pulscontourverfahren und nach der Thermodilutionsmethode bei einem Patienten

In der technischen Durchführung ist das Verfahren einfach zu handhaben und ergibt mit einer Messung über einen zentralliegenden Druckkatheter zwei wichtige Parameter, nämlich den arteriellen Druck und das Herzschlagvolumen. Die manuelle Auswertung der einzelnen Pulskurven ist aber sehr zeitraubend, so daß für die klinische Relevanz der Methode zur kontinuierlichen Überwachung und Registrierung des Herzzeitvolumens die Erfassung und Auswertung der Daten durch einen geeigneten elektronischen Rechner erforderlich ist.

Literatur

1. KOUCHOUKOS, N. T., SHEPPARD, L. C., McDONALD, D. A.: Estimation of stroke volume in the dog by a pulsecontour method. Circ. Res. XXVI, 611 - 623 (1970).

2. PURSCHKE, R., PÜTZ, E., ARNDT, J. O.: Wert des Pulscontourverfahrens zur fortlaufenden Bestimmung des Schlagvolumens bei Hunden. Pflügers Arch. (im Druck).

3. PURSCHKE, R., ARNDT, J. O.: The validity of a pulse-contour method for estimating the stroke volume. Vortrag 5. Weltkongreß für Anaesthesiologie in Kyoto, 19.9. - 23.9.1972.

4. WETTERER, E., KENNER, Th.: Grundlagen der Dynamik des Arterienpulses. Berlin - Heidelberg - New York: Springer-Verlag 1968.

5. KOUCHOUKOS, N. T., SHEPPARD, L. C., McDONALD, D. A., KIRKLIN, J. W.: Estimation of Stroke Volume from the Central Arterial Pressure Contour in Postoperative Patients. Surgical Forum 20, 180 - 181 (1969).

Vortrag Nr. 174

KOMPLIKATIONEN BEIM CAVAKATHETER UND IHRE PROPHYLAXE

Von C. Burri

Der Vena cava-Katheter zur Infusionstherapie, parenteralen Ernährung
und Messung des zentralen Venendruckes ist ein weitverbreitetes medi-
zinisches Hilfsmittel geworden. Bereits 1970 wurden in den USA 2 Millionen Katheter eines bestimmten Typs verkauft, heute dürfte sich diese Zahl verdoppelt, ja verdreifacht haben. So ist es nicht verwunderlich, daß fast jede Firma, die plastische Materialien für den medizinischen Gebrauch verarbeitet, auch ein eigenes Kathetermodell her-
stellt.

Ohne Zweifel bringt der Vena cava-Katheter einen großen therapeutischen Nutzen, auf der anderen Seite aber auch eine Vielzahl von Gefahren, die lebensbedrohend werden können. Wir haben anhand von Se-
riendarstellungen aus der Literatur und einer eigenen prospektiven
Studie mit 9 Kliniken aus Deutschland, Österreich und der Schweiz sowie aus zahlreichen Einzelpublikationen Häufigkeit und Art der Komplikationen bei über 20.000 Katheterträgern zusammengestellt. Dabei
lassen sich die Folgezustände in 3 Ursachengruppen aufteilen, die sich

1. auf die Punktion
2. auf den verwendeten Katheter
3. auf die Pflege des liegenden Katheters

zurückführen lassen.

Die punktionsbedingten Komplikationen mit arterieller Blutung und
Pneumothorax beschränken sich auf den Zugang über die Subclavia und
Anonyma und liegen je bei rund 1 % der Fälle.

Thrombosen können beim Cava-Katheter klinisch nur in 0 bis 10 % der
Fälle nachgewiesen werden, radiologisch dagegen in 33 % bis 66 %.

Infektionen mit der Gefahr einer Sepsis werden am häufigsten beim Zugang über die Basilica beobachtet, ihre Häufigkeit liegt zwischen 0
und 20 %. Noch höher lag die Rate infektiöser Komplikationen beim Sa-
phena-Katheter, der heute wegen einer katheterbedingten Letalitätsquote um 4 % kaum mehr zur Anwendung kommt.

Seltene, aber umso gefährlichere Folgezustände beim Cava-Katheter stellen Gefäßperforationen, Herzperforationen, Pleuraverletzungen, Luftembolien und Katheterembolien dar (Tabelle 1).

Tabelle 1. Seltene, aber schwerwiegende Komplikationen bei Cava-Katheter

Komplikation	n	Todesfälle
Gefäßperforation	8	1
Herzperforation	13	10
Luftembolie	13	4
Katheterembolisation	214	
Zentrale Embolie:		
Operative Entfernung		2,3 %
Katheter belassen		39,6 %

Wir fanden in der Literatur 8 Fälle mit Gefäßperforationen, wovon 1 letal endete, daneben 13 Herzperforationen durch die Katheterspitze mit 10 Todesfällen.

Neben den Pleuraverletzungen durch die Punktionskanüle kann auch der Katheter selbst in den Pleuraraum eindringen. Bei Anschluß der Infusion entsteht in diesen Fällen ein Infusionshydrothorax. Luftembolien sind selten und durchaus verhütbar. Von 13 Patienten mit dieser Komplikation kamen 4 ad exitum.

Katheterembolien treten häufiger auf als man annimmt - wir fanden über 200 Fälle in der Literatur. Zentrale Embolisationen führen bei Belassen des Fremdkörpers in 39,6 % zum Tode, die operative Entfernung senkt die Letalitätsquote auf 2,3 %.

Zahlreich sind die Vorschläge verschiedener Autoren zur Vermeidung der aufgezählten Komplikationen oder zumindest zur Herabsetzung ihrer Zahl. Dabei ist dem Katheter selbst, den man allzusehr als gegebene Tatsache hinnimmt, u. E. viel zu wenig Beobachtung geschenkt worden. Es lassen sich gerade hier wertvolle Ansätze zur Verbesserung der Ergebnisse finden:

So besteht eines der meist verwendeten Kathetermodelle aus silikonisiertem PVC. Dieses PVC aber enthält Weichmacher, die bei liegendem Katheter abgegeben werden und als toxische Substanz allgemeine lokale Schädigungen (Gefäßwand) hervorrufen können. Der Katheter selbst wird dadurch starr und wirkt deshalb thrombosefördernd und perforationsgefährdend.

Unter Berücksichtigung aller genannten Tatsachen und Komplikationsmöglichkeiten haben wir zusammen mit Kunststoffachleuten und Technikern ein eigenes Kathetermodell entwickelt:

Das Kathetermaterial besteht aus silikonisiertem Polyäthylen, ist somit weich, gewebefreundlich und setzt keinerlei Weichmacher frei. In verschiedenen Versuchsreihen konnten wir gegenüber PVC eine signifikante Herabsetzung der Thromboseneigung nachweisen. Der Innendurchmesser des Katheters beträgt 1,3 mm, erlaubt gute Fließeigenschaften und vermindert dadurch das Thrombose- und Infektrisiko.

Die Punktion gestaltet sich durch die Handlichkeit der Nadelführung leicht (Abb. 1).

Das Einschieben des Katheters läßt sich unter absolut sterilen Kautelen durchführen, was eine sichere Infektionsprophylaxe darstellt. Das weiche Kathetermaterial schließt Gefäß-, Pleura- und Herzperforationen aus (Abb. 2).

Eine abnehmbare Nadel beseitigt die Gefahr des Abschneidens des Katheters während der gesamten Liegedauer und damit das Auftreten lebensbedrohender Katheterembolien (Abb. 3). Selbst beim "absolut verbotenen" Zurückziehen des Katheters durch die liegende Nadel verhindert die gespaltene Kanüle einen Abriß des Katheters und damit die Embolisation in dieser Situation.

Durch einen "Lock"-Verschluß schließlich wird eine sichere Verbindung zwischen Katheter und Infusion hergestellt und dadurch der Luftembolie Vorschub geleistet.

Aufgrund eines eingehenden Studiums der Komplikationsmöglichkeiten und ihrer Häufigkeit kommen wir zu dem Schluß, daß zahlreiche schwerwiegen-

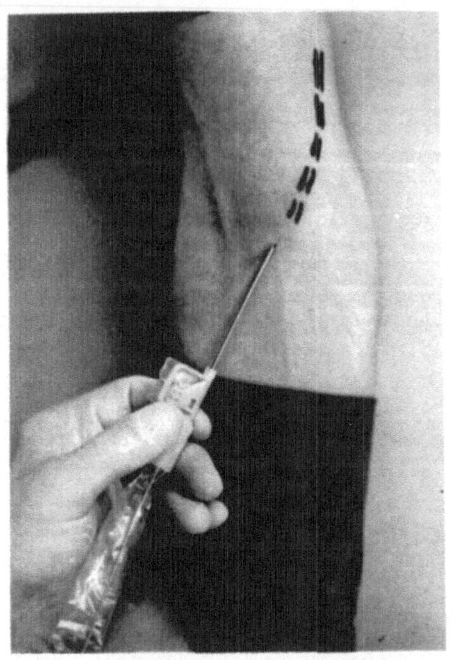

Abb. 1. Punktion mit eigenem
Kathetermodell

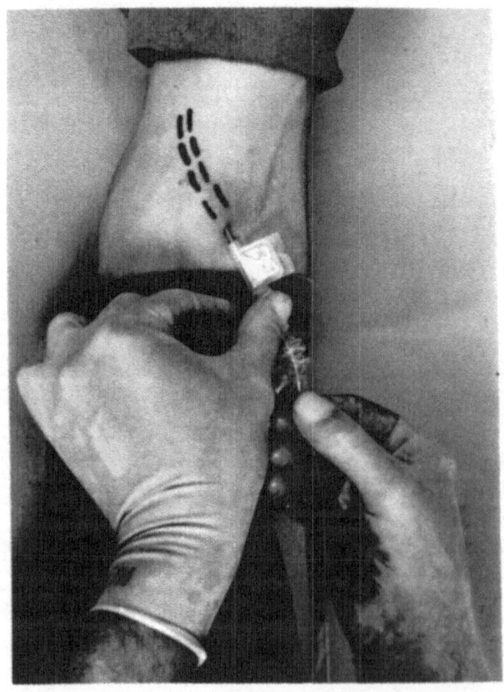

Abb. 2. Einschieben des Katheters unter sterilen Kautelen

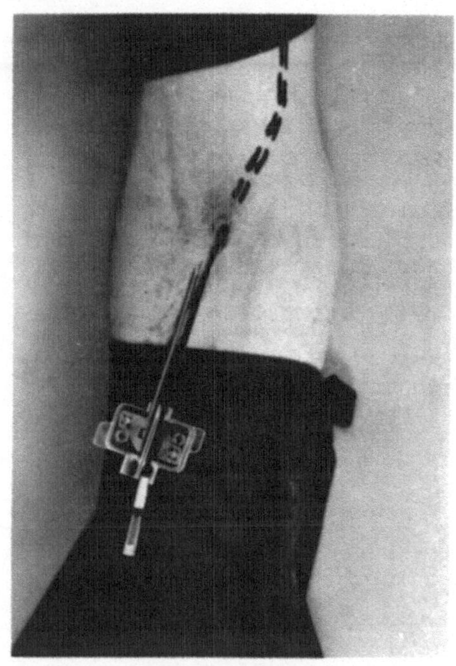

Abb. 3. "Splitkanüle" von 6 cm
Länge (Subclaviapunktion ist möglich!) als Prophylaxe der Kathe-
terembolie

de Folgezustände auf ungünstiges Kathetermaterial und technisch ungenügend durchdachte Kathetermodelle zurückgeführt werden müssen. Als
Folgerung auf diese Tatsachen haben wir zusammen mit Fachleuten verschiedener Gebiete ein eigenes Modell entwickelt. Wir hoffen, dadurch
einen echten Beitrag zum Problem des Cava-Katheterismus geleistet zu
haben.

Literatur

BURRI, C., GASSER, D.: Der Vena cava-Katheter. Berlin - Heidelberg -
New York: Springer 1971.

Vortrag Nr. 175

VITAMIN A IN DER PROPHYLAXE DES STRESSULCUS

Von B. Homann, V. Rüppell, E. Weis und R. Schedel

Im "Streßulcus" handelt es sich um ein nunmehr 150 Jahre altes Problem, das seit der Veröffentlichung SWAN's im Jahre 1823 über akutes
(8) Ulcus nach Verbrennung die Medizin beschäftigt. Uneinheitlich im
Pathomechanismus, faßt man unter dem Begriff "Streßulcus" akute Ulce-
rationen im Gastroduodenaltrakt im Rahmen schwerer Schock- und Streß-
zustände zusammen. Sie sind zum Teil solitär, zum Teil multipel ange-
ordnet und können mit bedrohlichen Blutungen vergesellschaftet sein.
Nach wie vor unbefriedigend sind die therapeutischen Erfolge. Kausal-
therapie und konservative Maßnahmen allein helfen nur selten, operative Eingriffe müssen öfter wiederholt werden. So gilt besonderes
Augenmerk der Prophylaxe des "Streßulcus".

In den Jahren 1971 und 1972 wurden bei 46 von 1174 Patienten, - das
entspricht 4,1 % -, die auf der chirurgischen und anaesthesiologischen
(=Beatmungs-) Wachstation der Universität Würzburg betreut wurden,
Streßulcera gefunden. Gesichert wurde die Diagnose durch Gastroskopie,
Laparotomie und Obduktion. Es waren Patienten aller Altersstufen und
mit den verschiedensten Grundleiden betroffen. Bei genauer Sichtung
des Krankengutes (Tabelle 1) kristallisierte sich jedoch besondere Häufung heraus bei Patienten mit Polytrauma, Verbrennungskrankheit, Tetanus, Relaparotomien oder Mehrfacheingriffen, aber auch Dauerbeatmung.

Tabelle 1. Streßulcus-Risikofaktoren I

Polytrauma
Verbrennung
Tetanus
Relaparotomie
Beatmungstherapie

Gravierend (Tabelle 2), besonders auf das Ausmaß der Blutung, wirkten
sich vorausgegangener Schock, Störungen der Blutgerinnung (Verbrauchskoagulopathie, Leberschaden, Uraemie, angeborene Defekte, medikamentös
toxische Schäden), alte Ulcusanamnese und Cortisontherapie aus.

Tabelle 2. Streßulcus-Risikofaktoren II

Schock
Blutgerinnungsstörung
a) VK
b) Urämie
c) Lebererkrankung
d) angeboren
e) Medikamentfolge
Ulcusanamnese
Cortisonbehandlung

Neben für das Grundleiden spezifischer Therapie wurden als vorbeugende
Maßnahmen gegen Entwicklung eines Ulcus Blutgerinnungsprophylaxe mit
Heparin, Dauerableitung des Magensaftes, intragastrale Antacidainstil-
lation und möglichst frühzeitige Ernährung mit eiweißreicher Kost durchgeführt.

Angeregt durch die Arbeiten von FELL und CHERNOV (3, 2) wurde ab Januar
1972 konsequente Streßulcusprophylaxe mit hohen Dosen Vitamin A begonnen. Es wurde die ulcusprotective Wirkung dieses Vitamins auf die Ma-
genschleimhaut untersucht, von dem man bisher nur seinen Einfluß als
Wachstumsvitamin, als Epithelschutzvitamin (verhindert Verhornung der
Augenepithelien) und als Schutzvitamin gegen Nachtblindheit kennt (4, 7).

Vitamin A kann auf verschiedene Weise verabreicht werden: in rasch re-
sorbierbarer Form als Alkohol (Vogan[R] Bayer, Merck), als Aldehyd oder
Acetat (Arovit[R] Roche) und in langsamer verstoffwechselbarer Form mit
günstiger Depotwirkung (1, 6) als Palmitat (Avicotrat[R] Heyl). Der Plasmaspiegel (Tabelle 3) beträgt normalerweise 30 bis 220 µg pro 100 ml.
Der tägliche Bedarf liegt bei 1,5 µg (= 5000 IE). Das Leberdepot enthält 6,6 mg/100 g (= 22.000 IE). Eine Internationale Einheit Vitamin A
ist definiert als 0,3 µg Retinol (7). Unsere Patienten erhielten täglich 4 mal 100.000 IE Retinolpalmitat intramuskulär für die Dauer des
Wachstationsaufenthaltes. Überdosierungszeichen wie Leberschwellung,
Gelenkschmerzen u. ä. wurden nicht beobachtet.

Tabelle 3. Vitamin A

Retinol - Axerophtol		
tgl. Bedarf	=	1,5 µg Retinol (= 5000 IE)
		3,0 µg Carotin
Plasmaspiegel n	=	30 µg/100 ml Retinol
		100 µg/100 ml Carotin
Lebervorrat	=	6,6 mg Retinol (= 22.000 IE/100 g)
1 IE Retinol	≙	0,3 µg Retinol
		0,6 µg Carotin

Es soll das Krankengut der Beatmungsstation, also vorwiegend Patienten
mit schwersten "Einfach"- oder "Mehrfachleiden" und pulmonaler Insuffizienz untersucht werden.

Es fanden sich (Tabelle 4) im Jahre 1971, ohne Vitamin-A-Prophylaxe,
11 Patienten unter 141 mit "Streßulcus", Im Jahre 1972 dagegen, mit
Vitamin-A-Prophylaxe, nur 4 von 112. Mit Gastroskopie, Laparotomie oder
Sektion wurde die Blutungsquelle gesichert: 1971 bei 9, 1972 bei 2 Patienten. Deswegen operiert werden mußten 1971 5 Patienten, 1972 kein
Patient. Das Ausmaß der Blutung, ablesbar am mittleren Blutkonservenverbrauch, fiel im Jahre 1972 auf 4 gegenüber 13 im Vorjahr ab. Tod
durch Verblutung trat 1971 bei 2 Patienten, 1972 bei keinem Patienten
auf. Der Rest von 2 Patienten pro Jahr verteilt sich auf Streßulcera
ohne Blutung, die erst bei der Obduktion gefunden wurden, und auf akute
Blutungen, bei denen keine Blutungsquelle gesichert werden konnte. In
diesen Zahlen enthalten sind Patienten mit akuter Blutung aus alten
Ulcera.

Unter Vitamin A Prophylaxe ließ sich also eine rückläufige Tendenz des
"Streßulcus" von 7,09 % (1971) auf 3,6 % (1972) beobachten.

Tabelle 4. Streßulcus-Blutung

	1971	1972
Gesamtzahl:	11/141 ≙ 7,09 %	4/112 = 3,6 %
nachgewiesene Blutung	9	2
Operation	5	O
m-Konserven	13	4
Tod d. Verblutung	2	O
Tod d. Folgen	5	O
Rest	2	2

In diesem Zusammenhang (Abb. 1) sei der Verlauf des Vitamin-A-Spiegels im Serum über mehrere Tage, z. B. nach Polytrauma, verfolgt. Die Kurven entstammen einer Studie, die in Zusammenarbeit mit KASPER aus der Medi-

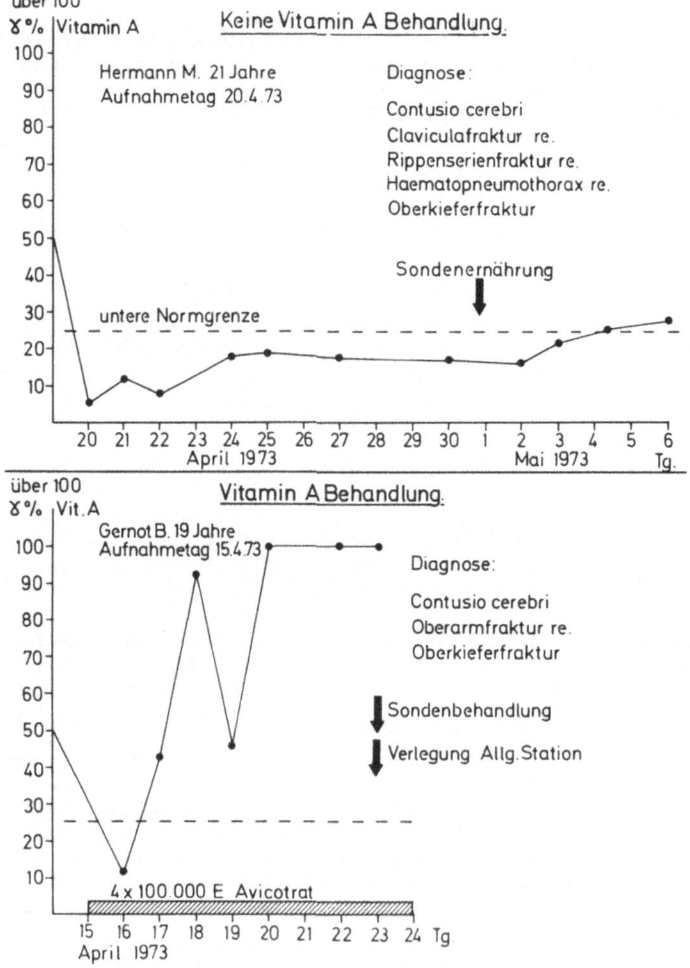

Abb. 1. Verlauf des Vitamin-A-Spiegels im Serum mit und ohne Vitamin-A-Behandlung nach Polytrauma

zinischen Universitätsklinik Würzburg durchgeführt wird. In der ersten
Kurve läßt sich steiler Vitamin-A-Abfall, - trotz des großen Leberde-
pots - weit unter die Normgrenze innerhalb der ersten 24 Stunden nach
dem Trauma beobachten. Erst nach etwa 10 Tagen mit dem Einsetzen der
eiweißreichen Sondenernährung erholt er sich langsam. In der zweiten
Kurve demonstriert sich ähnlich steiler Vitamin-A-Abfall in den ersten
24 Stunden. Unter Vitamin-A-Prophylaxe jedoch mit 4 mal 100.000 IE erreicht der Kurvenverlauf bereits am zweiten Tag wieder den Normbereich.

Im Rahmen schwerster Krankheitsbilder kommt es akut zum Abfall des Se-
rum-Vitamin-A-Spiegels. Handelt es sich zusätzlich um eiweißkonsumie-
rende Krankheiten (Verbrennung, Tetanus u. ä.), so muß in hohem Maße
die Entwicklung eines "Streßulcus" befürchtet werden (8). Aus Arbeiten
von WOLF und De LUCA (5) wissen wir, welch wichtige Rolle Vitamin A für
die Erhaltung der schleimproduzierenden Zellen spielt. FELL (3) konnte
in seinen Hühnerembryonalkulturen nachweisen, daß Vitamin-A-Mangel die
Entwicklung keratinbildender Zellen begünstigt, Vitamin-A-Überschuß
dagegen selbst an atypischer Stelle schleimsezernierende Zellen ent-
stehen läßt. GANGULI schließlich stellte die enge (6) Beziehung zwischen Vitamin A und Proteinzufuhr her in seinen Experimenten. Auch in
der vorliegenden Untersuchung lassen sich Hinweise finden auf Wechsel-
einflüsse zwischen ausreichender Eiweiß- und Vitamin-A-Zufuhr im Hinblick auf die Erhaltung einer suffizienten Schleim-Schleimhautbarriere
im Magen und Duodenum Schwerstkranker. Genauere Einzelheiten seien jedoch weiteren Untersuchungen vorbehalten.

Zusammenfassung

Bei 46 von 1174 Patienten, die auf den Intensivstationen der Chirurgischen Klinik und der Beatmungsstation der Anaesthesieabteilung der Universität Würzburg betreut wurden, fanden sich "Streßulcera". Unter Vitamin-A-Prophylaxe mit 4 mal 100.000 IE Retinolpalmitat i. m. / die
ließ sich eine rückläufige Tendenz des Streßulcus beobachten. Bei dem
Krankengut der Beatmungsstation fiel die Ulcusrate von 7,09 % im Jahre
1971 (ohne Vitamin A) auf 3,6 % im Jahre 1972 (mit Vitamin A). Gleichzeitig sank der mittlere Blutkonservenverbrauch, das Kriterium für das
Ausmaß der Blutungen, von durchschnittlich 13 auf 4 ab. Patienten mit
Polytrauma, Tetanus, Relaparotomie, Verbrennungskrankheit und Dauerbeatmung erscheinen als besonders streßulcusgefährdet. Bei ihnen erscheint die Streßulcusprophylaxe mit Vitamin A akut indiziert.

Literatur

1. ASCARELLI, I.: Absorption and transport of vitamin A in chicks.
   Amer. J. Clin. Nutr. 22, 913 (1969).

2. CHERNOV, M. S., HALE, H. W., WOOD, M. D.: Prevention of Stressulcers.
   The Amer. J. of Surg. 22, 674 (1971).

3. FELL, H. B.: The effect of excess vitamin A on cultures of embryonic
   chicken skin explanted at different stages of differentiation. Proc.
   Roy. Soc. London, series B 146, 242 (1957).

4. KUSCHINSKY, G. K., LÜLLMANN, H.: Kurzes Lehrbuch der Pharmakologie.
   Stuttgart: Thieme Verlag 1970.

5. DE LUCA, L., WOLF, G.: Vitamin A and protein synthesis in mucuous
   membranes. Amer. J. Clin. Nutr. 22, 1059 (1969).

6. GANGULI, J.: Absorption of Vitamin A. Amer. J. Clin. Nutr. 22, 923 (1969).

7. RAPPAPORT, S. M.: Medizinische Biochemie. VEB Verlag Volk und Gesundheit, Berlin 1969.

8. SWAN, J.: Practical observation. Case of a severe burn. Edinburg Med. Surg. J. 19, 344 (1823).

Vortrag Nr. 176

Die Rolle des Anaesthesisten bei der Behandlung akuter Vergiftungen

Von A. Macheta und Z. Wojdyla

Die Mitarbeit des Anaesthesisten in Behandlungszentren für Vergiftungen ist im allgemeinen anerkannt. In welcher Form und auf welchem Gebiet diese Zusammenarbeit stattfinden soll, wird jedoch noch diskutiert. Informationen beweisen, daß durch die Zusammenarbeit mit einem
Anaesthesisten die Letalität in Vergiftungszentren deutlich abgenommen hat (9, 11, 12, 18, 21).

Die Rolle des Anaesthesisten bei der Behandlung von Vergiftungen ist
dabei eigentlich sehr klar; mehrjährige Erfahrungen auf diesem Gebiet
haben dieses Aufgabengebiet noch verdeutlicht. Sowohl der Toxikologe
als auch der Anaesthesist haben es hier mit Patienten zu tun, in deren Organismen chemische Fremdsubstanzen zufällig oder absichtlich
eingebracht worden sind. Diese rufen neben Verletzungen der Organe
oft Funktionsstörungen hervor, die das Leben unmittelbar bedrohen (21).

Der schwere, oft lebensgefährliche Verlauf akuter Vergiftungen hat in
der Toxikologischen Klinik von Krakau zur breiten Anwendung der Intensivtherapie, -überwachung und -pflege dieser Patienten geführt (1, 2,
18).

Neben anderen Spezialisten hat der Anaesthesist seit langem die größten Erfahrungen, die Vitalfunktionen des vergifteten Organismus positiv zu beeinflussen, sie zu erhalten und wiederherzustellen. Daraus
erklärt sich auch sein Aufgabengebiet bei der Behandlung akuter Vergiftungen, nämlich die Überwachung der Reanimation und die Teilnahme
an der Intensivbehandlung (5, 9, 21).

Die Wirksamkeit der Hilfe bei akuten Vergiftungen hängt zu einem gewissen Teil vom raschen Eingreifen ab. Ebenso wichtig sind dabei die
Erste Hilfe, der Krankentransport und die qualifizierte Behandlung im
toxikologischen Zentrum selbst (18). In Polen gibt es neun Vergiftungszentren, im ganzen Lande kommen jährlich 8 bis 12 akute Vergiftungen
auf 10.000 Erkrankungsfälle (Gesamtzahl: 40.000 - 50.000 Vergiftungen).
Schwere Vergiftungen mit Bewußtlosigkeit des Patienten machen 15 - 20 %
aus, 3 - 5 % davon benötigen eine Reanimation (16).

Das Toxikologische Zentrum des Institutes für Innere Medizin der medizinischen Akademie in Krakau wurde im Jahre 1966 gegründet. Es ist in
einem gesonderten Gebäude untergebracht, da der Klinikkomplex im Pavil-
lonstil erbaut ist. Mit 40 Betten versorgt es Krakau und Kielce mit Umgebung, also insgesamt ca. 4 Millionen Einwohner. Vergiftete Kinder
werden in die Pädiatrische Klinik überwiesen.

Das Zentrum hat einen eigenen Ambulanzraum, in dem die ersten Maßnahmen zur Rettung des Patienten durchgeführt werden. Bei bewußtlosen Patienten oder Vergiftungen schweren Grades wird intubiert, bei Vergiftungen durch Haushaltsgase eine Sauerstofftherapie vorgenommen, bei
oraler Aufnahme des Giftes werden Magenspülungen (bei Bewußtlosen nach
vorheriger intratrachealer Intubation) durchgeführt. Soweit erforderlich, werden Schock und Lungenödem behandelt, im Falle von Kreislauf-
kollaps Wiederbelebungsmaßnahmen ergriffen. All dies erfordert die
Hilfe eines Anaesthesisten.

426

In den Jahren 1971 und 1972 wurden in dem Toxikologischen Zentrum
4073 Vergiftungen behandelt.

Tabelle 1 zeigt die verschiedenen Maßnahmen bei Behandlungen von Vergiftungen und deren Häufigkeit.

Tabelle 1. Art und Zahl der Behandlungen akuter Vergiftungen unter Mitarbeit des Anaesthesisten im Ambulanzraum der Toxikologischen Klinik
(Krakau) in den Jahren 1971 und 1972

Art der Behandlung	Zahl	Todesfälle
Intratracheale Intubation	331	
Magenspülung	1.726	
Magenspülung mit intra- trachealer Intubation	90	
Sauerstofftherapie	650	
Behandlung des Lungenödems	3	
Schockbehandlung	33	4
Reanimation	9	4

Nachdem die vitalen Funktionen des Patienten wiederhergestellt sind,
wird er auf die Intensivstation verlegt, wo alle weiteren Schritte
bis zur vollen Genesung des Patienten unternommen werden (2).

Die Intensivstation wurde im März 1967 eröffnet. Vom 10.3.1967 bis zum
10.3.1972 waren hier bei 3 Betten 437 Patienten in Behandlung, davon
381 wegen akuter Vergiftung, hauptsächlich durch Schlafmittel, Kohlen-
oxyd und Alkohol. 56 Patienten wurden von anderen Krankenanstalten unserer Klinik überwiesen (Neurologische, Innere, Gynäkologische und
Chirurgische Abteilungen), denen in diesem Zeitraum keine derartigen
Stationen zur Verfügung standen.

Tabelle 2 gibt eine Aufstellung der auf der Intensivstation behandelten Fälle wieder.

Tabelle 2. Behandelte Krankheiten auf der Intensivstation

Grunderkrankungen	Patienten- zahl	geheilt	verstor- ben
1. Akute Vergiftungen			
Hypertonische und psychotrope			
Medikamente	227	217	10
Andere Medikamente	8	5	3
Kohlenoxyd	52	41	11
Äthanol	23	23	0
Methanol	1	0	1
Organische Lösungsmittel	5	4	1
Phosphorhaltige Insektizide	2	1	1
Metalle	5	4	1
Pilze	4	0	4
Verschiedenes	54	45	9
2. Krankheiten des Nervensystems	17	3	14
3. Herz-Lungenerkrankungen	32	18	14
4. Gynäkologische Operationen	3	0	3
5. Krebs	4	1	3

Von 437 Patienten verstarben 75 (15,8 %).

Um die Arbeit des diensthabenden Arztes der Intensivstation zu erleich-
tern, wurde eine grundsätzliche Einteilung der lebensgefährlichen Vergiftungen erarbeitet (Tabelle 3).

Tabelle 3. Einteilung der Vergiftungen für die Behandlung auf der Intensivstation der Toxikologischen Klinik

---

1. Patienten mit Atemnot
2. Bewußtlosigkeit 3. Grades nach REED bei Vergiftungen durch Hypno-
   tica und Ataraktica (19)
3. Patienten mit Symptomen 2. Grades nach der Klassifikation der Klinik bei Kohlenoxydvergiftungen (17)
4. Bewußtlosigkeit 3. Grades nach MATTHEW bei anderen Vergiftungen (13)
5. Patienten mit Schocksymptomen
6. Patienten mit rhythmischen Störungen während der Vergiftung
7. Patienten mit Vergiftungssymptomen, die zu rhythmischen Störungen
   führen können
8. Patienten mit Symptomen eines Hirnödems
9. Alle anderen lebensgefährlichen Fälle

Zeitweise reichen die vorhandenen 3 Betten nicht aus. Geplant sind 6
Betten, also 1,5 Betten für eine Million Einwohner. Wegen Platzmangels
auf der Intensivstation werden die Patienten, die eine intensive Beobachtung und Pflege benötigen, in einen der Intensivstation benachbar-
ten Raum gelegt, in dem sich ständig ein Anaesthesist aufhält, so daß
die Geräte der Intensivstation im Akutfall zur Verfügung stehen.

Bei allen Patienten werden die anerkannten Prinzipien der Intensivbehandlung angewendet. Diese beruhen auf der Erhaltung der grundlegenden
physiologischen Funktionen des Organismus unter Anwendung künstlicher
Beatmung, Behandlung von Schock, Lungenödem, cerebraler Störungen,
Hyper- oder Hypothermie sowie in der Normalisierung des Elektrolyt-
und Säurebasenhaushaltes. Die Erhaltung der Diurese bzw. die Hämodialyse seien ergänzend hinzugefügt (3, 6, 7, 10, 14, 23).

Die Tätigkeit des Anaesthesisten beinhaltet zwar keine spezifische
Therapie, sie ist jedoch notwendig, um die spezielle Behandlung des
Toxikologen zu ermöglichen. Der Anaesthesist reaktiviert oder erhält
die vitalen Funktionen und bereitet somit den Patienten auf die toxi-
kologische Behandlung vor. Auf dem pharmakologischen Sektor arbeiten
Toxikologe und Anaesthesist zusammen (22).

Die medizinischen Geräte, mit denen die Intensivstation ausgerüstet
ist, tragen natürlich zum Erfolg der Behandlung bei (2, 4, 8, 11, 20,
22). Das Assistor-Gerät der Firma Dräger und 4 Zyklatoren der Firma
BOC werden für die künstliche Beatmung benötigt. Außerdem sind Elek-
trocardioskop, Elektrocardiograph, Meßgeräte für Atemzugvolumen und
Blutdruck, Instrumente zur intratrachealen Intubation, Tracheostomie
und Venae sectio sowie die wichtigsten Medikamente vorhanden.

Die Dokumentation über den Zustand des Patienten, Pflege und die verabreichten Medikamente werden in eine Überwachungskartei eingetragen,
die für wissenschaftliche und rechtliche Zwecke wertvoll ist.

In unserer Klinik sind ständig zwei Anaesthesisten tätig. Sowohl an
der Toxikologischen Klinik als auch an der Klinik für Anaesthesie und
Reanimation der Medizinischen Akademie in Krakau wird ein 24-Stunden-
dienst aufrechterhalten. Einige unserer Kollegen sind der Auffassung,

428

daß die Tatsache der ständigen Anwesenheit des Anaesthesisten in einem
toxikologischen Zentrum umstritten ist; denn ihrer Ansicht nach würde
eine kurze anaesthesiologische Untersuchung nach Bedarf völlig ausreichen (15). Die Erfahrung (1, 9, 12, 18, 21) zeigt aber, daß gerade die
ständige Anwesenheit des Anaesthesisten in einer toxikologischen Abteilung erforderlich ist; denn seine Zusammenarbeit mit dem Toxikologen
ist in allen dringlichen Fällen schon im Ambulanzraum unbedingt erforderlich.

Literatur

1. ALEKSANDROW, D. - red.: Intensywna terapia internistyczna. W-wa
   1972.

2. ASKANAS, Z., JURCZYK, W.: Ocena aktualnego stanu i perspektywy
   rozwoju intensywnej opieki w Polsce. Przegl. Lek. 3a, 49 (1973).

3. BANAI, A. I., LEVINE, E. R.: Dyspnea-diagnosis and treatment.
   Philadelphia: Davis Company 1963.

4. BENDIXEN, N., EGBERT, L., HEDLEY-WHYTE, J., LAVER, M., PONTOPPIDAN,
   H.: Respiratory Care. Saint Louis: The C. V. Mosby Co. 1965.

5. BIELECKI, R., KACZOROWSKI, M., RZUCIDŁO, J., CHYŁCZEWSKA, H.:
   Intensywna terapia w ostrych zatruciach środkami farmakologicznymi
   /na podstawie obserwacji własnych/. Anest. i Reanim. 2, 423 (1970).

6. CHOLEWA, L.: Doraźna pomoc w ostrych zatruciach. Mat. II ogólnopolskiego Symp. Dor. Pomocy/konferencja okragłego stołu/, Poznan
   3 - 4 październik, 135 (1969).

7. DUŻYK-ŻABINSKA, K., i współp.: Ostre zatrucia leczone dializa.
   Mat. II ogólnopolskiego Symp. Dor. Pomocy, Poznań 3-4 październik
   237 (1969).

8. GAWRYŚ, A., STADNIK, A., HAKAŁO, Z.: Anusiewicz Z. i Grudzien Aś.:
   Własne spostrzeżenia z pracy Sali Intensywne j Terapii. Mat. Nauk.
   V Zj. Anestezjol. Pols., Kraków 92 (1970).

9. HADY i współp: Rola i zadania anestezjologa w systemie pomocy
   doraźnej. Anest. i Reanim. 4, 219 (1972).

10. LEWANDOWSKI, A., BŁAZEWICZ-STEFAŃSKA, B.: Znaczenie przedłużonej
    intubacji i oddechu kontrolowanego dotchawiczego w leczeniu ostryo
    zatruć. Mat. Nauk. V. Zj. Anestezjol. Pols., Kraków 109 (1970).

11. LOENNECKEN, S. J.: Ostre zatrucia środkami nasennymi. W-wa 1969.

12. MACHETA, A., WORYTKIEWICZ-NOWAKOWSKA, B.: Sala intensywnej terapii
    i anestezjolog w ośrodku toksykologicznym. Przeglad Metod. AM w
    Krakowie 7, 53 (1972).

13. MATTHEW, H., LAWSON, A. A. H.: Treatment of common poisonings.
    Edingburgh-London: Livingstone 1970.

14. MOESCHLIN, S.: Klinik und Therapie der Vergiftungen. Stuttgart 1972.

15. MYŚLAK, Z., WARA-WASOWSKI, J.: Rola anestezjologa w Ośrodku Lecze-
    nia ostrych zatruć. Mat. II ogólnopolskiego Symp. Dor. Pomocy,
    Poznań 3 - 4 październik 166 (1969).

16. NOFER, J.: Doraźna pomoc w ostrych zatruciach. Mat. II ogólnopols-
    kiego Symp. Dor. Pomocy/konferencja okragłego stołu/, Poznań 3-4
    październik 146 (1969).

17. PACH, J.: Rokowanie i wytyczne dla postępowania i leczenia w os-
    trym zatruciu tlenkiem węgla. Kraków: Praca doktorska 1972.

18. PIETRASZKIEWICZ, A., RYCHTERSKI, W.: Współpraca anestezjologa z toksykologiem. Mat. II ogólnopolski go Symp. Dor. Pomocy, Poznan 3 - 4 październik 175 (1969).

19. REED, C. E. u. Mitarb.: Ann. intern. Med. 37, 290 (1952).

20. STOPCZYK, M., ASKANAS, A., KRASKA, T., SADOWSKI, Z.: Elektroninczna aparatura diagnostyczna i terapeutyczna w reanimacji. Wiad. Lek. I, 20, 297 (1967).

21. SYCH, M.: Doraźna pomoc w ostrych zatruciach. Mat. II ogólnopolskiego Symp. Dor. Pomocy, Poznań 3-4 październik, /konferencja okragłego stołu, 155 (1969).

22. SYCH, M.: Resuscytacja. W.-wa 1972.

23. SZAJEWSKI, J.: Zasady leczenia ostrych zatruć. Biul. inform. "Cefarm" i "Polfa" 22, 321 (1972).

Vortrag Nr. 177

DIE AKUTE VERGIFTUNG IM RAHMEN DER INTENSIVMEDIZIN

Von H. Schneider

Akute Vergiftungen suizidaler, akzidenteller oder gewerblicher Genese
haben im letzten Jahrzehnt eine rapide Zunahme erfahren. Nicht stand-
gehalten hat dieser Entwicklung der Ausbau spezieller Vergiftungszentren, die auch heute noch nur wenigen großen Kliniken vorbehalten sind.
So werden diese Patienten zumeist dem nächst gelegenen Krankenhaus,
und dort wieder der Intensivstation, zugewiesen. Aufwendige Pflege, hohe Anforderungen in der Diagnostik, besonders aber in der Therapie,
rechtfertigen die Aufnahme auf diesen Stationen ebenso wie die Schwere des Krankheitsbildes, das dem Herzinfarkt und dem Schock absolut
gleichzusetzen ist.

Die Diagnostik der schweren akuten Vergiftung kann schwierig sein, da
Anamnese und klinischer Befund mannigfach und divergierend sein können.
Giftbehälter oder Abschiedsbriefe, Umgebung des letzten Aufenthaltes,
Geruch von Erbrochenem, Inspektion von Mund- und Rachenhöhle können
richtungsweisend, ihr Fehlen aber kein Gegenbeweis sein. Angaben von
Angehörigen sind nur mit Vorsicht zu verwerten, da falsches Schamge-
fühl oft die bewußte, vorsätzliche Gifteinnahme negieren läßt.

Das klinische Bild der akuten Vergiftung kann bunt sein: Erbrechen,
Durchfall, Unruhe, Bewußtlosigkeit, Reflexstörungen, Krämpfe, Ödeme,
Blutungen, Atem- und Kreislaufinsuffizienz, ja sogar Herzstillstand
sind die Palette seiner Farben. Es gilt gegenüber cerebralen Störungen, Stoffwechselentgleisungen und kardio-vaskulären Erkrankungen dif-
ferentialdiagnostisch abzugrenzen. Schwere Alkoholintoxikationen, die
12,89 % unserer "Vergiftungs-Patienten" ausmachten, können mit Schädel-
Hirn-Traumen vergesellschaftet sein, weshalb sich die Suche nach weiteren Verletzungsmerkmalen und eine Röntgenuntersuchung empfiehlt. Zum
routinemäßigen Untersuchungsprogramm sollten Hb und Hkt, Blut- und
Harnzucker, Harnstoff-N und Kreatinin und im Zweifelsfalle auch der
Liquor gehören. Wir bestimmen stets auch die Serum-Amylase, da bei zwei
unserer Patienten massive Pankreasaffektionen das Bild einer schweren
akuten Vergiftung vortäuschten.

Zu denken ist auch stets an das Vorliegen einer Kombinationsvergiftung,
die wir bei unseren 537 Patienten 112 mal (20,11 %) sichern konnten.
Besonders Alkohol erleichtert oft das suizidale Vorhaben (8,41 %).

Die Asservation von Gift, Magensaft, Blut, Harn und Stuhl, ist eine
berechtigte Forderung, jedoch nur sinnvoll, wenn diagnostische oder
therapeutische Schritte daraus abzuleiten sind. Ein toxikologisches-
chemisches Labor am gleichen Ort ist grundlegende Voraussetzung dafür.
Sogen. Schnelldiagnostika bringen ungenaue und damit wenig zufrieden-
stellende Ergebnisse. Ist eine Versendung des asservierten Materials
nötig, so kommt der Befund meist erst dann, wenn der Patient entweder
bereits entlassen oder seiner Vergiftung erlegen ist. So wird leider
diese extrem wichtige, aber auch sehr kostspielige diagnostische Möglichkeit nur ausgesuchten, forensisch interessanten Fällen vorbehalten bleiben müssen.

Parallel der Diagnostik müssen erste therapeutische Schritte eingeleitet werden, wobei es drei Schwerpunkte zu setzen gilt:

1. Aufrechterhaltung vitaler Funktionen
2. Elimination des Giftes und eventuell Antidot-Therapie
3. Nachbehandlung einschließlich psychiatrischer Betreuung.

Die elementaren Lebensfunktionen sind direkt proportional der Giftart
und -dosis, der Zeit seit der Giftaufnahme, sowie eventueller Zweiterkrankungen gefährdet. Herz-Kreislaufschäden, Lungenerkrankungen, Störungen des Stoffwechsels, der Leber und der Nieren verschlechtern die
Prognose. Für den weiteren Verlauf des Krankheitsbildes ist außerdem
das Vergiftungsstadium bei Klinikaufnahme entscheidend, wobei aber
trotz sofortiger Therapie Übergänge·in schwerere Stadien jederzeit möglich sind.

Die von READ inaugurierte Einteilung der Vergiftungsstadien, die ur-
sprünglich nur für die Barbituratintoxikation gedacht war, mag heute
bei der Vielzahl der Gifte nicht mehr zutreffen, doch gibt sie in etwa Richtlinien und Anhaltspunkte für die klinische Klassifizierung.
Für das Stadium O sind völlig erhaltenes Bewußtsein und normales Re-
flexgeschehen, für das Stadium I Somnolenz mit Erweckbarkeit, physiologische Reflexe, intakte Atmung und Kreislauf, und für das Stadium II
Bewußtlosigkeit, Reaktion nur auf starke Reize, gedämpfte Reflexe und
oberflächliche Atmung schematisch zu fixieren.

Bieten die ersten 3 Stadien in der Therapie zumeist keine Probleme und
genügt eine sorgfältige Überwachung, so heißt es in den Stadien III
und IV alle Register der Intensivtherapie zu ziehen. Im Stadium III
finden wir ein tiefes Koma über 12 - 24 Stunden, stark herabgesetzte
Reflexe, erhebliche Depression von Atmung und Kreislauf sowie oft eine
reduzierte Ausscheidung. Im schwersten Stadium schließlich dauert das
Koma über 24 Stunden an, die Reflexe sind erloschen, Atmung und Kreislauf sind absolut insuffizient, die Ausscheidung ist stark vermindert
oder sistiert und die Körpertemperatur zeigt erhebliche Abweichungen
nach oben oder unten. Hier können assistierte oder kontrollierte Beatmung, Stabilisierung des Kreislaufes durch volumensubstituierende Lösungen, Regulation der Körpertemperatur durch Kühlen oder vorsichtes
Erwärmen dringlichste Forderungen der Elementarhilfe sein. Beim geringsten Anhalt für eine Aspiration gilt es zu bronchoskopieren, abzusaugen
und das Bronchialsystem mit Natriumbikarbonat unter Zusatz von Corti-
coiden zu spülen.

Nahezu gleichzeitig mit der Erhaltung vitaler Funktionen muß die Elimination des Giftes versucht werden. Kann der wache Patient bei oraler
Giftaufnahme zum Erbrechen gebracht werden, so muß bei mangelnder Kooperation ausnahmslos die Magenspülung gefordert werden, und zwar auch
dann, wenn die Giftaufnahme länger als 4 - 6 Stunden zurückliegt, da
manche Gifte, wie Karbaminsäureester, auch noch nach 12 - 24 Stunden
im Magen nachweisbar sind. Stets sollte vor Einführen des Spülschlauches Atrop. sulf. injiziert werden, um vagale Reflexe möglichst auszuschalten. Tiefe Bewußtlosigkeit setzt die Spülung in Seiten- oder
Bauchlage, besser noch die vorherige Intubation voraus. Nur so sind
Falschsondierung und Aspiration sicher zu vermeiden. Die Aufnahme von
Säuren und Laugen ist keine absolute Kontraindikation für die Spülung.
Unter größter Vorsicht gelingt die Sondierung und damit die gezielte
Applikation neutralisierender Substanzen sowie die restlose Entfernung ätzender Gifte. Nach der Magenspülung mit physiologischer Kochsalzlösung empfiehlt sich die Entfernung des dicken Spülschlauches
und das Einlegen einer normalen Magensonde (Ch. 12-16). Carbo med.
(30 - 50 Tabl.) und Natriumsulfat (30 g) gelangen jetzt wirklich in
den Magen und verlieren sich nicht im großlumigen Schlauch. Zur Vermeidung der Resorption fettlöslicher Gifte, wie Benzin, Benzol und
Trichloraethylen, muß zusätzlich Paraffinum liquid. (100 - 200 ml bei
Erw., 3 ml/kg bei Kindern) instilliert werden. Gifte, die immer wieder

432

über Galle oder Magenwände ausgeschieden werden, verlangen bis zum Abklingen der Vergiftungserscheinungen wiederholte Magenspülungen im 4-
stündigen Turnus. Schwere Intoxikationen mit Inhalationsgiften erfordern die sofortige Intubation und Überdruckbeatmung mit Sauerstoff.
Bei der Kohlenmonoxydvergiftung soll die Anwendung von hyperbarem Sauerstoff erfolgreich sein.

Die Niere, als wichtigstes Ausscheidungsorgan der meisten Gifte, bedarf der besonderen Aufmerksamkeit. Über die Zunahme des intratubulä-
ren Harnvolumens und einer Verkürzung der Kontaktzeit des Harns an den
einzelnen Abschnitten des Nephrons gelingt es, die tubuläre Rückresorp-
tion zu mindern, so daß glomerulär filtrierbare Substanzen vermehrt ausgeschieden werden. Spezielle Nierenkinetik, sowie Lipoid- und Eiweißbindung, bestimmen weiterhin die Harngängigkeit einer Substanz, wobei
diese Parameter reversibel sind und einem Fließgleichgewicht unterlie-
gen. Barbiturate werden besonders gut ausgeschieden, wenn durch Zusatz
von Natriumbikarbonat (40 mval/l) zu den Infusionslösungen ein alkali-
sches Milieu in der Niere geschaffen wird. Die rezeptfreien Ureide und
Karbaminsäureester (Adalin, Sekundal, Bromural etc.), die Benzodiazepine, wie Valium, Librium und Adumbran sowie Chinine und Salizylate
zeigen im Gegensatz zu den Phenothiazinen und ihren Derivaten ebenfalls
einen positiven Ausscheidungseffekt.

Zur Steigerung der Diurese hat sich die Osmotherapie mit Mannit 20 %
und Sorbit 40 % allgemein bewährt. Bestehen Startschwierigkeiten, so
empfiehlt sich die einmalige Injektion von Furosemid (LASIX/Hoechst).
Anzustreben ist eine stündliche Ausscheidung von 500 - 800 ml Harn,
soweit eine Herzinsuffizienz, Neigung zum Lungenödem oder eine Niereninsuffizienz mit Kreatininwerten i. S. über 3 mg% keine Kontraindikation darstellen. Intermittierende Infusionen von Volumenexpander oder
Plasma verhindern Volumenmangel und "Diureseschock".

Für eine Dialysebehandlung sind klare Indikationen gegeben. Die Aufnahme einer wahrscheinlich tödlichen Dosis eines Giftes, wie z. B.
nach Genuß von Knollenblätterpilzen oder nach Trinken von Tetrachlorkohlenstoff, ist hier an erster Stelle zu nennen, wie auch für jedes
dialysable Gift. Von Seiten des Patienten sind hohes Alter, Niereninsuffizienz, Stoffwechselkrankheiten, Erkrankungen der Atmungsorgane,
des Herzens und des Kreislaufs Voraussetzungen für den Einsatz einer
künstlichen Niere. Bleibt noch das akute Nierenversagen als Folge eines
protrahierten Schockes oder durch nephrotoxische Substanzen (Sublimat,
Tetrachlorkohlenstoff etc.) selbst. Welches der zur Verfügung stehenden
Verfahren man schließlich wählt, wird vom Zustand des Patienten, von der
Art der Vergiftung, von den technischen und personellen Möglichkeiten,
und letztlich auch von den eigenen Erfahrungen abhängen. Ist schnell-
ste Elimination geboten, so wird man der Haemodialyse den Vorzug geben,
da ihre Effektivität innerhalb 6 Stunden der einer Peritonealdialyse
von 24 Stunden entspricht. Hat man Zeit, so bringt die Peritonealdialyse in der Kombination mit der Osmotherapie eine ausreichend rasche
und kontinuierliche Ausscheidung. Tödliche Hirndrucksymptomatik, wie
sie bei zu schneller Ausscheidung auftreten kann, ist weniger wahrscheinlich. Dieses Verfahren hat außerdem den Vorteil, daß es in jedem
Raum einer Intensivstation durchführbar ist.

Die Möglichkeiten der Antidot-Therapie seien hier nur kurz gestreift.
Sie ist noch immer begrenzt und wenig befriedigend. Als funktionelle
Antagonisten haben sich Nalorphin (LETHIDRONE - Deutsche Wellcome) und
Levallorphan (LORFAN - Roche) bei Vergiftungen Morphin und seinen Deri-
vaten, sowie Atropinum sulf. bei Alkylphosphat - Intoxikationen bewährt.
Die meisten echten Antidote stehen bei Metallvergiftungen zur Verfügung,
wie Aethylendiamintetraessigsäure EDTA ("CALCIUM - HAUSMANN", CALCIUM -
Vitis") bei Blei-, Desferrioxamin bei Eisen-, und Sulfactin - Homburg
bei Arsen-Intoxikation.

Bei der Blausäure-Vergiftung hängt der Erfolg der Antidot-Therapie von
der baldmöglichsten Applikation ab. Natriumnitrit beseitigt über die
Methaemoglobinbildung die Gefahr, wobei bereits 10 Prozent des umge-
wandelten Haemoglobins genügen. Zu reichliche Verabreichung von Natriumnitrit führen zur unerwünschten und gefährlichen überschießenden Me-
thaemoglobinanreicherung. Die Überführung der giftigen Cyanidverbin-
dungen durch Dikobalt - EDTA (KELOCYANOR - Roche, Frankreich) in un-
giftige Cyanid-Kobalt-Komplexe gilt heute als sicherste Therapie dieser sonst absolut tödlichen Intoxikation.

Zu nennen bleiben noch die Möglichkeit des Einsatzes von Methylenblau
oder Katalysin (Dr. HENNING) bei Vergiftungen mit Methaemoglobinbild-
nern oder Kohlenmonoxyd, sowie von Aethanol und Folsäure bei der Me-
thylalkohol-Intoxikation. Unerfüllter Wunsch bleibt weiterhin ein ech-
tes Antidot gegen Schlafmittel und gegen das Toxin des Knollenblätter-
pilzes, wenn auch KUCHER und STEINBEREITHNER vom Antiphalloidin im Früh-
stadium der Vergiftung Günstiges zu berichten wissen.

Sind Elementarhilfe und Giftelimination getan, so steht eine lange Reihe chemischer und physikalischer Untersuchungen, aufwendige Pflege und
psychologische Betreuung an. Pneumonische Infiltrate und Atelektasen
gilt es durch tägliche Röntgenaufnahmen rechtzeitig zu erkennen. Bed-
side-Monitoring dient der Überwachung von EKG und Puls, der Temperatur
und über ein EEG der Beurteilung von Bewußtlosigkeitsstadium und eventueller Krampfpotentiale. Pro Tag sollten zweimal die Blutgase zur Kontrolle des Säure-Basen-Haushaltes, Haemoglobin und Haematokrit zur Beurteilung der Blutviskosität sowie Ionogramme von Serum und Harn erstellt werden. Serum-Amylase und Serum-Transaminasen geben Aufschluß
über die Beeinträchtigung von Leber und Pankreas und müssen notfalls
zur organspezifischen Therapie veranlassen. Extreme Erhöhung erfährt
bei jeder schweren Vergiftung die Creatinin-Phosphor-Kinase (CPK), was
aber sicher nicht mit einer gesteigerten Exzitation zu korrelieren ist,
sondern als Ausdruck einer bis heute unbekannten Gewebsbeeinträchtigung
anzusehen ist. Weitere tägliche Laboruntersuchungen sollten Harnstoff-N,
Kreatinin, Serum-Eiweiß und Blutzucker sein. Intoxikationen mit Dicuma-
rin, Tetrachlorkohlenstoff, Knollenblätterpilz, Benzol, Busulfan, Cy-
tostatika, Säuren und Bromkarbamiden beeinträchtigen die Gerinnungsfaktoren, die DNS-Synthese, Erythrozyten und Thrombozyten, so daß hier
durch häufige Kontrolluntersuchungen eine Verbrauchskoagulopathie rechtzeitig erkannt und behandelt werden kann.

Aus der aufwendigen Pflege seien nur die wiederholten Messungen von arteriellem und venösem Druck, das Lagern des Patienten im 2-stündigen
Turnus zur Vermeidung von Dekubitalgeschwüren, die sorgfältige, sterile Bronchialtoilette und die Instillation von bakteriziden Lösungen
in die Harnblase genannt. Zweiterkrankungen bedürfen einer spezifischen,
alldisziplinären Betreuung, wobei die Einbeziehung eines bakteriologischen Labors nicht vergessen werden sollte.

Sind die Vergiftungserscheinungen abgeklungen, die letzten Kontrolluntersuchungen gemacht und steht der Patient zur Entlassung an, so sind
psychiatrische Untersuchung und Beratung zu empfehlen. Erneute Suizid-
gefahr, Geisteskrankheit oder Sucht gilt es auszuschließen. Gelingt
dies nicht, so muß die Verbringung in eine entsprechende Anstalt diskutiert werden. Eine routinemäßige Verlegung in eine psychiatrische
Klinik ist sicher nicht zu vertreten, da Vergiftungen in suizidaler
Absicht sehr oft im Affekt oder als Demonstration ohne große Wieder-
holungsgefahr geschehen.

Literatur

1. BALZEREIT, F.: Problematik der Magenspülung bei Vergiftungen. In: Wiederbelebung – Organersatz-Intensivmedizin, Suppl. 1, Darmstadt: Steinkopff-Verlag, S. 136, 1971.

2. BARCKOW, D., HUMPERT, U., HEIDRICH, H.: Klinische Erfahrungen bei der akuten Alkylphosphat- und Blausäurevergiftung, S. 29. In: Anaesthesiologie und Wiederbelebung 45 (1970).

3. BRAUN, W.: Prinzipien der Antidottherapie. In: Wiederbelebung – Organersatz – Intensivmedizin, Suppl. 1, S. 95. Darmstadt: Steinkopff-Verlag 1971.

4. CLARMANN, v. M.: Diagnose und Differentialdiagnose akuter Vergiftungen, S. 11. In: Anaesthesiologie und Wiederbelebung 45 (1970).

5. DÜNHARDT, A.: Grundzüge der klinischen Therapie von Vergiftungen, In: Wiederbelebung – Organersatz – Intensivmedizin, Suppl. 1, S. 89. Darmstadt: Steinkopff-Verlag 1971.

6. JUST, H. O., SCHUMACHER, W.: Sofortmaßnahmen und klinische Behandlung akuter Vergiftungen, S. 11. Z. prakt. Anaesth. 1 (1966).

7. KUCHER, R., STEINBEREITHNER, K.: Vergiftungen. In: Intensivstation, -pflege, -therapie. Stuttgart: Georg Thieme Verlag 1972.

8. KUSCHINSKY, G.: Therapie der akuten Vergiftung, S. 2. In: Z. prakt. Anaesthesie 1 (1966).

9. LASCH, H. G.: Intoxikation und Blutstillung. Umweltmedizin 1, 15 (1973).

10. MOESCHLIN, S.: Klinik und Therapie der Vergiftungen. Stuttgart: Georg Thieme Verlag 1965.

11. PRINZ, H. J.: Vergiftungen mit Alkylphosphaten. In: Wiederbelebung – Organersatz – Intensivmedizin, Suppl. 1, S. 100. Darmstadt: Steinkopff-Verlag 1971.

12. RACENBERG, E., MAIVALD, P.: Zur Therapie der Kohlenmonoxyd-Vergiftungen. In: Anaesthesiologie und Wiederbelebung 45, 34 (1970).

13. SIEBERTH, H. G.: Haemodialysebehandlung bei Vergiftungen. In: Wiederbelebung – Organersatz – Intensivmedizin, Suppl. 1, S. 105. Darmstadt: Steinkopff-Verlag 1971.

14. STREICHER, E.: Osmodiurese zur Behandlung von Vergiftungen. In: Wiederbelebung – Organersatz – Intensivmedizin, Suppl. 1, S. 123. Darmstadt: Steinkopff-Verlag 1971.

Vortrag Nr. 178

Einfluss der forcierten Diurese auf das Herzzeitvolumen und
Kreislaufparameter bei exogenen Intoxikationen

Von M. Schartl, H. Heidrich und D. Barckow

Seit 1949 von OHLSSON (1) erstmals darauf hingewiesen wurde, daß durch
eine forcierte Diurese die Barbiturat-Elimination bei exogenen Vergiftungen gefördert werden kann, ist sie zur Standardtherapie exogener
Intoxikationen geworden (2, 3, 4).

Dieser Behandlungsmethode liegt die Überlegung zugrunde, durch hohe intravenöse Flüssigkeitszufuhr das Harnvolumen pro Zeiteinheit zu steigern und damit die nephrogene Toxin-Elimination zu beschleunigen. Über
die dabei zu verwendenden Flüssigkeitsmengen gibt es unterschiedliche
Angaben. Sie reichen von 200 ml pro Stunde (5) bis zu 1000 ml pro Stunde (6), im Einzelfall 2000 ml pro Stunde (7).

In welchem Umfang während der forcierten Diurese mit haemodynamischen
Änderungen gerechnet werden muß, ist bislang nicht mitgeteilt worden.
Diese Tatsache war Anlaß, die akuten haemodynamischen Reaktionen während einer forcierten Diurese bei Patienten mit Schlafmittelintoxika-
tionen und unter intravenöser Flüssigkeitszufuhr von 1000 ml pro Stunde zu untersuchen.

Methodik

Um dieser Frage nachzugehen, wurden das Herzzeitvolumen mit der Thermodilutionsmethode (8) und der arterielle und zentral-venöse Druck kontinuierlich mit Statham-Elementen gemessen. Gleichzeitig bestimmten wir
im Dauerregistrierverfahren die Herzfrequenz mit einem Elektrokardio-
gramm, die Atemfrequenz aus den atemabhängigen Druckschwankungen des
zentral-venösen Druckes und die Urinausscheidung über einen Blasenver-
weilkatheter. Aus den gewonnenen Meßwerten wurden der periphere Widerstand und das Schlagvolumen berechnet.

Patienten und Untersuchungsablauf

Die Untersuchungen erfolgten an 6 tief bewußtlosen Patienten im Alter
von 20 bis 61 Jahren, bei denen aus therapeutischen Gründen wegen einer
Schlafmittelintoxikation bereits eine forcierte Diurese durchgeführt
wurde. Bei einem Patienten (Patient 5) bestand zusätzlich eine schwere
Aspirationspneumonie und bei einem zweiten (Patient 6) eine haemodynamisch wirksame Aortenstenose. Zu Beginn der Untersuchungen waren pH-
Wert und Serumelektrolyte ausgeglichen, die Nierenfunktion intakt.
Alle Patienten waren digitalisiert und intubiert. Zwei Patienten (Patient 4 und 6) mußten mit einem Bird-Respirator vor, während und nach
der Untersuchung unter Zusatz von 40 % Sauerstoff assistiert beatmet
werden.

Um Basiswerte der haemodynamischen Parameter und deren individuelle
Schwankungsbreite festzulegen, wurden vor Beginn einer Infusion von
1000 ml Flüssigkeit über durchschnittlich 20 Minuten alle 5 Minuten
das Herzzeitvolumen gemessen und die zum Zeitpunkt der HZV-Messungen
bestehenden arteriellen und zentral-venösen Drucke, Schlagvolumina,
Atem- und Herzfrequenzen und peripheren Widerstände bestimmt. Während

der sich unmittelbar anschließenden Infusion von 880 ml einer von uns
routinemäßig verwendeten 5%igen Laevuloselösung mit Elektrolytzusatz
(Osmolarität 450 mOsm/l) wurden die Messungen alle 5 Minuten wiederholt. Unter Einbeziehung der zur HZV-Messung verwendeten 10 ml physiologischer Kochsalzlösung pro Messung ergab sich nach einer Stunde ein
Gesamtinfusionsvolumen von 1000 ml. Unmittelbar nach Infusionsende erhielten 5 Patienten 20 mg Furosemid intravenös, um eine eventuelle Hy-
perhydratation zu vermeiden. Anschließend wurde über weitere 15 Minuten in 5-minütlichem Abstand gemessen.

Ergebnisse

Bei allen 6 Patienten stieg das Herzzeitvolumen nach Infusionsbeginn
kontinuierlich an und erreichte nach 500 ml Infusionslösung eine durchschnittliche Zunahme von +22,9 % (Abb. 1). Die Erhöhung der Infusions-

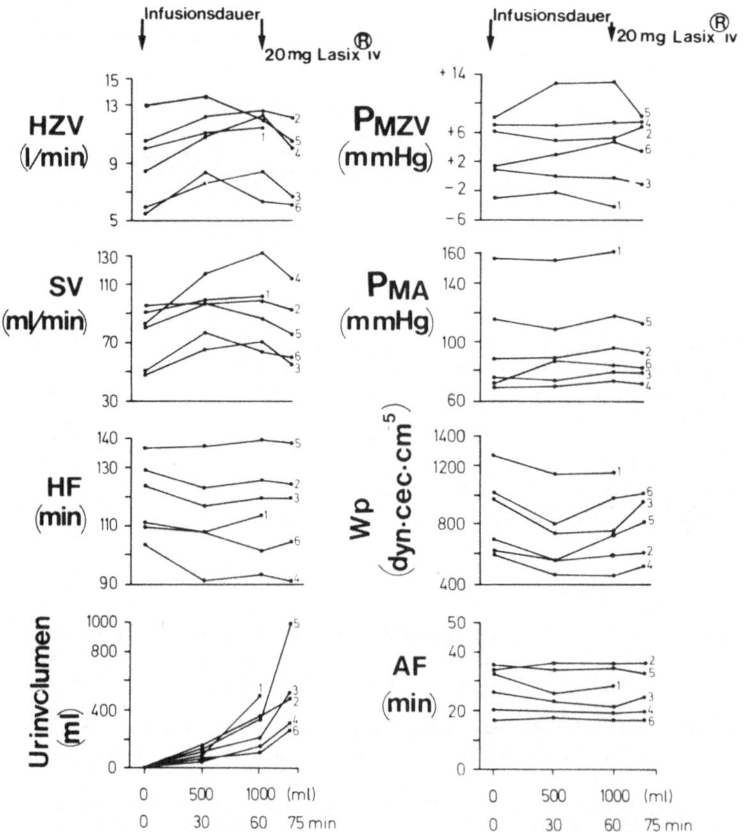

Abb. 1. Herzzeitvolumen (HZV), Schlagvolumen (SV), Herzfrequenz (HF),
mittlerer arterieller (PMA), mittlerer zentral-venöser Druck (PMZV),
peripherer Widerstand (Wp), Atemfrequenz (AF) und Urinvolumen nach
500 ml Infusionslösung (30 Min. nach Infusionsbeginn), 1000 ml Infusionslösung (60 Min.) und 15 Min. nach Lasix[R]-Injektion (75 Min.).
Die Ausgangswerte (O Min. = O ml) entsprechen den mittleren individuellen Basiswerten. Die Zahlen 1 - 6 geben die Patienten-Nr. an

menge von 500 ml auf 1000 ml führt in 4 Fällen (Patient 1 bis 4) zu
einem weiteren, aber insgesamt geringer ausgeprägten Anstieg des Herzzeitvolumens. Die größte beobachtete individuelle Steigerung nach 1000
ml Infusionslösung betrug +45,1 % (Patient 4). Nur bei 2 Patienten,
bei denen eine Pneumonie (Patient 5) bzw. eine Aortenstenose (Patient
6) bestand, führte die Zunahme der Infusionsmenge von 500 ml auf 1000
ml zu keinem zusätzlichen Anstieg sondern zu einem Abfall des Herzzeitvolumens.

Gleichzeitig mit dem Anstieg des Herzzeitvolumens wurde eine korrelierte Zunahme des Schlagvolumens beobachtet. Die Herz- und Atemfrequenz
wiesen keine gerichteten Abweichungen auf.

Der zentral-venöse Druck blieb bei 4 Patienten (Patient 1 bis 4) während der Infusion konstant und zeigte nur in den 2 Fällen (Patient 5
und 6), bei denen die Infusion von 1000 ml zu einem terminalen Abfall
des Herzzeitvolumens führte, einen kontinuierlichen Anstieg um maximal 4,2 mm Hg bzw. 5 mm Hg (1000 ml Infusionslösung).

Der arterielle Mitteldruck aller Patienten war am Ende der Infusion
um +8,5 % angestiegen.

Im Bereich des peripheren Widerstandes wurde bis zu einer Infusionsmenge von 500 ml ein durchschnittlicher Abfall um -8,2 % gesehen. Danach änderten sich die Werte von 4 Patienten (Patient 1 bis 4) nicht
mehr wesentlich. Bei 2 Patienten (Patient 5 und 6) hingegen erreichte
der periphere Widerstand fast wieder die Basiswerte.

Die durchschnittliche Urinausscheidung betrug nach 500 ml Infusionslösung 93 ml, nach 1000 ml Infusionslösung 265 ml.

Diskussion

Analysiert man die Ergebnisse, so zeigt sich, daß bei Patienten mit
suffizienter kardialer und pulmonaler Funktion die Infusion von 500
ml bzw. 1000 ml Infusionslösung zu einem Anstieg des Herzzeitvolumens
führt ohne daß gleichzeitig myokardiale Insuffizienzzeichen auftreten (Abb. 2). Liegen dagegen eine Aortenstenose oder eine Pneumonie
vor, kommt es nach einer Infusion von 500 ml nicht nur zu einem Anstieg des Herzzeitvolumens, sondern auch zu einer kontinuierlichen
Zunahme des zentralvenösen Druckes. In diesen Fällen verursachte die
Erhöhung der Infusionsmenge von 500 ml auf 1000 ml myokardiale Insuffizienzzeichen, gemessen am weiteren Anstieg des zentral-venösen
Druckes und gleichzeitigen Abfall des initial angestiegenen Herzzeitvolumens (Abb. 3).

Auf Grund der durchgeführten Untersuchungen sind wir der Meinung, daß
eine forcierte Diurese mit 1000 ml pro Stunde bei digitalisierten Patienten mit voller suffizienter pulmonaler, kardialer und renaler Lei-
stungsbreite möglich ist ohne myokardiale Insuffizienzzeichen auszulösen. Bestehen dagegen pulmonale oder kardiale Leistungseinschränkun-
gen bei primär ausreichender renaler Funktion, ist eine Beschränkung
der Flüssigkeitszufuhr auf 500 ml pro Stunde anzuraten. In solchen
Fällen sollte frühzeitig an eine Peritoneal- bzw. Haemodialyse gedacht werden (9).

Zusammenfassung

An 6 Schlafmittelintoxikierten, bewußtlosen Patienten wurden Herzzeitvolumen, Schlagvolumen, Herzfrequenz, peripherer Widerstand, mittlerer

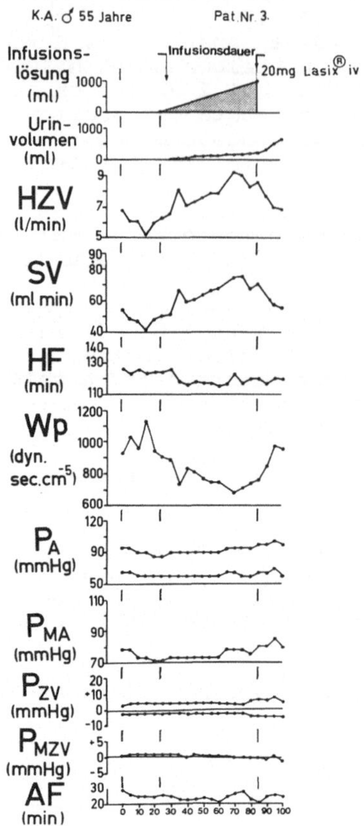

Abb. 2. HZV und Kreislaufparameter während Infusion von 1000
ml 5%iger hyperosmolarer Laevulose bei exogener Intoxikation
und intakter kardialer, pulmonaler und renaler Funktion

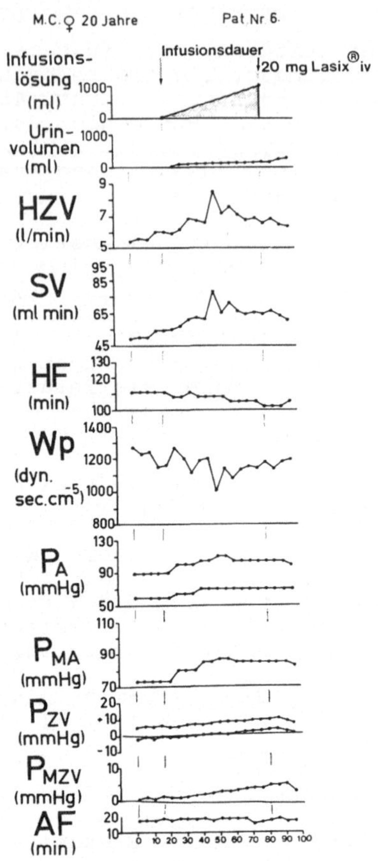

Abb. 3. HZV und Kreislaufparameter während Infusion von
1000 ml hyperosmolarer 5%iger
Laevulose bei exogener Intoxikation und Aortenstenose

arterieller und zentralvenöser Druck, Atemfrequenz und Urinausscheidung vor und während einer forcierten Diurese mit 1000 ml pro Stunde
hyperosmolarer 5%iger Laevuloselösung gemessen.

Bei 4 Patienten fand sich nach Infusion von 500 ml Infusionslösung
innerhalb von 30 Minuten ein Anstieg des Herzzeitvolumens um +9,5 %
bis +30,4 %, nach Infusion von 1000 ml pro 60 Minuten ein Anstieg auf
+14,1 % bis +45,1 % gegenüber den Werten vor Infusionsbeginn. Gleichzeitig mit dem Anstieg des Herzzeitvolumens wurde eine korrelierte Zunahme des Schlagvolumens beobachtet. Alle übrigen Kreislaufparameter
zeigten keine wesentlichen Änderungen.

Bei 2 Patienten mit zusätzlicher Aortenstenose bzw. Pneumonie wurde
dagegen lediglich bis zu einer Infusionsmenge von 500 ml eine Zunahme
des Herzzeitvolumens um +7,3 % bzw. +47,9 % gesehen und bei weiterer
Infusion wieder ein Abfall gegenüber den Werten nach 500 ml Infusionslösung beobachtet. Gleichzeitig kam es zu einem kontinuierlichen Anstieg

des zentralvenösen Druckes um 4,2 mm Hg bzw. 5,0 mm Hg (1000 ml Infusionslösung).

Summary

Cardiac output, stroke volume, heart rate, peripheral resistance, mean
arterial and central venous pressure, respiratory frequency and urinary output have been measured in six unconscious patients, suffering
from intoxication by hypnotics before and during forced diuresis using
1000 ml/h of a standardized hyperosmolar infusion fluid used routinely
in our clinic.

In 4 patients receiving a constant infusion with 500 ml of infusion-
fluid within a time period of 30 minutes an increase in cardiac output ranging from +9,5 % to +30,4 % was observed when compared with
the values obtained prior to infusion. When an infusion of 1000 ml
was given within 60 minutes the increase measured was in the range
of +14,1 % to +45,1 %.

Cardiac output and stroke volume rose simultaneously showing a good
correlation whereas all other parameters measured remained essentially
unchanged.

Contrary to this, in 2 patients where the diagnosis of aortic stenosis
or pneumonia had been established in addition to the intoxication, a
rise in cardiac output was seen only up to an amount of 500 ml of in-
fusion-fluid (values +7,3 % and 47,9 % respectively), whereas a sub-
sequent decrease was observed when amounts greater than 500 ml were in-
fused. It is of interest that in these 2 patients throughout the period
measured as soon as infusion was started, the increase being +4,2 mm Hg
and 5,0 mm Hg respectively at the 1000 ml mark.

Literatur

1. OHLSSON, W. T. L.: Washing of the blood in barbiturate poisoning.
   Nord. med. _42_, 1471, 1904 (1949).

2. MYSCHETZKY, A., LASSEN, N. A.: Urea-induced, osmotic diuresis and
   alkalization of urine in acute barbiturate intoxication. J. Amer.
   med. Ass. _185_, 936 (1963).

3. HOFMANN, G.: Die "Diuresebehandlung" der Schlafmittelvergiftung.
   Wien. med. Wschr. _115_, 1053 (1965).

4. FRITZ, E.: Intensivierte Infusions-Diurese. Therapie der akuten
   Schlafmittelvergiftung. Münchn. med. Wschr. _107_, 2124 (1965).

5. DÖNHARDT, A., SCHULTZ, R.: Therapie akuter Vergiftungen mit Hypno-
   tika und Psychopharmaka. Intensivmedizin _10_, 225 (1973).

6. FRITZ, K. W.: Zur Therapie der Schlafmittelvergiftung mit forcier-
   ter Diurese. Z. prakt. Anaesthes. _2_, 155 (1967).

7. LAWSON, A. A. H., PROUDFOOT, A. T., BROWN, S. S., McDONALD, R. H.,
   FRASER, A. G., CAMERON, J. C., MATTHEW, H.: Forced diuresis in the
   treatment of acute salicilate poisoning in adults. Quart. J. Med.
   _38_, 31 (1969).

8. FRISIUS, H., BARCKOW, D., HEIDRICH, H.: Bestimmung von Herzzeit-
   volumina im steady state bei bewußtlosen Patienten mit Hilfe der
   Thermodilutionsmethode im Dauermeßverfahren. Zschr. f. Kreislfschg.
   _59_, 933 (1970).

9. KUHLBECK, B.: Indikation zur Haemo- und zur Peritonealdalyse. Münch. med. Wschr. 31, 1547 (1966).

Vortrag Nr. 179

PROBLEME DER INTENSIVBEHANDLUNG NACH THYMEKTOMIE WEGEN MYASTHENISCHEN SYNDROMS

Von J. Krenn, V. Draxler, K. Keminger, K. Pateisky, W. Simma und
K. Steinbereithner

Einleitung

Wie aus den Ergebnissen des einschlägigen Schrifttums der letzten Jahre klar hervorgeht, lassen sich bei einem Großteil der Patienten mit
Myasthenia gravis pseudoparalytica von einer Thymektomie gute funktionelle Resultate erwarten, in einzelnen Fällen kann man sogar von einer
Heilung sprechen (ERBSLÖH und L'ALLEMAND 1965, ADLER 1965, BRAITMAN
und Mitarb. 1971, MULDER und Mitarb. 1972, LEVASSEUR und Mitarb. 1972,
SPATH und CESNIK 1965, BECKER und UNGEHEUER 1973, KEMINGER und Mitarb.
1973). Das operative Vorgehen ist aber an gewisse Voraussetzungen, insbesondere an eine spezielle postoperative Überwachung, gebunden, so
daß ein derartiges Behandlungsregime bestimmten Zentren vorbehalten
bleibt. Im eigenen Arbeitsbereich war durch die 1963 erfolgte Errich-
tung einer IBSt diese Voraussetzung geschaffen, gleichzeitig ermög-
lichte die laufende Betreuung einer entsprechend großen Anzahl derart
gelagerter Fälle an der Neurologischen Universitätsklinik, daß dieses
Behandlungsverfahren in einem größeren Rahmen routinemäßig eingesetzt
werden konnte.

Im folgenden seien nun anhand des eigenen Krankengutes einige wichtige
Fragen der Intensivbehandlung nach Thymektomie dargelegt.

Krankengut

Während des Berichtszeitraumes (1.1.1965 - 1.3.1973) war eine Intensivtherapie bei 46 myasthenischen Patienten notwendig, in 33 Fällen
gab die Thymektomie dazu Anlaß. Alters- und Geschlechtsverteilung des
Thymektomiekrankengutes sind in Tabelle 1 wiedergegeben. Man ersieht
daraus, daß mit 22 Patientinnen (13 - 62 Jahre) das weibliche Geschlecht
gegenüber 11 männlichen Patienten (14 - 67 Jahre) dominiert; 50 Prozent
der Kranken war über 30 Jahre, rund ein Viertel sogar über 40 Jahre alt.

Tabelle 1. Alters- und Geschlechtsverteilung

Altersklasse	Patientenzahl	
	weibl.	männl.
10 - 15 Jahre	1	1
15 - 20 Jahre	4	–
20 - 30 Jahre	8	2
30 - 40 Jahre	5	4
40 - 50 Jahre	2	2
50 - 60 Jahre	1	1
über 60 Jahre	1	1
	22	11
zusammen 33 Patienten		

In Tabelle 2 sind die Patienten nach der Dauer der Symptomatik (Er-
krankungsbeginn bis Operationstermin) gegliedert. Der Erkrankungs-

beginn liegt bei fast der Hälfte der Fälle über 12 Monate zurück, bei
3 Patienten sogar 12 - 23 Jahre.

Tabelle 2. Dauer der Symptomatik (Erkrankungsdauer bis zur Operation)

Zeitspanne	Patientenzahl
bis 2 Monate	2
bis 6 Monate	6
bis 1 Jahr	10
bis 2 Jahre	4
bis 4 Jahre	4
bis 10 Jahre	4
über 10 Jahre	3
	33

Indirekt geben diese beiden Tabellen auch unsere Ansichten hinsichtlich
Indikationsstellung zur Thymektomie und Auswahl der Patienten wieder,
auf die kurz eingegangen sein soll. Bei unserem Krankengut lassen sich
3 Zeiträume unterscheiden:

1. Eine Anfangsperiode mit 9 Fällen (1965 bis Mitte 1968), während der
   ausschließlich krisengefährdete, generalisierte Myasthenieformen mit
   therapieresistentem Krankheitsverlauf (überaus schwierige medikamentöse Einstellung) thymektomiert wurden. Die Operation wurde sozusagen als "letzte Dringlichkeit" zur Verbesserung der medikamentösen
   Einstellung im weiteren Krankheitsverlauf gewertet.

2. Erweiterung der Indikationsstellung entsprechend den Empfehlungen
   des Schrifftums (SCHWAB und LEELAND 1953) ab Mitte 1968 bis Ende
   1970 auf jugendliche Patienten, sowie auch auf Fälle mit kurzer
   Symptomendauer (Frühoperation!). Diese Periode umfaßt 5 Patienten.

3. Seit 1971 wird ohne jegliche Einschränkungen wie Erkrankungsdauer,
   klinischer Schweregrad, Alter u. ä. m. bei entsprechend gelagerten
   Fällen die Thymektomie angestrebt. So wird die Indikation nunmehr
   auch bei den sogenannten benignen Formen nach ERBSLOH und L'ALLEMAND
   (Vorliegen von oculären, bulbären oder anderen isolierten Symptomen),
   die in den vorhergehenden Perioden ausgeklammert worden waren, erwo-
   gen. Daraus resultierte eine beträchtliche Steigerung der Operationsfrequenz mit insgesamt 19 operierten Patienten in den letzten 2 1/4
   Jahren, gegenüber 14 Patienten aus den beiden ersten Perioden.

Absolute Anzeigestellung zur Operation war selbstverständlich ein posi-
tiver Röntgenbefund, wobei aber bei Vorliegen eines akuten myasthenischen oder cholinergen Geschehens die Krise vorerst durch konservati-
ves Vorgehen (Respiratortherapie, Medikamentenentzug) überbrückt wurde.

Postoperative Intensivbehandlung

Aus durchaus naheliegenden Gründen halten wir die unmittelbare Überwachung myasthenischer Patienten auf einer IBSt nach jedem operativen
Eingriff (nicht nur im Anschluß an die Thymektomie) für unumgänglich.
Da das Behandlungsregime - es gleicht im Wesentlichen einer Krisenbe-
handlung - an anderer Stelle ausführlich dargelegt ist (STEINBEREITH-
NER und KUCHER 1972, KRENN und Mitarb. 1972), seien nur einige wesentliche Details herausgegriffen. Zu Einzelheiten des präoperativen Vorgehens, sowie der Narkose- und Operationstechnik sei auf die einschlägigen Publikationen verwiesen (BRAITMAN und Mitarb. 1971, LEVASSEUR

und Mitarb. 1972, SCHMIDT und Mitarb. 1971, BECKER und UNGEHEUER 1973,
KEMINGER und Mitarb. 1973).

1. Anticholinesterasemedikation (vgl. STEINBEREITHNER und KUCHER 1972).
Hier vertreten die einzelnen Arbeitsgruppen unterschiedliche. Meinun-
gen (ADLER 1965, ERBSLÖH und L'ALLEMAND 1965 und 1969 u. a.). In der
Anfangsphase befürworteten wir entsprechend den Empfehlungen der Arbeitsgruppen um ERBSLÖH und L'ALLEMAND 1965, GLASER 1966, OSSERMAN und
GENKINS 1963 u. a. einen Medikamentenentzug (Totalentzug von Cholin-
esterasehemmern, vgl. KUCHER und Mitarb. 1965, wobei - unterstützt
durch Dauerbeatmung - eine "ausreichende Minimaldosis" angestrebt wurde. Bedingt durch die Ausweitung der Indikationsstellung (Frühoperation, Einbeziehung benigner Verlaufsformen, siehe oben), sowie die
eventuellen Nachteile einer derartigen Therapie (Verlängerung der Beatmungsdauer, gehäuftes Auftreten pulmonaler lebensbedrohender Komplikationen, u. ä. m.) änderten wir das Behandlungsregime und damit auch
die Medikation. Die Cholinesterasehemmer wurden in Anlehnung an GROB
(GROB 1961) sowohl präoperativ (Ruhebedarfsmedikation) als auch unmittelbar postoperativ auf eine minimale Erhaltungsdosis reduziert. Meist
erwies sich diese Neueinstellung auch bei Mobilisation der Patienten
als völlig ausreichend, andernfalls wurde ein entsprechender Dosisauf-
bau vorgenommen.

2. Postoperative Beatmung. Während wir in den beiden ersten Perioden
mit postoperativen Beatmungsphasen unter völligem Entzug von Anticho-
linesterasen eine "Erholung" der Endplatten zu erreichen suchten (OS-
SERMAN und GENKINS 1963, GLASER 1966, CHURCHILL-DAVIDSON und RICHARD-
SON 1953 und 1957), trachten wir jetzt danach, die Beatmungsperioden
zu verkürzen, um die beobachteten Nachteile (Begünstigung pulmonaler
Komplikationen usw.) hintanzuhalten.

Dementsprechend läßt sich aus Tabelle 3 für den Zeitraum 1970 bis 1973
bei 17 Patienten eine Beatmungsdauer bis zu 48 Stunden entnehmen, gegenüber längeren Phasen bei nur 3 Kranken. - Bei Entwöhnungsversuchen
ist jedoch zu beachten, daß sich bei myasthenischen Patienten eine
Schmerzhemmung (Sternumspaltung) mit einer insuffizienten Muskeltätig-
keit addieren kann.

Tabelle 3. Postoperative Beatmungsdauer nach Thymektomie

Beatmungsdauer	1965 - 1969	1970 - 1973
bis 12 Stunden	2	13
bis 48 Stunden	1	4
bis 3 Tage	3[x]	-
bis 7 Tage	1	1
bis 2 Wochen	1 (1+)	1
bis 3 Wochen	4 (1+)	1 (1+)
über 3 Wochen	1 (1+)	-

[x]1 Spättodesfall

3. Tracheostomie und prolongierte Intubation. In der Anfangsphase
(1965 bis Mitte 1968) traten wir für die sogenannte "prophylaktische"
Tracheostomie (ERBSLÖH und L'ALLEMAND 1965) bzw. eine Frühtracheosto-
mie gemeinsam mit der Thymektomie (vgl. ADLER 1965, MULDER und Mitarb.
1972) ein. Auf Grund bakteriologischer Überlegungen (BREITFELLNER und
Mitarb. 1971) forcierten wir später die Langzeitintubation, wodurch
sich meist die Tracheostomie vermeiden ließ.

In Tabelle 4 sind unsere Fälle hinsichtlich Intubationsdauer gegliedert (22 intubierte Patienten = 66,6 % des Krankengutes). Die Tendenz,
die Tracheostomie möglichst zu vermeiden, kommt klar zum Ausdruck, die
Mehrzahl der tracheostomierten Patienten gehören der Anfangsperiode an.
In Relation zu Tabelle 3 (Beatmungsdauer) läßt sich weiters aussagen,
daß wir hinsichtlich Indikation zur Tracheostomie Schwierigkeiten bei
der Tracheobronchialtoilette infolge starker Hypersekretion ernster
werteten als eine passagere respiratorische Insuffizienz.

Tabelle 4. Intubationsdauer der thymektomierten Patienten

Zeitdauer	Patientenzahl
bis 24 Stunden	18
bis 48 Stunden	1
bis 5 Tage	2
bis 10 Tage	1

4. Antibiotikaverabreichung. Die routinemäßige antibiotische Abschirmung nach einem Eingriff im Mediastinum halten wir für absolut indiziert. Es sei allerdings betont, daß bestimmte Antibiotika (Polymyxine
und Streptomycingruppe) curariforme Nebenwirkungen besitzen (STEIN-
BEREITHNER 1967), die bei myasthenischen Patienten lebensbedrohliche
Zwischenfälle auslösen können (KOLB und KRENN 1970); dies gilt evtl.
auch für hochdosierte Penicillingaben (DRAXLER 1972), wo wir mehrmals
im Anschluß an die Infusion eine Zunahme der myasthenischen Symptome
beobachten konnten.

Vollständigkeitshalber seien abschließend Mortalität und funktionelle
Resultate kurz gestreift.

1. Mortalität. In Tabelle 5 ist das operierte Krankengut nach Jahren
gegliedert. In unmittelbarem Zusammenhang mit dem Eingriff verstarben
von den 33 thymektomierten Patienten 4, das entspricht einer Mortalität von 12,1 %. In allen Fällen waren dafür schwere, septische Lungen-
veränderungen verantwortlich (was auch für den Spättodesfall gilt).

Tabelle 5. Operationsfrequenz und Mortalität, nach den einzelnen Jahren
aufgeschlüsselt

Jahr	Patientenzahl	verstorben
1965	3	–
1966	3	2
1967	2	–
1968	3	1
1969	2	(1)[x]
1970	1	–
1971	8	–
1972	8	1
1973 bis 1.3.	3	–

[x]Spättodesfall 3 Jahre post operationem

Unserer Ansicht nach kommen pathogenetisch bei 3 dieser Patienten mehrere Faktoren in Frage:

1. Routinemäßige Tracheostomie vor oder gemeinsam mit dem Eingriff,
2. Tracheostomie in konventioneller Technik (ohne Einnähung) mit der
Gefahr einer entsprechend raschen Infektion des Stomas,
3. der Cholinesterasehemmerentzug und die damit notwendige Langzeitbeatmung bei noch geringer klinischer Erfahrung, und
4. Thymektomie als "ultima ratio" bei Fällen mit schlechter Prognose.

Was den Todesfall aus dem Jahre 1972 angeht, so waren die Lungenverän-
derungen durch eine Mediastinitis bedingt, deren Ursache trotz inten-
sivster Abklärungsversuche unklar blieb.

2. Funktionelle Ergebnisse. Diese sind in Tabelle 6 in Abhängigkeit
von der Erkrankungsdauer dargelegt. Bei kritischer Beurteilung läßt
sich aussagen, daß auch nach längerem Bestehen der Symptome, eine
zweijährige Erkrankungsdauer als Grenzwert gesetzt (PERLO und Mitarb.
1966, SHADE 1967), von einer Thymektomie noch gute Resultate zu erwarten sind. Hinsichtlich des Alters der Patienten sind wir ebenso
wie BECKER und UNGEHEUER (1973) der Meinung, daß diesem keine entscheidende Rolle zukommt. Von den 7 mehr als 40-jährigen Patienten unseres
Kollektives war in 6 Fällen (= 85,6 %) eine Besserung zu verzeichnen.

Tabelle 6. Funktionelle Ergebnisse in Abhängigkeit von der Erkrankungsdauer

	Erkrankungsdauer	
	unter 2 Jahre	über 2 Jahre
- 1	-	1
O	1	-
+ 1	6	3
+ 2	4	8
+ 3	4	-
+ 4	1	-
	16	12
	(5 Patienten verstorben)	

Abschließend kann man auf Grund der gewonnenen Ergebnisse den Schluß
ziehen, daß der Thymektomie bei Myasthenie ein erfolgversprechender
therapeutischer Stellenwert zukommt. Mit Ausnahme eines Falles (=3,3%
des operierten Krankengutes) sind die Todesfälle der Operation nicht
direkt anzulasten.

Eine entscheidende Voraussetzung für den Erfolg ist allerdings die
postoperative Betreuung auf einer entsprechend ausgestatteten IBSt
mit genügender Erfahrung des gesamten Personals. Daneben ist auch die
koordinierte Zusammenarbeit der beteiligten Fachdisziplinen (Chirurgie,
Neurologie, Anaesthesiologie), die eine Änderung des therapeutischen
Vorgehens unschwer möglich macht, von großer Bedeutung (vgl. LEVASSEUR
und Mitarb. 1972, MULDER und Mitarb. 1972 u. a.).

Zusammenfassung

Basierend auf Erfahrungen bei 33 wegen Myasthenia thymektomierten Patienten werden spezielle Fragen der Intensivbehandlung besprochen. Das
eigene Behandlungsregime (Cholinesterasehemmermedikation, postoperative
Beatmung, Tracheostomie bzw. prolongierte Intubation und Antibiotikaverabreichung) wird nach einleitender Analyse des eigenen Krankengutes
aus 8 Behandlungsjahren ausführlich besprochen. Die Gründe für eine

Änderung der Ansichten hinsichtlich Indikationsstellung postoperativer
Intensivbehandlung werden kurz angeführt. Abschließend werden Mortalität und funktionelle Resultate diskutiert und daraus eine positive
Einstellung zur Thymektomie bei allen Fällen von Myasthenia gravis
abgeleitet.

Literatur

1. ADLER, E.: Das Thymus-Myasthenie-Problem aus der Sicht des Chirurgen. Münch. Med. Wschr. 107, 990 - 998 (1965).

2. BECKER, H., UNGEHEUER, E.: Bedeutung der Thymektomie bei der Behandlung der Myasthenia gravis pseudoparalytica. Med. Klin. 68, 731 -
   735 (1973).

3. BRAITMAN, H., LI, Wei-i, HERRMANN, Chr., Jr., MULDER, D. G.: Surgery for thymic tumors. Arch. Surg. 103, 14 - 16 (1971).

4. CHURCHILL-DAVIDSON, H. C., RICHARDSON, A. T.: Neuromuscular transmission in myasthenia gravis. J. Physiol. 122/2, 252 - 263 (1953).

5. CHURCHILL-DAVIDSON, H. C., RICHARDSON, A. T.: Myasthenic crisis -
   therapeutic use of d-Tubocurarine. Lancet 1, 1221 - 1224 (1957).

6. BREITFELLNER, G., KRENN, J., ZEITELBERGER, P.: Bakteriologische
   Probleme bei tracheostomierten Patienten. In: FUCHSIG, P., SCHIMA,
   E. (Hrsg.). Kongreßbericht 11. Tagung Österr. Ges. f. Chir. Wiener
   Med. Akademie, S. 429 - 437 (1971).

7. DRAXLER, V.: Akutes Atemnotsyndrom durch hochdosiertesPenicillin
   bei einem Fall von Myasthenia gravis. Anaesthesist (im Druck).

8. ERBSLÖH, F., L'ALLEMAND, H.: Die Thymektomie im Therapieplan
   schwerer krisengefährdeter Myasthenien. Dtsch. med. Wschr. 90,
   800 - 806 (1965).

9. ERBSLÖH, F., L'ALLEMAND, H.: Präoperative Vorbereitung, Narkoseführung und postoperative Nachsorge bei Patienten mit krisengefährdeter Myasthenia gravis. Ref. XI. Tag. Öst. Schweiz. Dtsch.
   Ges. Anästh. Wiederbel. Saarbrücken, 3.-6. Sept. 1969.

10. GLASER, G. H.: Crisis, precrisis and drug resistance in myasthenia
    gravis. Ann. N. Y. Acad. Sci. 135, 335 - 345 (1966).

11. GROB, D.: Myasthenia gravis: A review of pathogenesis and treat-
    ment. Arch. intern. Med. 108, 615 - 638 (1961).

12. KEMINGER, K., KRENN, J., PATEISKY, K., SIMMA, W., STEINBEREITHNER,
    K.: Zur Thymektomie bei Myasthenia gravis. Präoperative Betreuung -
    operative Technik - Intensivtherapie - Rehabilitation. Brun's Beitr.
    klin. Chir. 220, 361 - 375 (1973).

13. KOLB, R., KRENN, J.: Schwere Atemdepressionen nach intrabronchialer
    Verabreichung von Neomycin bei einem Fall von Myasthenia gravis
    pseudoparalytika. Anaesthesist 19, 186 - 187 (1970).

14. KRENN, J., KUCHER, R., STEINBEREITHNER, K.: Pflege des Patienten.
    In: KUCHER, R., STEINBEREITHNER, K.: Intensivstation, Intensivpfle-
    ge, Intensivtherapie. S. 119 - 141. Stuttgart: Thieme 1972.

15. KUCHER, R., PATEISKY, K., SEIDL, H., STEINBEREITHNER, K., WAGNER,
    E.: Zur Akutbehandlung der myasthenischen Krisen. Vortr. wissen-
    schaftl. Sitzung Österr. Ges. Anaesth. Wien 25.10.1965, Ref. Anaes-
    thesist 15, 62 (1966).

16. KUCHER, R., EISTERER, H., KRENN, J., STEINBEREITHNER, K.: Beatmungs-
    probleme. In: HUTSCHENREUTHER, K., WIEMERS, K. (Hrsg.). Intensivbe-
    handlung und ihre Grenzen. Anaesthesiologie und Wiederbel. 55, S.3-
    11. Berlin - Heidelberg - New York: Springer 1971.

17. LEVASSEUR, P., NOVIANT, Y., ROJAS MIRANDA, A., MERLIER, M., Le
    BRIGAND, H.: Thymectomy for myasthenia gravis. Long-term results
    in 74 cases. J. Thorac. Cardiovasc. Surg. 64, 1-5 (1972)

18. MULDER, D. G., BRAITMAN, H., WEI-J. H., HERRMANN, Ch.: Surgical
    management in myasthenia gravis. J. Thorac. Cardiovasc. Surg. 63,
    105 - 113 (1972).

19. OSSERMAN, K. E., GENKINS, G.: Studies in myasthenia gravis. Reduc-
    tion in mortality rate after crisis. J.A.M.A. 183, 97 - 101 (1963).

20. PERLO, V. P., POSKANZER, D. C.,.SCHWAB, R. S., VIETS, H., OSSERMAN,
    K. E., GENKINS, G.: Myasthenia gravis: Evaluation of treatment in
    1.355 patients. Neurology 16, 431 - 439 (1966).

21. SCHMIDT, H., VOGEL, H., PFLÜGER, H.: Thymome mit gleichzeitiger
    Myasthenia gravis pseudoparalytica; Anaesthesie und postoperative
    Therapie. Anaesth. u. Wiederbeleb. 56, 67 - 73 (1971).

22. SCHWAB, R. S., LEELAND, C. D.: Sex and age in myasthenia gravis
    as critical factors in incidence and remission. J.A.M.A. 153,
    1270 - 1273 (1953).

23. SHADE, G., UNGEHEUER, E.: Die Indikation zur Thymectomie bei der
    Myasthenia gravis pseudo-paralytica. Thoraxchirurgie 6, 668 - 672
    (1967).

24. SPATH, F., CESNIK, H.: Über die Myasthenia gravis pseudoparalytica.
    Langenbecks Arch. klin. Chir. 311, 381 - 385 (1965).

25. STEINBEREITHNER, K.: Synergistische Wirkung bestimmter Antibiotika
    mit Muskelrelaxantien vom Curaretyp. In: Curare. Schwabe & Co.,
    Basel - Stuttgart 1967, S. 57 - 68.

26. STEINBEREITHNER, K., KUCHER, R.: Neuromuskuläre Erkrankungen, Myo-
    pathien, Polyneuropathie als Ursachen respiratorischer Insuffi-
    zienz. In: KUCHER, R., STEINBEREITHNER, K.: Intensivstation, Inten-
    sivpflege, Intensivtherapie. S. 489 - 496. Stuttgart: Thieme 1972.

27. WITEBSKY, E.: Concept of autoimmune disease. Ann. N. Y. Acad. Sci.
    135, 443 - 450 (1966).

Anaesthesiology and Resuscitation · Anaesthesiologie und Wiederbelebung
Anesthésiologie et Réanimation

Intensivbehandlung und ihre Grenzen. Herausgegeben von K. Hutschenreuter und K. Wiemers

Anaesthesie bei Eingriffen an endokrinen Organen und bei Herzrhythmusstörungen. Herausgegeben von K. Hutschenreuter und M. Zindler

Das Ultrakurznarkoticum. Methohexital. Herausgegeben von Ch. Lehmann

Stoffwechsel. Pathophysiologische Grundlagen der Intensivtherapie. Herausgegeben von K. Lang, R. Frey und M. Halmágyi

Anaesthesia Equipment. By P. Schreiber

Homoiostase. Wiederherstellung und Aufrechterhaltung. Herausgegeben von F. W. Ahnefeld und M. Halmágyi

Essays on Future Trends in Anaesthesia. By A. Boba

Respiratorischer Flüssigkeits-Wärmeverlust des Säuglings und Kleinkindes bei künstlicher Beatmung. Von W. Dick

Kreislaufwirkungen von nicht depolarisierenden Muskelrelaxantien. Von H. Schaer

Sauerstoffüberdruckbehandlung. Probleme und Anwendung. Herausgegeben von I. Prodlesch

Der Wasser- und Elektrolythaushalt des Kranken. Von H. Baur

Überlebens- und Wiederbelebungszeit des Herzens. Von P. G. Spieckermann

Energiebedarf und Sauerstoffversorgung des Herzens in Narkose. Von D. Kettler

Anaesthesie mit Gamma-Hydroxibuttersäure. Herausgegeben von W. Bushart und P. Rittmeyer

Ketamin. Neue Ergebnisse in Forschung und Klinik. Herausgegeben von M. Gemperle, H. Kreuscher und D. Langrehr

Die Sekretionsleistung des Nebennierenmarks unter dem Einfluß von Narkotica und Muskelrelaxantien. Von M. Göthert

Anaesthesie und Wiederbelebung bei Säuglingen und Kleinkindern. Herausgegeben von F. W. Ahnefeld und M. Halmágyi

Therapie lebensbedrohlicher Zustände bei Säuglingen und Kleinkindern. Herausgegeben von R. Frey, M. Halmágyi und K. Lang

Diagnostische und therapeutische Nervenblockaden. Herausgegeben von R. Frey, M. Halmágyi und H. Nolte

74 Intravenöse Narkose mit Propanidid. Herausgegeben von M. Zindler, H. Yamamura und W. Wirth

75 Anesthetic Management of Endocrine Disease. By T. Oyama

76 Diagnostik der Narkose- und Operationsfähigkeit. Herausgegeben von H. Kronschwitz und P. Lawin

77 Herzrhythmus und Anaesthesie. Herausgegeben von H. Nolte und J. Wurster

78 Biotelemetrie – Angewandte biomedizinische Technik. Von H. Hutten

79 Coronardurchblutung und Energieumsatz des menschlichen Herzens unter verschiedenen Anaesthetica. Von H. Sonntag

80 Anaesthesie. Atmung – Kreislauf. Herausgegeben von M. Gemperle, G. Hossli und B. Tschirren

81 Wechselwirkungen von Trometamol. Von H. Helwig

82 Engström-Respirator. Herausgegeben von G. Kalff und P. Herzog

83 Anaesthesie im Alter. Herausgegeben von F. W. Ahnefeld und M. Halmágyi

84 Ethrane. Edited by P. Lawin und R. Beer

85 Blutersatz durch stromafreie Hämoglobinlösung. Von J. M. Unseld

86 Intensivtherapie im Alter. Herausgegeben von K. Lang, R. Frey und M. Halmágyi

87 Notfallversorgung in der Gynäkologie und Geburtshilfe. Herausgegeben von F. W. Ahnefeld und M. Halmágyi

88 Beeinflussung gestörter Thrombozytenfunktion. Herausgegeben von J. Schara

90 Anaesthesie und ZNS, Technische Gefahren der Anaesthesie, Medikamentöse Wechselwirkungen, Massivtransfusion. Herausgegeben von H. Bergmann und B. Blauhut

91 Maligne Hyperthermie, Akupunktur, Biomedizinische Technik, Abdominelle Intensivtherapie. Herausgegeben von H. Bergmann und B. Blauhut

92 Anaesthesie in Augen- und HNO-Heilkunde, Blutgerinnung, Blutgasanalyse. Herausgegeben von H. Bergmann und B. Blauhut

93 Respiration, Zirkulation, Herzchirurgie. Herausgegeben von H. Bergmann und B. Blauhut

94 Intensivtherapie. Herausgegeben von H. Bergmann und B. Blauhut